PATHOLOGIE

NATURELLE ET GÉNÉRALE

PARIS, IMPRIMERIE DE LACOUR ET Cᵉ,
Rue Saint-Hyacinthe-Saint-Michel, 31, et rue Soufflot, 11.

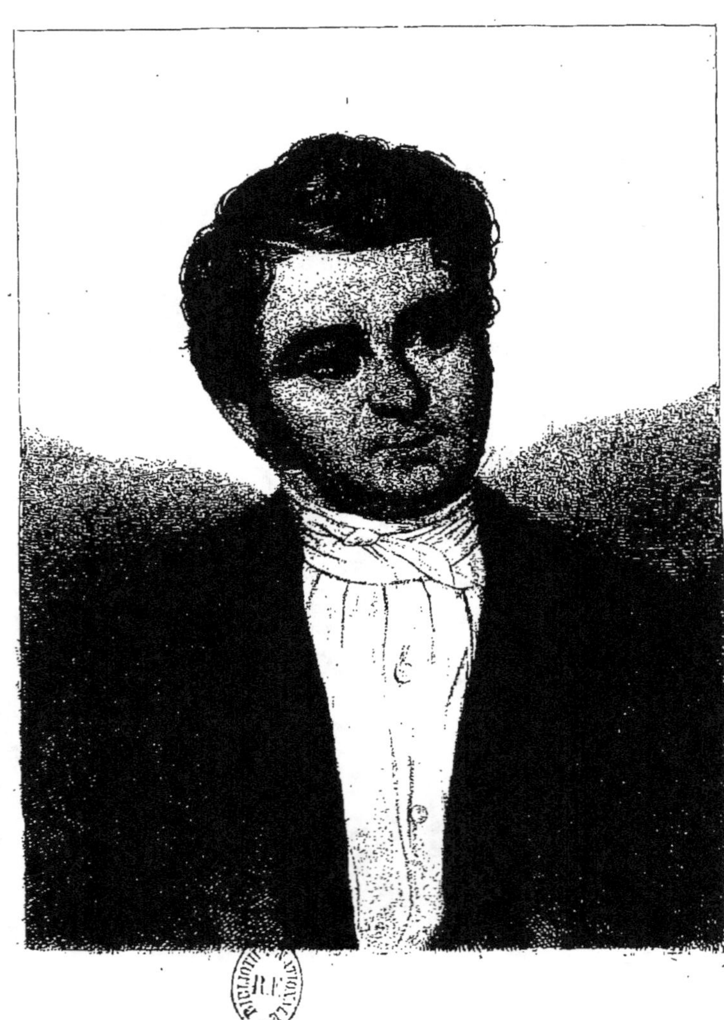

L. V. BÉNEDIT.

PATHOLOGIE
NATURELLE ET GÉNÉRALE

PAR

LOUIS-VICTOR BÉNECH.

DOCTEUR EN MÉDECINE DE LA FACULTÉ DE PARIS.

Merveilles de la nature ;
Préceptes de l'art.

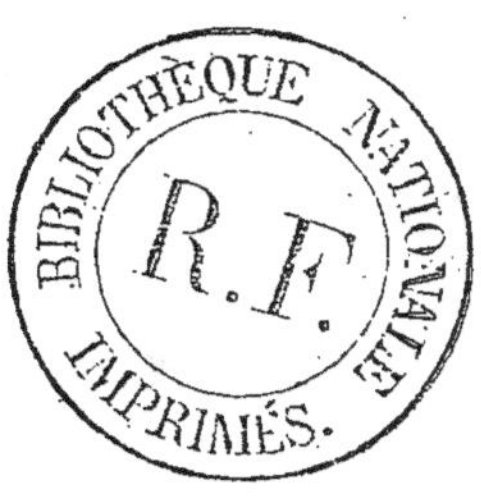

TOME PREMIER.

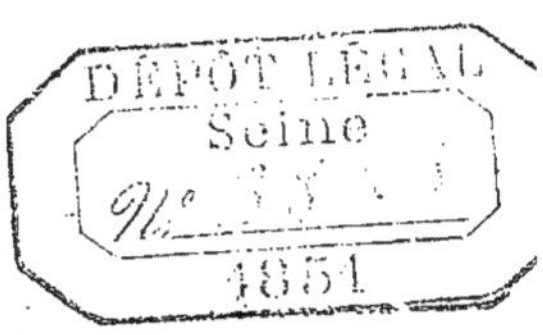

PARIS,

Chez **J.-B. BAILLIÈRE**, libraire-éditeur, | Chez **LEDOYEN**, libraire,
Rue Hautefeuille, n° 19. | Galerie-Vitrée, au Palais-Royal.

1850.
1851

PRÉFACE.

Ma doctrine naturelle découverte pendant que j'étais élève, j'en publiai les principes dans ma thèse, au mois de juillet 1817, sous le titre : *De la sensibilité des organes, comme ayant besoin, pour exister, d'être excitée, et de l'être relativement à sa nature.* Pour les confirmer, l'expérience me manquait, et je me hâtai d'en acquérir. Huit ans après, je me crus à même d'enseigner cette doctrine, et je revins à Paris pour exécuter ce projet. Pendant trois ans environ j'y consacrai mes veilles; mais il est difficile de suivre la pratique et d'enseigner en même temps; j'eus bientôt dépensé le peu d'aisance que j'avais acquise en province, et je fus obligé de revenir à la clientelle et à l'observation. Dans mon enseignement j'avais traité la partie relative aux maladies aiguës des capillaires primitifs, et à celles de la peau et des muqueuses. J'avais fait connaître des idées nouvelles, et pour les constater, je publiai en 1827, l'*Examen général des connaissances de la nature des maladies et de leur traitement chez les anciens et les modernes.*

Cet ouvrage contenait les principes consignés dans ma thèse, mais beaucoup plus étendus ; et, en outre, il montrait combien étaient peu avancées les connaissances des maladies. A compter de son apparition, il fut facile de prévoir que le système de Broussais, alors exclusivement adopté en France et en Europe, serait bientôt renversé.

Depuis, j'ai mûri mes principes, et pour rendre évidente leur réalité, j'ai publié d'abord un *Recueil d'observations médicales*, relatif surtout aux maladies aiguës, et plus tard *des milliers de faits sur les maladies chroniques.* Certain faite enfin de mes principes, je remplis la promesse que j'avais dans mon *Examen général*, de publier le reste de ma doctrine. J'aurais désiré l'accomplir plus tôt, et si je ne l'ai fait, des obstacles de toute nature, qu'il a fallu vaincre, en ont été seuls la cause.

Cet ouvrage est entièrement nouveau sous tous les rapports, quoiqu'il contienne en grande partie mon *Examen général*, et il sera facile au lecteur de s'en convaincre. depuis Bichat, on possède des connaissances profondes de l'organisme, mais très imparfaitement divisées et mal classées ; ces erreurs sont très graves, il fallait les détruire ou renoncer à tout progrès en médecine, et je me suis essentiellement occupé de remplacer ces erreurs par les vérités les plus simples.

Quand l'organisme devient souffrant, il n'est pas de génie,

quand même il embrasserait à lui seul tous les génies passés et présents , capable d'apprécier toutes les variétés des souffrances de cet organisme, si ce génie *ne s'est livré qu'à l'étude des détails que forment ces douleurs. Il faut pour se reconnaître dans ces connaissances, imiter la nature, créer des principes autour desquels toutes les connaissances partielles viennent se grouper, se développer les unes par les autres, et se réunir en une pensée qui les résume toutes.* Ces connaissances dans la médecine actuelle sont inconnues. Sans doute, on a cherché à les créer, mais inutilement ; la science, si toutefois la médecine actuelle mérite ce nom, ne s'est appuyée que sur des idées abstraites, ou sur des données secondaires qui ne menaient qu'à des systèmes ou à une idée généralisée. Dans la médecine naturelle, ces principes ou bases existent tels , ainsi que je le dirai ailleurs , que la science de l'homme malade sera, à l'avenir , du domaine de tous ; et au lieu d'inspirer du dégoût, elle ajoutera aux charmes de la vie.

On divise et on classe mal les trames organiques , ainsi que je viens de le dire , et de là vient qu'en médecine, quand il s'agit de saisir les expressions morbides de cet organisme, ces connaissances sont complétement désordonnées. A l'aide de l'observation, l'hygiène s'est fortement enrichie ; et, au lit de la douleur, les notions des corps qui agissent sur tous les organes , sont méconnues encore, ou n'ont qu'une importance secondaire pour le médecin, qui alors ne rêve que moyens curatifs empiriques. Dans la doctrine médicale naturelle on se conduit tout différemment ; on s'applique constamment à saisir la signification des organes douloureux, et à bien interpréter l'action des corps naturels qui agissent encore sur ce même organisme , afin de préciser la nature

du mal, puisque celui-ci ne peut être en dehors de l'organisme et de ses dépendances.

Avec les auteurs actuels, les causes des maladies sont infinies et les plus discordantes à la fois, ou les plus éloignées
de la nature qu'on leur attribue. Dans la pathologie naturelle, elles se montrent en quelque sorte d'elles-mêmes ;
elles se groupent avec une simplicité que rien n'égale, et
l'esprit les possède sans faire d'effort pour les conserver dans
sa mémoire.

Pour les auteurs comme pour les praticiens, il n'existe
pas de *classification réelle* des trames organiques, par conséquent il en est de même pour les expressions ou symptômes des maladies de ces trames. Tous ces symptômes n'ont
aucune précision ; ils sont d'une obscurité frappante, dans un
ordre fastidieux ; tour à tour chaque médecin envisage différemment le même sujet ; et pour être au niveau des progrès, ce n'est pas l'avancement des connaissances réelles
de la douleur qu'il faut posséder, mais l'opinion médicale
régnante. Chez nous, au contraire, chaque symptôme est
dans son ordre naturel ; il correspond à un point de santé ;
l'un est le contraste de l'autre ; chaque symptôme est l'indice frappant de ce qui est, il est clair, il frappe la raison ;
et, réuni aux autres symptômes, il est l'image de la maladie
considérée dans toute sa simplicité. En suivant l'ordre naturel de formation de ces trames organiques, ces connaissances sont réelles, et avec elles on peut s'assurer si un médecin est observateur et guidé par des principes réels, ou
bien s'il n'est qu'un copiste et sans guide certain.

Avec les idées régnantes, on sent, d'après ce qui précède,
qu'on est dans une incertitude désespérante sur le caractère
de la maladie, et sur son issue. Avec nos principes, la ma-

ladie et sa terminaison se dessinent en quelque sorte avec précision , parce que nous ne perdons jamais de vue l'organisme et ses rapports.

Les maladies ou les souffrances ne sont à la rigueur que l'expression d'un besoin douloureux ; la doctrine naturelle initie l'esprit à cette expression; quiconque la connaît, trouve dans la maladie l'indication du remède, et alors, mais seulement alors, en obéissant à cette expression, les cures se multiplient dans les cas réputés même les plus incurables. Pour les auteurs, l'expression de la douleur étant inintelligible, dès lors, au lieu de donner au malade ce qu'il demande pour la détruire, les médecins, jusqu'à ce jour, rêvent les moyens curatifs les plus ridicules et les plus dangereux à la fois ou les plus en dehors de cette nature.

De nos jours, l'anatomie pathologique est devenue la base de toute connaissance des maladies et de toute médication; mais mal interprétée, on a pris le phénomène le plus naturel pour l'expression des traces des maladies devenues mortelles; ou bien l'on a ignoré que lorsque des lésions de tissu existaient, elles étaient l'effet des maladies, et nullement la cause de ces dernières; et si la médecine naturelle juge différemment cet état, ainsi que je viens de le dire, c'est qu'elle ne perd jamais de vue l'organisme et ses rapports, même après la mort.

Cet ouvrage est entièrement nouveau, ainsi que je l'ai dit plus haut, et pour le créer, j'ai renié de prétendus maîtres, pour n'être que moi-même. Je l'aurais publié plus tôt, mais je ne l'ai pas fait, d'abord par la raison que j'ai donnée , et ensuite parce qu'il fallait avant tout conquérir des faits et l'opinion publique , afin de faire adopter sa théorie le jour où elle serait publiée.

Vraisemblablement, des doctes qui ont abandonné ou modifié leurs idées et leur thérapeutique pour adopter en partie les miennes, diront que je n'ai que le secret d'autrui, et qu'ils savaient depuis longtemps ce qu'ils ignoraient la veille ; mais les faits et la révolution médicale que j'ai opérée les démentent, et les faits et cette révolution ne se démentent pas. D'autres diront qu'on ne plaide pas la cause de la raison avec des armes acérées ou avec celles du ridicule. Sans doute, quand on reconnaît l'erreur du génie qui servit l'humanité, il faut les détruire sans cesser de l'honorer ; mais je ne pense pas qu'il faille tenir le même langage vis-à-vis d'une médiocrité qui, pour s'élever, outrage la raison ; qui ne s'érige en guide que pour égarer ; qui, par ses rêveries aussi fastidieuses que mensongères, fait une guerre éternelle à l'humanité ; et qui, en s'emparant de mes travaux, cherche à m'accabler sous les traits de l'envie la plus noire.

Telles étaient mes craintes, exprimées dans mon *Examen général*, en 1827 ; et depuis elles ne se sont que trop réalisées. Aujourd'hui, ma position est la même ; je ne me dissimule pas que j'attaque toujours de grands noms ; qu'on cherchera à renverser l'édifice naissant ; que mes ennemis feront tous leurs efforts les plus coupables, afin de ressaisir l'opinion publique, qui les fuit de plus en plus ; qu'ils sont nombreux, disciplinés, couverts d'honneurs, pour conserver leur rang dans le monde ; mais si l'on réfléchit que ma pathologie naturelle est basée sur l'organisme, sur ses rapports, sur des faits que l'on peut multiplier à volonté ; qu'elle n'est, en théorie, qu'une série d'évidences ; qu'elle est telle qu'à l'avenir la médecine sera facilement du domaine de tous ; qu'avec elle, par mes succès près des mourants, j'ai *effacé les soi-disant maîtres de toutes les époques*, que ceux qui l'accusent, quels qu'ils soient, renient leur passé pour éviter d'être couverts d'opprobre ; et qu'elle a opéré une révolution médicale contre des systèmes désolants, j'ose croire que cette conquête nouvelle est aussi une puissance qui se fera jour à travers tant d'obstacles. Au reste, peu m'importent les titres, l'influence et le rang de tous mes adversaires ; j'ai vu le mal, j'ai cherché à le détruire ; j'ai vu l'humanité être une proie, j'ai cherché à la défendre ; j'ai vu la mort organisée, je l'ai vue enseignée, pratiquée dans nos facultés ; j'ai dénoncé des barbares, j'ai sonné le tocsin contre eux ; cette œuvre m'a paru sainte, je l'ai entreprise ; et aujourd'hui je me hâte de la conduire à sa fin.

CONSIDÉRATIONS GÉNÉRALES.

Jeune, sentir vivement, fut mon partage; chérir l'indépendance, mon premier besoin; et tout ce qui flattait ce sentiment fut ma première étude. J'arrive à ce qu'on nomme : *philosophie;* et tous les sophismes de l'école ne servant qu'à égarer ma conscience dans l'étude de l'homme moral, je prends le parti de consulter quelques génies; et, parmi eux, Jean-Jacques Rousseau me montrant les dangers que court l'homme d'être asservi, je forme la résolution de devenir un desservant du dieu d'Épidaure. Ce besoin d'indépendance qui m'entraînait, l'espérance que, par l'étude de l'homme physique, j'arriverais à mieux me rendre compte de l'homme moral, et cet amour de la nature, où je trouvais mon bonheur, tout concourut à me faire prendre cette détermination. Je venais de méditer des sages; je quittais leurs nobles travaux pour de plus grands encore, et, dès mon premier pas dans ma nouvelle carrière, on me place entre les mains l'*Anatomie* du professeur Boyer. A peine cet ouvrage est ouvert, que je sens évanouir mes espérances; j'exprime ma peine et un découragement presque complet. Un jeune professeur d'anatomie, M. Moulinier de Bordeaux, dont je n'oublierai jamais ni les conseils ni le mérite, me conseille de me servir de Bichat dans mes études anatomiques, et je reviens, comme par enchantement, à ma première pensée. L'*Anatomie descriptive* de cet auteur m'enchante, et bientôt je ne doute plus que je n'aie trouvé le guide que mon âme cherchait; la médecine m'absorbe tout entier, et Bichat est mon nouveau Plutarque.

Je n'étais pas né pour être un savant, mais pour posséder des principes, mais pour observer; et, par ces facultés, acquérir, d'un côté, un grand nombre de connaissances, et de l'autre, recueillir des faits, afin de constater la réalité de ces principes et les connaissances qui en découlent. Cependant c'est inutilement que j'étudie notre anatomiste Bichat; quand il s'agit de reconnaître les maladies des organes d'après les auteurs, je me trouve dans un profond labyrinthe. Malgré cette perplexité, je conserve toujours ma première opinion qu'avec les connaissances organiques que l'on possède, la science de la douleur ne peut être impossible, ou du moins aussi obscure qu'on l'a faite. Pendant que je rêve ces idées, j'ai occasion de remarquer que des odeurs fortes excitaient violemment la pituitaire; qu'il en était de même lorsque la lumière trop vive agissait sur les yeux; je dérobe le nez aux odeurs, je n'éternue plus; je dérobe les yeux à la lumière, les douleurs se calment de même, et j'admets que les excitants naturels, trop forts, agissent comme corps étrangers, et que l'on est alors malade quoiqu'il n'existe encore ni phlegmasie, ni lésion organique. Plus tard, je lus, dans les recherches sur la vie et la mort, que le cerveau pouvait être rendu malade à volonté, en le mettant en contact avec le sang veineux, et qu'alors, selon Bichat, l'on était malade quoique l'organisme ne fût pas altéré : opinion qui me confirmait dans la mienne.

Quelques semaines plus tard, je fus fortement éclaboussé par un cabriolet; la boue me couvre la figure et pénètre dans un œil; je me lave, mais j'ai beau lotionner l'œil qui se plaint, je ne puis le soulager. On soulève les paupières, on n'aperçoit aucun corps; ma douleur légère persévère; le lendemain, on sépare plus fortement les paupières, on redouble d'attention, on finit par enlever un gravier déjà environné d'un mucus blanchâtre, et toute douleur cesse. J'observe plusieurs faits de cette nature; je généralise les conséquences de mes observations, et je finis par établir qu'il existait un genre de maladies qui consistent en ce que *les trames organiques étaient dans des rapports avec leurs excitants propres trop forts ou viciés, ou avec des corps etrangers.*

J'étais déjà riche en médecine, déjà je généralisais les œuvres de la nature, et, par ce moyen, j'avais dérobé une partie de ses secrets. Je savais que des organes accusaient la douleur sous l'influence des excitants naturels trop forts ou étrangers; je me demandai bientôt si le contraire ne pouvait pas également avoir lieu, et l'observation ne tarda pas à me prouver que j'étais dans le vrai. Dans la maison où je demeurais, rue Saint-Jacques, à Paris, une petite malade fiévreuse, soumise à la diète la plus sévère, dépérissait rapidement; les parents, effrayés, trompèrent le médecin, donnèrent des substances nutritives à la mourante; une amélioration subite se fit sentir; ils continuèrent et la santé reparut. Ce fait me frappa beaucoup; j'en observai bientôt d'autres de la même nature, et, ici comme plus haut, j'en conclus qu'il *existait un genre de maladies dépendant de ce que les trames organiques étaient privées plus ou moins, ou totalement, de leurs excitants, ou de leurs rapports naturels.*

Certes, je m'avançai vite vers les connaissances de nos maladies, et, un jour de clinique, me trouvant à l'Hôtel-Dieu, où Dupuytren opérait une hernie étranglée, je réfléchis sur cette maladie : j'étendis mes réflexions, et j'établis un troisième genre de maladies qui consistait *dans les faux rapports des tissus ou des organes entre eux.*

En étudiant les organes dans leurs faux rapports, il est évident qu'il existait déjà trois genres de maladies. Ces découvertes faites, j'avais beau chercher d'autres causes de maladies en dehors de l'organisme, ma raison n'en découvrait plus. Alors, je me plaçai sur un autre terrain, et considérant que des maladies paraissaient dans les circonstances les plus favorables à la santé ou bien que l'on restait souffrant, quoique les circonstances fussent les mêmes, je fus forcé de reconnaître que si, dans une foule de cas, l'économie ne souffrait que par suite des genres des causes que je viens d'indiquer, il était évident que, lorsque celles-ci n'existaient pas et que l'on accusait néanmoins des douleurs, l'organisme n'était plus dans son type normal ; que c'était lui-même qui engendrait les souffrances ; et enfin, j'établis un quatrième et dernier genre de maladies *dépendantes de l'altération de l'organisme.* Dans peu de temps, ces altérations se multiplièrent sous toutes les formes, et j'acquis la conviction qu'elles étaient immenses et toujours confondues avec d'autres maladies.

Telles étaient mes découvertes en 1815 ou 1816, lorsque j'étais encore élève, et qui font le sujet entier de ma thèse soutenue en juillet 1817. Malgré ces travaux, qui sont les fondements de la médecine, une fois reçu docteur, je vois, pour ainsi dire, s'évanouir l'espérance que j'avais conçue de me rendre compte de la nature de nos maux. Je ne pouvais douter de mes principes, et me trouvant dans l'impossibilité de les concilier avec les connaissances des auteurs, je contemplais tristement ma position ; je cherchais la vérité avec ardeur ; je croyais en avoir fait la conquête, et, plus que jamais, je suis dans un doute cruel. Abreuvé de dégoûts, je fis plus ; je pris en une espèce d'aversion la *Nosographie philosophique* et son auteur. Pour sortir de mon embarras, je me décide à ne conserver de toute la science que la partie où l'on n'envisage que les éléments organiques malades, où les maladies ont un siége qui est celui des tissus; et, jusqu'à nouvel ordre, je place au rang des hypothèses toutes les autres affections morbides. En 1816, il s'élève une nouvelle secte médicale; on loue froidement Bichat; je ne puis concilier ce même Bichat avec ce qu'avance Broussais; j'assiste longtemps à la clinique du Val-de-Grâce; je persiste dans mes principes, et je devais d'autant moins balancer à prendre ce parti, que l'auteur de la nouvelle secte avait fortement approuvé mes idées lorsque j'en parlais dans mes conversations.

Je passe un an environ dans cet état de doute; je ne cesse cependant pas de méditer mes découvertes et d'en faire quelques heureuses applications dans le quartier où je demeurais, rue Saint-Jacques; je suis à la fois les cliniques du Val-de-Grâce et de l'Hôtel-Dieu, pour m'éclairer et détruire les obstacles que je rencontrais; mais tout effort est inutile, je n'arrive à aucun résultat qui me délivre de ma position. Résolu de quitter la capitale, je rédige les idées que je m'étais créées pour connaître les maladies et je les consigne dans ma thèse, sous le titre : *De la sensibilité de nos organes, de nos tissus, considérée comme ayant besoin, pour exister, d'être excitée et de l'être relativement à sa nature* (juillet 1817) (1). Toujours confiant dans le professeur du Val-de-Grâce, je lui donne lecture de cet écrit; il me détourne du projet de le publier, sous prétexte qu'on me jugera pour un *brownien*, et que je nuirai *à la doctrine physiologique*, qui était la sienne. Malgré cette opposition, je publie le sujet que j'avais choisi pour ma thèse.

Comment croire qu'une vérité puisse nuire à une autre? N'avais-je pas raison d'agir ainsi, puisque, trois ans après mon absence de cette ville, ayant eu occasion d'y revenir pour quelques jours, j'entendis Broussais enseigner une partie de mes idées consignées dans ma thèse, et qui ne se trouvaient pas dans son *Examen* (première édition). D'ailleurs, mes découvertes, basées sur la nature même, me paraissaient d'un si grand prix, qu'aucune considération n'aurait pu me forcer au silence. Bien plus, je fis remarquer dans cet opuscule que nul auteur avant moi n'avait émis mes idées, et que mon projet était de revenir à Paris les professer, si je les trouvais d'accord avec l'observation.

J'étais convaincu que si mes découvertes étaient vraies dans la

____

(1) Thèse que je place à la fin de ce volume, afin de justifier de ce que j'avance.

pratique, elles seraient d'une utilité immense. Dans l'espoir que je vais fonder une nouvelle doctrine médicale réelle, je quitte Paris avec une espèce d'enthousiasme et je me fixe dans l'un des endroits de la France les plus propres à l'observation, la petite ville de Fère-en-Tardenois (Aisne).

Là, en opposition avec les ultra-browniens et les empiriques du pays, ne mettant en pratique que les principes que je m'étais créés et le traitement anti phlogistique pour les cas que j'ai désignés plus haut, j'obtins promptement de la renommée; mais surtout par l'application de mes principes aux maladies aiguës.

Ce parti pris, je suis bientôt en renommée, et quoique je ne puisse douter de la réalité de mes principes et de l'action bienfaisante du traitement débilitant, je sens souvent que ma marche est imparfaite, puisqu'en abritant diverses phlegmasies contre les stimulants, elles font des progrès, tandis que souvent c'est l'inverse quand j'agis dans un sens contraire, et que dans les fièvres et les maladies telles que les pneumonies, le choléra-morbus sporadique, etc., l'expérience me disait tous les jours que plusieurs fiévreux, que je ne pouvais me dissimuler comme gravement affectés, et que je croyais ne devoir traiter que par les anti phlogistiques, guérissaient rapidement livrés à la nature par la simple réaction des exhalations et des sécrétions. Bien plus, si ici j'avais obtenu quelque succès par ce traitement, surtout quand les autres médecins avaient débuté par des émétiques, suivis des toniques, là où je commençais le traitement. je n'étais pas toujours heureux, et, à propos des fiévreux, je rapporterai plusieurs cas où les malades ne durent la mort qu'au traitement qu'on m'avait inculqué au Val-de-Grâce. Souvent je recevais d'autres leçons d'une autre manière. Une fois, j'avais beau cribler de sangsues une femme atteinte de ce que les uns appellent fièvre putride, et les autres gastro-entérite grave, compliquée d'ophthalmie et d'efflorescences cutanées très rouges, la couvrir d'émollients et lui administrer de l'eau acidulée-gommée, la maladie n'en faisant que plus de progrès, les parents de la malade se ravisent, et lui administrent, à mon insu, un purgatif qui opère un changement avantageux et amène la guérison en peu de jours. Si, dans ce genre de maladies, j'acquérais tous les jours des preuves de mes erreurs, bientôt j'en trouvais encore d'autres non moins fortes dans les pneumonies. J'avais traité avec succès plusieurs de ces maladies; mais la cinquième qui se présente, quoique en apparence moins grave d'abord que les autres, me résiste. La personne qui en est atteinte, âgée de quatorze ans, est mourante le sixième jour du traitement, et, après trois saignées, plusieurs applications de sangsues, etc., j'étais presque déjà incertain sur tout ce que je faisais, et dans ce cas, voyant mes moyens ordinaires n'obtenir aucun avantage, j'ai recours à l'empirisme, j'administre le kermès ; presque aussitôt j'obtiens un soulagement marqué, et je décide la guérison. Quand je traiterai de ces maladies, je rapporterai plusieurs faits où des malades expirants n'ont dû leur vie qu'à l'action des stimulants portés sur les voies digestives et la peau.

J'aurais pu rapporter aussi que des fiévreux cessaient d'être malades sous l'influence d'autres médications ; c'étaient autant de faits qui m'accablaient. Je ne citerai pas davantage ; il me suffit de dire que, si par les vérités dont j'étais possesseur, j'avais une supériorité incontestable sur mes confrères, du moins, j'étais convaincu par les leçons que me donnait la nature, que je recevais de l'empirisme des parents du malade, où que je puisais dans les ouvrages de médecine contre lesquels j'avais entendu si souvent déclamer, que si je possédais des principes généraux certains, je manquais de quelques connaissances propres à leur application, et que, par conséquent, j'étais dénué d'un mode de traitement positif pour ces cas. Je n'ignorais pas que cet état m'était commun avec tous les autres médecins, mais il était insoutenable pour moi. Que faire dans mon incertitude ? Serai-je un brownien pur ? Mais j'ai dû des succès aux anti phlogistiques. Deviendrai-je exclusif dans le système tomassinien ou broussaisien ? Son imperfection m'a frappé aussi bien que celle de tout autre système, et elle m'a été démontrée jusqu'à l'évidence. Ferai-je de l'éclectisme ? Mais c'est pratiquer toutes les erreurs à la fois. Abandonnerai-je mes découvertes ? Je n'ai qu'elles pour satisfaire ma raison et assurer ma supériorité. Dans cette perplexité, il était difficile d'avoir une conscience tranquille ; cependant, loin de me rebuter par tant d'obstacles, si un moment j'éprouve de la résistance, bientôt tout est surmonté, et je goûte une espèce de plaisir en sentant qu'il me faut méditer encore. Qui m'avait suggéré mes découvertes ? Ma faculté de généraliser. Quel moyen me les avait rendues certaines, quoique non appropriées à tous les cas ? L'observation. Dans cette nouvelle position, je reviens plus que jamais à l'étude de l'organisme, je le suis dans toutes ses divisions ; je l'applique aux malades qui se présentent ; infatigable, je suis quelquefois, moment par moment, la marche du mal, et bientôt j'acquiers la

conviction que *je me trompais en ne cherchant toujours l'expres-*
sion du mal que dans un tissu organique entier, et non le plus
souvent dans les parties organiques communes et les plus élémen-
taires qui entrent dans sa composition; que j'oubliais surtout le
système capillaire primitif.

Je venais de vaincre de grandes difficultés, et, avec ces avantages, j'avais levé une foule d'obstacles et conquis une foule de
vérités d'une utilité immense. Cependant, si je rapproche insensiblement l'horizon médical, je ne puis encore l'embrasser en
entier, et Bichat, ce génie tant aimé, en est la cause. J'avais
adopté sa division du système capillaire; mais elle est évidemment fausse en ce que les capillaires qui constituent les trames
primitives de l'animal ont un caractère bien différent des capillaires des synoviales, des séreuses du tissu cellulaire et, en un
mot, de ceux qui semblent n'exister que pour favoriser les mouvements organiques. Je deviens plus précis en reconnaissant cette
erreur, et je puis alors, mais seulement alors, me rendre un
compte rigoureux des maladies les plus fréquentes et les moins
connues, appelées fièvre ou *fièvres.*

Ces richesses médicales furent les seules les premières années,
parce que je me livrais presque exclusivement aux maladies
aiguës où l'homme ne doit alors, pour ainsi dire, ses maux qu'à
l'action trop forte ou étrangère des excitants qui agissent sur lui.
Mais j'avais observé dans cette pratique que des maladies paraissaient dans telle ou telle saison, chez tel ou tel nombre d'individus sous l'influence des agents naturels qui nous environnent,
et je soupçonnai d'abord qu'il existait en nous des conditions
organiques indépendantes de toute altération de l'organisme qui
nous prédisposaient à des maladies. Les faits suivants me corro-
borèrent surtout dans cette opinion. Depuis plusieurs mois, je
vaccinais de bras à bras des enfants; j'avais commencé à vacciner
au mois d'avril 1820, et à mesure que les chaleurs devenaient
plus fortes, les boutons prenaient plus d'étendue. Cette année,
la chaleur de l'été fut un peu au-dessus de la chaleur ordinaire
des autres années. A la fin de juillet, je fus appelé pour vacciner
cinq enfants à Mas-sur-Violène, près Fère en Tardenois (Aisne);
le vaccin se développa très bien sur chaque enfant, âgé environ
de sept ans; mais le septième jour, ils furent atteints de la fièvre,
le vaccin suspendit sa marche, la fièvre prit un grand développement, et tous les cinq enfants furent criblés d'une petite-vérole
grave, maladie qui ne s'étendit pas plus loin. Ce fait est tout

simple : les enfants, ainsi que je le dirai plus loin, étaient prédisposés à la variole; car dans le cas contraire, elle ne se serait pas développée sous l'influence du vaccin, et elle aurait atteint d'autres individus.

Plus tard, je m'assurai que ces prédispositions acquises sous des influences données, étaient plus fréquentes qu'on ne le pensait et qu'elles avaient une grande importance dans la pratique. Je fus plus loin dans cette carrière, et je finis par me convaincre non-seulement de l'existence des prédispositions dont je viens de parler, mais encore qu'il en existait une foule qui étaient innées, inhérentes à notre organisme, d'où naissaient une multiplicité de maux. Enfin, ayant remarqué que toutes les personnes sujettes à la même maladie avaient les mêmes signes physiques, je finis par reconnaître les signes d'une foule de ces prédispositions, telles que celles qui donnent naissance à la gastrite, aux palpitations, aux catarrhes pulmonaires, à l'hémoptysie, au dévoiement, à la goutte etc. ; et qu'on ne pense pas que ces découvertes soient vagues, on se tromperait, puisque les signes de ces prédispositions sont tels qu'en les rencontrant chez des individus, je puis alors reconnaître facilement les maladies de ces derniers. Ces faits sont journaliers dans mon cabinet.

La découverte des signes de nos prédispositions organiques innées eut lieu lentement ; mais elle est sans contredit l'une des plus intéressantes de toutes celles que j'ai faites, puisque par elle, je puis reconnaître, d'après la simple inspection des traits de la figure, une foule de maladies, l'époque de leur apparition, leur durée et leur gravité, pendant que je suis conduit à les combattre presque avec précision. Mais l'organisme varie à l'infini, et comment me tracer un plan général pour reconnaître toutes ces prédispositions? Je fus réduit longtemps à ces signes qui m'avaient frappé les premiers; mais enfin, ici comme ailleurs, je finis par déterminer le principe d'où la nature partait pour créer en nous des prédispositions à la douleur et à la mort; je remarquai qu'elles avaient lieu en raison de l'éloignement de l'organisme du type normal, et cette idée généralisée, je pus me retrouver dans ce nouveau labyrinthe. Connaître les genres des causes dont j'ai parlé plus haut, c'était beaucoup pour m'initier aux caractères mystérieux de nos maux; mais le jour où je reconnus à des signes physiques organiques une foule de maladies, et où je pus me créer des principes pour me retrouver au milieu de cette variété de signes, ce fut pour moi un jour de bonheur, puisque je complétais les genres des causes de nos maux, et avec ces genres, les connaissances de ces derniers.

Malgré tant de travaux, je sentais une imperfection dans ma doctrine, je ne pouvais classer les maladies; cependant, n'admettant leur siége que dans les organes, et certain que la nature développe ceux-ci dans un ordre régulier, je ne pus douter que toute classification de nos souffrances devait être basée sur cet ordre, et alors je traçai le développement de la formation de l'homme pour préciser mes idées sur cet ordre. Ce fut en 1832, sur les beaux quinconces de Bordeaux, où j'allais méditer tous les matins, que je perfectionnai cette classification. Elle offre un tel avantage, qu'une maladie étant connue, elle vous conduit à la connaissance de celle avec laquelle la première est le plus liée, et que si, avec nos principes, nous connaissons facilement les causes des maladies et les symptômes de ces dernières, avec notre classification nous groupons les maladies comme la nature groupe les organes, et nous formons de nos maux un ensemble qui se rallie à l'organisme selon sa formation naturelle. Ainsi, tout est simple dans notre doctrine comme la nature même, et loin de former un tout désordonné au-dessus de la portée de tout esprit, elle présente un corps régulier et si accessible à notre raison, qu'un jour viendra où, à l'aide de quelques connaissances anatomiques les plus faibles, prises sur les animaux, et d'un résumé hygiénique, chaque homme pourra prétendre à connaître nos maux.

Telles furent mes premières découvertes en médecine. Insensiblement, je pus me convaincre que si la santé consistait dans un état donné de l'organisme et de ses rapports, la maladie dérivant de l'altération de l'une ou de l'autre, ou de tous les deux à la fois, dès ce moment, je groupai facilement toutes les causes morbifiques, je pus décrire le mal dans toute sa simplicité; dans le mal je trouvai l'expression du remède comme en santé on trouve dans nos sentiments l'indication des corps qui satisfont nos besoins; autour de ces découvertes, d'autres non moins importantes se placèrent encore; mille secrets furent arrachés à la nature, avec eux ils fut facile d'étonner par des cures inconnues jusqu'à ce jour dans tous les genres de nos maux; et après des années d'observation, possesseur d'une doctrine médicale complète, je crois, après l'avoir tant de fois soumise à la rigueur des faits et l'avoir tant de fois placée sur le plan général de nos douleurs, qu'il est temps de lui donner le jour. C'est cette œuvre que je vais entreprendre; elle n'est pas parfaite, d'autres la corrigeront après moi, mais sans jamais pouvoir la détruire. Telles sont les considérations que j'ai cru devoir faire sur mes travaux pour montrer comment j'étais conduit à me débarrasser d'une foule d'erreurs, à les remplacer par des vérités, à créer ma doctrine et à donner une idée de son ensemble.

PLAN DE L'OUVRAGE.

———

Après ces considérations, si je me demande maintenant quelle marche je dois suivre pour l'exécution de mon ouvrage , je pense qu'il n'en est pas d'autre que celle qu'indique l'ordre naturel des choses : ainsi, s'il est nécessaire d'abord de connaître ce qu'on entend par médecin, afin qu'en en demandant un savoir convenu, on ne soit que juste en exigeant la pratique de ce savoir, j'ai cru devoir en *tracer le tableau*, afin que par ce que j'en dirai on puisse juger ce qu'il doit être. À cet avantage, ce tableau du médecin réunira celui de présenter un résumé de la science et de nous montrer pour ainsi dire là où commence et finit son horizon. Il n'est pas idéal; je n'ai pas pris tel ou tel modèle, seulement j'ai tracé l'esquisse de l'homme destiné à brûler toujours de l'encens sur l'autel de la Nature, pour apprendre à conserver la santé et à détruire nos maux; ce tableau est à cet ouvrage ce qu'est le portique à un édifice public.

En médecine, je suis novateur, et afin qu'on ne me fasse pas tenir un langage qui n'est pas le mien, qu'on ne me place pas sur un terrain autre que celui que j'ai choisi, et qu'on ne tourne pas contre moi mes propres armes, mon premier soin sera ensuite de *justifier le titre de mon ouvrage.*

Maintenant si l'on considère l'homme se livrant à l'étude d'un genre de corps quelconque, on le voit d'abord occupé des détails, et plus tard des moyens de les coordonner; jamais il n'agit différemment, et quand il est arrivé à ce degré de connaissances, il lui reste encore un pas à faire, mais le plus grand , celui de rallier ces derniers à des idées générales afin que son esprit puisse se retrouver au milieu de tant de corps en apparence disparates et cependant réunis par un lien commun. Que fait la nature dans toutes ses œuvres? Elle trace avant tout une marche générale et ne sort jamais de ce cercle dans les détails auxquels elle se livre ensuite. Ainsi, une fois que l'on a parcouru les détails d'un genre de corps, si pour les coordonner on imite la nature dans sa marche, on voit que son premier soin est d'établir *les principes* ou les matériaux, qu'on me pardonne cette expression, qui doivent servir de base à l'édifice qu'on se propose d'élever. Dans les sciences, ont doit agir de même, et ces principes ne sont que des qualités inhérentes aux corps qu'elles embrassent, qualités qui forment autant de vastes centres d'où partent des vérités partielles immenses. Ainsi la nature crée chez les animaux une trame première qu'elle modifie à l'infini : mais qu'importent tant de modifications diverses, elles n'en sont pas moins toutes de la nature de leur premier élément, une matière organisée, et *pour nous cette matière est un principe*, parce que son organisme connu, elle nous initie aux connaissances des modifications organiques Cette trame première *pour exister doit être excitée;* les modifications organiques suivent la même loi, et ce besoin inhérent à chaque fibre est encore un principe. En santé, cette vérité est absolue; mais celle qui ne l'est pas moins en maladie, c'est qu'*un excitant naturel trop fort, ou vicié ou étranger*, est une cause de maladie, et cette vérité est encore un principe; car du moment que je la reconnais pour un organe, elle se présente pour tous les autres ; de sorte qu'ici comme là, avec une idée générale on s'approprie rapidement d'immenses détails et avec eux de vastes connaissances. Ces principes ou ces notions autour desquels se groupent ces dernières, sont peu nombreux, mais sublimes par leurs avantages infinis ; avec eux le médecin semble armé du fil d'Ariane ; il se retrouve toujours au sein des merveilles de la nature ; la vie et la mort ne sont plus pour lui des secrets toujours mystérieux ; son imagination les déifie en quelque sorte, quand il contemple leurs prodiges bienfaisants, et grâce à eux la pathologie ne sera plus au lit du malade que la science du bien, et non un empirisme aussi meurtrier qu'incohérent.

Ces principes connus, nous en ferons l'application, et comme, pour nous faire une idée juste de nos travaux, nous devons connaître le passé à cause du lien qui existe dans les progrès de la science, cette application sera d'abord faite aux *Connaissances de la nature des maladies et de leur traitement, chez les anciens et les modernes.*

Dans cette espèce de résumé de la science, que nous diviserons en deux parties, dans la première, nous tracerons rapidement les tableaux des hommes les plus marquants en médecine, nous nous appesantirons sur l'état actuel de ces connaissances, et ce n'est que dans les derniers temps que nous envisagerons celles de la chirurgie. Dans la seconde, nous donnerons une idée de la matière médicale; nous ferons entrevoir, d'une manière générale, ce qu'elle a été, et nous insisterons sur les méthodes de traitement les plus accréditées.

Dans cette application de nos principes, je montrerai la science sortant des ténèbres, avec plus ou moins d'éclat, selon que sa marche est basée sur l'organisme et éclairée par le flambeau de la physiologie. Cependant, je la montrerai invoquant aussi cette base et, par une interprétation fausse de ce moyen unique, pour arriver à la vérité, tombant dans des erreurs plus grossières que celles qui rappellent les jours d'une profonde barbarie. Le tableau que je tracerai de ces connaissances sera loin de les placer au rang que leur accordent leurs admirateurs, et je prouverai qu'en médecine *une révolution complète est nécessaire*, tandis que la chirurgie telle qu'elle est, c'est-à-dire réduite à exister sans être guidée par la pathologie naturelle, n'est qu'un art froidement meurtrier où l'on peut encore cueillir une masse de lauriers. Cette première application de nos principes formera la quatrième partie de notre pathologie. Ces idées émises, nous envisagerons rapidement la matière médicale, et nous montrerons que les remèdes qu'elle embrasse semblent toujours en dehors de la raison et de l'expérience.

Nos principes appliqués aux connaissances des maladies et de leur traitement chez les anciens et les modernes, nous les *appliquerons à l'expression des maladies*; et comme notre pathologie naturelle et générale est basée sur l'organisme, que dans les affections morbides on doit rapporter à ce dernier le langage de celles-ci, dès lors, pour mieux rallier nos idées, nous *présenterons d'abord quelques considérations sur l'organe ou le tissu dont nous nous proposerons de décrire les souffrances*. En cherchant le tableau des maladies dans les trames organiques, nous pratiquerons une vérité reconnue par nos pères, et heureux si je puis ajouter à la science, en utilisant davantage leurs sublimes travaux, jusqu'à ce jour tant vantés, et cependant presque stériles au lit de la douleur.

Ces considérations faites, nous *placerons alors en rapport avec des corps étrangers le tissu dont nous aurons tracé les caractères anatomiques*, et nous peindrons ensuite la lutte que ces relations font naître. Nous la suivrons dans toutes ses périodes, et nous la montrerons, autant que possible, dans les cas où la cause morbifique est apparente et son siége en quelque sorte du ressort des sens, afin, par analogie, d'arriver plus sûrement à préciser les causes moins connues et les maladies les plus voilées.

Ce tableau du mal tracé, *j'expliquerai l'action morbifique qui aura en quelque sorte frappé nos sens.* Cette action rendue évidente, nous passerons aux variétés des agents morbifiques indépendants de l'organisme, et pour les apprécier, remontant à nos principes, ces agents se présenteront en quelque sorte d'eux-mêmes à notre esprit, et leur nombre si prodigieux en apparence sera si rétréci, sous le rapport de leur action, ainsi que je l'ai écrit plus haut, qu'on sera tout étonné de la simplicité de la nature quand on invoque ses lois. Dans ce sujet, je ferai observer que les causes de nos maux, surtout dans les maladies aiguës, tiennent trop souvent à une non décomposition du sang; que, pour le malheur des malades, ce siècle est plus systématique qu'observateur; qu'il méconnaît les leçons d'une rigoureuse expérience, et je dirai comment une fois la maladie créée, l'homme souffre, guérit ou meurt. Par cette marche, les causes de nos maladies ne seront pas absurdes ou imaginaires, et au lieu de les combattre au hasard, on leur adressera en quelque sorte directement les moyens destructeurs.

Mais nos maladies ne tirent pas toujours leur origine de l'action funeste des corps qui agissent sur nos organes, tant à l'extérieur qu'à l'intérieur : trop souvent elles dérivent d'un principe organique qui ne nous permet pas de vivre en santé sous l'influence de tous les agents les plus naturels, et nous parlerons de ces causes organiques, jusqu'ici désignées sous le nom de *prédispositions organiques*. Innées ou acquises, elles n'ont été que vaguement senties; je les préciserai mieux et, comme celles qui précèdent, toujours placées dans un cercle général, il sera facile de les reconnaître.

La cause morbifique et ses variétés connues, la maladie décrite, *nous en expliquerons les symptômes*, mais toujours avec simplicité, puisque nous montrerons leur siége réel, la cause directe qui les fait naître et leur enchaînement naturel, en rappelant les liens des organes entre eux. Par ces explications, j'espère rendre nos maux accessibles à la raison. En médecine, on disserte bien pour savoir si tels ou tels symptômes constituent telle ou telle maladie ; mais non-seulement les auteurs ne caractérisent jamais la cause du mal, mais encore ils ne rallient jamais les symptômes à un tissu, à des trames organiques élémentaires ; ou bien le siége de la douleur est si peu précisé que, dans une maladie, l'esprit le plus faiblement analytique en découvre plusieurs. Que nous importent les fièvres, les catarrhes et une foule d'autres maladies telles qu'on les considère ? Certes, tant qu'on nous dira que dans la rougeole et la scarlatine la peau entière est affectée, que dans le catarrhe pulmonaire tout le tissu muqueux souffre, que dans la fièvre l'estomac et les intestins enflammés sont le siége du mal, quand évidemment le contraire a lieu, en serons-nous plus avancés sur la nature de nos maux ? non sans doute, et par conséquent on doit s'efforcer de détruire de telles errreurs ; je l'ai déjà dit, ces explications seront simples, attendu que nous ne copierons que la nature.

Si les causes morbifiques varient, leurs effets ou les maladies qui en résultent varient à leur tour, et après avoir analysé chaque symptôme, nous parlerons des *variétés de la maladie que nous viendrons dé peindre*. Pour nous reconnaître sur ce terrain, nous nous armerons toujours de nos principes ; nous rallierons ces variétés aux genres des causes et, par ce moyen, non-seulement ce sujet sera simple, mais encore de peu d'étendue, au lieu d'être inintelligible et immense à la fois comme dans l'état actuel de la science.

L'esprit humain, plus fait pour copier au hasard les désordres organiques que pour s'initier au plan général de la nature, plus fait pour voir un fait isolément que pour le comparer, trouve une harmonie constante dans les signes expressifs de la santé, et ne voit qu'irrégularité dans ceux de nos affections morbifiques ; je détruirai son erreur. La nature, dans les expressions du bonheur comme dans celles de la souffrance, a une marche fixe et régulière, partout elle établit de l'harmonie, et, fidèle à copier ses exemples, *je dirai dans quel ordre naissent, croissent et meurent les symptômes de nos maux*.

Jusqu'ici, pour se rendre compte de l'enchaînement des symptômes, l'esprit médical s'est étayé sur un mot vague qui, détourné de son étymologie, est devenu de nos jours un moyen qui sert de base à des erreurs qui, soumises à la plus légère réflexion, touchent au ridicule : ce mot est celui de *sympathie*. Je le réduirai à sa juste valeur, et je prouverai que dans toutes nos maladies qui naissent successivement les unes des autres, ce n'est jamais par ce moyen que l'on voit apparaître ces désordres.

Après ce sujet, nous parlerons *des degrés de la maladie et de son issue*, et comme nous connaissons son siége et sa cause, on sent qu'ici la nature nous aidant, nous nous trouverons sur un terrain que nous connaissons.

Tous ces divers sujets seront traités rapidement, et comme nos maux se réfléchissent sur nos organes extérieurs, nous dirons ensuite comment, *d'après la connaissance de deux ou trois symptômes, ou avec la simple inspection des traits physiques du malade, on peut reconnaître ses souffrances*, sujet encore inconnu, mais qui mérite beaucoup d'être approfondi, attendu que le malade pratique avec plus de conviction les préceptes de la science, du moment qu'il ne doute pas que le médecin est initié à ses maux.

Dans la pathologie interne, toute maladie est toujours simple dès le début; mais si elle persiste, d'autres maladies qu'on nomme *complications* accourent, et loin de montrer dans ces nouveaux désordres un mal qui aggrave le premier, je prouverai, jusqu'à l'évidence, que c'est un remède créé contre la première affection morbide, et ici je rappellerai encore que la nature ingénieuse nous accable de maux pour nous délivrer d'autres affections morbides qui nous conduisaient vers la tombe. Pour apprécier en général les complications, je dirai qu'il faut calculer le degré d'union de la trame malade avec celles qui ne le sont pas, et se rappeler que celle de ces dernières, *qui est la plus unie avec la première ou la plus surexcitée*, est celle qui devient le siége de la nouvelle maladie, puisque, dans l'un ou l'autre cas, le siége de cette dernière se trouve le plus irrité, et qu'alors il ne peut éviter de tomber malade à son tour.

Par tout ce qui précède, on sent que si la médecine a besoin d'une révolution complète, elle doit acquérir dans ses progrès une certitude plus réelle et une bien moins grande étendue, ainsi que le veulent nos principes. Pour apprécier ces avantages, nous comparerons nos travaux à ceux des anciens ; *nous dirons sous quels noms ils désignent nos maladies*, et par ce moyen nous aurons encore le mérite de rallier le passé au présent.

Nous ne voulons que la vérité, nous cherchons à la montrer dans tout son jour; et, dans le cas où, par la multiplicité des maux, la nature semble nous fuir, j'ose croire que nous satisferons à la raison la plus exigeante. Pour nous identifier davantage avec notre sujet, nous le comparerons *avec le même sujet traité par les auteurs*; et partout, en trouvant un rapport constant avec nos observations et notre théorie, nous préciserons les idées que l'on a émises sur ces divers sujets. *L'invasion* ne sera pas un être vague, mais l'expression réelle et commençante de la vie douloureuse d'organes que nous désignerons. *La marche ne sera que l'histoire ou la description de la maladie ou de la lutte de l'organisation avec les causes morbifiques.* Quant au *type de nos maux*, il a beaucoup occupé l'esprit médical; ce sujet est toujours merveilleux, on le fait impossible; je le toucherai avec les armes de l'analyse, et le merveilleux dont on l'environne cessera d'exister. *La durée de nos douleurs* ne sera pas basée sur des calculs aussi chimériques que ridicules, mais appréciée presque avec rigueur, et, que de fois je prouverai que, tandis qu'elle pouvait être éphémère et bien souvent instantanée, l'ignorance de son caractère la prolonge indéfiniment, et change en un jour de deuil des jours précieux. La *terminaison du mal* toujours obscure, et, il faut le dire, trop souvent impossible, telle qu'on la fait, ne sera chez nous que l'image de ce qui est dans l'ordre rigoureux des choses.

Enfin, pour compléter le sujet, nous *comparerons les complications* que nous aurons indiquées à celles des auteurs, et partout nos principes d'accord avec ceux de la nature nous signaleront avec plus de force le vrai et le faux.

Dans ce travail, à propos des fièvres, j'analyserai divers faits rapportés par Hippocrate; je les commenterai à l'aide de la physiologie; je suivrai Pinel dans les descriptions de ces maladies, et je m'appesantirai ensuite sur quelques auteurs modernes qui ont embrassé le même sujet.

Si j'insiste tant sur cette matière, c'est parce que la nature des fièvres, une fois connue, celle de toutes les autres maladies apparaît en quelque sorte tout entière, à cause du siége si étendu de ces affections.

A propos de la *peste*, comme du *choléra-morbus* épidémique, nous insisterons sur ce qu'on doit entendre par *contagion*. Toujours armé des principes généraux, je prouverai qu'ici comme ailleurs, toutes les erreurs, longtemps admises, ont quelque vérité fondamentale; que ce sujet est mal analysé, et que si naguère l'on a trouvé quelque célébrité à s'inoculer le pus d'un bubon pestilentiel ou d'un cancer, bientôt l'on ne verra dans ces actions que la preuve d'une ignorance complète de la nature du mal que l'on bravait.

Par cette manière de procéder dans l'étude de la médecine, le médecin se trouvant possesseur d'un type de vérité auquel il pourra tout comparer, il lui sera facile de juger quels sont les hommes dont la médecine doit s'honorer ; alors il pourra préciser l'exactitude de leurs travaux, si les causes sont bien réelles, si les descriptions présentent avec exactitude l'expression douloureuse des organes les plus élémentaires, si ces symptômes sont énumérés dans un ordre analytique et naturel à la fois, si l'on émet des idées justes ou fausses sur le caractère du mal, si l'on copie la nature ou si l'on est systématique, si les explications sont positives ou illusoires, c'est-à-dire basées sur des faits concordants et le plan général de la nature, ou démenties par des faits et non conformes à ce plan ; partout il reconnaîtra les erreurs comme les vérités qui furent leur partage, et il leur assignera leur mérite réel.

Jusqu'ici, la science du mal physique, plus illusoire que réelle, confond dans le même tableau l'organe qui souffre et celui qui est sain, ou bien, après avoir tracé le cercle qui embrasse la douleur, après avoir énuméré le nombre de points qui le forment, on ne nous montre pas le cercle opposé embrassant seulement le même état, mais sain, et se composant du même nombre de signes qui représentent cette expression de santé, c'est-à-dire, en d'autres termes, que dans aucune description on ne nous montre point l'*analyse suivie de la synthèse*. Cependant, puisque la maladie n'est que la vie souffrante, qu'elle est l'inverse de la santé, après avoir dit comment celle-ci disparaît, après avoir donné l'image de sa douleur, ne devrait-on pas nous dire comment la santé revient, et nous représenter les signes de son retour, afin que l'on reconnût la cessation du mal ? C'est une lacune des plus importantes en médecine, puisqu'il reste toujours certain qu'alors la nature du mal nous est inconnue.

Quoique au premier abord, la nature de nos maux semble ne plus être un secret, après avoir considéré les maladies ainsi que nous le projetons, comme dans tout ce qui touche à la vie de l'homme, on doit multiplier les preuves de tout ce qui est, afin d'éviter des erreurs funestes, et que les animaux ne sont que des hommes imparfaits, nous *indiquerons les moyens de reproduire la plupart de nos maladies chez des quadrupèdes*, et ces victimes de la science confirmeront nos principes. Sans doute on ne pourra reproduire toutes nos maladies ; mais en se rappelant les rapprochements organiques de l'homme et de certains quadrupèdes, on sera toujours à même de déterminer celle que l'on veut faire naître, puisqu'il suffit de se rappeler nos principes qui nous montrent comment la nature enfante nos maux.

On cherche à connaître les causes de la mort dans les débris du cadavre, afin de mieux préciser les douleurs : mais ici on ne trouve que les traces des combats qui eurent lieu pendant la vie : et comme nos principes nous mettent à même d'apprécier ces luttes, on sent qu'ils nous conduisent également aux connaissances de ces traces, et c'est dire que *l'anatomie pathologique* ne sera pour nous que ces dernières : mais qu'elle seule ne peut nous servir à dévoiler les causes des maladies du ressort de la pathologie interne, ainsi que le veulent les auteurs modernes.

Non content de reproduire chez l'animal quelques maladies de l'homme, nous ferons plus, nous *dirons comment on peut reproduire l'état pathologique que laissent les maladies,* et, partout nous identifiant avec le plan général de la nature, nous prouverons qu'on s'identifie avec des vérités inconnues jusqu'à ce jour.

Une fois les causes du mal énumérées, les symptômes pris sur la nature, leurs tableaux examinés dans toutes leurs variétés et comparés à ceux des auteurs ; le mal reproduit sur les animaux ; l'investigation du cadavre faite ; les traces fugitives de la douleur imprimées sur le cadavre, imitées sur les animaux, et l'exactitude de nos travaux démontrée par l'analyse et la synthèse, *j'indiquerai le traitement de la maladie.* Comme on doit le penser, *il se réduira toujours à ramener des relations naturelles appropriées à la sensibilité de l'organisme souffrant, c'est-à-dire que la pharmacie cessera d'être.* Ainsi nous pratiquerons ce que commande la nature ; mais comme les maladies se réduisent à quelques genres, que le traitement général de l'un d'eux connu, il ne subit que des modifications qui derivent des modifications de l'organisme et de ses rapports, il est évident que la modification naturelle sera simple et peu étendue à la fois.

Notre traitement naturel développé le premier, il sera comparé ensuite à celui que l'on met en usage, et la différence entre eux fera constamment sentir l'imperfection extrême et le danger de ce dernier. Dans cette autre carrière, je montrerai que les anciens furent parfois observateurs, mais bien moins qu'on ne l'a cru ; qu'ils nous ont légué un empirisme qui flétrit leur génie ; que néanmoins, pour ne pas les avoir assez étudiés, nous avons trop rejeté leurs observations; que nos systèmes nous ont rendus barbares ou presque ineptes; et que, malgré le vague et les contradictions éternelles que l'on trouve dans leurs travaux, il ne leur a manqué, pour rester sans rivaux, que de préciser leurs labeurs, à l'aide de ces principes que la nature leur montrait sans cesse, et que j'ose croire avoir le premier découverts.

Ici, comme pour les symptômes, j'indiquerai encore les expériences que l'on peut faire sur les animaux pour *démontrer comment, dans la même maladie, les traitements divers sont utiles, imparfaits ou nuisibles.* Par ces expérimentations, on pourra acquérir la preuve matérielle que la médication actuelle est des plus terribles, surtout pour les cas qu'envisage la pathologie interne, et par ce moyen, nous aurons complété l'ensemble des preuves qui justifient nos vues médicales et le plan qui doit servir à les pratiquer.

Nous suivrons la même marche pour les maladies de chaque organe; nous les envisagerons toutes en suivant le cercle décrit dans nos principes. Sans doute chaque genre d'affections sera subdivisé parfois en plusieurs classes; mais comme celles-ci ne seront que de simples modifications les unes des autres, sans aucun changement de principes, nos maux n'en deviendront pas plus difficiles à connaître. Par cette marche, le médecin, en se rappelant nos principes, le tissu affecté et ses relations, toutes ses idées seront unies entre elles, les tableaux des causes des maladies et les symptômes se présenteront facilement dans son esprit; et comme il se trouve sur le plan général de la nature, les maladies d'un élément organique seront à peine connues que celles des autres tissus viendront, ainsi que je l'ai dit plus haut, se peindre en quelque sorte d'elles-mêmes à sa raison comme les premières, à cause de leur ressemblance ou de leur lien de famille, en portant dans leur sein le germe de leur destruction, et en l'indiquant dans leurs signes avec une vérité frappante.

Mais nous, nous ne reconnaissons que des principes généraux pour base de notre édifice médical; ils sont, comme je l'ai dit plus haut, *des guides certains qui vous conduisent au milieu des écueils où se sont engloutis tant de génies, et alors, une fois que nous en aurons fait l'application dans les cas les plus importants, loin d'énumérer les causes pour chaque maladie qui suivra ensuite, je les passerai sous silence, ou j'entrerai dans très peu de détails sur ce sujet, puisqu'il est toujours facile de se rappeler le cercle dans lequel je les ai classées. Toujours simple et possesseur*

des mêmes guides, j'agirai de même dans la description de la ma-
ladie, je réduirai celles qui suivent les premières aux données
seules qui les caractériseront. Ainsi, dans toutes les phlegmasies
des muqueuses des sens, la nature supprime d'abord les sécré-
tions, causes des douleurs atroces, altère les fonctions ; les dou-
leurs se calment quand les sécrétions reparaissent, et ne serait-il
pas fastidieux d'énumérer ces divers symptômes à propos de cha-
cune de ces phlegmasies ? Ce que je dis de ces maladies s'applique
également aux névralgies et aux autres diverses espèces de maladies. Certes, on ne peut contester cette vérité, et loin d'imiter
les autres auteurs qui, par leur marche ordinaire, grossissent à
l'infini leurs écrits, nous nous bornerons à rappeler les quelques
symptômes qui caractérisent le mal même. Chez nous, une fonction malade précisée, nous passons dans un ordre qu'indique
l'organisme même, aux autres organes qui compatissent aux
douleurs du premier. Une fois que quelques maladies principales
seront expliquées et l'ordre de leurs symptômes montré, comme
chaque symptôme dit toujours sa nature, et qu'en connaissant
la formation des organes l'ordre de l'apparition des symptômes
se montre de lui-même, nous regarderons comme superflu de
nouvelles explications et d'indiquer l'enchaînement des douleurs.
Même marche pour apprécier les variétés des maladies; trouvant
celles-ci dépendantes des causes dont j'aurai tracé le cercle, ce
dernier étant toujours présent à notre esprit, ces variétés se présentent d'elles-mêmes et alors, pourquoi les rappeler ?

Les organes forment une frérie; chacun d'eux réfléchit les
plaisirs et les douleurs des autres; pour peindre tant de sentiments divers, la nature suit un plan général, et *lorsqu'à l'aide*
de ce plan, je montre comment on peut, dans plusieurs cas, reconnaître les maladies d'après la simple inspection des traits du
malade, par la connaissance de deux ou trois symptômes, ce plan
étant connu, ne dispense-t-il pas qu'on l'applique à toutes les
maladies ? Parlerai-je aussi des moyens de reconnaître les erreurs des auteurs dans la description de chaque maladie; des
complications de chacune de celles-ci? Irai-je aussi comparer
tous nos tableaux à ceux adoptés, chercher à reproduire chaque
maladie sur le quadrupède; à déterminer son état pathologique
et à indiquer enfin un traitement particulier pour chaque affection morbide ? Ma réponse se trouve dans mes principes : la nature, encore une fois, ayant une marche générale, je me bornerai à appliquer cette marche à plusieurs maladies des plus im-

portantes, le lecteur, armé de ces connaissances, pouvant ensuite les imiter facilement dans le reste de nos maux, en se rappelant toujours ces mêmes principes dont nous lui aurons donné des exemples pratiques, et par ce moyen, non-seulement on sera simple, mais bref.

Nos maux sont infinis; mais convaincu qu'ils ne peuvent avoir leur siége en dehors des organes, nous suivrons, pour les classer, l'ordre que la nature a créé pour classer ces derniers, et c'est dire que ces maux se montreront dans un ordre régulier et par conséquent facile à être connu malgré leur nombre.

Tel est le plan de pathologie naturelle et générale que j'ai adopté. Il embrasse le tableau du médecin, la justification du titre de l'ouvrage ; les principes de cette pathologie, l'examen des connaissances de la nature des maladies et de leur traitement chez les anciens et les modernes, et l'application de nos principes aux maladies, sujets différents que je vais traiter.

Je dois ce plan à la nature. Si j'en juge d'après de longs travaux, une profonde méditation et mes observations, j'ai la conviction que le cœur qui aime l'heureux don de s'identifier avec les merveilles de l'organisme, d'interroger le caractère si mystérieux de nos maux, et de leur opposer des moyens curatifs aussi simples que faciles à créer, trouvera en lui ces nobles avantages. En l'inculquant dans son esprit, on n'est pas esclave d'opinions qui n'ont aucune base ; on ne marche que sur les traces de la nature, on apprend à être sublime dans les cas les plus désespérés, à acquérir le plus beau titre, celui de bienfaiteur de l'humanité, et à ceindre sa tête de couronnes que tresse la main de la reconnaissance la plus vive. Mille faits me rappellent à chaque instant que telle est sa puissance. Si nos pères et nos contemporains avaient pu se convaincre que l'homme était un composé de divers organes ; s'ils eussent vu qu'ils étaient des organes aux éléments desquels il fallait remonter pour connaître nos maux; s'ils avaient porté leur attention sur la marche générale de la nature dans le plaisir comme dans la douleur, certes, les vérités que nous venons d'indiquer seraient depuis longtemps du domaine de la science, ainsi que je l'ai dit ailleurs, et l'on aurait précisé nos maladies, ainsi que leurs moyens destructeurs. Mais on n'arrive pas en un seul jour à des connaissances aussi vastes que celles qui embrassent l'homme aux prises avec la douleur, et, grâce à cet obstacle, la carrière de la gloire en médecine n'est pas encore fermée. Il nous reste à mieux désigner les causes, à mieux dessiner les *affections morbides;* à en placer une foule *au rang des hypothèses;* à en dévoiler d'autres *qui sont restées ignorées jusqu'à ce jour;* à leur opposer un traitement qu'indique la seule nature, et nos successeurs, plus heureux, pourront réunir au pouvoir de rendre en quelque sorte nos maux éphémères, ou d'en reconnaître l'empire indestructible, l'espoir de graver leurs noms sur la colonne de l'immortalité, la seule qui ne tombe jamais en débris sous la faux du temps.

PREMIÈRE PARTIE.

JUSTIFICATION DU TITRE DE L'OUVRAGE.

Tout est nouveau dans cet écrit, et si je fais un sujet à part de la justification de son titre, j'en ai dit plus haut la raison. Ainsi, ce traité embrasse toute la médecine, et nous avons été forcé d'agir de la sorte, parce que les connaissances de nos maux sont comme celles de la santé, tellement liées entre elles et fondées sur des principes tellement identiques, qu'en tracer deux classes distinctes, c'est établir une ligne de démarcation qui n'existe pas dans la nature; c'est anéantir les efforts sublimes de l'analyse et perdre les avantages de l'analogie. Par une marche contraire, la raison ne pouvant comparer les cris, les instincts, les accents douloureux, les luttes et les destructions des organes dans toutes leurs variétés de souffrance, on ôte à la physiologie les moyens de nous familiariser avec les connaissances positives de nos maux; on établit des lacunes dans le domaine de la même science; les vérités liées entre elles se trouvent séparées; on est sujet à des répétitions éternelles; on accable la mémoire au lieu de l'aider, et l'on entrave les efforts du génie au lieu de les développer. Qu'on n'aille pas croire cependant que nous nous appesantissions également sur la médecine et la chirurgie. Celle-ci ne sera présentée que de manière à donner une idée des maladies qu'elle envisage.

Tels sont les premiers motifs qui nous ont déterminé à agir de la sorte; mais si notre pathologie est dite *naturelle*, en voici la raison : — Tant que l'organisme et ses rapports sont dans un juste équilibre, la santé et le bonheur ont lieu; et pour les maintenir, les organes expriment tour-à-tour leurs besoins et ils indiquent les moyens de les satisfaire. On ne peut contester ces vérités, mais mille révolutions dans nos organes et leurs rapports se succèdent tour-à-tour : dès lors, l'organisme ou ses rapports, ou tous deux à la fois, s'altèrent dans cette lutte ; et, ici comme dans le premier cas, l'économie qui tend toujours à se conserver, exprime encore ses nouveaux besoins ou sa vie malade; et en outre, elle indique les moyens de satisfaire à ses besoins ou de détruire ses douleurs.

Ces idées connues, mes principes près du malade consistent donc à remonter d'abord à l'état des organes, et ensuite à celui des corps qui agissent sur eux, afin de reconnaître nos maux, attendu que ceux-ci ne peuvent être en dehors de l'état anormal de ces organes, ou de l'action non naturelle des corps extérieurs ou intérieurs avec lesquels ils sont en rapport. Une fois ces connaissances acquises, comme la maladie ou la vie malade d'un organe quelconque exprime à la fois son siége et sa cause directe, nous ne faisons que prescrire les remèdes qu'indiquent ces organes douloureux. *En un mot, si dans l'état naturel, la faim indique l'estomac comme son siége, et les aliments comme moyen de la calmer, pour nous, la maladie indique également son siége et les moyens curatifs propres à la détruire, connaissances qui, jusqu'à ce jour, ont été complètement ignorées en général, et qui* réunies en un corps de doctrine, sont les motifs qui m'ont déterminé à appeler celle-ci *naturelle.* Voici encore d'autres motifs qui m'ont porté à donner cette dénomination, et qui sans doute la feront mieux comprendre.

L'homme est composé de deux parties essentiellement distinctes ; l'une qui est sous l'empire de la raison, et l'autre indépendante de cette dernière. Par la première, il raisonne ses opérations, telles que celles de voir, d'entendre, etc., et il est maître de les suspendre ou de les renouveler à volonté. Dans la seconde, au contraire, la calorification, les sueurs, les sécrétions, la circutation sanguine, les digestions, etc., se font à son insu, et il ne peut ni les réveiller, ni les suspendre, selon son bon plaisir. Je l'avance qu'une chose réelle, et si donc le malade accuse un gravier dans l'œil ou dans le conduit auditif, il sera facilement son médecin, puisqu'il reconnaît positivement la cause et le siége du mal. Ici, en obéissant à ses désirs, il se guérit, mais ici, il peut raisonner le mal. Un homme se fracture le tibia, les parties fracturées se croisent, et certes, la raison la plus faible nous apprend aussitôt à ramener les fragments osseux en sens inverse pour en obtenir la réunion. Le malade même peut ordonner sa médication. Un homme, au contraire, accuse la fièvre, il est lourd, il éprouve des malaises généraux, et quelle est la cause du mal, quel est le siége de celui-ci? Le malade, pas plus que le médecin actuel, tel qu'il est, n'en sait rien, et alors ils sont incapables de reconnaître les moyens de détruire cette cause et de la diriger, puisque le siége du mal leur échappe. Dans cette même fièvre, le malade éprouve du frisson; selon ses désirs, il faudrait le réchauffer; et dans des cas, si l'on agit à l'extérieur par des vapeurs aqueuses, on causera la mort; et dans une foule d'autres on obtiendra le même revers si l'on prodigue à l'intérieur des boissons chaudes, surtout si elles sont spiritueuses. Cependant, on n'obéit qu'aux désirs du malade. Dans ce qu'on nomme gastrite ou *hypochondrie*, certains malades vomissent; ils pensent que les pesanteurs qu'ils éprouvent à l'épigastre sont dues à des humeurs, et cependant, si l'on cherche à évacuer ces dernières, on aggrave le mal. D'autres fois, au contraire, ces pesanteurs disparaissent sous l'influence des stimulants, et si alors vous invoquez ici comme là les mêmes désirs du malade pour vos guides, quel en sera le résultat? Encore un surcroît de douleurs, ou, si vous êtes heureux, vous ne le devrez qu'au hasard, comme les auteurs de nos jours et les médecins qui les copient. Dans d'autres maladies chroniques, mêmes erreurs; un malade accuse le dévoiement, l'appétit accompagne ce symptôme, et si on l'écoute, dans certains cas on aggravera le mal, dans d'autres, on l'allégera, et dans presque tous avec les mêmes moyens on sera funeste. Un autre individu éprouve des oppressions violentes vers minuit, celui-ci vers midi; tous deux croient que le sang les étouffe; le médecin admet aussi cette opinion, il ouvre les veines, et qu'en arrive-t-il? que l'oppression augmente souvent dans les deux cas, et souvent dans un seul. Les deux oppressions paraissent dans des saisons différentes, les malades, comme le médecin, en appellent toujours aux mêmes moyens destructeurs, et cependant ma physiologie et mon expérience disent encore que l'on court à des erreurs. Ici, on expectore abondamment le sang, le malade est oppressé, et sa conviction est que le sang engorge ses poumons. Obéissez à ses désirs dans les cas chroniques, et souvent vous grossirez la liste des revers comme les autres médecins. Dans les névralgies , les douleurs de tête, les malades redoutent les impressions, et cependant, il en est qui ne trouvent de soulagement qu'au bal de l'Opéra. Dans les folies, les paralysies, mêmes erreurs ; et s'il arrive qu'il existe plusieurs maladies à la fois , avec cette complication grandit le voile de nos maux; dès lors , toutes les expressions morbides semblent plus confuses, et quel est le malade, quel est le médecin avec les connaissances actuelles, qui démêlera la nature de ces diverses expressions? Il n'en est pas. Pour nous, au contraire, peindre ces expressions des maladies dans les cas où leur siége et leur cause nous échappent encore, et les rendre en quelque sorte évidentes, sensibles , comme dans le cas où le malade est son propre médecin et coordonner ces expressions différentes, telle est notre pathologie, et tels sont les motifs qui nous ont déterminé encore à lui donner le nom de *Pathologie naturelle.*

Ma pathologie est dite encore *générale,* parce que , ses principes étant donnés, les maladies sont classées de manière que ce qu'on dit d'une maladie s'applique à tout le genre de maux où elle est classée. Ainsi la peau, les muqueuses, etc., sont malades parce qu'elles sont trop surexcitées ; il en est de même pour les autres tissus organiques, et par conséquent ici la cause est générale. La cause étant donnée, son effet est une irritation ; et alors nous avons ici comme là une maladie qui, étant connue dans un tissu, nous initie aux connaissances des maladies de la même nature des autres tissus. Que fait la nature en créant l'organisme ? Elle trace d'abord un principe organique et ensuite des modifications de ce principe qui constituent l'organisme entier. Supposons qu'il n'existât qu'une maladie pour le principe organique, il est bien évident que cette maladie étant connue, on serait initié aux connaissances des maladies des modifications de ce principe, et alors, en décrivant la première maladie, on fait de la pathologie générale. Bref, la pathologie est générale, lorsqu'en déterminant les causes d'un genre de maladies on détermine toutes celles du même genre de maux ; lorsqu'en décrivant les symptômes d'une maladie d'un genre de maladies donné , on décrit les symptômes modifiés des autres maladies de ce genre , et qu'en agissant ainsi, les principes, les causes des maladies, et leurs moyens curatifs consistent en certains groupes divers qui embrassent toutes les connaissances médicales.

Ce titre de notre ouvrage n'a donc rien qui puisse effaroucher l'esprit le plus rebelle: seulement, on peut craindre que nos travaux ne soient très volumineux, et, sous ce rapport, je dois lever le plus léger doute. On craint, parce que l'on compare des idées qu'on se fait avec celles qui se déduisent de ce qui est, et l'on se trompe. Dans ce traité, ce n'est plus la même chose que dans les autres ouvrages; *tout y est basé sur des principes généraux qui, très simples et peu étendus, évitent des répétitions continuelles; les maladies y sont classées de manière que l'une d'elles décrite, toutes celles qui appartiennent au même genre, sont seulement modifiées, et que, pour les reconnaître, on n'a besoin que de se rappeler les fonctions propres à chaque système où elles existent; partout on abrége la matière, partout on se débarrasse ainsi d'une foule de détails inutiles et on peut ainsi se convaincre que les connaissances médicales sont réduites dans cet ouvrage à une faible étendue.* Je ne crains pas de le dire, la pathologie naturelle-générale, telle que je la présente, quoique bien plus réelle, sera dix fois bien moins spacieuse qu'un traité de médecine proprement dite; avançons même ce qui est, c'est qu'une fois les principes généraux développés et appliqués à une classe de maladies, celui qui les aura appris, tout en ne possédant que des idées vagues sur la nature de nos maux, sera à même de classer facilement toutes les maladies, d'en énumérer les causes, de décrire non moins facilement les symptômes et de leur opposer un traitement rigoureux.

DEUXIÈME PARTIE.

TABLEAU DU MÉDECIN.

Chaque homme a une vie différente. Je vais porter un instant mon attention sur celui qui appartient au monde entier et qui ne ressemble qu'à lui-même. Adolescent, il forme son langage sur celui de Virgile et de Voltaire, et il n'abandonne ces grands hommes que pour soumettre à sa méditation profonde, depuis les astres qui roulent sur nos têtes jusqu'à la composition du plus compliqué des minéraux. Ce sont là ses premières conquêtes sur la nature : d'abord, le monde physique semble lui appartenir, et cependant, bien différent des autres humains, il ne prélude, par tant de savoir, qu'à une plus vaste connaissance encore, celle de l'homme, et partout, marchant sur les traces du génie, il s'identifie avec les plus grands de tous ; Gall et Bichat à la main, il nous déroule ce physique merveilleux, ce type de la grandeur de la nature. Avide de vérités réelles, et non content des faits que présente l'homme pour se dévoiler lui-même, pour mieux l'apprécier, il s'arme de l'analogie, et il soumet l'arbuste comme le quadrupède à son investigation profonde. Jusqu'ici, il n'a vu que les organes, que le matériel de la vie ; bientôt il les contemple dans leurs rapports avec l'univers, il en dévoile d'abord les phénomènes qui se montrent dans les relations physiques, et, passant, après ces travaux, à ceux qui embrassent les rapports de l'homme avec son semblable, il fait de nouveaux efforts, et se montre au premier rang parmi les philosophes. Nous l'admirons au sein de tout ce que l'humanité vénère ; le monde change-t-il autour de nous, à l'extérieur comme à l'intérieur, nos organes abandonnent-ils leur état naturel ? L'économie, en butte à mille causes morbifiques, succombe-t-elle sous les coups redoublés de la mort ? C'est lui qui en interroge la douleur ; c'est lui qui en calme les aiguillons cruels, et cet homme si privilégié, ce physicien, ce chimiste, ce physiologiste, ce naturaliste, ce philosophe, cet amant sublime de la nature, ce messager heureux de la vie, quel est le cœur qui n'en soupire le nom, et qui ne désigne le médecin ?

Je ne puis l'envisager dans tout ce qu'il est ; je me bornerai à en faire ressortir les traits principaux sous lesquels je viens le présenter.

Du moment que nos sens s'ouvrent à la raison, tout nous dit de diriger nos études dans les sciences que nous voulons cultiver un jour, et l'homme qui se destine à brûler de l'encens sur les autels du dieu d'Epidaure, se familiarise, plus que tout autre, avec les écrits d'Homère et de Virgile, et il fait bien ; c'est dans le langage des chantres immortels des dieux que l'on doit chercher le langage qui doit peindre les merveilles de la nature. Il fait plus, son génie soupire *après tout ce qui est* ; sa raison, pour s'élever, médite la vie des grands hommes, cette raison se perfectionne par l'histoire qui, bien comprise, est le Plutarque le plus instructif, et, par cette éducation heureuse, celui qui aspire à l'heureux don de détruire nos maux est partout un sage de plus, du moment où il s'asseoit au banquet de la vie.

Il prélude, par tant de travaux, à une vie active et sans tache ; mais, comme si son existence était un sacrifice destiné à l'humanité, il ne s'élance de cette carrière que pour embrasser les sciences physiques. Ainsi le commande son étoile fortunée. Quelle ne serait pas son impuissance, s'il ignorait, au lit de la douleur, les corps qui exercent sur nous un empire absolu ! Sans doute, peu lui importent les lois qu'ils suivent entre eux ; mais il n'en est pas de même de leur action sur l'économie, et lorsqu'il calcule depuis l'influence *sidérale* jusqu'à celle du vêtement le plus léger, par cette direction heureuse de son savoir, il laisse loin de lui le physicien. On a beaucoup vanté les travaux d'Archimède ; l'ouvrage d'Hippocrate qui traite des airs, des lieux, etc., a été mille fois plus utile au monde.

Le médecin destiné à être, par excellence, le bienfaiteur de l'humanité, n'étudie la nature que dans le plus grand intérêt de son semblable, et dans la chimie, comme dans la physique, il joue ce rôle heureux. L'homme presque ordinaire ne cherche dans la science de la décomposition des corps que des moyens industriels ; le médecin donne un exemple contraire, il décompose les corps dans l'intérêt de son semblable.

Il fait plus. La religion et la rigueur des lois ne peuvent arrêter le bras de l'homicide, et le génie du médecin l'épouvante. Interrogeant cette merveilleuse chimie, longtemps après que la victime ne sera plus, lorsqu'il ne restera de ses débris que des ossements épars, il reconnaîtra en eux les matériaux destructeurs ; c'est par lui que la société est vengée, et que le poison ne pouvant plus être dérobé, cesse d'être une arme destructive. Le jour où un noble magistrat étonné des opérations qui avaient dévoilé un empoisonnement, s'écriait : « *Tremblez, pervers ! la tombe ne voile plus le crime !* » qui l'inspirait ? un médecin chimiste !

Le monde physique lui est connu sous les rapports les plus avantageux ; mais avide de cette science, de lui-même, il dirige ses nouveaux efforts intellectuels sur la structure de l'homme qui n'est plus, pour apprendre à connaître celui qui vit, et avec ce nouveau genre de gloire, commence pour lui un nouveau genre de périls. Que de répugnances vaincues, le jour où l'on pénètre dans l'asile des morts ! Quel courage d'oser vivre en présence de débris organiques qui nous rappellent notre néant ! Qu'il est donc sublime à mes yeux l'homme qui, à peine sorti de sous le toit paternel, contemple sans effroi l'affaissement des traits physiques et les saillies anguleuses du cadavre ; touche d'une main pres-

que ferme le corps refroidi de son semblable; s'arme d'instruments tranchants pour sillonner ce même corps qui, la
veille, soupirait l'amour et la liberté; interroge des fibres qui
mariaient leur existence à celle de l'univers; étudie les canaux où
circulaient les fluides de la vie; cherche les secrets de nos douleurs dans des chairs baveuses et livides, et qui ne voyant en
perspective que la gloire réservée aux bienfaiteurs de l'humanité,
oublie qu'il vit au sein de vapeurs pestilentielles! Est-il un rival
qui l'égale? Partout je promène en vain mes regards, et ce n'est
que sur sa tête que je trouve la première couronne civique.

Cette connaissance ne sert pas seulement à apprécier nos maux,
mais à venger parfois la société. Un monstre porte une main
homicide sur sa parente et sa bienfaitrice à la fois, il disperse les
débris du cadavre, on les retrouve, on les réunit, un chirurgien
les étudie, il découvre quel devrait être l'état physique de la
victime, bientôt on est sur les traces du meurtrier, et le crime
est dévoilé et puni. Et qui apprend ainsi à venger la société?
Dupuytren! qui, dans un concours brillant, laissa loin de lui ses
rivaux, battit à l'Hôtel-Dieu de Paris, en 1815, le chirurgien en
chef des armées alliées, et qui, en mourant, a emporté dans la
tombe la grâce du génie d'opérer.

Que de nobles méditations sur la tombe, et que de merveilles
elles ont enfantées! Le médecin, plus que tout autre, montre la
grandeur de la nature. On s'applaudit, en chimie, d'avoir décomposé les minéraux; le médecin a trouvé cet avantage dans la
science des corps organisés. Après avoir peint l'économie comme
un composé d'appareils organiques, et ceux-ci d'organes; dans
ces derniers, il trouve encore les éléments qui, diversement
combinés, forment ce physique qui nous étonne. Sans doute, ces
découvertes sont récentes, mais qu'importe leur origine; la vérité,
une fois connue, n'a pas besoin d'aïeux pour être chère au monde.
Ce qu'il est essentiel d'observer, c'est que le médecin nous montre
dans les sciences physiologiques cette marche générale de la
nature, qui n'a recours qu'à des *principes organiques, et non à
des organes* pour la formation des organes, et cette conquête à
qui est-elle due? A l'auteur de cet ouvrage qui peut sans orgueil
la revendiquer.

Tout génie, fût-il celui du vieillard de Cos, ne caresse que des
erreurs grossières, si dans les connaissances des phénomènes
quels qu'ils soient, il est sans principes généraux. Cette vérité est
devenue un axiôme pour l'esprit humain; et le médecin aussi

n'a-t-il pas créé ces avantages pour la science des corps organisés ? Quand il s'agit de sublimes découvertes la médecine atteste qu'elle est leur terre classique. Bichat, sous le nom de propriétés vitales, crut les avoir trouvés ; mais il les méconnut, attendu que les principes des sciences physiologiques ne consistent pas dans des qualités générales des organes ; d'autres, après lui, ont fait mieux, ils ont découvert les principes de la médecine , et avec eux l'art de rendre celle-ci une véritable science. Ainsi lorsque j'avance que tous les corps organisés ont besoin d'organes ou de trames organiques pour exister , je ne fais qu'énoncer ce qui est une vérité qui ne souffre pas d'exception, et lorsque je l'énonce , c'est un principe dans les sciences physiologiques. Il en est de même lorsque j'avance que tous les organes qui forment un corps organisé doivent être dans des rapports naturels entre eux. Car si le contraire a lieu la maladie commence.

Il existe plusieurs principes différents en médecine ; jusqu'à ce jour ils ont été ignorés, leur ensemble que j'ai divisé constitue ceux de la médecine ; et qui le premier les a signalés ? Certes, je puis dire sans orgueil qu'ils me doivent leur existence, et qu'avec eux seulement la science de la douleur commencera d'être.

L'homme a trop de rapports avec les animaux pour ne pas chercher, par la science qui les embrasse, à mieux se connaître lui-même, et, de son étude propre, il passe à celle de ces êtres qui vivent en famille autour de nous et souvent avec nous. Aux yeux du naturaliste, ils n'intéressent que sous le rapport de leurs formes bizarres, de leur parure aussi variable qu'étonnante et de leurs instincts ingénieux ; pour le médecin, que rien n'étonne après avoir considéré l'homme, ils ont une tout autre importance. Remarquant que les instincts de l'animal sont en harmonie avec son physique ; qu'ils sont invariables ; qu'il existe entre lui et l'homme des ressemblances physiques frappantes, très souvent identiques, il en tire la conséquence d'une conformité ou d'un rapprochement d'instinct ou de penchants ; il interroge ces derniers et les trouvant conformes à ces conjectures, il sait mieux se comprendre en même temps qu'il acquiert la conviction que l'homme est, au physique comme au moral, un échantillon de tous les animaux.

Cette route connue, il s'empare avec le génie de Gall des animaux, et, comme lui, il peint la nature dans tout son éclat, en nous montrant l'univers peuplé d'êtres intelligents et industrieux resserrés en quelque sorte dans un seul être : l'homme. Et qui

dérobe ces secrets au Créateur ? Le divin Gall ! Plus nous étudions
le médecin, plus il grandit, et si, partant des connaissances qu'il
possède, il envisage les opinions du philosophe qui considère
l'homme dans l'état physique, alors sa simplicité de langage,
unie à une expérience rigoureuse, réfute des erreurs trop longtemps accréditées. Jean-Jacques Rousseau, trop étranger à l'é-
tude physique de l'homme, prétend dicter les lois destinées à
élever le genre humain, et ce précepteur, plus grand qu'il n'est
encore célèbre, débute par l'erreur la plus funeste ; il conseille
de plonger dans des courants d'eau froide l'enfant qui vient de
naître ; son style enchanteur commande aux âmes faibles. Le
médecin, invoquant le séjour de l'enfant dans le milieu d'une
température douce, le danger des transitions subites dans des
circonstances opposées et appelant à son aide la pratique de tous
les peuples et les instincts des animaux qui abritent leurs petits
contre l'intempérie des saisons, renverse ce système, dont quelques années de pratique suffirent pour le condamner à l'oubli.
Le même philosophe commande aux mères d'allaiter leurs enfants ; et quelle est celle qui n'obéit à cette loi, plus forte que
celle de l'amour ? Mais, comme des circonstances défavorables à
la population existent, qu'elles entrent dans l'ordre de l'univers,
que la mère qui enfante y est soumise comme une multitude
d'autres êtres, et qu'il est constant qu'à l'enfant qui vient de naître, la mère manquant, ou étant trop détériorée, ou dans une
atmosphère corrompue, une autre l'adopte, ainsi que les animaux nous en donnent l'exemple, le médecin qui ordonne alors
de chercher une autre mère, un air bienfaisant, et qui, par cet
heureux moyen, veille à la conservation du genre humain, moins
brillant, mais plus vrai, n'est-il pas au-dessus du philosophe génevois, je me trompe, du philosophe que la France plaça au
Panthéon et que Genève persécuta ? J'aime à méditer ce grand
homme quand il force, pour ainsi dire, à la honte celui qui as-
souvit son appétit aux dépens des chairs des animaux et qui rapporte que les Lotophages étaient un peuple doux et hospitalier.
Sans doute, la destruction d'un être sensible qui se rapproche
plus de nous qu'il ne s'en éloigne, qui est, comme nous, un ouvrage du Créateur et qui animait l'univers, répugne à l'âme sensible ; mais elle est une conséquence des lois de l'Auteur du
monde. Ensuite, si l'on réfléchit que l'homme est orbicole, que
selon les climats qu'il habite, ses appétits ont un choix différent
dans les matières nutritives, que dans les pays chauds la chaleur

atmosphérique accable, qu'elle donne trop de force à la chaleur animale, et que dans les climats froids, celle-ci est constamment enlevée, il est évident que là les fruits doivent être la nourriture des hommes, parce qu'ils nourrissent en même temps qu'ils tempèrent la chaleur animale, tandis qu'ici les chairs doivent être préférées à cause qu'elles réparent promptement la chaleur animale que le climat détruit. Telle est mon opinion, et quand je vois les dents et l'estomac de l'homme créés à la fois comme ceux de l'animal carnassier, et de celui qui est herbivore, et les instincts de l'un comme ceux des autres, ne jamais se démentir, mon langage a aussi son empire, et, avec moins de pompe, il est plus écouté, lors même qu'on honore le génie de Rousseau.

Partout l'homme s'instruit sur l'homme, parce que ce roi des êtres appartient à l'univers ; et à peine s'est-il formé, comme médecin, une idée vaste des animaux, qu'il porte ses regards attentifs sur un genre d'êtres non moins intéressants que les premiers, et les végétaux se présentent à ses méditations profondes. Le médecin qui a dit que c'étaient des animaux fixés à terre fut un grand génie, et celui qui nous les peignit comme sensibles, comme doués d'organes ayant des fonctions différentes et qui devaient, comme nous, leur existence à l'amour, ne sera jamais assez couronné ; et qu'était cet homme ? Un médecin ! l'immortel Linnée. Je ne dirai pas quelle est leur utilité dans la nature ; mais, en les considérant comme doués d'une vie organique que l'on trouve également dans l'homme, le médecin a appris à jeter sur sa nature un jour plus grand que celui qui résulte de l'anatomie comparée. Le temps ne me paraît pas loin où l'on se servira *plus des végétaux que des animaux pour apprécier nos maladies, et où l'on aura la conviction intime qu'il existe une différence moins réelle qu'on ne croit entre le cèdre du mont Liban et le héros d'un peuple entier.* Ainsi, pendant que le vulgaire ne voit qu'un être vil dans l'animal, que le végétal fixe à peine ses regards, la nature ne se montre dans toute sa magnificence qu'au médecin, et ce regard vaut bien celui d'un esclave des grandeurs passagères ! O médecin ! que ton rôle est sublime ; si tu réfléchis un instant sur ton être, élève ton âme, la nature te contemple, et, quand tu mérites ces regards, l'humanité te couronne.

En parcourant les chaînons qui lient les corps de l'univers, les sciences qui les envisagent sont sœurs, et le médecin, armé de tant de savoir, entre dans une carrière plus épineuse encore. Il a étudié les rapports de l'homme avec l'univers ; maintenant, il approfondit ceux qu'il a avec son semblable, et dans cette carrière nouvelle, qui porte le nom de morale, il est le plus sage des hommes.

Dans cette vie, tout est orageux ; l'homme le plus fort, par une conséquence de ses besoins, tend à maîtriser le plus faible ; ainsi le veut l'amour de soi, qu'égare trop d'ardeur mal conçue. Mais, pendant que l'esprit vulgaire s'humilie, qu'il resserre son existence au gré des tyrans qui l'oppriment, l'élève, l'amant passionné de la nature, le médecin donne au monde un exemple contraire, il combat pour la liberté ; heureux interprète de la vie et de la mort, comment le concevoir sans cette vertu sublime ? Que lui dit cet arbuste qui s'incline devant le corps qui l'accable et qu'il fuit en prenant une direction nouvelle ? qu'il cherche la liberté. L'animal plus sensible et plus expressif lui présente la même image ; il languit, se détériore et meurt quand il ne peut donner un libre cours à ses instincts, ou s'il sert un maître, il porte dans tous ses traits l'expression de la misère. A-t-on jamais vu l'animal domestique avoir les formes élégantes, les couleurs brillantes, l'agilité et le courage des habitants des forêts ? Chez l'homme, dont l'organisation est plus délicate, ce phénomène est plus sensible. Le prisonnier, à un organisme étiolé, réunit un affaiblissement général, et si les cachots se prolongent, la mort est son partage. Là où la liberté diminue, commencent tous nos maux ; là où elle est la plus faible, se trouve le comble de l'infortune ; là où elle n'est plus, commence le néant ; et il serait un homme qui s'enorgueillirait du titre de médecin et qui n'adorerait pas cette divinité ! Un philosophe a dit que s'il avait été mis à la Bastille, il aurait fait le tableau de la liberté. On n'a pas besoin de donjons pour peindre son image ; s'il eût jeté un regard sur l'organisation souffrante, il l'aurait vue partout ne devoir son état qu'au défaut de liberté. Au reste, les annales de la médecine sont fertiles en exemples d'amour de cette vertu, et si on a pu voir un médecin se faisant peindre contemplant avec charme les traits d'un despote, je ne vois en lui qu'un courtisan digne de Tibère, et cette injure faite à l'humanité, par l'homme qui doit toujours l'honorer le plus, est effacée par Hippocrate, qui exposa sa vie pour l'indépendance de la Grèce, par Zimmerman, qui lui rendit hommage en face de Frédéric, et Hallé, qui fit entendre ses accents aux oreilles du guerrier qui, encore consul, méditait honteusement l'asservissement de sa patrie.

La liberté est la source de la vie, de la santé et du bonheur des

humains; mais qu'on se garde de la confondre avec la licence,
sa plus cruelle ennemie, et qui est à cette vertu ce que l'hypocrisie est à la vraie dévotion. Des hommes ignorant l'instinct social, et ne donnant cours qu'à leurs passions, cherchent à dominer leurs semblables; ils sont à eux ce que l'espèce humaine est
aux animaux, et ils nomment gloire, honneur, cette supériorité
qu'ils qualifient aussi de liberté, comme si l'amour de soi mal
compris nous rendait aveugles. Tant que leur sort reste le même,
c'est pour eux l'ordre social; s'il change, élevés dans la haine de
la vertu, ils ne peuvent concevoir qu'en mesurant leur bonheur
sur celui de tous, ils étendent ce bonheur; ils s'accablent eux-
mêmes, et, dans leur infortune, la main qui les enchaîne dans
l'intérêt de tous, est, selon eux, une main de fer. Le médecin
suit une route contraire; Hallé, que l'on citera toujours quand
on fera l'éloge de la vertu, a donné cet exemple en 1815.

Là où un grand médecin existe, c'est un sage de plus que l'on
doit compter. Nous venons de le voir adorer la plus sublime et
la plus essentielle des vertus; on le retrouve également dans la
pratique de toutes celles qui ennoblissent le caractère humain.
Les hommes s'associent par une sorte d'instinct; le médecin observant que, lorsque son semblable vit dans les forêts, il porte
les traits de la faiblesse physique; que la voix et la parole seraient nulles, si elles ne servaient aux hommes à entretenir leurs
relations morales; que toute sa supériorité est dans la force de
son génie; que pour être conséquent à son mode d'être, il appelle le génie; qu'en mariant ainsi ses efforts intellectuels à ceux
des autres, il multiplie ses forces, partout, plus que tout autre, il
montre une âme sociable. Pour lui, cette vertu est un principe
qui s'étend à tous les êtres organisés. Comment avec ce qu'il sent
et fait pour apprécier la marche générale de la nature, serait-il
insensible à ces exemples heureux? Les animaux vivent en société; plus ils sont menacés, plus ils resserrent leur lien social;
et les végétaux isolés languissent, tandis que le chêne entouré
des siens, porte ses rameaux jusque dans les nues. Partout un cri
universel lui dit que tout ce qui sent est sociable, et quand une
philosophie brillante, mais trop souvent mensongère, cherche à
annihiler les instincts et conseille à l'homme d'aller vivre dans
les forêts ou les antres des rochers, elle ne pénètre pas les esprits; il ne voit en elle qu'un roman et lui seul montre à l'homme
la nature telle qu'elle est; mais toujours sublime, parce que,
bien comprise, elle embellit la vie.

De cette vertu en découle une autre, et l'amour de son semblable se présente pour resserrer ce lien, et ajouter à notre existence. C'est par elle que l'association est raffermie et qu'elle est donc sublime pour le médecin ! Elle existe partout, et si le philanthrope lui élève des autels, le médecin franchit des distances immenses pour satisfaire au besoin de la pratiquer. Gall, ce génie trop peu loué, et jamais assez médité, en prouvant que le physique de l'homme démontre l'existence de cette vertu, et qu'elle lui donne pour patrie le monde entier, lui brûle l'encens le plus pur.

Cette vertu varie dans sa force, selon les rapprochements plus ou moins prononcés des traits physiques. Là où le climat est le même pour tous, elle est plus forte ; les habitants des bords pittoresques du Rhône sont plus unis entre eux qu'avec l'Arabe des déserts. Quand on la considère comme bornée à des sociétés plus ou moins étendues, elle prend le nom d'amour de la patrie. Elle découle, comme on voit, du rapprochement du physique, d'où naissent les mêmes habitudes et les mêmes mœurs. Décroissant à mesure que les influences qui la forment s'affaiblissent, elle est sublime quand on l'envisage dans la région du globe que borne le même horizon ; à Athènes et à Rome elle a laissé des souvenirs immortels. Chez les grandes nations elle se réveille parfois avec une énergie peu commune. La France, en 90, mue par cette sublime vertu, foudroya le despotisme européen.

Tout homme adore la liberté, et dans ce sentiment pratique comme dans celle des autres vertus, le médecin s'est placé au premier rang. Ces paroles d'Hippocrate : « Dites à votre maître que je « suis assez riche; que l'honneur ne me permet pas de recevoir ses « dons; d'aller en Asie, et de secourir les ennemis de la Grèce », quoique héritières de plus de deux mille ans de postérité, sont présentes à tous les esprits. En Egypte, l'armée française est plongée dans la terreur, le mot affreux de peste circule dans tous les rangs ; et Desgenettes, ne considérant que l'influence du moral sur le physique, ne contemplant qu'une France adorée dont il fallait sauver les enfants belliqueux, s'inocule la peste en présence de l'armée elle-même, et, par les dangers qu'il a courus, il sauve des guerriers dont l'histoire a tout le charme d'un roman.

En France chaque homme, dans son genre, est toujours un grand citoyen. Le médecin y brille avec éclat quand il s'agit d'amour de l'humanité ou d'amour de la patrie. Les veilles, la fatigue, l'assistance, sont pour lui de tous les jours; il possède l'instinct du bien : si le pays est envahi il court sous les feux de l'ennemi, prodiguer les soins au soldat citoyen mourant pour sa patrie et souvent ils périssent ensemble. Si des épidémies meurtrières se concentrent dans une cité, à bord d'une flotte ou dans un hospice, il s'enferme avec les mourants, pendant que tout autour de lui fuit la mort. Si le fléau ravage une province, il part le combattre, et s'il succombe, en mourant il ne demande pas un panégyrique menteur pour ses actions; il croit n'avoir fait que modestement son devoir.

J'ai dit que les vertus étaient sœurs, et qui mieux que le médecin connaît leur lien de famille? Comment concevoir qu'il aime son semblable, qu'il adore sa patrie, s'il n'est juste, bienfaisant et surtout ami de la tolérance? Sans doute ces dernières vertus sont des nuances du même sentiment; mais que sans elles toute association humaine serait pénible! Né pour étudier la nature, comment ne serait-il pas plus juste qu'un autre, lui qui sait que l'homme, pour être heureux, doit jouir des avantages de tous ses rapports physiques et moraux? En France, la bienfaisance est une vertu naturelle : mais si l'on a dit d'un sage, de Larochefoucault-Liancourt, que le mortel le plus heureux est celui qui fait le bonheur d'un plus grand nombre d'autres, j'avoue que quand on s'instruit de la vie du médecin on trouve en lui cet homme. Chirac, fuyant la cour enchantée du célèbre régent pour aller à Rochefort sauver une foule de victimes, et Bertrand pendant la peste de Marseille, sont des êtres dont la vie est encore plus belle. Ah! que de médecins ignorés, et dont la vie est admirable par les biens que leurs mains distribuent au malheur, et par ce génie qui arrache à la nature le secret d'anéantir nos maux Rarement, sous le rapport moral et intellectuel, les hommes se ressemblent parfaitement, peu d'entre eux possèdent toutes les qualités qui rendent l'homme entier. Et de là naissent des différences de caractère qui créent parfois tant de calamités, et surtout des haines profondes.

Le médecin, formé à l'école de la nature, voit les défauts de ses semblables, ou devient leur défenseur, s'ils souffrent injustement. Au temps de la ligue, une dame puissante demanda à un médecin de quel parti il était. Celui-ci répondit : Du parti des malades. Et il fit bien, car s'il jette la pierre à l'infortune, quel génie osera alors le protéger? Disons plus, si moins de têtes d'aliénés roulent sur l'échafaud, n'est-ce pas à l'amour du médecin pour la tolérance, au génie qu'elle inspire, que l'on doit cette tache de moins pour l'humanité?

L'histoire de nos jours prouve cette vérité, et elle distribue la première couronne dans ce genre de gloire à Gall que méconnut son ingrate patrie, que persécuta l'impérialisme et qu'adopta notre France.

Quand on examine l'origine et le développement de tous les corps animés, on les voit tous commencer par un germe autour duquel viennent s'agglomérer et s'animer les parties qui servent à compléter la formation de tous ces corps ; tant que celle-ci croît, la vie s'étend ; mais il est dans la nature de cette œuvre de n'avoir qu'une durée quelconque ; les molécules étrangères à l'organisme ne peuvent se vitaliser chez ce dernier que pendant une certaine durée ; ce temps expiré, les parties organiques qui s'étaient successivement communiqué la vie, perdent insensiblement cette dernière ; son esprit semble s'envoler, et il arrive un moment où chaque molécule se dissout pour revenir à son état physique primitif, ce qui constitue ce qu'on nomme la *mort* : Tel est l'ordre constant des choses qui frappe nos sens ; mais on ne peut douter aussi que si les parties qui constituaient l'organisme étaient aptes à s'assimiler, elles ne conservent toujours cette faculté quoique dispersées, puisqu'en quittant un centre commun, elles ne font que reprendre leur état primitif, ainsi que je viens de le dire. Les faits prouvent ce que j'avance, et pour nous cette qualité inhérente aux corps de l'univers, qui préside à leur origine, à leur développement, à leur recomposition après la mort, est le principe de tout, l'âme de la nature. Il se fait sentir avec plus ou moins de force chez l'homme, mais il s'y fait sentir, et quand on considère le peu d'intelligence de cette foule d'êtres humains qui manifestent son existence, il n'est pas douteux que les animaux éprouvent le même sentiment. Si l'on réfléchit que ce principe constitue en quelque sorte la vie, alors une espèce de conviction, qu'engendre le raisonnement, nous dit que si les animaux nous imitent ici, comme dans une foule d'autres actes de notre existence, il est vraisemblable aussi que les végétaux sentent le principe qui les anime, puisque l'homme n'est lui-même qu'une plante animalisée. Cet élément de la vie retentit dans tous les êtres ; les anciens sentirent surtout cette vérité ; chaque partie organisée qui chez l'homme réfléchit une vie à part fut pour eux une divinité ; ils firent plus, ils divinisèrent les animaux, les forêts et les fontaines, en un mot, ils animèrent le monde.

Essentiellement simples et observateurs à la fois, toujours recueillis, les anciens peuples se montrèrent les plus voisins de la vérité, et leur mythologie durera toujours, pendant que les autres croyances religieuses s'effaceront de la terre; disons plus, c'est que ces inspirations religieuses premières sont tellement sublimes, que les renverser fut un sacrilége, et qu'il est facile de prévoir que tôt ou tard il se fera une contre-révolution en faveur du paganisme épuré par la raison. D'autres peuples ont agi différemment; tantôt ils ont subdivisé ce principe en un petit nombre d'actes divins, et tantôt ils n'en ont formé qu'un seul sous le nom de Dieu, de Divinité. Dans tous les cas l'univers ne parle que de lui; partout on lui élève des autels différents pour varier ses louanges, mais en ayant le même but, celui de l'adorer. Tant que l'homme est jeune, il est rare qu'il soit profondément religieux; il change à mesure qu'il fait des progrès dans les connaissances des hommes et des choses, et une fois qu'il s'est élevé à leur plus haut période, ou que ses facultés intellectuelles sont arrivées à ce point qu'elles ne peuvent dépasser, alors le principe des choses semble lui apparaître; il le transforme *en entités différentes* selon la force de ses esprits pour mieux fixer ses idées; toujours il le revêt des formes les plus élevées; alors il s'incline, il adore, il ne cherche plus qu'à identifier son existence avec celle de l'être qui borne sa raison, et à mesure qu'il vieillit, cette vertu acquiert plus d'empire. Tel est ce qui frappe notre raison, et qu'elle est donc toujours sublime cette nature qui, au moment de notre décadence, nous fait oublier la période des infirmités et nous voile la mort en nous montrant en perspective une vie fortunée ! Ah ! cette idée qu'elle a donnée aux hommes d'un principe essentiellement conservateur et surtout dans ce moment qui marque notre décadence, est son plus bel ouvrage ! Nul esprit ne méconnaît l'auteur des choses; et le médecin formé à la contemplation de ses œuvres, est son premier adorateur. Jamais on ne l'a vu attaquer les croyances religieuses; il connaît trop bien le cœur humain pour vouloir anéantir le sceau de la grandeur de l'homme; et si jadis Socrate fut coupable de mépriser la religion des Athéniens, Hippocrate, plus sage, donnait un tout autre exemple. Hallé avait la piété de Fénelon. Bichat, tout jeune, liait, comme tous les génies, son existence à celle de la Divinité, le sage Gall se recueillait aussitôt que son âme appelait le nom du créateur, et si le Dieu de Delille a pour couronne les astres, pour armes la foudre, pour marchepied les nues, et pour ceinture l'arc-en-ciel, le mien est celui qui vivifie l'univers, qui préside à la formation de tous les corps, fait naître nos maux de la santé la plus belle, les moyens curatifs de la douleur, et la vie des cendres des morts. Voilà ma divinité, et le jour où je serai sur le bord de la tombe, qu'on me parle de cette divinité, que j'ai tant adorée en contemplant ses œuvres, et le dernier soupir que je ferai entendre sera un dernier adieu à l'existence qui ne peut plus être, et un salut de joie adressé à son principe qui se revêt des conditions matérielles d'une autre vie.

Si l'on ne peut concevoir une réunion d'hommes sans instinct de sociabilité, sans amour de son semblable, de patrie et de divinité, on ne peut le concevoir encore sans chef qui en interroge le physique, les instincts, les facultés intellectuelles et les mœurs, pour le mettre d'accord avec l'univers. Tous les peuples nous donnent cet exemple, et la nature grava cette même vérité chez les animaux. Leurs bandes ont toujours des guides qui veillent à leur conservation, et qui étonnent autant par leur intelligence que par leur courage. Chez les sociétés humaines, le chef est un centre d'où partent et où arrivent toutes les forces sociales ; c'est la sentinelle courageuse placée au premier poste d'honneur Son caractère varie selon les époques. Chez les petits peuples, son pouvoir ne peut être absolu, à cause de la connaissance qu'a chaque citoyen de la société elle-même : Athènes et Rome, dans leur principe, nous offrent cet exemple. A mesure que la société s'accroît, son pouvoir change ; alors le climat différent, à cause de l'étendue de la société, influence différemment le physique ; les divisions tendent plus facilement à naître, et le bien de tous lui dit, dans ce cas, d'être maître absolu : c'est l'état le plus commun, au moins jusqu'à ce jour. Mais si les sociétés deviennent trop étendues, avec cet accroissement ses maux augmentent, et les membres de la nation, las de leurs propres malheurs, modifient le pouvoir de leur chef. Dans ce nouvel ordre de choses, le chef placé au-dessus de tous, et instruit des besoins du peuple par des délégués, n'a qu'un rôle à jouer, celui d'être l'esclave de ces mandataires publics. Cet état social est simple ; il dérive des choses ; mais jusqu'à ce jour il n'a été qu'un leurre ; les chefs, soit qu'ils descendissent de nobles familles ou qu'ils fussent des soldats despotes couronnés par la victoire, n'ont toujours cherché qu'à ramener le despotisme le plus antisocial, et par leurs crimes ils ont toujours provoqué l'établissement des républiques. Alors, il faut le dire, le médecin paraît au premier rang, attendu qu'il conseille le plus la raison et le bien. L'immortel auteur des rapports du physique et du moral de la femme, le docteur Roussel, donna cet exemple, et il fit bien, car si les hommes ne s'accoutument pas à se gouverner par eux-mêmes, ils sont faits pour être esclaves soit d'un seul, soit de ces légions de pillards ou d'assassins qui tendent à ramener la sauvagerie.

Là où nous avons vu le médecin, il a des rivaux, et je vais le placer sur le terrain qui est son propre domaine, celui de nos maladies, et sur ce terrain il doit être armé des qualités propres à en faire la conquête et en maintenir la possession.

La première qualité dont le médecin doit être possesseur, c'est sans doute une grande sensibilité, afin d'éprouver de plus vives sensations et de mieux les approfondir; après elle vient le sentiment d'humanité : par lui le médecin compatit davantage à nos maux, il s'initie avec leur nature, et grâce à ce sentiment, à défaut de génie, il enfante encore des merveilles, pendant qu'à ce feu sacré il ranime son courage, pour mieux supporter les veilles, les injustices, les ingratitudes de ses semblables, et qu'il fait de sa vie une série journalière de labeurs, de cures et de consolations.

Si d'un côté il doit être sensible et humain, de l'autre il doit posséder une imagination vive, mais réglée par les faits. Tout est mystère dans la nature, même quand il s'agit de connaître les corps physiques dans toute leur grossièreté, et à plus forte raison quand on la considère dans les corps organisés. Cette vérité est éternelle, et alors comment pourrait-on l'approfondir si l'on n'était doué d'imagination, afin de pénétrer dans les détails qui échappent aux autres sens. Jusqu'ici les qualités qui constituent le génie ont été méconnues et réduites à la mémoire des mots; mais qu'ont produit ces masses de professeurs ne possédant que cette faculté? rien, absolument rien. Que dis-je? grâce à leurs travaux, la science a fait des pas rétrogrades immenses, et ils l'ont rendue telle qu'ils l'ont travestie en un chaos.

Partout les faits se sont multipliés et se multiplient d'heure en heure pour attester cette vérité, et il n'est pas d'observateur ordinaire qui n'en soit convaincu. Au reste, cela n'a rien qui étonne. Par les épreuves que l'on fait subir, quelle faculté peut-on reconnaître? pas d'autre que la mémoire des mots, l'esprit du récit et l'art des compilations. Mais est-ce là cette faculté, même très étendue, qui crée les sciences, les étend, les pratique avec rigueur et les perfectionne? non, jamais. Elle n'est que secondaire et, pour enfanter des prodiges, il faut être possesseur de ces facultés aptes à trouver des principes, à préciser les faits et à se tenir sur le plan général de la nature, afin de découvrir ses merveilles et d'obtenir des résultats bienfaisants immenses. Hippocrate, Gall, Linnée, Newton, montrèrent ces sublimes facultés, et jusqu'à ce jour qu'a-t-on fait pour les reconnaître, pour les mettre en évidence? Rien. Les savants ne doivent être que les historiographes des découvertes des divers génies; ceux-ci doivent être toujours à la tête des sciences; c'est par leurs seuls travaux que le passé se lie au présent, que le flambeau de la civilisation jette de plus en plus d'éclat; et, loin de suivre cette route, on a pris une faible faculté de l'intelligence humaine pour la plus importante, on a prodigué à l'artiste qui simule sur la scène nos héros les honneurs dus aux grands hommes, et à des individus ordinaires, qui se sont fait un marchepied du sanctuaire de la douleur, la fortune, et avec elle aussi les honneurs.

Hélas! les systèmes politiques, guerriers, religieux, absolutistes, républicains, créés dans l'impuissance des connaissances réelles des sociétés humaines, ont tour à tour couvert la terre de sang humain; le médecin, dans l'impuissance d'apprécier les caractères de nos douleurs, tour à tour systématique ou empirique, n'a que trop suivi cette carrière dangereuse, surtout dans le commencement de ce siècle où il épuisa la coupe de la plus hideuse barbarie; mais ne soyons pas surpris de cette imperfection : Bichat, Gall, Tourtelle, Hallé, sont d'hier, quand il s'agit des progrès de la science; et si l'on réfléchit à l'empire de l'habitude, je ne vois rien que de simple dans cet ordre de choses. Cependant, malgré cette imperfection dans la plus importante des sciences, des hommes doués du génie fait pour s'initier à la nature de nos douleurs, parsemés d'espace en espace dans l'univers, opèrent des cures étonnantes. Chez les anciens, où les colléges, les bibliothèques et le journalisme n'asphyxiaient pas l'esprit humain, on retrouve cette supériorité médicale.

Croit-on qu'Esculape eût obtenu les honneurs divins, s'il n'avait fait des cures dans les cas les plus désespérés? Hippocrate réunit plus d'un laurier, et quand on médite ses écrits, ne doit-on pas se convaincre que, comme ses divins aïeux, il donna la vie à une foule de moribonds. Comment ne pas caresser cette pensée, quand on sait qu'il prédit aux Athéniens la peste qui devait les décimer, et qu'il reçut les honneurs divins comme ses aïeux ? Gallien découvre aussi de grandes vérités, et s'il ne fut pas sublime, du moins il honora l'humanité. Boerrhave étonne par son génie; son nom retentit dans les deux hémisphères, et une lettre partie des Indes orientales, à cette simple adresse : à Boerrhave, en Europe, allait directement à Leyde. Chirac, plus observateur, mais moins savant, enchaîne encore nos cruelles douleurs; le typhus, à Rochefort, anéantit nos marins si terribles pour nos ennemis, et, sitôt l'arrivée du médecin, le fléau ne compte plus des victimes. Les soldats de Charles IX ne craignaient pas de monter à l'assaut après s'être assurés que Paré était dans leurs rangs. L'Europe chirurgicale couronne Desault et, dans les dernières années, chacun ne vit dans Dupuytren qu'un chirurgien d'inspiration. Ici nous sommes sur le domaine de l'histoire, et quand on le quitte, peut-on douter néanmoins de succès extraordinaires et ignorés parce qu'ils ne sont pas le partage d'un grand nom? Ah ! qu'un recueil de ces faits obtenus dans le silence, et comparé à celui des cures obtenues par de prétendus maîtres, rabaisserait l'orgueil de la médiocrité en renom ! Une mère et ses deux enfants mourants sont atteints de la fièvre typhoïde; pour comble de malheur, le père est conduit aux cachots. La misère ajoute à la maladie. On appelle un médecin ; il prodigue ses soins, fournit une douce assistance, il plaide en faveur du prisonnier; quelques jours s'écoulent, la famille souffrante se ranime, la liberté est rendue au père; celui-ci rentre auprès d'une épouse et de ses deux enfants faibles mais guéris ; tous oublient le passé par le plaisir de se revoir, et le médecin qui fertilise ainsi son savoir n'est-il pas digne d'un triple éloge ? Que de fois, dans l'obscurité, des honneurs obtenus qu'envient les grands ! Des maladies meurtrières ravagent une contrée, elles ont résisté à plusieurs hommes de l'art; on appelle un jeune desservant du dieu d'Épidaure, qui les combat avec cette supériorité qui frappe tous les esprits; la mort fuit devant lui, les maladies cessent; toutes les fois qu'il paraît, le peuple se presse autour de lui, et son nom, accompagné de vivats, retentit dans les airs. Je le demande, que faut-il de plus pour être heureux dans cet univers? Voilà le médecin. Sans doute tout ce qui porte ce titre n'a pas la même grandeur; mais quand je pense aux vérités dont la science de l'homme se compose, qu'elles sont aussi simples que réelles; que quand elle envisage l'homme sain, elle est une science certaine; qu'il ne lui manque, pour être complète, que d'appliquer rigoureusement ses principes à la vie malade, j'entrevois l'aurore d'un beau jour, l'art d'être sublime au lit de la douleur sera un art que pourra cultiver l'esprit même vulgaire. Telle est mon opinion, et alors le médecin déjà si grand dans les connaissances de la nature, sera le citoyen modèle, parce qu'il aura le plus concouru au progrès du bonheur du genre humain.

TROISIÈME PARTIE.

PRINCIPES DE LA PATHOLOGIE NATURELLE ET GÉNÉRALE.

CHAPITRE PREMIER.

Origine et formation de l'organisme.

L'homme étant malade, pour l'apprécier, nous examinerons d'abord son origine et le *développement de son organisme* à l'état sain, afin de le connaître. Pour mieux faire ressortir nos idées, nous parlerons d'abord des *éléments organiques primitifs du végétal et de sa formation.* Ces connaissances rapidement développées, nous montrerons ensuite comment la nature modifie les trames organiques et crée tant d'hommes différents, quoique en apparence les mêmes, modifications appelées *tempéraments, prédispositions organiques.* Cette tâche remplie, je montrerai que l'organisme est dépendant des corps qui agissent sur lui, et que la force et la santé résident dans les harmonies de cette dépendance. Abandonnant ce sujet, je passerai à celui qui lui est opposé ; je dirai que *le lien des trames organiques avec les corps qui agissent sur elles est sujet à se rompre ; je montrerai comment la nature crée la maladie et la combat ; nous guérit ou nous tue, et l'ensemble de ces divers sujets embrassera nos principes.*

ARTICLE PREMIER.

ORIGINE ET FORMATION DU VÉGÉTAL.

1° *Origine du végétal.*

Tous les corps organisés doivent leur existence à des germes qui naissent, croissent, meurent et se décomposent différemment, selon le genre de corps auquel ils appartiennent. Ceux des végétaux, appelés vulgairement *semences* ou *graines*, sont déposés dans le sein de la terre, où, moyennant la réunion de l'air, du calorique et d'une certaine humidité du sol, ils se décomposent pour combiner leurs molécules homogènes avec celles de ces corps, et former un végétal de la même nature que celui qui les avait produits. Ainsi, les germes étant donnés, l'univers se repeuple des mêmes êtres à l'aide d'une matière que contient le monde matériel, et de cette décomposition naît l'arbuste. La nature nous montre à chaque instant cette merveille, et malgré la simplicité apparente de ses œuvres et leur répétition éternelle sous nos yeux, elle ne cesse de nous étonner et de rester ignorée dans ses procédés.

2° *Formation du végétal.*

Nous ignorons comment le monde végétal se féconde ; mais ce qui nous frappe constamment dans la combinaison des germes et des autres molécules physiques, c'est que le corps qui en résulte se forme de manière à ce que d'un côté il plonge dans la terre, et que de l'autre il s'élève au-dessus du sol pour flotter dans les airs. Voilà ce qui frappe nos sens. Une fois les germes entièrement décomposés et le produit qui résulte de la combinaison de leurs molécules avec celles des corps physiques étant formé, on demande de quoi se compose ce nouvel être. Certes, si l'on remarque qu'il s'accroît insensiblement une fois les germes épuisés, et que ce phénomène ne peut avoir lieu qu'autant que cet être emprunte à la terre et aux fluides aériens des matériaux à l'aide desquels il grandit, il est évident que pour se rendre raison de cet accroissement, il faut supposer que le premier but de la nature, en décomposant les germes, a été de les métamorphoser en *vaisseaux absorbants*, à l'aide desquels cet être naissant puisse s'emparer des sucs de la terre et des gaz ou fluides que contient l'atmosphère qui l'environne. Si le raisonnement le plus simple démontre ce qui précède, il prouve aussi par analogie qu'en même temps que la nature crée ces vaisseaux, elle façonne la trame des *capillaires exhalants* qui enlèvent une partie des matériaux absorbés qu'ils versent à l'extérieur sur la surface des végétaux. Telle me paraît être sa marche, parce qu'à l'aide de ce procédé ingénieux, pendant qu'elle élabore les matériaux nutritifs et qu'elle les rend plus propres à l'assimilation, elle vient encore couvrir le végétal d'un corps protecteur contre l'intempérie des saisons. Tous les végétaux prouvent la réalité de cette opinion, surtout lorsqu'ils sont jeunes ou que l'on pratique sur leur tronc des incisions profondes.

Si ces deux espèces de vaisseaux présentent au sens du raisonnement une existence certaine, quand on voit que les végétaux possèdent une température supérieure à celle des minéraux, et à l'aide de laquelle ils se conservent au milieu des glaces, on doit encore, aidé de l'analogie, admettre une nouvelle espèce de vaisseaux qui est celle des *capillaires de la calorification*, destinés non-seulement au rôle que je viens d'indiquer, mais encore à former un fluide qui excite tout l'organisme végétal, et donne à la sève cette fluidité nécessaire pour parcourir tous ses canaux. Des esprits qui matérialisent tout, parce que leurs sens ne voient rien au-delà des corps grossiers qui frappent la vue, affirmeront que je tombe dans les écarts de l'imagination : mais qu'ils me montrent des tissus organisés se contracter sans le produit de ces vaisseaux, et des fluides les parcourir sans l'influence de ces mêmes produits, et alors, mais seulement alors, je me croirai dans l'erreur.

Mais en vain des matériaux seraient enlevés par les absorbants et décomposés par l'exhalation et la calorification, l'accroissement ne pourrait avoir lieu, s'ils n'étaient enfin assimilés en partie au végétal, et par une conséquence des faits ou d'assimilation, il existe donc *des capillaires de la nutrition*.

Les chimistes et quelques médecins nient les capillaires de la calorification et de la nutrition, mais leur opinion satisfait moins la raison que la nôtre, et je conserve mon opinion.

Tous les capillaires du végétal ne sont que des absorbants.

Voilà tout l'organisme du végétal, et il se réduit, comme on voit, à une seule espèce de vaisseaux dont la sensibilité est modifiée, espèce qui constitue des absorbants. Que sont, en effet, les exhalants? rien autre chose que des absorbants, puisqu'ils enlèvent des fluides; seulement, au lieu de les introduire dans l'intérieur des végétaux, ils les extraient du sein de ces derniers pour les rejeter sur les surfaces extérieures. Les capillaires de la calorification jouent un autre rôle : ils répandent leurs fluides à l'intérieur du végétal pour l'exciter, et à l'extérieur pour le protéger, et par conséquent la calorification doit être regardée comme formant un réseau de capillaires absorbants qui enlèvent des matériaux que contiennent les premiers absorbants. Les capillaires de la nutrition ou de l'assimilation jouent aussi un rôle qui leur est propre, et ils n'en sont pas moins des absorbants puisqu'ils enlèvent des produits, seulement ils les assimilent à l'organisme au lieu de les rejeter hors du tronc du végétal ou de les puiser dans les corps environnant ce dernier. Ainsi, rien de plus simple que l'organisme de l'arbuste; il se réduit à des vaisseaux absorbants qui forment quatre variétés principales dont les combinaisons diverses constituent son physique entier.

Développement des capillaires.

Cette trame première se modifie pour donner naissance à des tissus organiques, dès lors le végétal est organisé de manière à pouvoir résister aux attaques, à réparer ses pertes et à établir des rapports avec l'univers. Fixé à terre, il s'élève du sol en cône arrondi, se divise ensuite en plusieurs parties différentes, et il appartient ainsi à la fois au sol où il a germé et à l'atmosphère qui l'environne. Faible, mais flexible ou peu élevé; fort, mais arrondi; et plongeant au loin dans le lieu où il croît, il est doué de toutes les qualités nécessaires pour ne jamais abandonner le terrain qui le vit naître et résister aux ouragans qui s'élèvent autour de lui. Mais en vain considéré depuis sa racine jusqu'à ses fleurs, il présente des différences organiques tranchantes; qu'on interroge ses racines qui rampent sous la terre, sa tige résistante, ses rameaux qui flottent dans les airs, et qu'y découvre partout notre raison? Sinon des capillaires absorbants, de la calorification, de l'exhalation et de la nutrition. Que dit l'analyse la plus sévère? Que c'est un véritable système capillaire qui le compose, et qui n'est parcouru que par des fluides presque toujours blancs. Dans le végétal le rouage organique est, comme on voit, très simple, *il est réduit à un seul système* qui combinant ses vaisseaux de telle ou telle manière, ou qui, se modifiant dans sa trame, nous présente soit les racines, soit les feuilles , etc.; mais où le raisonnement ne découvre toujours que les capillaires ci-dessus.

Le végétal n'avait pas besoin de la vie animale.

Le végétal ainsi organisé puisant dans la terre et l'atmosphère, trouvant autour de soi les bienfaits de la nature et les matériaux qui doivent servir à son existence, s'offrant en quelque sorte d'eux-mêmes, avec le caractère qui n'exige de sa part d'autre action que celle de les absorber, tout nous prouve qu'il était inutile qu'il fût doué d'appareils organiques propres à le changer de place, et, par la même raison, d'un organe intellectuel, puisqu'il n'avait aucune impression à réfléchir, aucune comparaison à établir, aucun choix à faire, aucune connaissance à acquérir. Rien de plus simple que cette vérité, et par une conséquence toute simple à quoi lui auraient servi alors les voies digestives , les appareils circulatoires, les poumons, le rectum et la vessie? Ils n'eussent été pour lui qu'une complication inutile, et la nature repousse de telles œuvres.

La sensibilité existe dans chaque espèce de capillaires.

Le végétal ainsi considéré a néanmoins chaque espèce de vaisseaux qui entre dans sa composition, doué de sensibilité et de contractilité, propriétés inhérentes à leur trame et toujours inséparables. Par elles les fluides sont admis ou repoussés, et comment concevoir autrement l'absorption, la calorification , la nutrition et l'exhalation qui lui sont propres? Ces qualités sont même parfois très prononcées, comme dans la sensitive. Cependant elles excluent tout système nerveux par les raisons données plus haut, et quand, à notre approche, la feuille de cet arbuste s'éloigne ou se replie sur elle-même, c'est parce que l'une de ses parties étant stimulée, le reste agit de même influencé par continuité de tissu.

ARTICLE DEUXIÈME.

ORIGINE ET FORMATION DE L'HOMME.

1° *Origine de l'homme.*

Si les graines reçues par la terre ou mêlées avec elle se fécondent et donnent naissance aux végétaux, chez l'homme son origine se rapproche plus qu'on ne le pense de celle du végétal. La femme est dans une de ses régions organiques ce que la terre est pour la semence des végétaux, elle est destinée à recevoir la semence virile, seulement la marche est différente. Ainsi le sperme est déposé sur les surfaces vaginales, ensuite l'absorption s'en empare, le transporte dans un ou plusieurs ovaires, le mêle avec le fluide de ces derniers, et ce mélange fait, alors a lieu le véritable germe de l'espèce humaine. Telle est d'abord la marche de la nature, et ce rôle est celui qui convient à son génie; car par ce moyen elle dépouille la matière prolifique de l'homme des parties étrangères dont elle pourrait être souillée, soit par la présence d'une blennorrhagie ou d'un catarrhe utérin. Au reste, en agissant ainsi, la nature se trouve sur son plan général; car dans les estomacs et les intestins les absorbants dépouillent de leurs résidus étrangers les matériaux destinés à être assimilés à notre organisme, à partager la vie; et pourquoi n'agirait-elle pas de même pour la semence virile dont le sort est d'être appelée à jouir du même privilége? Certes, elle ne peut abandonner sa marche générale, et pour l'homme qui analyse, le vagin est l'appareil digestif de l'élément muqueux ou spermatique de l'homme. D'ailleurs ce qui prouve que telle doit être sa fonction, c'est qu'il est positif que la matière prolifique déposée seulement entre les grandes lèvres peut être fécondée malgré l'éloignement de l'utérus et que ce dernier ne jouisse d'aucune contraction.

Jusqu'ici la nature nous éclaire par sa marche sublime suivie dans d'autres merveilles qu'elle enfante; mais dans ce moment, des conjectures se pressent les unes à côté des autres, et si elle est inimitable dans ce qui précède, nous demanderons comment le reste du travail de la génération doit avoir lieu une fois que le mélange du fluide des deux sexes est terminé. Si l'on juge du but de la nature d'après la structure de son ouvrage, on doit admettre, qu'attendu qu'il existe un conduit qui s'étend des ovaires à la matrice, et que dans les premiers jours de la conception on ne rencontre aucune trace des germes dans l'utérus, on doit admettre, dis-je, que la vésicule qui contient le mélange des fluides précédemment cités se détache comme la semence abandonne l'arbre auquel elle était suspendue; qu'elle parcourt les trompes de Fallope et se fixe dans l'utérus destiné à lui servir de terre et d'atmosphère à la fois, c'est-à-dire à l'environner de fluides propres à son organisation.

2° *Formation de l'homme.*

Une fois les germes de la génération arrivés dans l'utérus, que doit-il se passer? Si l'on remarque que du moment que la terre reçoit les semences des végétaux, celles-ci ne germent et ne se développent que parce qu'elles rencontrent dans la terre des matériaux propres à leur organisation; il est bien évident, si l'on raisonne par analogie, qu'aussitôt que les germes arrivent sur la surface interne de l'utérus, ils doivent se développer en partie, de manière à former un corps qui se confonde avec la surface interne de l'utérus et qui constitue un lacis de vaisseaux aptes à recevoir des matériaux destinés à s'organiser. Telle doit être la première précaution de la nature; car, dans le cas contraire, elle n'aurait pu développer les germes qui doivent former le point de départ de l'organisation.

Formation du placenta.

Tel doit être ce but, et c'est celui qu'elle atteint en créant *le placenta* qui représente pour les éléments de la génération de l'espèce humaine la terre et l'atmosphère pour les végétaux. Ainsi le placenta, agent intermédiaire entre le fœtus et la mère, est le premier élément organique formé; mais d'une existence bornée au jour de la naissance, et par cette raison, c'est une éspèce de poumon destiné à renvoyer vers l'ovule ou le fœtus le sang artériel ou de nutrition.

Formation des capillaires sanguins, de la calorification, de l'exhalation cutanée et de la nutrition ou d'assimilation.

Tel est l'ordre que la nature suit d'abord ; mais comme elle ne peut vouloir l'existence d'un organe sans fonction, nous devons donc admettre, en raisonnant toujours par analogie, qu'en même temps que le placenta se forme, le reste des germes reçoit l'impulsion qui lui est propre, et qu'il se transforme, d'après les lois qui le régissent, *en capillaires sanguins, de la calorification, de l'exhalation, et en capillaires de la nutrition*, puisque l'on ne peut concevoir l'existence d'aucune espèce de ces vaisseaux sans leur ensemble. Et d'abord, des capillaires sanguins doivent être formés pour servir de réservoir commun aux matériaux de la calorification, de l'exhalation cutanée et de la nutrition, et ils doivent l'être les premiers, puisqu'ils sont la base primitive de l'organisme, et que le travail organique du fœtus ne tend qu'à se modifier de manière à le faire vivre plus tard, indépendant de sa mère. Telle est d'abord la nature des capillaires sanguins ; mais qui, plus tard, recevant le sang d'un autre organe, rappellent un placenta disséminé dans tout l'organisme. Avec ces vaisseaux naissent les capillaires de la calorification, parce que sans eux, les premiers vaisseaux et le reste de l'organisme ne pourraient être. Tels sont ces premiers vaisseaux ; mais tous les germes sont protégés, sinon ils périraient bientôt ; en même temps qu'il se forme une espèce de toile organique, naissent les exhalants cutanés qui par leur fonction aident à protéger cette membrane. Mais sans moyens d'assimilation, le fœtus ne saurait se développer, et alors naissent aussi les capillaires de la nutrition : le raisonnement et l'analogie montrent cette première formation organique.

J'aurais pu, en parcourant dans toute son étendue le cercle de ces idées, établir le véritable système de la génération et prouver l'incohérence de ceux qui existent : démontrer que l'opinion des physiologistes qui admettent que la femme sécrète une matière fécondante est fausse ; j'aurais pu dire pourquoi les femmes galantes deviennent rarement mères ; à quoi tient souvent la stérilité ; j'aurais pu encore prouver comment la femme qui ne reçut qu'une caresse de son époux peut devenir mère de plusieurs enfants; qu'on peut jusqu'à un certain point procréer les sexes à volonté ; j'aurais pu, dis-je, m'occuper de toutes ces belles questions; mais je me serais trop éloigné de mon sujet, elles trouveront mieux leur place dans les *Nouveaux Rapports* du physique et du moral de la femme, que j'ai le projet de publier, et voyons maintenant comment se développent et se combinent à la fois ces premiers éléments de l'organisme.

Formation des vaisseaux ombilicaux.

J'ai dit que les capillaires sanguins étaient destinés à être un réservoir commun, et si l'on réfléchit que le sang qu'ils contiennent, une fois décomposé, doit être rejeté, et qu'il ne peut l'être qu'autant qu'il est ramené dans le placenta, dès lors ces premiers capillaires modifient leur trame et forment un double canal, l'un qui conduit le sang de la mère au fœtus et l'autre qui ramène le sang décomposé, des capillaires sanguins du fœtus à la mère, double canal qui a été désigné par les anatomistes sous le nom de *vaisseaux ombilicaux* ou d'artères et de veines ombilicales. Sans doute dans le principe ces vaisseaux imitent plutôt des capillaires que des artères ou des veines ; mais leur existence n'en est pas moins réelle, d'après le plan général du développement des éléments organiques primitifs.

Formation du derme.

Si la nature crée d'abord les vaisseaux ombilicaux dont l'existence n'est qu'un moyen d'arriver à la création de l'homme; alors par une tendance au développement de l'organisme, les capillaires précédents se modifient en même temps et donnent d'abord naissance aux éléments constitutifs du derme.

Portez, en effet, vos regards sur des matières premières qui tendent à se revêtir des emblèmes de la vie, et partout vous reconnaîtrez des pellicules ou des enveloppes extérieures qui se forment pour que la matière organique qu'elles abritent puisse parcourir tranquillement les résolutions diverses auxquelles la nature la destine. Partout les végétaux nous donnent cet exemple ; leurs capillaires naissants modifient leur trame pour former l'écorce qui les marie à la terre et aux fluides aériens. Ce fut toujours leur premier soin, et ne voit-on pas même l'insecte qui se prépare à subir des métamorphoses admirables ajouter à cette première modification un moyen protecteur en s'entourant d'une soie brillante? Chez l'homme, chez les végétaux, les premiers capillaires naissants révolutionnent leur trame, en ce sens qu'ils forment autour d'eux une espèce de membrane, qui plus tard porte le nom de peau et qui d'abord ressemble à une séreuse, à cause de ses rapports. Cette nature fait plus encore; bronzant toujours son ouvrage avec autant de simplicité que de hardiesse, elle excite l'utérus par la présence des germes ; la surface de cette cavité exhale une matière qui s'organise en forme de membrane, exemple que donnent les muqueuses lorsqu'on les irrite, et à l'aide de cet organisme provisoire qui environne le fœtus, et dont il est séparé par une grande quantité de lymphe, elle adoucit tous les mouvements qu'on lui imprime et garantit ainsi le développement des germes pendant que le sein de la mère où ils naissent est protégé à son tour.

Formation des exhalants cutanés.

Le sang que reçoit le fœtus est tout décomposé ; mais le fœtus une fois sorti du sein de sa mère, il n'en sera pas de même, et en même temps que la nature crée le derme, elle le compose en grande partie d'exhalants cutanés, afin d'atteindre ce premier but. Ensuite cette nature tend à conserver les éléments de ses œuvres, et grâce à ces vaisseaux, elle protége le nouvel être à l'aide d'un corps onctueux qui enveloppe tout son extérieur.

Formation des muqueuses gastrique et intestinale.

S'il est vrai que les modifications des premiers capillaires tendent à former les vaisseaux ombilicaux et le derme; une fois cette précaution prise par la nature, ces mêmes vaisseaux alors plus abrités suivent avec force le développement des lois qui découlent de leur nature, et comme ils n'ont d'autre tendance qu'à former les éléments à l'aide desquels ils puissent plus tard abandonner le milieu où ils se trouvent pour vivre dans les mêmes circonstances que les êtres dont ils émanent, dès lors ils se modifient dans leur structure et ils forment les éléments du canal destiné à recevoir surtout les matériaux qui doivent composer le

sang qui leur arrive des capillaires sanguins du placenta, canal
auquel on donne plus tard le nom de gastro-intestinal, et dont le
principal tissu est la muqueuse qui l'enveloppe. Tel doit être
l'ordre de la nature dans la modification organique des premiers
capillaires, afin de se trouver toujours sur le plan général de la
formation des êtres organisés, et ensuite parce que ce canal doit
être le plus développé à l'époque de la naissance pour pouvoir
lutter contre les forts et nombreux excitants qu'il est appelé alors
à recevoir.

Formation des exhalants de la muqueuse gastrique-intestinale.

Telles sont les premières modifications des capillaires, telles
sont les ébauches des premiers éléments organiques; mais si,
afin de protéger la peau naissante, la nature multiplie dans ce
tissu les exhalants, nécessairement, en soumettant les muqueuses
à des excitants très énergiques, sa prévoyance doit être la même
si l'on raisonne par analogie, et c'est ce que l'observation justifie
jusqu'à l'évidence; disons plus, c'est que les mucosités qui pleuvent sur elles sous l'influence des moindres excitants prouvent
que la nature fut encore plus prodigue de ces moyens conservateurs, attendu que ces mêmes excitants se trouvaient portés plus
au centre du rouage organique. Mais la nature, ai-je dit, atteint
plusieurs buts à la fois par une seule action, et il est vraisemblable aussi que si son premier rôle fut celui que j'indique, elle
tendait encore par ces divers fluides à mieux séparer les molécules alimentaires des résidus dont elles étaient environnées, et
à les disposer à s'organiser avec plus de force, du moment qu'elle
les mélangeait avec un corps qui par lui-même avait déjà une si
forte tendance à s'organiser.

Tout prouve l'existence des capillaires précédents que nous plaçons dans le canal des voies digestives; ils sont à l'homme ce que
les exhalants des racines sont aux végétaux. D'ailleurs la ressemblance des muqueuses de ce canal avec la peau, le rapport des
fonctions de ces mêmes membranes et l'analogie nous disent de
tenir ce langage.

Par une conséquence de ces mêmes idées, on doit admettre
aussi qu'ils sont de véritables absorbants, puisqu'ils puisent leurs
matériaux dans le réservoir commun et qu'ils les rejettent hors
de l'économie comme les exhalants cutanés. Au reste, du moment

que la nature se décidait à modifier les capillaires des végétaux en ce sens, qu'au lieu de recevoir directement de sa main les produits nécessaires à leurs besoins, ils seraient forcés, pour mieux attester ses divines merveilles, de courir à leur conquête et de les placer dans un réservoir organique commun, elle devait nécessairement armer de ces vaisseaux la membrane de ce canal, puisque par ses rapports, elle rappelait à la fois l'écorce qui protége la racine des végétaux, et le derme auquel elle ressemble plus qu'elle n'en diffère.

Pour former la peau et les muqueuses gastriques, la nature ne fait, comme on voit, que modifier les premiers éléments de tout organisme, et si l'on suppose que le fœtus ne dût pas quitter le sein de sa mère, tout son organisme se réduirait d'abord à des capillaires sanguins dont le réservoir représenterait pour lui la terre et l'atmosphère pour l'arbuste, et à ces premiers vaisseaux se réuniraient ensuite les capillaires de la calorification, de l'exhalation cutanée et de la nutrition, comme dans ce même arbuste, tout en représentant, comme ce dernier, des modifications organiques aptes à ses rapports. On ne peut contester cette vérité; mais ce plan ne pouvait être celui de cette même nature et en tenant compte de celui qu'accomplit son génie, il est bien évident que, d'après la destinée si merveilleuse de l'animal, et par conséquent de celle de l'homme, les voies digestives étaient indispensables pour lui, et que *les exhalants des muqueuses des régions digestives ne devaient être qu'une modification des exhalants cutanés, et représenter les exhalants des racines des végétaux.* Ainsi, tout en paraissant merveilleuse, la nature n'abandonne jamais le type de son premier plan, et par une conséquence toute simple, on conçoit que les capillaires sanguins, de la calorification, les exhalants cutanés et muqueux et les capillaires de la nutrition *forment un système organique à part, dont toutes les parties sont intimement liées entre elles d'après le plan général de l'organisation des êtres, puisqu'il embrasse celles qui constituent en quelque sorte les végétaux.*

Les capillaires sanguins, de la calorification, les exhalants cutanés et muqueux et ceux de la nutrition forment un système organique à part.

Veut-on se convaincre du lien de tous ces capillaires primitifs ?

Qu'on trouble l'excitant général par l'injection d'une faible quantité de pus dans les veines, ainsi que je l'indiquerai bientôt, et les rapports des capillaires sanguins n'étant plus naturels, les exhalants cutanés, comme les exhalants muqueux, diminueront ou annulleront leur activité. Exposez au contraire la peau à un refroidissement subit, et alors la calorification et l'exhalation cutanées n'arriveront jamais à cet état d'inertie sans que les exhalants muqueux les imitent.

Les exhalants muqueux sont, comme on voit, à l'animal ce que les exhalants des racines des végétaux sont à ces derniers, ainsi que je viens de le dire, avec cette différence qu'ils n'entrent en jeu qu'après la naissance du fœtus, ce qui était nécessaire, puisque le fœtus tirait ses matériaux nutritifs du sein de sa mère. *Ces exhalants réunis aux capillaires précédents constituent l'ensemble des capillaires constamment mis en jeu à compter du jour de la naissance jusqu'à la mort*; capillaires que je nomme *primitifs*, puisque, sous des formes différentes, ils se trouvent, moins les capillaires sanguins, en totalité dans le végétal qui est le type de l'organisation première.

Formation de l'épiderme.

Jusqu'ici la nature semble n'imprimer aux éléments de l'économie animale que les modifications premières que l'on observe dans les éléments des végétaux. Ainsi elle les étend d'abord pour créer le tissu qui, d'un côté comme l'écorce, protége l'organisme entier, et qui de l'autre reçoit comme elle encore l'influence de la lumière, du calorique, de l'électricité et de l'air ambiant; et ce tissu c'est la peau. J'ai dit pourquoi cette modification devait être la première après celle qui formait les vaisseaux ombilicaux, et, destinant ensuite l'homme à connaître ses besoins et à courir à la recherche des moyens de les satisfaire, elle développe les éléments du canal gastrique intestinal où sont déposés ces corps, qui, par leur résistance et leur mélange, rappellent la terre où puisent les végétaux. Ainsi, la nature développe d'abord son ouvrage en raison de ses premiers besoins et de ceux qui se font sentir avant la naissance et immédiatement après cette dernière; mais s'il est vrai que l'arbuste soit protégé par le fluide que donnent ses exhalants, et l'écorce par l'épiderme qui l'enveloppe, elle ajoute chez l'homme aux exhalants cutanés et muqueux, ainsi qu'au derme et aux muqueuses, un produit différent de la sueur et des mucosités, qui, sous forme de membrane, donne tant de force aux derniers fluides protecteurs, produit qui reçoit le nom d'*épiderme* comme celui des végétaux.

Formation des absorbants.

Ainsi les capillaires sanguins, de la calorification, de l'exhalation cutanée et de la nutrition, sont les éléments du fœtus, et plus tard, avant et après la naissance, apparaissent les *exhalants muqueux* qui sont de la même nature que les précédents, puisque les surfaces intestinales où ils siégent ne font que représenter les racines des végétaux qu'ils sont destinés à protéger, comme les exhalants cutanés à abriter la surface du derme.

Voilà les capillaires qui sont les premiers éléments de l'économie ; mais comme le fœtus doit changer de rapports, et qu'il est appelé à posséder des organes à l'aide desquels il puisse avoir les avantages si simples que la nature procure aux plantes par le moyen de la terre et de l'air, dès lors, à mesure que le développement a lieu, cette même nature s'empresse de créer sur le canal intestinal et la peau une autre espèce de capillaires destinés à enlever dans l'air et les masses alimentaires des matériaux propres à être transmis dans le torrent circulatoire, afin que, lorsque le produit de la génération abandonnera le sein de sa mère, il soit, comme le végétal, armé des moyens de conservation. Telle est sa sagesse, et ces moyens sont, comme pour les végétaux, ce qu'on nomme des *absorbants*. Voilà ce qui est, et ne soyons pas étonnés de ce merveilleux ouvrage qui n'est qu'une modification du premier ; car du moment que la nature plaçait dans ce nouveau genre d'êtres des matériaux destinés à être décomposés comme ceux de la terre et de l'atmosphère par les végétaux, ou bien qu'elle les environnait des mêmes fluides que ces derniers, il était indispensable qu'elle créât ces capillaires.

Mais s'il est vrai qu'au jour où le fœtus abandonne le sein de sa mère, il doit être pourvu sur la peau et les muqueuses de vaisseaux absorbants pour enlever les matériaux nécessaires à l'entretien de la vie, il est bien évident que cet être possédant alors les éléments de la vie animale, il doit être pourvu aussi de capil-

laires qui versent ou qui enlèvent la graisse et les fluides qui favorisent le jeu des articulations ou le glissement des séreuses, etc. ; et c'est ce que démontre l'analogie. Si l'on observe
encore que le fluide, que les exhalants versent dans le tissu cellulaire ou dans les articulations convient à la sensibilité des absorbants de ces régions, et que le fluide extrait du torrent circulatoire rentre dans ce torrent, il est encore positif que ces
deux espèces de vaisseaux sont les mêmes, et qu'ils doivent,
comme absorbants, être assimilés aux premiers capillaires de ce
genre.

Division des absorbants.

L'économie est, comme on voit, parcourue par une infinité
d'absorbants, qui se réduisent à deux genres, l'un dont les vaisseaux partent de la peau et des surfaces muqueuses pour se rendre aux radicules veineuses; l'autre dont les vaisseaux se bornent
aux absorbants qui versent les produits dans le tissu cellulaire,
les séreuses, les synoviales, et à ceux qui reprennent ces produits et les portent ensuite dans les radicules veineuses.

Les absorbants sont des capillaires comme les vaisseaux primitifs; mais avec cette différence que la sensibilité de chaque
espèce de ces absorbants est plus indépendante que celle des
capillaires primitifs.

Veut-on la preuve de cette vérité? C'est qu'un malade peut
éprouver une hydropisie articulaire ou perdre une grande quantité de graisse sans que les absorbants des voies digestives s'affectent, puisque la nutrition continue comme par le passé; tandis que l'on ne verra jamais l'exhalation cutanée cesser entièrement, par exemple, sans que les capillaires sanguins et ceux dont
les produits sont rejetés hors de l'économie s'affectent à leur tour.
Au reste, la nature fait bien d'établir cette nuance de sensibilité
dans les absorbants, de les rendre en quelque sorte inaccessibles
aux maladies qui les embrassent tous à la fois ; car si le contraire
eût existé, elle eût manqué de prévoyance en ce que tous les organes privés de matériaux alibiles se seraient trouvés dans le
même état qu'un arbre privé de terre et d'air à la fois, et que
la mort eût été rapide.

Les absorbants, tels que nous venons de les considérer, sont
formés après les capillaires primitifs, si l'on en juge d'après les

lois de l'analogie, et à la naissance ils sont entièrement développés, afin qu'ils puissent transmettre dans le torrent circulatoire les matériaux réparateurs, qui venaient auparavant de la mère, ou soustraire du sang des matériaux pour les transporter dans le tissu cellulaire, séreux et synovial, et les enlever ensuite une fois modifiés pour les rendre aux radicules veineuses.

Division des capillaires.

Partant des faits, on doit donc admettre : 1° les capillaires qui consistent dans les capillaires sanguins, d'où partent les capillaires de la calorification, les exhalants cutanés et muqueux, et les capillaires de la nutrition ; 2° les absorbants qui puisent sur les surfaces cutanées et muqueuses les matériaux alibiles qu'ils transportent dans les radicules veineuses; 3° et enfin, d'un côté, les capillaires absorbants qui puisent dans les capillaires sanguins les matériaux qu'ils versent dans les cavités du tissu cellulaire des séreuses et des synoviales, et de l'autre les capillaires absorbants qui enlèvent les résidus exhalés des derniers absorbants, pour les ramener dans le système veineux. Telle est la division des capillaires, ils se réduisent, comme on voit, à deux espèces, l'une qui est d'abord l'élément de l'organisme qui s'appelle *capillaires primitifs*, ainsi que je l'ai dit plus haut, et l'autre qui n'est mise en jeu général qu'au jour de la naissance et qui s'appelle *capillaires secondaires*, se divisant elle-même en deux variétés principales, l'une qui à l'extérieur et à l'intérieur enlève des produits alibiles pour les transmettre dans le système veineux et l'autre qui, d'un côté, enlève des capillaires sanguins les produits nécessaires pour favoriser le mouvement des organes et reprend les résidus de ces produits pour les rejeter dans les veines.

Sans doute, tous ces vaisseaux présentent dans leur développement des changements immenses; les capillaires sanguins forment des masses énormes aux poumons, dans la rate ; les exhalants cutanés à la figure et aux mains doivent paraître immenses, si l'on en juge d'après leurs produits dans une foule de cas ; et même observation pour les exhalants muqueux de la bouche et des gros intestins. Cette vérité est frappante ; mais les capillaires sanguins des poumons, ceux de la rate, comme les exhalants dont nous venons de parler, n'en sont pas moins des capillaires.

Bichat a divisé les capillaires en deux espèces : l'une générale ayant son siége dans tout l'organisme, et l'autre occupant exclusivement les poumons. Cette division est fausse : 1° en ce qu'elle fait entrer dans le système capillaire général les exhalants des séreuses, des synoviales etc., qui diffèrent essentiellement des capillaires de la calorification et des exhalants cutanés et muqueux, ainsi que je l'ai dit plus haut, ce que prouvent d'ailleurs la vie et les maux de ces divers capillaires ; 2° et en ce qu'il assimile des capillaires qui sont l'élément de l'organisme primitif, avec ceux qui ont une existence plus tardive et dont les fonctions sont différentes. Ensuite, Bichat a admis un système absorbant à part des capillaires, et c'est encore une erreur, attendu qu'il a pris une partie du grand système organique pour un système organique à part, et que, sous ce rapport, son anatomie générale offre une grande erreur. Par celle-ci le médecin qui abandonne les connaissances si vagues de nos maux pour ne reconnaître comme description réelle que celle des maladies des organes se trouve complétement arrêté dans ses efforts. Bichat m'a fait perdre dix années d'études par sa division des capillaires, et par son admission du système organique de vaisseaux absorbants.

Formation de la rate et du foie.

La nature est riche dans ses moyens du développement organique et de conservation. Sur une simple trame commune qui ne rappelle que trop le ver que nous foulons aux pieds, elle a créé d'abord la peau, les muqueuses intestinales, etc., mais le fœtus attaché à la mère comme le végétal au sol, est sujet à partager les révolutions morbides de celle qui le forme à la vie ; la circulation sanguine peut éprouver mille troubles divers, et, pour les apaiser ou rétablir l'équilibre, ou conserver la vie, elle créa d'abord la rate et plus tard le foie, organes qui, par les capillaires sanguins dont ils étaient composés, devaient servir à recevoir le sang lorsqu'il serait refoulé de la circonférence au centre. Toujours bâtissant sur un plan général, elle a agi ici de même que lorsque les eaux pressent trop les lits des rivières ; elle a créé d'immenses bassins pour les recevoir afin de conserver l'équilibre du monde.

Formation du rectum et des voies urinaires.

A mesure que la nature développe l'organisme, elle créc des barrières pour le protéger, et s'il est vrai que son premier soin, après la création du derme, soit de façonner le canal intestinal, par une conséquence toute simple, après avoir établi la barrière précédente contre les causes destructives, elle doit s'occuper aussitôt de terminer le système muqueux qui finit les voies digestives, et qui tapisse les voies urinaires, afin que ces réservoirs soient prêts à recevoir le méconium et l'urine formés avant la naissance, et ensuite les résidus des matériaux nutritifs qui se forment plus tard.

Formation des reins, du pancréas et des glandes salivaires.

Mais à quoi servirait à la nature ce dernier développement organique, si les produits qu'il est destiné à contenir n'arrivaient pas? Son ouvrage serait nul, et comme l'inconséquence n'est jamais son partage, après ce dernier travail, elle donne naissance aux reins, puisqu'il existe des urines avant la naissance, et enfin paraissent les glandes salivaires et le pancréas, pour qu'au jour où l'enfant sera séparé du sein de sa mère, les produits de ces glandes favorisent sa digestion en agissant comme les exhalants muqueux.

Formation des systèmes artériels et veineux.

Former d'abord le placenta, puis les vaisseaux ombilicaux qui, d'un côté, s'épanouissent sur le placenta, et, de l'autre s'attachent au fœtus, on conçoit que ces vaisseaux doivent être très minces dès leur origine, puisqu'ils sont destinés à contenir peu de sang. Par une conséquence toute simple, le premier vaisseau artériel qui se forme doit imiter en quelque sorte un capillaire sanguin, et l'on sent qu'il en doit être de même de la première veine destinée à recevoir le sang qui vient du système capillaire sanguin à peine créé, puisqu'elle n'a qu'une très faible quantité de sang à contenir. Ce système capillaire est à la première artère et à la première veine formées, ce qu'est aux vaisseaux ombilicaux le placenta, et si

l'on considère que celui-ci est d'abord très peu étendu , pendant
que les vaisseaux qui, en naissant, n'ont qu'un faible calibre, il
est bien évident que la première artère et les premières veines ne
doivent être que ce que j'ai dit plus haut. Mais à mesure que la
peau, d'abord simple membrane très mince, prend plus de consis-
tance, sa nutrition augmente, et, par conséquent, pour satisfaire
à cette dernière , la nature étend le système capillaire sanguin ,
augmente le nombre des artères, et encore plus celui des veines,
ce dont je donnerai ailleurs la raison. C'est aussi ce qu'atteste
l'observation. Ainsi, l'augmentation du nombre et du volume
des organes et l'augmentation de l'étendue du système capillaire
sanguin, ainsi que de la grosseur des artères et des veines, sont
des faits constants. Les systèmes circulatoires d'abord presqu'à
l'état capillaire suivent donc le développement de l'organisme ;
mais toujours sans s'éloigner du plan général. Nous avons vu
le sang arriver au fœtus et en repartir par deux vaisseaux : et
au jour de la naissance , c'est-à-dire le jour où le produit de la
génération se sépare de sa mère ou de la matrice, la nature pré-
voyante n'opère pas cette séparation sans remplir de sang le
système circulatoire , afin de subvenir à la nutrition du nouvel
être. Je ne fais qu'énoncer ce qui est; mais le sang doit être
renouvelé, d'après le plan primitif de la nature elle-même, et
alors, tous les vaisseaux artériels et veineux d'abord très dissémi-
nés, les uns pour arriver aux capillaires sanguins, les autres pour
en partir, semblent se rencontrer partout comme les vaisseaux
ombilicaux au placenta, et se perdent ensuite successivement, en
formant chacun des vaisseaux plus volumineux, pour se rencontrer encore en un point commun, les poumons d'où le sang doit
sortir pour aller reprendre des qualités qu'il recevait auparavant
de la mère.

Formation des poumons.

Au moment où l'enfant voit le jour, la mère cessant en quelque sorte d'être pour l'enfant, dès-lors, la nature suivant toujours son plan général dans la formation ou le développement
de l'organisme , plan qui consiste à modifier les premiers capillaires pour former successivement des tissus dans l'ordre de
leur importance organique , la nature, dis-je, après avoir formé
le derme, le canal intestinal , et le système glanduleux, donne

ensuite la vie aux voies aériennes, afin qu'au jour de la naissance, elles remplacent le placenta ou les poumons de la mère, et que les produits préparés par les voies digestives et l'absorption subissent l'élaboration, qui les rend propres à être assimilés ou décomposés, et qu'au besoin elles soient, comme la rate ou le foie, un réservoir pour l'excitant général, quand l'économie subit des révolutions dangereuses.

Tout est sublime dans la nature, on s'incline devant le moindre de ses travaux, plus on la contemple, moins on veut mourir pour jouir du bonheur de l'adorer encore, et si quelque part elle nous ravit, c'est sans doute dans la création de ses appareils. Non contente que les poumons contiennent un fluide où viennent se rendre une foule de matériaux dérobés à des corps qui frappent nos sens, par ces appareils, elle lie l'homme comme une foule d'animaux à l'air qui l'anime, et nous rend ainsi dépendants du ciel et de la terre. Pour se rendre compte de ce phénomène, il faut prendre les choses d'un peu haut, et j'entre en matière. Si on considère la formation des corps qui furent les premiers organisés, les végétaux, on ne trouve leurs vaisseaux parcourus que par des fluides blancs, et l'on observe que ce n'est qu'au retour du printemps et pendant la belle saison que leurs feuilles et leur écorce exhalent des fluides plus ou moins épais, tandis que toute exhalation diminue à mesure que la lumière et la chaleur sont remplacées par des temps sombres et froids. Si l'on considère ensuite la nature dans un degré d'organisme plus élevé, tel que celui du limaçon, par exemple, ainsi que dans d'autres animaux à sang blanc, on observe encore qu'ils s'engourdissent à l'époque des temps froids, et que les vaisseaux, à l'aide desquels ils réjettent tant de fluide muqueux, cessent leurs fonctions. Je ne fais qu'énoncer un fait ; mais en compliquant le rouage organique, en voulant le rendre apte à de plus grandes actions, comme chez les quadrupèdes et surtout chez l'homme, dès lors, la nature ajoute au sang blanc le sang rouge, dont la quantité et les qualités sont, chez chaque animal, en raison des obstacles contre lesquels il est appelé à lutter pendant la vie. Pour obtenir ce résultat, l'air pénètre dans les cavités des bronches à l'aide de la respiration, il est décomposé ; une de ses parties pénètre à travers les surfaces des bronches comme la lumière à travers les vitraux ; elle se combine avec le sang ; par ce dernier, ainsi modifié, toute l'économie est fortement excitée, la calorification intimement liée aux capillaires sanguins, devient très active, il se forme dans tout l'organisme une masse constante de chaleur qui neutralise l'action du froid ambiant, et, sous son empire, le rouage organique conserve son activité incessante qui mesure la vie. Cette œuvre est simple : cependant elle anime le monde ; inégalement répartie, elle est cause qu'une foule d'animaux restent plongés dans le sommeil pendant des saisons entières, que parmi les hommes, une foule d'entre eux sont plus ou moins dormeurs, et pour les masses générales des êtres animés, elle crée un printemps éternel.

Formation du cœur.

Jusqu'ici, j'ai réuni autour d'un centre commun les modifications de ce centre qui forment autant d'appareils ; et si l'on remarque que le sang, pour arriver aux poumons ne pouvait abandonner mille points divers pour se diriger vers un seul sans un moyen quelconque, alors en même temps que la nature créa les poumons, elle donna naissance au cœur pour atteindre le double but que je viens d'indiquer.

Formation des tissus cellulaire et séreux.

Mais les vaisseaux sanguins sont condamnés à des mouvements continus de dilatation et de resserrement, ainsi que les voies digestives, les poumons et le cœur ; tous les tissus, tous les appareils organiques réagissent éternellement les uns sur les autres, et pour favoriser ces mouvements, la nature sépara le dernier des muscles par le tissu cellulaire naturellement si flexible, et les surfaces externes des voies digestives, des poumons et du cœur par un voile membraniforme appelé *séreuse*, également étendu sur la surface interne des cavités qui contenaient ces viscères. A la rigueur, ces espèces de voiles ne sont pas des tissus propres, ainsi qu'on l'écrit de nos jours, mais de simples modifications de ces mêmes appareils.

Formation des muscles de la vie organique.

La vie organique est tout un monde à part, et c'est dire qu'au moment où les tissus précédents se forment, paraissent les orga-

nes qui sous l'influence des excitants des muqueuses se contractent, soit pour dilater, soit pour resserrer les canaux des voies
digestives et les cavités aériennes, organes qui portent le nom
de muscles de la vie organique.

Formation du grand sympathique.

Mais la vie organique, telle qu'elle est chez l'animal, aban-
donnée à elle-même, ne saurait exister, parce que la vie animale
est pour elle ce que l'atmosphère et la terre sont pour les végétaux. On ne peut contester cette vérité. Pour harmoniser son ouvrage, il fallait lier les deux moitiés de l'organisme, et, dans ce
but, apparaît alors le nerf grand sympathique, nom heureux qui
nous apprend qu'il existe d'autres nerfs avec lesquels il fraternise
dans l'intérêt d'une frérie commune, l'économie. C'est par ce
nerf qu'il existe une grande différence entre la vie de l'arbuste et
celle de l'homme. Ce dernier, comme tout autre animal, forcé
d'explorer sans cesse le monde ; sujet à mille erreurs dans ses pé-
rilleux travaux, ayant toute son existence attachée à une puissance
intellectuelle trop souvent débile pour le monde qu'elle embrasse,
tandis que les végétaux sont toujours entourés de circonstances
bienfaisantes ; on sent que la vie organique devait, pour se conserver, être douée de nerfs à l'aide desquels elle peut faire connaître ses dangers au cerveau. C'est surtout pour se rôle que le
grand sympathique existe ; car les viscères digestifs n'ayant que
la vie du végétal, c'est par ce nerf qu'ils nous montrent leur
existence, qu'ils expriment leurs besoins, qu'ils accusent les
douleurs, et qu'ils montrent la mort qui nous menace. Au reste, tel
devait être ce seul et dernier rôle ; car si pendant que le cerveau
réfléchit nos rapports extérieurs, il eût reçu mille impressions
diverses des relations des tissus qui forment la vie organique, ne
pouvant prêter son action à un seul objet, il l'eût méconnu, il eût
été conduit d'erreur en erreur, et bientôt aux peines, aux chagrins, ces premières maladies du cerveau, et plus tard aux maux
qui les suivent.

Formation des os.

Jusqu'ici la nature n'a fait que modifier un premier élément
organique pour former l'ensemble des appareils que nous avons

indiqués plus haut; elle a agi ici comme pour le végétal, mais comme son but est de former l'animal pour aller à la conquête des moyens qui doivent servir à sa conservation, elle modifie encore les premiers éléments organiques pour former d'autres appareils, qui le mettent à même de protéger ceux que nous venons d'énumérer.

Par ces motifs, que je viens d'indiquer, divers points de cette masse organique dont nous venons de parler se modifient à leur tour pour atteindre ce but et former des corps peu résistants d'abord, à cause de leurs relations animales peu étendues; mais qui, plus tard, prennent un caractère inverse à cause de l'étendue de ces relations. Ces points ainsi organisés deviennent alors les os ou les bases de nos relations et sont brisés d'espaces en espaces pour mieux atteindre leur but.

Formation des cartilages.

Les surfaces des extrémités osseuses couvertes d'un tissu résistant, mais très flexible, semblent tenir à la fois des os et des corps fibreux, et la nature fit bien de créer ainsi ces points organiques, appelés cartilages, attendu que les mouvements peuvent être bien plus forts sans être dangereux.

Formation des synoviales.

En même temps que les os et les cartilages se développent, d'autres points organiques se modifient encore, et dès lors, à l'extrémité de ces os se forme un nouveau tissu appelé synoviales, qui, par son poli et le fluide qu'il exhale, sert puissamment les mouvements articulaires, en même temps qu'il donne plus de résistance au système osseux. Ce tissu n'est pas tel qu'on le fait, et peut être en quelque sorte assimilé à la nature de l'épiderme.

Formation des corps fibreux.

Mais il ne suffisait pas de créer des points d'appui pour l'organisme, de former de vastes leviers pour parcourir de grands espaces, de briser ces leviers pour obtenir ces mouvements et de couvrir leurs extrémités de cartilages et de synoviales pour donner plus de résistance aux os et plus de facilité aux mouvements, la nature, pour compléter son ouvrage, couvrit les os d'une membrane très résistante, et réunit les extrémités par un tissu propre à atteindre le même but, tissu que l'on nomme fibreux. Par ce moyen, tout est parfait dans la base de la charpente animale, et ici, comme ailleurs, la nature arrive à des résultats immenses avec la plus grande simplicité de moyens.

Formation des muscles de la vie animale.

Mais à quoi servirait cette multiplicité d'os, si la nature ne créait des moyens pour resserrer ou dilater les uns et mettre en mouvement les autres? Certes, ils seraient inutiles, et alors la nature créa les muscles de la vie animale qui sont comme autant d'animaux qui se contractent sous l'influence de la volonté, et qui paraissent dans l'ordre de la formation des autres organes, puisqu'ils sont destinés à servir d'agents à ces derniers, et à être leurs moteurs éternels.

Mais tous ces appareils n'auraient que la vie du végétal; l'immobilité, la monotonie, seraient le cercle de leur vie; pour étendre cette dernière, la mettre à même de connaître le monde, d'en faire la conquête, tout en conservant à chaque organe son caractère à part, la nature couronne son ouvrage par l'enfantement des nerfs de la vie animale.

Formation des nerfs de la vie animale.

Ceux-ci partent de tous les points où n'existe pas le grand sympathique, et se terminent tous au cerveau ou à ses appendices. Leur mission est simple; sentinelles toujours vigilantes et toujours incorruptibles, parce que leur existence et leur bonheur sont inhérents à l'existence et au bonheur commun, ils sont destinés à faire retentir vers l'encéphale les impressions les plus fugitives et les plus violentes qui assiégent éternellement l'organisme de toutes parts, ou à porter vers les agents de ce viscère sa volonté divine.

Par la sensibilité dont sont doués les nerfs de la vie animale, tout est merveilleux autour de nous. Ces tissus ne sont cependant pas les seuls doués de cette qualité, ainsi qu'on l'a toujours admis. Qu'on remonte à la composition intime de l'organisme, et cette opinion ne tombe-t-elle pas d'elle-même ? En outre, on imaginera difficilement un organe qui communique sa sensibilité à un autre. En partant de ces idées et en voyant quelque point organique que ce soit être sensible, dans l'impossibilité de l'hypothèse ci-dessus, ne devrait-on pas admettre que toute l'économie n'est qu'un composé de nerfs ? De plus, n'est-ce pas dégrader la nature, rétrécir son génie que d'oser avancer qu'elle n'a pu animer les organes qu'à l'aide d'un organe, comme si alors son ouvrage n'était pas compliqué au lieu d'être simple, et comme si elle ne semblait pas à la fois incohérente et bornée dans ses œuvres ! Ensuite, n'est-ce pas refuser de la sensibilité aux végétaux ? Plus je médite cette opinion et plus je me convaincs que l'homme qui l'a émise ne sera jamais placé dans la famille des grands hommes.

Formation du cerveau.

Le cerveau, d'un blanc grisâtre qui rappelle la semence virile, d'une forme double et symétrique, présente une masse presque homogène et ne résiste que par sa mollesse. Le plus simple des organes, par sa structure, il est le plus merveilleux par ses résultats. Destiné à étudier l'univers, à connaître nos besoins, à approfondir notre bonheur et nos maladies, à conserver ses pensées, pour mieux préciser ses connaissances nouvelles, ce double dictateur occupe la région la plus élevée de l'économie comme un véritable trône, afin d'être plus à même d'entendre tous les cris de peine ou d'allégresse qui expriment les besoins incessants de toutes ces myriades d'êtres épars qui, sous le nom d'organes, forment autant d'animaux divers réunis sous ses volontés. On dirait que, par son tissu, il est le centre du monde organique, et qu'il résume l'homme comme le fruit résume le végétal ; mais, si par la pensée qu'il exhale, il nous crée enfants de la Providence ; s'il est sublime dans les conquêtes de tous les corps de l'univers, que de fois dans ses gigantesques travaux il rendit les poumons haletants et ses membres épuisés ! et que de fois, esclave infortuné, mais immortel de ses hautes destinées, il se plut à trouver la mort pour grandir la félicité des êtres au sort desquels il préside ! Tel est ce merveilleux viscère, et le jour où Gall découvrit ces mystérieuses facultés, il fut sans rival parmi les plus grands génies.

Par la sensibilité dont sont doués les nerfs de la vie animale, tout est merveilleux autour de nous. Ces tissus ne sont cependant pas les seuls doués de cette qualité, ainsi qu'on l'a toujours admis. Qu'on remonte à la composition intime de l'organisme, et cette opinion ne tombe-t-elle pas d'elle-même? En outre, on imaginera difficilement un organe qui communique sa sensibilité à un autre. En partant de ces idées, et en voyant quelque point organique que ce soit être sensible, dans l'impossibilité de l'hypothèse ci-dessus, ne devrait-on pas admettre que toute l'économie n'est qu'un composé de nerfs? De plus, n'est-ce pas dégrader la nature, rétrécir son génie, que d'oser avancer qu'elle n'a pu animer les organes qu'à l'aide d'un organe, comme si alors son ouvrage n'était pas compliqué au lieu d'être simple, et comme si elle ne semblait pas à la fois incohérente et bornée dans ses œuvres! Ensuite, n'est-ce pas refuser de la sensibilité aux végétaux? Plus je médite cette opinion, et plus je me convaincs que l'homme qui l'a émise ne sera jamais placé dans la famille des grands hommes.

La trame organique première, en se modifiant, étend l'organisme à l'infini.

Telle est la formation des diverses trames organiques, tel est l'ordre général de leur formation. Comme on voit, les vaisseaux qui sont les plus ténus forment sa base, et afin de les mettre à même de résister, la nature les combine pour former des appareils organiques capables d'atteindre ce but. Les plus simples qu'elle crée d'abord, sont ceux qu'on nomme éléments organiques. On les sépare, on les isole par le scalpel les uns des autres; et ce n'est que le raisonnement qui démontre ensuite que leur composition organique n'est pas simple. Ces éléments, d'une structure et d'une forme différentes, ont chacun une fonction propre, et ne compliquent l'économie que par leurs combinaisons diverses. Ils paraissent se multiplier à l'infini, à cause des nuances de physique que l'on observe dans chacun d'eux. Comparez les diverses régions des muqueuses, quelle différence entre elles! Les voies digestives, urinaires et aériennes, semblent, sous ce rapport, avoir une existence à part. Subdivisez chaque région, et rapprochez tous les points divers de ces étendues organiques, et vous vous croirez transporté dans un monde nouveau. Entre la membrane opaque de l'œil et la pituitaire; entre cette dernière et celle qui tapisse le canal aérien et les bronches, vous ne trouverez qu'une ressemblance organique excessivement imparfaite. Portez successivement votre attention sur toutes les parties de ce système, sur la membrane de l'ouïe, des lèvres ; étudiez l'utérus, les trompes, etc., la nature vous étonnera par les variétés d'organisation du même tissu ; chaque surface, la moins étendue, a, pour ainsi dire, une trame qui n'est qu'à elle, des nuances physiques qui l'isolent, qui la caractérisent ; phénomène que l'on retrouve, à quelque chose près, dans chaque tissu organique.

Cette vérité est constante, et par une conséquence simple, on peut affirmer que Bichat groupe, sous le nom du même tissu organique, une foule de systèmes organiques différents et fait, sous ce rapport, de son anatomie générale un ouvrage très imparfait.

Chaque organe se forme dans l'ordre de sa force d'union avec le centre de la vie ou des capillaires primitifs.

Si chaque organe se modifie à l'infini, il existe une vérité non moins constante, c'est que les viscères digestifs existent avant les muscles de la vie animale, que l'estomac, les intestins grêles ne manquent jamais ainsi que le grand sympathique, tandis qu'il n'en est pas toujours de même, soit du cerveau ou des membres supérieurs. Cette vérité est frappante ; et pour avoir été méconnue, qu'en résulte-t-il ? Que l'on ignore comment les symptômes s'enchaînent.

Un organe est d'autant plus important qu'il se rapproche davantage du centre de la vie.

D'après ce qui précède, il existe un organisme primitif dont les modifications forment des tissus et des organes qui se développent en suivant leur ordre d'importance vitale ou du rapprochement du centre de la vie. Mais s'il est vrai que chez les végétaux la vie s'étende des racines et de la région inférieure de la tige au reste du végétal, et qu'elle soit d'autant moins vive ou résistante qu'elle existe dans les rameaux les plus élevés, il en est de même chez les animaux ; car leurs membres peuvent périr sans entraîner la mort générale, tandis qu'il n'en est jamais de même d'aucun viscère. L'expérience au lit des mourants atteste à chaque instant cette vérité ; les bras et les jambes sont immobiles ou insensibles ; et cependant le malade supporte encore les tisanes, et ses poumons fonctionnent encore ; le vieillard surtout est la preuve de cette vérité, car on le voit souvent réduit à la seule vie organique.

Tout l'organisme est composé de capillaires comme le végétal.

Telles sont les idées générales que j'ai cru devoir donner sur la formation de l'homme. L'élément de cette organisation est, comme on voit, très simple, et elle se réduit à la formation d'un capillaire dont les modifications donnent d'abord naissance à une masse de capillaires qui sont en jeu avant que le fœtus ait quitté le sein de sa mère ; et ensuite, à une autre série de vaisseaux qui fonctionnent le jour où l'enfant vient au monde ; masse de vaisseaux qui se combinent à leur tour et forment les organes et les appareils de l'économie chez l'homme comme chez l'animal. Maintenant réfléchissez sur chaque trame, sur chaque appareil organique et quelle est sa composition intime ? Pour l'homme comme pour le végétal, celle que donnent les capillaires primitifs.

Division de l'organisme.

Maintenant, passons à quelques réflexions.

1° Que fait la nature dès son premier pas dans la création des êtres organisés, et par conséquent du végétal ? Elle modifie les graines en les plaçant dans des conditions matérielles données, et fait naître les éléments organiques du végétal, éléments qui se réduisent à des capillaires d'absorption, de calorification, d'exhalation et de nutrition. Que fait ensuite la nature pour conserver le végétal ? Elle entoure les racines de terre et la tige d'atmosphère. Rien de plus ni de moins. La nature n'abandonne jamais cette marche ; et en voulant créer l'animal, que fait-elle encore ? Rien autre chose que modifier les germes de la génération, et créer d'abord les *capillaires sanguins, de la calorification, de l'exhalation et de la nutrition.* Tels sont les éléments de tout l'organisme animal , et , comme on voit, ils constituent en entier le végétal à quelques nuances près.

Que fait la nature pour conserver l'animal tant qu'il est à l'état de fœtus ? Elle crée tout simplement les capillaires primitifs, dont les capillaires sanguins qui servent de réservoir à l'organisme entier, en recevant le sang du sein de la mère, représentent pour lui l'air et la terre pour les plantes. Tous ces capillaires, que j'ai appelés *primitifs*, s'étendent partout, sans eux on ne conçoit aucune molécule organique et sous ce rapport l'animal est surtout le pendant du végétal.

2° Sous des formes différentes, la nature agit pour les éléments organiques de l'homme comme pour ceux du végétal; mais généreuse envers ce dernier, elle lui prodigue ses moyens d'existence, en le composant de trames organiques, et en l'entourant de corps où ces trames puisent directement leurs molécules nutritives. Vivre sans connaître l'univers, l'attaque ou la défense, la prévoyance et la douleur, c'est dire que l'arbre est le modèle des êtres heureux. Pour conserver l'animal, la nature complique au contraire son œuvre, elle semble vouloir l'élever à son rang pour le livrer à sa propre conservation ; dès lors elle modifie les premiers éléments organiques, les capillaires primitifs, et leur ajoute des appareils qui la dispensent de créer des matériaux nutritifs propres à être assimilés. Pour atteindre ce but, elle crée à l'extérieur la peau sur laquelle agissent les fluides aériens, et qui rappelle l'écorce de l'arbre et ses rapports ; et à l'intérieur elle développe les surfaces gastriques intestinales où viennent tomber en masse les matières nutritives. Ainsi cette nature agit encore ici comme pour le végétal; et comme pour ce dernier encore elle fait naître des surfaces cutanée et gastrique-intestinale des capillaires qui absorbent les éléments nutritifs, avec cette différence que les matériaux en sont déposés dans un réservoir commun appelé veines, au lieu d'être enlevés directement pour servir à l'assimilation. Pour compléter les lois de l'assimilation, la nature complique son rouage chez l'homme, mais imitant toujours son premier plan, les matériaux nutritifs communs, réunis en masse sous le nom de sang veineux, sont transmis aux poumons, où des absorbants puisent dans l'air un nouveau corps qui, mêlé à ces matériaux, forme une masse qui représente complétement celle absorbée par le végétal et modifiée ensuite par les fluides qu'absorbent les feuilles. Le sang sortant des poumons et arrivé aux capillaires, représente la masse où les éléments organiques primitifs de l'homme doivent puiser leurs moyens d'existence. Tel est cet ensemble d'appareils organiques que la nature crée pour placer les matières nutritives en rapport avec les capillaires primitifs, et terminer ainsi son œuvre gigantesque qui met à même l'animal de porter dans son corps le monde où il trouve les éléments de sa conservation.

3° Mais dans ce travail, les matériaux reçus par l'estomac et les intestins ne sont pas tous enlevés, il en est de même du sang : il se forme des résidus, il fallait des surfaces, des cavités pour les recevoir, dès lors la nature modifie les dernières trames organiques, et donne naissance au rectum et à la vessie, organes destinés à recevoir ces débris et à les rejeter hors de l'économie.

4° Pour donner l'animalité à la matière, certes l'échafaudage que nous venons de montrer est admirable; mais ces surfaces, mais ces cavités, mais ces canaux si divers seraient nuls s'ils ne donnaient naissance à d'autres trames organiques qui puissent les utiliser, et, pour atteindre ce but, la nature termine l'organisme, en le couronnant de l'organe propre à connaître le monde où il doit chercher les matériaux nutritifs, et elle place sous sa dépendance les os, les muscles et les cordons nerveux, appareils faits pour transmettre ses volontés et les exécuter. Le cerveau et ses agents s'emparent des corps qui sont utiles à l'existence ou les repoussent, s'ils les croient dangereux, les transportent, à l'aide de la bouche, dans les voies digestives, et imitent ainsi la nature qui environne les racines du végétal des corps qui doivent le conserver.

5° Mais les appareils extérieurs n'auraient pu atteindre leur but, si leurs os n'avaient été séparés d'espace en espace pour servir de leviers mobiles, et s'ils n'étaient armés à leurs extrémités de surfaces polies pour favoriser les glissements des uns sur les autres; il en eût été de même des muscles abdominaux dans leurs contractions s'ils n'avaient pas été séparés des viscères digestifs par des espaces propres à ces contractions. La poitrine pourrait-elle se dilater si la surface interne n'était couverte d'une membrane séreuse qui, par ses fluides, l'isole de la séreuse qui tapisse la surface externe des poumons? Non, sans doute. Que fait la nature pour entretenir ce rouage? Elle crée, en quelque sorte, une seconde vie végétative; des absorbants prennent des matériaux qu'ils portent dans les synoviales, les séreuses et le tissu cellulaire, et d'autres enlèvent ensuite le résidu de ces produits qu'ils conduisent dans les veines. Ces vaisseaux sont pour nous des capillaires que j'ai appelés *secondaires,* et quoique situés dans les appareils soumis au cerveau, ils vivent à l'instar des capillaires primitifs, ce qui ne saurait être différemment d'après leurs fonctions.

D'après ce qui précède, l'organisme humain se divise en cinq parties : l'une qui embrasse l'*organisme végétatif* ou les *capillaires primitifs;* l'autre qui comprend les appareils qui s'emparent des matériaux nutritifs bruts, les reçoivent sur leurs surfaces, ou dans leurs canaux, ou les décomposent; la troisième, celle qui reçoit les résidus des produits nutritifs et les rejette hors de l'économie; la quatrième, celle qui se compose du cerveau et de ses dépendances; et la cinquième, celle qui aide à cette conquête. Mais ici, comme pour le végétal, remontez à la formation de ces divers appareils, de quoi les trouvez-vous composés? De capillaires et rien que de capillaires primitifs.

On sait combien les appareils destinés à s'emparer des produits nutritifs, et à les recevoir pour les décomposer, sont liés entre eux, ainsi qu'avec les appareils qui expulsent de l'économie les résidus de ces produits; mais ce lien est bien moins prononcé avec l'organisme primitif. Si un malade est accablé par le froid, la chaleur animale s'éteint, la peau se refroidit, le cerveau, la respiration ne donnent plus aucun signe de vie, tous ces appareils organiques cessent leur existence; ils peuvent même rester longtemps dans cet état de mort complète, et cependant la mort n'est pas générale. Dans une foule de cas, les capillaires primitifs vivent encore, et si l'on peut ajouter au peu de vie qui reste, on la ramène bientôt entièrement. Je cite deux cas de cette nature où j'imitai complétement la résurrection, et certes cela n'aurait pas lieu si l'organisme primitif ne différait essentiellement des appareils destinés à l'entourer de tous les moyens de conservation. Cette mort apparente est quelquefois locale; ainsi l'un n'entend plus, l'autre a la vue qui vient de s'éteindre; celui-ci ne parle plus, celui-là ne peut mettre en mouvement ses membres inférieurs, et cependant que de fois cette mort peut être remplacée par la vie ! Multipliez les morts locales dans les appareils dont je viens de parler, vous aurez la mort de tous ces appareils; mais souvent l'organisme primitif sera respecté, et certes, ce fait n'existerait pas si cet organisme et ces appareils n'avaient chacun une existence en quelque sorte à part. Il viendra un temps où tout ce merveilleux que l'on attache à des guérisons subites de l'ouïe, de la vue, de la voix, des diverses paralysies, ne sera plus surprenant; où la résurrection sera imitée sur les animaux, et en montrant les progrès de l'esprit humain dans la science de la vie et de la mort, on montrera l'ignorance des anciens qui admettaient des miracles ou des résurrections là où leur intelligence cessait d'analyser.

Méconnaissant cette ligne de démarcation, tracée par la nature même, de nos jours, on admit que l'homme était composé de deux parties essentiellement différentes, l'une végétative et l'autre animale. La première, selon l'opinion émise, réside dans les appareils digestifs, les appareils à sang rouge et noir, les poumons, etc.; et la seconde embrasse le cerveau, le système nerveux et les appareils de la locomotion. Mais cette division est une erreur grossière. Est-ce que l'estomac par sa cavité, les intestins par leurs longs entonnoirs, le rectum et la vessie par leurs vastes réservoirs, les artères et les veines par leurs nombreux canaux et le poumon par ses mille vésicules, rappellent le végétal par leurs formes et leurs rapports? Non sans doute, mais bien l'animal, puisqu'on trouve chez lui tous ces appareils organiques. Même observation pour le cerveau et ses appareils, ils appartiennent à l'animal, mais non exclusivement, ainsi que le prouve l'organisme même. On est étonné de trouver cette division admise et fortement défendue, opinion qui veut que l'on appelle vie végétative, la plus grande partie des appareils de l'animalité; vie animale la terminaison de ces mêmes appareils et *que la vie végétative soit réellement entièrement méconnue.* Toutes les considérations prétendues physiologiques pour défendre cette division ne sont que des puérilités. Encore une fois, l'organisme primitif est dans tout l'organisme, seul il constitue la vie végétative, tandis que les appareils organiques propres à recevoir les matériaux nutritifs bruts et à les décomposer, comme les appareils destinés à recevoir les débris des corps décomposés, réunis, constituent chacun un ensemble d'appareils organiques qui leur sont propres ainsi que les autres appareils dont il est parlé plus haut.

Chaque division organique embrasse un organisme à part par sa texture et ses fonctions : ainsi, les capillaires primitifs forment un réseau de vaisseaux infiniment petits; ils existent dans la peau, les viscères digestifs, les veines, les artères et le poumon tout aussi bien que dans le cerveau et ses appareils nerveux et locomoteur. Ils sont partout, ainsi que je l'ai écrit plus haut, afin que les uns pussent servir de réservoir au sang, et que les autres décomposent celui-ci pour servir à protéger l'organisme entier ou à le nourrir.

Quant aux appareils qui se forment ensuite, ils varient sous le rapport de leur forme, de leur nombre et de leurs rapports, selon la mission qu'ils doivent accomplir. Certes, le canal digestif commence à la bouche et finit au rectum; ses deux extrémités varient entièrement, parce que l'une est destinée à triturer des corps durs, résistants, et l'autre à rejeter hors de l'économie, les résidus peu consistants des matériaux nutritifs. L'estomac est une grande cavité, parce qu'il est destiné à recevoir la masse alimentaire, et à la conserver pendant quelque temps, afin de lui faire subir une première décomposition. Le reste des voies digestives est un long canal, afin que les matériaux nutritifs plus divisés puissent être mieux décomposés et plus facilement absorbés : les poumons, un peu irréguliers à cause de leurs rapports organiques, et doubles par leur position à droite et à gauche de la ligne médiane, ont des mouvements de dilatation plus grands; ils atteignent mieux le but qui leur est destiné, et, sous le rapport de leur trame organique, ils ne ressemblent qu'à eux-mêmes.

Le cerveau et ses appareils nerveux et locomoteur sont doubles aussi, mais symétriques; chaque animal présente cette vérité, et dans cette œuvre la nature s'élève à son plus haut degré de divinité, elle semble se reproduire elle-même, et c'est peut-être cette vérité qui, méditée, a fait dire que l'homme était fait à son image. Par cette œuvre, l'homme devenu double, la nature crée en un seul deux hommes identiques, qui, tour à tour points d'appui ou moteurs, marient leur existence à l'univers au lieu d'être fixés pour toujours dans un coin de la terre, pendant qu'elle rend ainsi l'observation plus précise, la réflexion plus profonde, le jugement plus certain, la volonté plus ferme et l'action plus nette. Considérez maintenant l'organisme du cerveau, et, comme le précédent, il ne ressemble qu'à lui-même. Parcourez chaque région organique, sa trame et ses rapports ont un mode à part, et ceux qui placent d'un côté le cerveau et ses agents, et de l'autre le reste de l'organisme, et ont vu dans chacune de ces deux masses organiques une vie particulière, sont restés aussi loin de la vérité que le ciel l'est de la terre.

Des sens.

Depuis l'antiquité la plus reculée jusqu'à nos jours, les hommes, ne tenant compte que d'une partie des rapports de l'économie avec les excitants extérieurs, avaient donné seulement le nom de sens à quelques portions de tissu dont la structure et la sensibilité différentes ont des relations particulières et qui étaient doubles. Ainsi, la vue, l'ouïe, l'odorat, le goût, le toucher, furent des sens; et naguère Cabanis et Bichat, étendant cette idée, en ont placé un autre dans les surfaces gastriques. En généralisant les rapports de l'économie, cette idée doit-elle être aussi restreinte? Tout dit le contraire, à moins que l'inconséquence ne soit regardée comme une vérité qui se lie à une autre qui la repousse. D'abord à l'extérieur il est facile de se convaincre que c'est une erreur grossière de ne pas avoir étendu davantage cette vérité. Est-ce que chez les deux sexes la muqueuse qui tapisse les appareils générateurs n'a pas une structure, une sensibilité et des rapports qui ne sont qu'à elle, comme la pituitaire, la cornée transparente? Est-ce qu'elle ne transmet pas, comme les prétendus sens uniques, les impressions qu'elle reçoit? Ces impressions comme les autres ne sont-elles pas agréables, délicieuses, pénibles ou cruelles? Que dis-je, si sentir est la qualité dominante d'un organe pour mériter le nom de sens, les appareils générateurs, plus qu'aucun autre, sont faits pour obtenir ce rang!

Si nous pénétrons dans les poumons, par exemple, la surface muqueuse de ce vaste viscère ne présente-t-elle pas les conditions qui constituent un sens? N'est-elle pas une portion de celle qui tapisse l'odorat, le goût et presque tous les sens admis jusqu'à ce jour? N'a-t-elle pas comme eux une sensibilité et des rapports avec les excitants, que, comme eux, elle rapproche, éloigne ou modifie, selon ses besoins? Le cœur, cette annexe de la respiration, n'offre-t-il pas des conditions identiques aussi bien que les intestins que l'on est tout étonné de trouver séparés de l'estomac lorsque les deux cavités appartiennent à la même fonction?

Si l'on adopte rigoureusement l'acception du mot sens; si on la suit dans toute son étendue, toute surface organique quelle qu'elle soit, aussi bien que tout vaisseau, n'importe son calibre, est un sens, puisque l'on y trouve toutes les conditions qui lui donnent ce rang ; et si l'on remarque en outre que les poumons, le cœur, les voies digestives , les capillaires agissent en maladie , comme la vue, l'ouïe, etc., qu'ils expriment le malaise ou la douleur, pourquoi ne pas leur accorder le même nom , lorsqu'ils possèdent les qualités pour l'expression desquelles ils furent créés ? L'observation nous dit tous les jours qu'un air chargé de gaz corrosif, que des corps étrangers qui pénètrent dans les organes digestifs, causent des douleurs cruelles qu'accusent ces appareils ; que le cœur précipite ses mouvements pour se débarrasser d'un sang devenu étranger pour lui, dans les fièvres qui surviennent à la suite des causes qui diminuent ou suspendent les exhalations ou les sécrétions , les capillaires à fluide rouge tout à coup surchargés d'excitant, ne disent-ils pas, par les douleurs qu'exprime le malade, qu'ils sont affectés?

On objectera que les impressions causées sur les surfaces des viscères ou bien dans le conduit des vaisseaux, soit volumineux, soit capillaires, ne sont pas transmises au cerveau comme celles des sens de la vie animale, et qu'alors on doit refuser le nom de sens à toutes ces diversités de surfaces et de conduits. D'abord cette objection n'est pas vraie dans toute son étendue. Qu'un homme, dans les beaux jours du printemps ou d'été, quitte Londres ou Paris pour aller respirer l'air des champs, et surtout celui des bois ; n'éprouve-t-il pas une espèce de volupté indicible, sentiment qui annonce que les poumons sont dans des rapports naturels ? Que des aliments parcourent les organes digestifs de celui que la faim tourmentait naguère , alors les traits physiques qui s'épanouissent , les forces qui reparaissent, et un sentiment de bien-être général, ne sont-ils pas une preuve de cette vérité? Cette sensation délicieuse qu'éprouve l'homme qu'agite un sang chargé d'un doux nectar, sensation qui, par son étendue, nous dit qu'elle a son siége dans les capillaires primitifs, opinion qui est celle de Bichat, est encore un fait qu'il faut ajouter à tant d'autres, et qui prouve que chaque partie organique qui a des rapports particuliers est un sens qu'il faut lier aux autres sens.

Sans doute on ne peut contester que les excitants ont sur une foule de systèmes intérieurs une action qui n'est pas perçue; l'on ne ressent pas le passage des aliments dans les voies digestives par le plaisir ou la peine qui en résulte; nous ignorons toujours celui du chyle dans les vaisseaux absorbants, du sang dans le cœur ou les vaisseaux qui en naissent, et le frottement des surfaces articulaires et des séreuses les unes contre les autres n'est jamais perçu ; mais dans le plus grand nombre de cas, les excitants de la vie animale ne frappent-ils pas les sens de cette vie sans que leur impression fixe notre attention ? Hé bien ! en vertu des modifications de l'organisation, quelques-uns de ces sens intérieurs agissent toujours de même. Néanmoins est-ce une raison pour ne pas leur donner le même nom, lorsqu'ils réunissent les conditions les plus essentielles qui les constituent des sens ; conditions qui sont d'avoir un tissu propre, doué d'une sensibilité qui n'est qu'à lui, d'être mis en jeu par un agent particulier et d'exprimer la douleur ? Si jusqu'ici on n'a pas avancé cette opinion, c'est parce qu'on n'a pas approfondi l'étude de la marche de la nature dans la formation des animaux ; qu'on n'a pas observé qu'elle commençait par créer celui dont l'état est le plus simple, tel que le polype ; qu'à mesure qu'elle compliquait l'organisation, elle ne faisait qu'augmenter le nombre des sens, ou, qu'on me pardonne l'expression, réunir ensemble plusieurs espèces d'animaux ; et qu'on n'a pas généralisé la science des rapports de chaque sens, de chaque système, ou plutôt de chacun des êtres organisés dont l'ensemble constitue l'homme. Dans le cas contraire, non-seulement cette opinion eût été admise, mais il est plus que vraisemblable encore que tous ces capillaires exhalants, sécréteurs et tous les points quelconques de l'économie qui ont des rapports différents, eussent été considérés comme des sens, chacun d'une nature particulière ; et l'économie comme une frérie très étendue dans un seul corps, ou plutôt comme une espèce d'argus mille fois supérieur à celui que créa l'imagination des anciens. Or au milieu de tant de nuances différentes d'organisation, de tant de modes divers de sensibilité, aucun organe ne mérite plus le nom de sens que l'encéphale. Il a les mêmes conditions que ceux de la vie animale ; seulement les impressions perçues sont ses excitants, elles sont à lui ce que la lumière est aux yeux, les aliments à l'estomac, le sang aux capillaires ; il les modifie, les combine selon ses besoins ; et comme les autres sens éprouvant le même sort, de leur présence naît pour lui la peine ou le plaisir ; et par cet état de fonction, on sent combien, chargé de peser les actions de toute l'organisation, sa vie doit être à la fois active et orageuse ; disons plus, c'est que si des rayons lumineux accablent la vue, quelques aliments l'estomac, etc., il est aussi une foule d'impressions qui sont pernicieuses pour cet organe si sublime, d'où naissent alors les craintes, les chagrins, les folies.

Une différence qui existe entre ce sens et les autres, c'est qu'en comparant les impressions reçues, il découvre dans le corps des qualités qui échappent aux autres sens, telles que la sensibilité, l'attraction, etc. On cherche à nier l'existence de ces qualités; mais que dit l'expérience d'accord avec la physiologie? Qu'on repousse les faits. Un corps agit sur moi, je le sens, et cette qualité qui me donne la faculté de me rendre compte de sentir ce stimulus, qualité que je nomme sensibilité, n'est-elle pas aussi certaine que telle autre que ce soit?

Pourquoi refuser au cerveau ce que l'on accorde aux autres sens? Il a sa manière de nous servir, mais il en a une; et il faut le dire, c'est le sens par excellence que celui du raisonnement, puisqu'il achève les connaissances ébauchées par les autres sens; qu'il s'élève à celles des qualités les plus latentes du corps; qu'*il découvre dans l'animal d'autres trames organiques que celles admises jusqu'à ce jour, qu'il les conçoit toutes, douées d'une sensibilité propre, et qu'il laisse loin de lui toutes les puissances microscopiques.*

Quoique l'on doive envisager l'économie comme composée de sens, dans les maladies il existe néanmoins cette différence entre les divers sens, que ceux de la vie animale transmettent seuls au cerveau les impressions, en santé comme en maladie, tandis que ce n'est que dans cette dernière que les autres sens attestent leur existence. Je ne fais qu'énoncer un fait, et par une conséquence toute simple, les sens peuvent être divisés en deux grandes espèces, l'une dite *sens de la vie végétale,* et l'autre, *de la vie animale.*

Tous les organes ont une double fonction.

Nous venons de voir que l'organisme est divisé en deux genres de trames organiques différentes, mais chaque organe, à quelque genre qu'il appartienne, a toujours une double fonction : l'une qui agit sur les corps qui l'excitent, et l'autre qui s'empare des matériaux pour réparer les pertes organiques qu'il éprouve. A l'intérieur, l'estomac réagit sur la masse alimentaire, les intestins grêles suivent la même marche; les gros intestins réagissent au contraire sur les résidus excrémentitiels, la vessie sur l'urine; et à l'extérieur, même marche; le cerveau s'occupe de connaître le monde, les muscles d'aider à le maîtriser; partout on est frappé de cette vérité; mais aussi partout on observe que chaque organe, ne pouvant vivre sans retrouver des forces qu'il perd sans cesse, puise constamment des matériaux nutritifs dans le réservoir commun.

Le développement des organes est en raison de leurs rapports.

Tant que l'animal est réduit à son plus grand état de simplicité, sa vie est la plus rétrécie, puisqu'il est restreint à l'organisme le plus élémentaire. A mesure que cet organisme est modifié, que cette trame première donne naissance à un nouvel être auquel elle se trouve néanmoins toujours liée, alors la nature crée un autre monde pour conserver cet être, et accroît ainsi la vie. Ce fait est constant, et remarquez que ce rôle de la part de la nature ne pouvait être autre, attendu que dans le cas contraire elle aurait inutilement augmenté l'organisme, si elle n'avait accru pour lui l'univers. Mais si chaque être vivant, réduit en quelque sorte à un capillaire, a des rapports avec des corps qui lui sont propres, suivant toujours sa marche générale et invariable, l'organisme, en ajoutant à un premier élément organique un second élément, place celui-ci dans des rapports qui ne sont qu'à lui, dans un monde qui lui est propre. Portez votre attention sur l'économie, et vous observerez bien vite que les os reçoivent l'action musculaire, les yeux la lumière, l'ouïe les sons, la pituitaire les odeurs, la bouche les aliments, que chaque organe est approprié à l'action de ces corps, et qu'il s'atrophie ou meurt quand il cesse de recevoir leur action. Dans cette nouvelle carrière, la nature est encore merveilleuse; car non-seulement elle crée des organes différents, mais si elle modifie chacun d'eux avec tant de finesse, elle nuance de même si bien leurs relations qu'alors la vie se multiplie à l'infini dans un cercle même étroit, et nous appelle ainsi à une vie immense. Bichat s'est efforcé de prouver que l'organisme est borné à quelques tissus élémentaires. Bichat, plus imitateur qu'original, plus fait pour étendre les idées reçues que pour les perfectionner, a agi ici comme les chimistes. Sous des noms différents il a cherché à émettre, pour les corps animés, des idées connues dans les sciences physiques; ainsi le physicien admet l'attraction comme principe dans les sciences physiques, le chimiste reconnaît l'affinité comme principe dans la chimie, et Bichat, à leur exemple, admet la sensibilité et la contractilité comme principes dans les sciences physiologiques; mais en admettant ces idées il perdit de vue que, pour arriver à des résultats certains, il fallait considérer les rapports de chaque corps avec les corps qui l'excitent, et il fut nul. A l'exemple des chimistes qui avaient réduit les corps physiques à quelques éléments chimiques, il crut qu'il serait vrai en réduisant aussi l'organisme animal à quelques éléments organiques, et il se trompait encore. Ce ne sont pas des divisions artificielles, des réactifs employés sur des tissus organiques où la vie n'est plus, qui servent à apprécier l'organisme, mais bien l'étude de ses divers rapports, puisque par eux seuls on distingue la nature du premier. Quand vous remarquez un fémur très volumineux et dont les saillies sont très prononcées, certes vous en conclurez que les muscles qui le couvraient étaient aussi très développés et très énergiques. Lorsque vous remarquez que la membrane qui tapisse le conduit auditif est très mince, comparée à la peau, vous imaginerez pour l'excitant de cette muqueuse un corps dont l'action est très légère. Si vous étudiez la membrane transparente de l'œil, son caractère vitreux, vous ne pouvez concevoir son excitant que dans un corps plus ténu, plus fluide que le dernier, et vous le découvrez dans la lumière. Partout l'organisme se montre de même ; chaque fibre semble un monde nouveau, partout l'observateur voit l'organisme grandir et se perdre dans un horizon que ne peut mesurer notre intelligence, tandis que le scalpel de l'anatomiste et le creuset du chimiste rétrécissent l'œuvre du Créateur, et ne nous la montrent qu'excessivement imparfaite.

De la sensibilité et de la contractilité organiques.

Tant que nous avons parcouru les viscères de la vie organique, nous n'avons observé chez eux, dans l'état de santé, qu'une sensibilité qui leur est propre, bornée à leur existence, et cela devait être, puisqu'ils ne sont chargés que de décomposer des corps dont les qualités, étudiées par d'autres organes, n'exigeaient pas d'étude de leur part. Il en est de même de la contractilité, elle devait se borner à se mettre en jeu sous l'influence de la première, et par conséquent elle ne devait pas s'étendre au delà du cercle que celle-ci lui traçait. Ces deux qualités ont été appelées sensibilité et contractilité végétatives. Mais la nature, ainsi que je l'ai écrit plus haut, veut élever son ouvrage ; alors, à mesure que les appareils se multiplient et qu'ils arrivent vers leur terme de développement, leurs qualités générales, la sensibilité et la contractilité, en sont modifiées, et ceux de la vie animale sont doués de cette faculté qui les met à même de sentir les impressions, de les transmettre au cerveau; par celui-ci, de réagir sur les muscles de ces mêmes appareils, et de mettre l'homme à même de se livrer à l'attaque ou à la défense. Ces facultés ont été appelées sensibilité et contractilité animales, attendu qu'elles appartenaient exclusivement aux animaux.

Par la création de cette qualité appelée sensibilité animale, la nature étonne, le monde se multiplie à l'infini, sans avoir besoin d'augmenter les organes ou les sens, parce que chaque point organique a une sensibilité qui n'est qu'à lui, et la nature aussi simple qu'ingénieuse fit bien d'agir ainsi; en multipliant les diverses différences de sentir, elle multiplia nos sens, étendit indéfiniment le cercle de la vie et, par la plus grande simplicité de moyens, elle obtint des résultats incalculables. D'un autre côté, la sensibilité d'un même point organique étant appelée à réfléchir l'action de tous les excitants divers qui lui arrivent du dehors ou de l'intérieur de l'organisme, à en mesurer en quelque sorte les nuances, il est évident qu'alors la vie semble ne plus avoir de bornes, et nulle part la nature, avec une aussi grande simplicité de moyens, ne se montre plus sublime dans ses effets.

L'organisme est apte à vivre du moment qu'il est sensible.

Nous avons parcouru l'origine, la formation et le développement de l'organisme, nous avons dit que les diverses trames organiques étaient douées de sensibilité, et nous ajoutons que du moment que celle-ci existe, l'organisme est apte à vivre. Cette vérité est évidente, car si la sensibilité n'existait pas, les organes ne sentiraient rien, ils seraient dans l'impossibilité de rapprocher, d'éloigner ou de modifier les corps qui agiraient sur eux, et par conséquent la vie n'aurait pas lieu.

DES VARIÉTÉS ORGANIQUES.

1º *Variétés organiques générales.*

La nature, en formant et en développant l'organisme, reçoit mille influences diverses, et son œuvre en reçoit les empreintes,

Celles-ci sont générales ou locales, et alors naissent deux variétés organiques différentes.

Chez l'animal, les vaisseaux capillaires naissent d'un principe propre à s'organiser, et servent ensuite d'élément ou de principe à tous les tissus d'abord, et plus tard à tous les organes. J'ai démontré cette vérité jusqu'à l'évidence dans le chapitre précédent. Ce principe tient en grande partie de la nature des végétaux, puisque l'on trouve dans ceux-ci le plus grand nombre des capillaires de l'animal ; et s'il est vrai que selon les circonstances qui modifient le germe des arbustes, ceux-ci présentent des modifications différentes dans leur trame, on remarque les mêmes phénomènes chez l'homme. Ainsi, s'il est des plantes flexibles, molles, peu résistantes, contenant beaucoup de fluides ; si elles ne se développent ou ne montrent leur force que dans une saison donnée, il est des hommes qui sont comme étiolés, mous, peu propres à la fatigue, chez lesquels on dirait qu'il n'existe que des fluides blancs, et qui sont plus vivaces pendant une saison que pendant une autre. Même observation chez d'autres animaux ; comparez la couleur de l'huître, de l'escargot, de la tortue à celle de la peau de certains hommes, on dirait que chez tous il existe un fluide intérieur qui donne cette couleur au dernier, pendant que la mollesse des chairs et la lenteur des mouvements annoncent peu de chaleur animale, et par conséquent un organisme peu résistant. On sent que chez tous ces êtres l'organisation est incomplète. Si, au contraire, ces germes sont différents ; si les circonstances qui les développent diffèrent aussi, alors apparaîtront d'autres arbustes, d'autres animaux. Parmi les premiers s'élèveront le chêne, l'érable, c'est-à-dire des êtres dont les capillaires primitifs se modifieront pour former des êtres qui présenteront une trame très résistante, pendant que les fluides qui les parcourent seront peu abondants. Leur existence est aussi bien différente de celle des premiers végétaux, elle semble être celle du temps. Passez aux animaux d'un ordre différent des premiers ; chez eux la chaleur animale est prononcée, les exhalations cutanées et muqueuses sont régulières, les formes organiques prononcées, la sensibilité plus vive, et, en un mot, ici tout est fait pour l'attaque et la défense. Même phénomène chez les hommes ; celui dont la chaleur animale est vive, la peau empreinte d'un teint rembruni, le système musculaire prononcé sans être prédominant, et dont tous les traits annoncent à la fois la vigueur physique et intellectuelle, sera sans contredit bien

différent de l'homme dont les traits montrent une foule de rapports avec les animaux à fluides blancs. Ces qualités organiques
qui se subdivisent à l'infini sont incontestables, et si l'on remarque qu'à mesure que la nature complique le rouage organique,
elle ne fait qu'ajouter à l'organisme déjà existant une modification
organique nouvelle, et que l'homme est, selon la belle pensée de
l'immortel Gall : *l'échantillon de tous les animaux ou plutôt le
résumé de la création,* on sent que l'espèce humaine doit présenter des variétés d'organisation infinies. Ainsi, d'après ces considérations, un individu quelconque doit, sous le rapport de son
type organique, avoir de l'analogie tantôt avec telle plante, tantôt avec telle autre ; ou bien tantôt avec tel animal et tantôt avec
tel autre. A l'époque où j'étais à Lille, j'ai connu un homme de
trente ans, dont la peau laiteuse ne pouvait supporter le moindre
changement de température sans refléter le bien-être ou le malaise. Toutes les plantes délicates ne fleurissent qu'au printemps ;
beaucoup de mollusques, les vers, les limaçons, semblent
n'avoir d'existence qu'à cette époque ou pendant les matinées
humides de l'été ; et même phénomène chez certains hommes,
ils ne peuvent supporter ni le froid, ni la chaleur ; il faudrait,
pour les rendre heureux, leur créer un monde particulier, et
s'ils souffrent ou s'ils succombent, c'est parce que ce monde est
impossible ou inconnu pour eux. Ce que j'avance est un axiôme
et, le regardant comme un principe, *je ne suis que vrai en disant
que, pour bien apprécier la nature de l'homme et la durée de son
existence, il serait utile d'avoir de vastes données sur la nature
des végétaux et des animaux.* Ainsi, en parlant seulement de la
diversité des germes, on sent que les individus qui composent
l'espèce humaine doivent varier à l'infini, et si ensuite on considère que mille circonstances diverses modifient les principes de
l'organisation et ses développements, il est facile de sentir encore que chaque individu possède un organisme et un caractère
qui ne sont qu'à lui. On a cherché à classer ces variétés d'organisme sous les noms de *tempéraments lymphatique, sanguin,
bilieux, atrabilaire,* etc. Cette classification est vieille comme le
temps et entièrement incomplète, puisqu'elle n'embrasse pas
toutes les modifications de l'organisme et qu'elle ne donne pas
le moyen d'apprécier ces dernières. Hallé reconnut cette erreur,
il crut mieux faire, et il divisa les variétés prédominantes des
appareils organiques, d'après les rapports mutuels des liquides
et des solides, qui étaient *généraux* ou *partiels,* selon qu'ils

s'étendaient à tout l'organisme, ou à une seule de ses régions. Au premier abord, Hallé paraît fondé dans sa division, mais quand on le considère dans les détails qui suivent cette première division, il est absolument inintelligible, et il est entièrement inutile pour nous apprendre à connaître nos maladies.

Un homme se présente avec des joues très colorées, et vous en concluez qu'il a un tempérament sanguin, surtout si avec ce signe existent des idées fugaces ; et vous êtes dans l'erreur, car dans une foule de cas ces signes réunis annoncent un état morbide, auquel vous n'avez jamais réfléchi. Un autre a le teint jaunâtre, comme cuivré, ses cheveux sont noirs, il s'exprime avec force sur les sujets qu'il touche ; il paraît passionné et vite vous criez que vous reconnaissez un tempérament bilieux dans ce sujet, et c'est tout simplement un homme ordinaire, orgueilleux, qui n'est tourmenté ni par la bile, ni par de grandes passion. Suivez chaque espèce de tempérament que l'on décrit, et vous ne pourrez jamais satisfaire votre raison. Comme l'intelligence développée coexiste souvent avec ce système organique, alors où sera le tempérament musculaire réel distinct de tout autre ? Nulle part. Quelques hommes ont la peau grisâtre comme celle de la tortue ou du limaçon ou d'une couleur terne comme celle des plantes grasses ; il est évident que chez eux le tissu cellulaire est très développé ; que par conséquent les fluides blancs surabondent ; mais au contraire, un homme a la peau très blanche et rappelle la teinte du lis ; ses mouvements sont lents, tout annonce que chez lui la vie est peu développée, et vous irez assimiler encore son tempérament à celui du premier, tandis que l'observation dit positivement qu'ici les fluides blancs ne prédominent pas. Les tempéraments n'ont été jusqu'à ce jour que de vains mots qu'il faut bannir de la médecine, tant qu'ils rappelleront les idées émises jusqu'à ce jour.

Pour apprécier les variétés d'organisme il faut d'abord apprécier l'état des capillaires primitifs et des capillaires secondaires, quoique ceux-ci ne soient que la conséquence des premiers. Cette appréciation faite, on passe ensuite à celle de leurs modifications. Ainsi, si les capillaires de la calorification donnent habituellement une chaleur forte, nécessairement ces vaisseaux sont énergiques, et, par une conséquence toute simple, il en sera de même des exhalants cutanés et muqueux. Ceux-ci naturellement abrités par la chaleur animale contre les corps froids, et très excités par cette chaleur, s'ils n'étaient pas résistants, ou s'ils suspendaient facilement leurs fonctions, enleveraient de même les fluides ; ils appauvriraient le sang, et ils seraient cause que la chaleur animale serait très faible. Même langage pour les capillaires sanguins ; ils sont forts aussi parce qu'ils contiennent beaucoup de sang et qu'ils charrient facilement ce fluide pour fournir des matériaux à la chaleur animale et aux sueurs ainsi qu'aux sécrétions muqueuses, ce qui ne pourrait être s'ils n'étaient doués d'énergie. Mais tous ces capillaires primitifs forment une famille dont chaque membre ne peut exister sans les autres, ils s'imitent en tout, et du moment que la calorification est habituellement développée, nous devons en conclure que la nutrition l'est à son tour, puisque sans celle-ci, la calorification serait débile.

Je viens de dire que si la calorification est énergique, les autres capillaires l'imitent, et s'il arrive donc que le contraire ait lieu, alors les sueurs seront faciles, les sécrétions auront le même caractère, les traits seront plus ou moins décolorés et la nutrition toujours peu énergique, ce qui s'explique facilement par ce qui précède. Si l'on passe ensuite aux capillaires secondaires que l'on retrouve dans les séreuses et les synoviales, comme ils ne sont qu'une modification des premiers, on appréciera leur force ou leur faiblesse par l'état organique des premiers; mais ces tissus organiques ne sont composés en quelque sorte que de capillaires, et partant de la nature de ceux-ci, on sent que la peau sera épaisse, résistante, ou mince ou très faible, qu'il en sera de même de chaque tissu, selon la nature des capillaires qui le pénètrent, et que pour juger leur développement anormal ou naturel, il faut remonter à ces mêmes capillaires primitifs.

D'après ce qui précède, les capillaires primitifs appréciés servent à donner en quelque sorte la mesure du reste de l'organisme. Cependant, comme l'homme est l'échantillon des animaux, que chez lui certains organes peuvent acquérir un grand développement, tandis que d'autres restent incomplets ou débiles, on aura soin d'examiner chaque organe ou chaque appareil, afin de baser ses connaissances de l'organisme, et de ses variétés. Telle est la marche que l'on doit suivre pour apprécier les variétés d'organisme ; il n'en est pas d'autre, et comme les capillaires primitifs sont l'élément ou le principe de tout organisme, celui qui les appréciera le plus sera toujours celui qui reconnaîtra le mieux ces variétés, et qui, armé de nos principes, en possédera la connaissance la plus précise, au lieu de tomber dans des idées aussi ridicules que mensongères en voulant apprécier les mêmes variétés sous les noms de tempéraments.

2° *Des variétés organiques locales.*

Du moment que les germes ont une nature propre à une bonne constitution dans tout son ensemble, que les capillaires qui en naissent croissent dans les circonstances les plus favorables, et que les organes qu'ils forment à leur tour acquièrent leur développement le plus complet, dès lors l'organisme est parfait. Pour s'en faire une idée réelle, il faut se rappeler l'*Achille d'Homère* ou *le Renaud du Tasse,* ou mieux encore, quelques-uns des plus beaux montagnards de la Biscaye. Je cite cet exemple, quoique cependant on ne doive jamais perdre de vue que la perfection organique est relative au climat où l'on est destiné à vivre, afin que les organes soient dans leurs rapports les plus naturels. Un Suisse et un Belge seront toujours de tristes habitants de Paris et surtout de Bordeaux, parce qu'ils n'y trouveront jamais leur climat et leur abondante nutrition. Dans tous les cas, les êtres qui seront le mieux développés seront peu prédisposés aux maladies. On ne peut qu'admettre chez eux un principe de vie qui tend à mourir de caducité, et il est impossible de déterminer plutôt un tempérament qu'un autre. Ces perfections organiques sont les moins communes. Mais par suite de la nature des principes générateurs, les capillaires ont une tendance, dans une foule de cas, à former des individus qui par leur organisation se rapprochent tantôt de tel ou tel animal, de manière qu'à l'instar de ces derniers ils portent en eux un principe de maladie et par conséquent de mort différent de celui des autres êtres animés. On ne peut contester cette vérité : il est des êtres humains qui sont destinés à mourir de bonne heure comme les fleurs printanières ou comme les limaçons, parce qu'ils se rapprochent de la nature des unes ou des autres. Souvent c'est l'organisme entier qui décadence rapidement par suite de ses prédispositions ; et comme dans la formation des êtres il arrive souvent, par suite de la nature des germes, qu'un organe est plus faible ou plus développé que les autres, de ce défaut d'équilibre organique naissent autant de *prédispositions* plutôt à telle maladie qu'à telle autre, et par conséquent autant de *morts différentes.* La peau, les viscères digestifs, les voies urinaires , les poumons nous offrent à chaque instant cet organisme. Ainsi la peau blanche comme le lis et délicate comme cette fleur, ou bien naturellement brune, mais peu résistante, nous donnera souvent une vie alarmée par les maux, dont ce tissu sera le siége.

Les lèvres de la bouche sont la terminaison des voies digestives, et selon leur conformation vous saurez que vous êtes prédisposé à des maux trop méconnus et trop souvent rendus mortels.

Si par la nature de l'estomac nous tendons à des maladies, même langage pour les poumons ou le cerveau selon le degré de force ou de développement de ces viscères. Que les premiers soient resserrés dans une poitrine peu étendue ; que celle-ci se lie à une peau blanche, telle que je l'ai décrite plus haut, ou bien que les poumons soient renfermés dans une vaste cavité et qu'ils se lient à une peau grisâtre, cendrée comme celle de la tortue, et avec cet organisme vous vous trouverez sujet à deux maladies graves et différentes à la fois, quoique affectant le même viscère.

Même observation pour le cerveau. Si le front est large et haut ; s'il existe ainsi avec des tempes aplaties ou bien avec des oreilles très saillantes ; ou bien encore s'il est peu développé, mais très irritable, vous compterez avec ces variétés d'organisme autant de prédispositions différentes, et avec ces dernières, autant de maladies diverses. Ce que j'avance n'est plus qu'un axiôme pour moi, ainsi que je le justifierai plus tard.

Si la mort n'arrivait qu'après que la vie aurait parcouru le cercle le plus complet, la caducité prolongée serait un mal et la mort un besoin au lieu d'être un épouvantail. Mais ce cercle n'est pas toujours complet, la nature le détruisit en jetant en nous des principes innés d'une destruction prématurée, et ensuite en modifiant l'organisme par certaines influences, de manière qu'il souffre ou qu'il meure sous l'influence de ces dernières. Ces révolutions organiques sont communes ; tous les jours on observe des hommes fortement trempés qui se détériorent, arrivent à des maladies, guérissent ou succombent ; et d'autres qui en apparence très sains la veille, accusent la fièvre le lendemain, et quelques jours après des complications de cette dernière.

Ces faits sont journaliers ; ainsi ces modifications organiques opérées, nous voyons naître dans les circonstances les plus favorables pour la majorité des individus, tantôt la rougeole, la scarlatine, la variole, le bubon pestilentiel, tantôt le catarrhe pulmonaire, la pleurésie, la péripneumonie, et tantôt enfin la congestion cérébrale et l'apoplexie, ou bien la syphilis; l'observation justifie cette vérité que démontre aussi le raisonnement, car si l'on *n'admettait pas ces prédispositions*, on ne pourrait concevoir l'apparition d'une foule de maladies.

Deux sortes de prédispositions.

Ainsi, d'après ce qui précède, il existe donc deux genres de variétés organiques : l'*un inné* et l'*autre acquis*. Le *premier* donne surtout naissance aux maladies chroniques, et l'autre aux maladies aiguës. Par ces prédispositions, nous portons en nous des causes morbifiques, nous arrivons à des maladies ou à la mort. Ces causes se multiplient d'autant plus que l'homme s'éloigne de l'état naturel; et, quoique leur nombre paraisse étendu au delà des bornes de l'esprit humain, il est facile de les apprécier et de les rallier toutes à une idée générale. Nous avons dit que, pour arriver à la caducité, il fallait que les organes fussent bien développés dans une juste proportion et que les rapports avec l'univers fussent dans un état normal. Ce principe admis, pour reconnaître les prédispositions innées, on examinera successivement le développement de chaque organe et l'on comptera autant de ces prédispositions organiques que l'on trouvera de tissus ou d'organes qui, par leur physique primitif trop débile ou trop fort, nous prédisposent aux maladies. Suivant alors la formation de l'homme, si l'on trouve la peau couleur de celle du limaçon, on la regardera comme prédisposée aux sueurs et comme pouvant donner lieu alors à une foule de maladies différentes. Si, au contraire, le derme est résistant, avec cette modification, les sueurs seront plus difficiles, d'autres maladies auront lieu et l'on comptera alors diverses dartres. Ce que je dis du derme s'applique également à d'autres organes, et, selon la débilité ou le trop grand développement de ces derniers, on comptera autant de prédispositions innées différentes. Pour bien pratiquer cette étude, il faut alors s'habituer à reconnaître l'état physique de l'homme le plus complet; alors on calcule facilement ces prédispositions puisqu'elles constituent les divers points organiques qui ne sont pas naturels. En agissant ainsi et en suivant ensuite le développement de l'organisme, on sent combien ce que j'avance est simple, puisqu'alors ces prédispositions se présentent en quelque sorte d'elles-mêmes à notre esprit. *Pour être plus simple encore, partez de la ligne médiane, portez ensuite votre attention sur chaque organe qui se trouve le long de cette ligne, notez son état, et chaque fois qu'il ne sera plus normal, il portera en lui une prédisposition à une maladie.*

Si les prédispositions organiques sont acquises, elles ne sont plus marquées dans les trames organiques par des signes certains, et dès lors, pour les apprécier, il faut remonter aux rapports de l'organisme. Ainsi, supposons que des enfants soient mal nourris, qu'ils vivent dans un air corrompu; qu'après une vie ainsi passée pendant plusieurs mois, il survienne un printemps et un été chauds; que la peau soit longtemps stimulée par l'atmosphère ambiante, que la température change subitement, certes, il est bien évident que par ces circonstances ces enfants seront prédisposés à la fièvre et à sa complication, la variole confluente, ainsi que je le prouverai plus tard à propos de ces maladies. Tantôt ce seront d'autres influences qui auront lieu, et, dans tous ces cas, naîtront des prédispositions organiques différentes. On ne saurait repousser ces vérités, que démontrent d'ailleurs les maux de tous les instants, et si l'on veut les apprécier, malgré leur nombre si prodigieux, il suffira de tenir compte du rapport des organes en suivant ceux-ci selon leur développement, étude qui est encore inconnue.

Les signes des prédispositions organiques innées ne me sont pas tous connus, et la raison en est simple, c'est qu'une foule d'organes se dérobent à nos sens sous le rapport de leur conformation, et il est vraisemblable que ces signes ne nous seront jamais connus entièrement. Cependant, beaucoup d'entre eux et des plus importants, tels que ceux qui annoncent l'hypochondrie, certains dévoiements, divers catarrhes pulmonaires, l'hémoptysie, l'anévrisme actif du cœur, le suicide, diverses folies, etc., se montrent dans toute leur simplicité et nous servent puissamment. Quant aux signes des prédispositions acquises, ils nous fuient en quelque sorte par les raisons que je viens de donner; cependant, en remontant aux rapports des organes ou à leurs excitants, et en comparant leur état à celui qui est normal, ces signes ne nous échappent pas entièrement, et, par conséquent, on peut souvent prédire les maladies qui auront lieu dans une foule de cas, ou bien dans certaines saisons.

Les prédispositions organiques ne sont, comme on voit, que des variétés de l'organisme, qui ne nous laissent la santé que dans certaines conditions voulues, mais qui amènent les maladies aussitôt que ces conditions changent. Ainsi, certaines personnes sont sujettes à des rhumes de cerveau pendant tous les hivers; d'autres à des catarrhes pulmonaires pendant cette saison, surtout vers la fin de l'automne et le mois de mars; tandis que, vers les chaleurs du mois de mai ou d'août, les hémorrhagies paraissent chez une foule d'individus. Il n'est pas rare, non plus, de voir des éruptions cutanées, des ophthalmies paraître à des époques données de l'année chez une foule d'individus, tandis que ces maux restent inconnus chez une foule d'autres. Quelquefois, ces prédispositions sont une cause permanente de douleurs et de maladies. J'ai rencontré des gouttes et des catarrhes pulmonaires, des dartres, des folies, des hypochondries qui duraient depuis des années, quelquefois depuis vingt et même trente ans, grâce à des prédispositions organiques innées ou acquises. Ces prédispositions méritent, comme on voit, une grande étude, puisque, sans les connaître, on ne peut détruire une foule de maux des plus graves, et, par ce motif, j'en parlerai à propos de chacun de ces derniers; mais faiblement, attendu qu'aussitôt que le premier volume de cet ouvrage aura été imprimé, je me propose, pour compléter les connaissances de la formation de l'organisme et de ses variétés, de publier mon ouvrage, intitulé : *Des signes des prédispositions organiques, des maladies auxquelles elles donnent lieu, de l'époque de leur apparition, de celle de la mort selon ces prédispositions et des moyens d'y remédier.*

L'étude de ces prédispositions n'a jamais été faite, ou du moins, elle est si superficielle, qu'on peut la regarder comme nulle. J'ai été le premier à reconnaître l'importance de cette matière, je lui ai donné une attention soutenue, et je crois être parvenu à une connaissance telle de ce sujet, que, grâce à elle, je suis à même, à quelques rares exceptions près, non-seulement de reconnaître les maladies d'après les simples traits du malade ; mais de trouver encore l'indication du traitement le plus exact dans le mal même, ainsi que je le prouverai dans le courant de cet ouvrage.

Comment agit l'animal une fois que son organisme est complet.

Nous avons dit que l'homme était double, qu'il était destiné à changer d'espace, à établir des relations, et voici comment la nature le met à même d'atteindre ce but à l'aide de l'organisme dont

elle l'a doué pour le conserver au milieu de toutes les révolutions
qui se succèdent autour de lui. Dans cette lutte, les corps qu'il
doit fuir ou rapprocher agissant sur les surfaces extérieures des
appareils de la vie animale, la sensibilité en reçoit l'impression ;
aussitôt la contractilité entre en jeu et les fibres impressionnées
portent l'action des corps au système nerveux, ainsi que je l'ai
écrit plus haut. Voilà une vérité incontestable, et quand les surfaces cutanées ou d'autres répètent plus ou moins loin l'impression, il se passe ici le même phénomène que celui qui a lieu
chez la sensitive. Ce qui me prouve que tel est l'ordre des choses,
c'est que les corps qui, à l'extérieur, agissent sur nous, n'ont une
action sentie, qu'autant qu'elle n'est pas dangereuse, qu'autant
qu'elle est étendue, et qu'il est positif qu'un filet nerveux ne correspond pas à chaque fibre des autres organes, ce qui, dans le
cas contraire, devrait être. Sans doute, quand l'action est très
vive et que par cela même, elle est voisine de celle qui est douloureuse, elle peut être transmise quoique n'agissant que sur un
point; mais alors le point vivement agité communique au loin
son état par continuité de tissu, et le phénomène ne devient pas
autre que dans le premier cas.

Tels sont ces premiers phénomènes ; mais aussitôt que les cordons nerveux de la vie animale sont impressionnés, par eux l'impression est transmise au cerveau : celui-ci la réfléchit, la compare,
la juge, et cette opération remplie, dès lors il se borne à renoncer à agir sur les corps qu'il vient d'apprécier, ou il impressionne
à son tour les nerfs pour transmettre ses volontés aux muscles
qui entraînent les autres masses organiques, soit pour s'emparer
des corps, soit pour les fuir ou les modifier selon nos besoins.
Les hommes en société qui ne sont que des organes séparés, mais
absolument indépendants, nous présentent cette imitation continuelle. Ils convergent tous vers un centre quelconque; celui-ci
reçoit les impressions qu'ils lui communiquent, les réfléchit, et
selon ses volontés, aussitôt il fait connaître son jugement à ces
mêmes hommes afin qu'ils opèrent selon cette volonté.

Telle est la vie animale, et une fois les corps jugés, rapprochés,
domptés, modifiés ou fuis, dès lors, l'homme rentre dans le cercle
de la vie végétative, et vit dans les rapports qui ne sont plus per-
çus. L'air que nous respirons, le vêtement qui nous abrite,
comme les aliments qui tombent dans les voies digestives, n'ont
plus, une fois jugés et tant qu'ils sont convenables à notre existence, un effet qui donne des sensations.

Telle est l'idée générale que j'ai cru devoir donner de l'origine de l'organisme et de ses diverses modifications, et, comme on voit, l'organisme est un principe qui est la base d'une foule d'idées, principe auquel nous devons rallier ces idées, sinon l'esprit le plus vaste serait noyé dans des détails infinis.

Pour mieux faire ressortir les idées que nous venons d'avancer sur l'organisme, nous avons cru devoir placer à la fin de ce premier volume des planches qui en représentent les diverses modifications.

CHAPITRE II.

DES RAPPORTS NATURELS DE L'ORGANISME.

D'après ce qui précède, organisation et sensibilité, voilà l'être organisé, voilà l'homme placé dans des conditions propres à manifester l'existence. Telle est l'opinion admise, telle est l'opinion de Bichat qui, dans son anatomie générale, ne place la vie que dans les solides doués de sensibilité, et c'est aussi cette opinion que la raison admet. En effet, où rapportons-nous la vie? Là où sont l'organisation et la sensibilité, et alors où sont les autres corps qui nous présentent ces attributs? Nulle part. Cependant si nous ne pouvons imaginer la vie hors du domaine des solides et de leur sensibilité, on éprouve encore le même obstacle quand on s'efforce de la concevoir hors de l'influence des corps qui nous excitent : alors elle nous échappe. Supposez que les sens de la vie de relation soient privés de leurs stimulants naturels, qu'aucun agent ne les mette en action, que les rayons du soleil ne tombent plus sur l'orbite de l'œil, que l'ouïe soit dérobée à l'influence de l'air; qu'à l'intérieur, ce fluide ne pénètre plus dans les voies aériennes; que le sang n'excite plus ni les capillaires, ni le cœur; que dans l'organe encéphalique ne viennent plus retentir mille impressions diverses, etc.; alors tout sentiment étant inconnu, où trouverez-vous la vie? où verrez-vous briller son flambeau? Nulle part. Les corps qui agissent sur nous sont à l'organisme ce que le fer est au caillou dont il fait jaillir des étincelles : sans lui, ces étincelles restent ignorées; sans eux la vie reste impénétrable.

Ce que j'avance est positif, et remarquez aussi que pour faire connaître la vie, l'étendre et l'embellir, le moteur de tout l'établit dans une dépendance des corps extérieurs ou intérieurs qui agissent sur les solides; et ordonna qu'elle ne pût être sans que la sensibilité des trames organiques fût excitée. Si l'estomac, le cœur, le cerveau étaient privés de l'excitant naturel qui les met en jeu, alors la destruction de la vie serait d'autant plus rapide que le tissu organique privé d'excitant serait plus important, et prouverait ce que j'avance. Ce besoin est même si nécessaire, si essentiel, qu'on ne peut le détruire sans anéantir la vie; il est la cause première de la mobilité de l'enfance, de l'ardeur de la jeunesse, de nos désirs, de nos passions, de nos vertus, de nos crimes et de nos travers, et ce n'est pas une erreur d'admettre que son degré de force est la mesure du génie.

L'organisme pour exister a d'abord besoin d'être excité et de l'être relativement à sa nature.

Comme le physique de l'homme se modifie de mille manières différentes, que chaque point organique ne ressemble qu'à lui-même, que la sensibilité et la contractilité qu'il réfléchit sont autant de propriétés diverses, il ne suffit pas, pour que la vie ait lieu, qu'elle soit dépendante, qu'elle soit excitée, il faut encore que chaque portion du système organique qui vit isolée, soit excitée d'une manière conforme à son mode d'être. Si les choses se passaient autrement, les circonstances dans lesquelles nous vivons seraient autant de causes destructives : personne n'ignore que le lait maternel qui sert d'aliment à l'enfant qui vient de naître, ne pourrait suffire pour calmer la faim de l'adolescent; et que les boissons fermentées utiles à celui-ci, seraient un poison violent pour celui-là. Il en est de même pour les fluides qui circulent à l'intérieur de l'économie; si le sang destiné aux appareils comme aux capillaires n'est pas décomposé par suite d'une cause quelconque, ou dépasse sa quantité naturelle, on voit naître constamment des maladies. Au reste, pour cette distribution différente d'excitant, la nature se montra merveilleuse et fut conséquente à ses premiers travaux. Dans le cas contraire, ceux-ci eussent été inutiles, l'existence monotone et son cercle d'autant moins étendu que cette diversité d'action eût été moindre.

Dans les rapports de l'économie avec les stimulants, on a toujours distingué les corps qui portent leur action sur la vie animale de ceux qui, à l'intérieur, roulent dans mille canaux divers : tous cependant jouent le même rôle, tous stimulent les systèmes organiques sur lesquels ils agissent; les aliments excitent les organes digestifs; le sang, les systèmes capillaires, artériel, veineux, etc.; les fluides blancs, les canaux dans lesquels ils circulent; chaque système subit l'action d'un stimulus, et si cela n'était, comment concevoir le mouvement, la contractilité de toutes les fibres, et l'éloignement, le rapprochement, ou la décomposition de ces excitants eux-mêmes ? La seule différence qui existe entre ces deux genres de stimulants, c'est que l'action des premiers cause des impressions qui se rendent au cerveau qui est appelé à les juger pour savoir quel parti il doit prendre dans la lutte qui se présente; tandis que l'action du second est bornée à l'organe sur lequel elle se passe, ce dont j'ai donné plus haut la raison.

La stimulation est un besoin de toutes les fibres, la nature la répandit à flots, et pour nous le besoin de sentir est un principe, puisqu'il existe pour tous les corps organisés sans exception aucune.

L'organisme, pour exister, a besoin de repos ou de sommeil.

Si, pour exister, il faut une trame organique, que celle-ci soit douée de sensibilité et aux prises avec des excitants propres à cette dernière, il faut aussi que cette excitation ait ses bornes. L'organisme nous montre partout cette alternative d'excitation et de repos. Le matin, les yeux s'ouvrent à la lumière à mesure que celle-ci devient plus forte, la vue s'étend et quand enfin le soleil s'enfuit sous l'horizon, la paupière s'appesantit, et quand les rayons du soleil ont fait place à la nuit, avec celle-ci, arrive le repos des sens de la vie animale, de la vue, de l'ouïe et de l'encéphale. Les poumons, le cœur, les voies digestives, nous présentent la même image de repos sous des formes différentes. Par cette inertie, l'organisme épuisé se retrempe par une nutrition plus calme et la nature a, en agissant ainsi, fait plus encore, elle empêche toute monotonie de naître; le soleil qui paraît sur l'horizon est toujours un soleil nouveau, les couleurs de la veille sont nouvelles ou plus belles le lendemain; les sons qui frappent nos oreilles ne sont plus des sons connus; leurs accords nous frappent davantage; les odeurs sont toujours suaves, les mets toujours succulents; chaque organe semble prendre une existence nouvelle ; les nuits en enveloppant le soleil du monde, ramènent toujours des fantômes nouveaux ; d'autres rêves heureux effacent des rêves anciens ; grâce au repos régularisé, tout dans l'univers prend une âme qui n'est plus l'âme de la veille ; tout rend hommage à cette loi *que tous les corps organisés ont besoin de sommeil*, et quand je médite sur les merveilles qu'elle enfante, l'univers est le véritable autel élevé à son divin auteur et cette loi un principe, puisqu'elle ne souffre pas d'exception.

L'organisme, pour exister, a besoin que ses organes soient entre eux dans des rapports naturels.

Si l'économie a besoin, pour exister, d'être stimulée, elle doit se trouver avec ses excitants dans une sphère de rapports dont les rayons naturels mesurent la santé. Chaque système organique doit avoir avec les autres systèmes des rapports tels que sans eux il ne peut être. Nos organes sont entre eux ce que sont les corps dans l'espace qu'ils occupent ; ils ont un cercle dont ils ne peuvent sortir sans compromettre leur existence ; si les synoviales l'abandonnent, si les parois abdominales sont déchirées, le péritoine est poussé dans cette ouverture, si les os sont fracturés, dès lors naissent des rapports étrangers, et par conséquent, le tissu sorti de son rang naturel, ou divisé et non réuni, souffre et succombe à la longue ou avec rapidité.

La chirurgie, entraînée par la nature, a été forcée d'étudier ces rapports. Dans les cas qu'elle embrasse, l'instinct parlait un langage si haut que la pratique de ce principe est devenue une nécessité. Dans les luxations, dans les fractures, les hernies, les plaies, et une foule d'autres maladies, être frappée de ces rapports organiques non naturels fut la première connaissance des maladies chirurgicales, et les ramener à un état inverse fut son premier et souvent son unique remède. Quand on parcourt cet art dans ce qu'il a de positif sous le rapport de la nature du mal et de son remède, on se convainc qu'il doit ce positif à l'application de ce principe qu'il méconnaît dans presque tous les cas.

La médecine, par une cause qu'il serait trop long de développer, est dans une ignorance presque complète de ce principe, même sous le rapport des maladies qu'elle place dans les appareils. Dans les cas même les plus simples, tels que les apoplexies, les pneumonies, la gastrite, la dyssenterie, toutes les maladies des séreuses, les phlegmasies des organes de la génération chez les deux sexes, elle oublie de tracer la position que doit garder le malade, ou, quand elle se ravise, elle ne regarde ce moyen que comme faiblement curatif lorsque l'observation dit tous les jours le contraire.

Si, sous le rapport des appareils organiques entre eux, la médecine ne connaît pas l'application de ce principe, à plus forte raison est-elle en arrière pour son application aux rapports des éléments organiques entre eux ; elle ne se doute même pas que c'est une carrière nouvelle à parcourir pour reconnaître une foule de maladies et leur opposer un heureux traitement. Elle doit désormais faire une grande étude de ces faux rapports des éléments organiques entre eux ; sans cette connaissance, on ignore, comme je viens de le dire, et le mal et son remède, tandis que, dans le cas contraire, l'image de la douleur est réelle, et l'on arrive à des succès inconnus jusqu'à ce jour. Je le demande, si dans l'arachnitis, maladie dans laquelle les surfaces du même tissu ne sont plus dans un état naturel, vous n'avez le soin de diminuer fortement la masse sanguine, pour que le battement des artères moindre imprime au cerveau une secousse moins énergique, guérira-t-on cette affection? Jamais. Si, dans ce qu'on nomme péritonite, l'on n'a soin d'inspirer le moins possible, d'éviter les aliments, presque toujours les boissons, et de prendre cette position qui rapproche la tête des membres inférieurs et qui tient le tronc fléchi en avant, la maladie ne deviendra-t-elle pas plus grave? Dans les maladies pleurétiques, si l'on n'ordonne au malade de garder le silence, la douleur fera réparer cet oubli. Cette douleur condamnera aussi au repos les malades dont les synoviales, le tissu cribleux, seront affectés ; et nul ne pourra braver ce grand remède de nos maux sans exaspérer ceux-ci. Dans les engorgements des capillaires à fluide rouge ou blanc, comme dans les panaris, le furoncle, l'érysipèle, l'anasarque, etc., il est surtout de la plus haute importance d'étudier ces rapports, afin de ne pas craindre d'employer des remèdes violents pour éviter ceux que la nature enfante, et qui, employés par elle, sont souvent terribles, ainsi que le prouvent de vastes abcès, la gangrène, etc.

L'organisme, pour exister, a besoin que ses trames soient dans un état naturel.

Quand on porte son attention sur les corps organisés ou physiques, on se convainc que chaque corps possède des conditions à l'aide desquelles il manifeste son existence et se trouve appelé à lutter contre d'autres corps. Cette vérité ne trouve pas d'exception, et par conséquent, brisez ces conditions matérielles, et alors pas d'existence. L'homme présente éternellement cette image ; le jour où ses fibres se décomposent, il cesse d'être, et par conséquent je ne suis que vrai en disant qu'il ne peut exister s'il ne possède les conditions matérielles et normales, à l'aide desquelles il manifeste son existence.

Définition de la vie.

D'après ce qui précède, organisation et sensibilité, voilà, comme je l'ai dit, les éléments de l'existence ; mais comme on ne peut en avoir aucune idée sans les rapports des systèmes organiques ou des organes entre eux ou avec les corps qui les excitent, ou sans ces mêmes organes, on doit définir la vie : *le résultat des rapports de la sensibilité avec ses excitants.*

La vie générale est un être idéal ; il n'est de vie réelle que celle qui résulte des rapports de la sensibilité d'un système organique ou de quelques-unes de ces parties avec d'autres corps qui l'excitent. Autant de résultats divers, autant de vies différentes dont l'ensemble constitue la vie générale.

A l'aide des trames organiques d'un côté, et des excitants de l'autre, la vie se développe et prolonge sa durée. Tant que les résultats de tous ces rapports sont *naturels*, la vie prend le nom de *santé*, et par conséquent, la définition de celle-ci est la même que celle de la vie, en ajoutant l'adjectif *naturels* aux rapports. Ainsi, la santé est bonne, parfaite, chancelante, selon le résultat plus ou moins exact des rapports des systèmes organiques entre eux ou avec les corps qui agissent sur ces organes.

Telles sont quelques-unes des idées dans lesquelles j'ai cru devoir entrer à propos de l'organisme et de ses rapports, considérés à l'état normal ; et comme on voit, il existe quatre idées générales ou principes qui embrassent cet organisme et ses rapports. Le premier consiste dans le besoin de l'organisme d'être excité naturellement ; le second, dans le besoin d'être reposé selon ses besoins ; le troisième consiste à avoir tous ses organes dans des rapports naturels entre eux ; et enfin le quatrième consiste dans un état normal de l'organisme. Voilà ces principes, voilà les conditions sur la vie embrassée dans toute son étendue, et maintenant je passe à un sujet différent.

CHAPITRE III.

DE LA RUPTURE DE L'HARMONIE DES ORGANES ENTRE EUX OU AVEC LES AUTRES CORPS.

L'organisme ne se forme que moyennant des conditions favorables. Dans son origine, son développement ou son déclin, il est sujet à mille révolutions diverses. Dans cette route orageuse, tantôt son existence est rayonnante de force, tantôt couverte de roses, et tant que dure ce sort fortuné, la vie de l'animal constitue la santé. Mais au sein de tant de luttes, qui font de la vie un combat de tous les instants, il est dans l'ordre des choses que le principe d'organisation s'altère, que les excitants cessent d'être naturels ou manquent, et que les capillaires primitifs ou les tissus qu'ils composent cessent d'être dans leur cercle normal. Cette vérité est de tous les instants, et quand elle a lieu, la vie *saine*, dite santé, cesse et la *vie malade*, dite maladie, commence.

Ainsi, la maladie n'est que le résultat des faux rapports de la sensibilité.

Comme la santé, la maladie est idéale ou réelle. Elle est légère ou grave, selon que les résultats des rapports de la sensibilité sont plus ou moins viciés ; et *mortelle quand elle tend à produire l'absence de toute espèce de résultats de rapports de l'organisme vivant ; absence qui, une fois créée, constitue la mort.*

Celle-ci est comme la vie un être abstrait pris en général, mais comme elle un être réel quand on la considère comme l'absence de tout résultat des rapports de la sensibilité.

Autant d'absences de résultats divers, autant de morts partielles, dont l'ensemble constitue la mort générale.

Dans la définition de la vie, on confond toujours les actions des organes avec le principe vital, c'est une erreur; ce dernier, quant à sa nature, nous restera toujours inconnu, c'est le secret du Créateur ou peut-être le Créateur lui-même; et prétendre le dévoiler, ce serait comme si une mécanique voulait embrasser la connaissance de la nature du génie qui l'a fabriquée.

Voilà les causes de la maladie et de la mort; elles sont, comme on voit, l'inverse de la santé et de la vie saine. Cette vérité est évidente, et si nous cherchons maintenant les causes de ces funestes révolutions, il nous est facile d'en tracer le cercle en nous rappelant les moyens qui constituent l'existence. Qu'avons-nous dit dans tout ce qui précède? Que pour arriver à créer la vie saine, la nature créait l'organisme; que celui-ci devait-être alternativement excité ou condamné au repos, et qu'enfin toutes les trames organiques devaient conserver entre elles des rapports naturels. Toute la vie saine est le résultat de cette simplicité de moyens, et la maladie étant son état inverse, il est bien évident que toutes ces causes se réduisent à quatre genres.

ARTICLE PREMIER.

DES CAUSES DES MALADIES.

Premier genre de causes.

Altération de l'organisme.

Quand on interroge l'expérience, elle nous dit tous les jours qu'une fois l'organisation altérée, elle ne peut vivre avec ses propres rapports, qu'alors elle est dans un état morbide, et de là vient une première origine de maladie. L'homme qui a vécu dans une atmosphère corrompue, ou qui s'est nourri d'aliments putrides, qui, à la longue, a assimilé à son physique une espèce de physique étranger; tout cet individu a une organisation altérée. Il en est de même de ceux qui sont atteints de squirrhes, de cancers, d'ulcères; ce genre contient, comme on voit, deux espèces de causes; seulement ici l'altération est plus profonde ou du moins elle paraît telle; car il est une foule de cas où l'organisme, quoique en apparence exempt de maladie, donne rapidement naissance au charbon, ou à la peste, affections très dangereuses, et très souvent bien plus que les ulcères. Dans l'une, l'organisme ne peut vivre en relation avec ses excitants propres, quoiqu'il ne présente en apparence aucun désordre organique comme dans les fièvres, les affections nerveuses. Dans l'autre, la trame des éléments organiques est lésée comme dans les plaies, les ulcères. Nous conservons à la première le nom d'*altération organique*, et nous appelons la seconde *lésion organique*.

Chaque espèce de cause peut se diviser elle-même en plusieurs variétés ; ainsi, l'altération organique peut être locale ou générale ; et la lésion peut être primitive ou consécutive, avec perte ou augmentation de volume du tissu. Dans tous les cas, ces divers degrés d'altération ou de lésion organique sont très souvent ignorés dans l'état actuel de la science, souvent très difficiles à reconnaître, et néanmoins, de même que l'économie organique arrive insensiblement ou avec rapidité à tel ou tel degré de désordre, elle peut, selon le degré du mal et suivant une route inverse de ce dernier, reprendre sa composition organique normale. L'expérience prouve tous les jours cette vérité.

Mais il est une vérité trop méconnue, c'est qu'au milieu des désordres physiques et moraux qui se multiplient de plus en plus, l'altération de l'organisme augmente d'une manière effrayante, et que faute d'être appréciée par les gouvernements, elle mine les sociétés humaines, et qu'au lit d'un malade, cette vérité étant encore plus méconnue et confondue avec d'autres causes de nos maladies, elle anéantit l'espèce humaine. Je les ferai ressortir à propos de chaque maladie, et il sera facile alors de se convaincre combien elle a créé d'erreurs funestes, surtout quand elle fut confondue avec des inflammations que l'on voyait partout et qu'aujourd'hui on ne retrouve nulle part, grâce aux faits si nombreux que j'ai publiés.

Deuxième genre de causes des maladies.

EXCITANTS NON NATURELS.

Nous avons vu que l'homme ne pouvait exister sans organisme ; que les diverses altérations de ce dernier constituaient le premier genre des causes morbifiques ; nous avons vu aussi que l'organisme est dépendant des corps de l'univers, que cette dépendance est relative ; que ces corps, quoique naturels, peuvent

prendre à leur tour un rhythme étranger, et l'on appelle encore
maladie cet état où la sensibilité accuse cette action des excitants,
et qui cesse de se plaindre aussitôt que les stimulants rede-
viennent naturels. Ainsi, en partant de ces idées, les yeux sont
malades quand une lumière trop vive les affecte; l'ouïe éprouve
le même sort au bruit de sons trop aigus; les poumons ressentent
cet état s'ils étouffent sous l'influence d'une trop forte colonne
d'air; le cœur palpite si trop de sang arrive dans ses cavités;
l'estomac se plaint aussi, si trop d'aliments tombent dans le ven-
tricule, etc. Dans tous ces cas, l'affection morbide a lieu constamment parce que la sensibilité, quoique appartenant à des
tissus organiques sains, n'est plus en relation avec des excitants
naturels. Ce que je dis de ces appareils organiques s'applique
également aux capillaires sanguins : ils sont malades lorsqu'à la
suite d'une nourriture trop succulente, ou de l'usage immodéré
de liqueurs spiritueuses, ces vaisseaux reçoivent un sang trop
abondant ou trop de stimulant. Cette opinion est celle de Bichat
qui dit : « Mais (en parlant de fluides) qu'ils changent de nature par
« une cause quelconque ; que des principes étrangers s'y intro-
« duisent, à l'instant, ils deviennent des excitants contre na-
« ture ; ils déterminent des réactions irrégulières ; les fonctions
« sont troublées ; les maladies surviennent. » (*Anat. gén.*,
p. 63.)

Dans tous les cas qui précèdent, la maladie n'est que le résultat des rapports de la sensibilité avec des excitants naturels trop
forts. Cette origine est commune. Tenant toujours au même
principe, les maladies sont souvent dues à des excitants naturels
altérés ou bien étrangers. Lorsqu'un air chargé de corpuscules
étrangers ou que des corps étrangers eux-mêmes agissent sur les
yeux; lorsque des aliments corrompus ou des poisons pleuvent
dans l'estomac, etc., il y a maladie de ces organes. Il y a maladie des capillaires sanguins lorsque par suite des causes qui ont
suspendu les exhalations et les sécrétions, comme chez les fiévreux, le sang, non décomposé, circule dans ces vaisseaux; ou
bien ces derniers sont encore malades lorsque, comme dans
certain érysipèle, la petite vérole, le sang circule dans les vaisseaux de la nutrition.

Lorsque ce dernier cas a lieu, il constitue ce qu'on nomme
phlegmasie ou *inflammation*, et voici comment elle se forme :

Par une cause quelconque, le sang étant appelé en trop forte
quantité dans une région de capillaires sanguins, ces vaisseaux

se dilatent en raison du sang qu'ils reçoivent, et s'il arrive que cette quantité soit trop forte, que la circulation locale des capillaires sanguins n'y puisse suffire, dès lors les capillaires de la nutrition modifiés dans leur sensibilité par l'action du sang, admettent ce dernier qui revient de ces vaisseaux aux capillaires sanguins à l'aide des anastomoses infinies qui existent entre ces deux espèces de capillaires. L'organisation de ces vaisseaux et le mouvement du sang montrent ce phénomène qui persévère tant que des causes l'entretiennent. On ne peut donner d'autre siége à l'inflammation. Supposez que l'on regarde comme telle une simple congestion de sang dans les capillaires à fluide rouge, vous n'aurez que de faux rapports d'un tissu avec son excitant naturel et rien de plus, et cependant pourrait-on affirmer qu'il en fût de même lorsque le sang circule dans les autres capillaires que nous avons désignés plus haut ? Non. Nous donnons encore ce siége à la phlogose pour la distinguer des hémorrhagies qui existent lorsque le sang est enlevé par les exhalants ou les sécréteurs et versé sur des surfaces. Faute de préciser les rapports de l'organisation, on associe des maladies essentiellement différentes. Ainsi, les érysipèles, les rougeoles, les scarlatines, les varioles ont seulement, les unes, le caractère de l'engorgement des capillaires sanguins, les autres, celui de la phlegmasie, et quelques-unes, les deux caractères à la fois ; tandis que d'autres, comme la pneumonie, la dyssenterie, présentent souvent le caractère de l'engorgement sanguin, du passage du sang dans les capillaires de la nutrition ou de la phlogose, et enfin celui des hémorrhagies ou du passage du sang dans les exhalants muqueux. C'est un objet digne d'attention sur lequel je reviendrai en parlant de ces maladies. Aujourd'hui, je me borne à réfuter cette opinion que toutes nos maladies sont des phlegmasies. Qu'est-ce qu'une maladie ? Nous venons de le voir. Qu'est-ce qu'une phlegmasie ? Nous venons de le voir aussi. *Les faits détruisent cette opinion, que toutes nos maladies sont des inflammations*, opinion qui suppose une ignorance complète de l'organisation et de ses rapports de la part de celui qui l'admet. Pour que cela fût, il faudrait que l'économie n'eût d'autres rapports qu'avec le sang et les fluides blancs, et qu'elle-même eût une vitalité inaltérable, ce qui n'est pas. Que diriez-vous d'un médecin qui affirmerait qu'un malade a une gastrite parce qu'il souffre de la présence des aliments, état qui cesse sitôt que la digestion est terminée, ou bien, qui affirmerait que l'individu qui supporte mal la présence de la lumière est atteint d'une ophthalmie, quoique la membrane opaque ait sa blancheur naturelle? Dans tous ces cas, certain que le mal n'est pas le résultat des faux rapports de la sensibilité du tissu avec le sang, nécessairement, votre raison se refuserait à admettre une phlegmasie, et l'évidence des faits serait telle que vous ririez de ces erreurs grossières. Eh bien ! riez donc de celui qui admit ce système et des médecins qui, tous, l'adoptèrent sans exception.

On a dit aussi que l'*irritation était le premier degré de la phlegmasie;* mais le premier degré du mal que fait naître un corps étranger ou naturel trop fort placé dans l'estomac, ou bien l'action d'un corps brûlant sur un tendon, n'ont aucun rapport avec le commencement de l'action du sang sur les capillaires de la nutrition. L'irritation n'est que le résultat des faux rapports de la sensibilité des tissus avec les corps qui l'excitent mal. L'irritation existe dans la phlegmasie, comme on voit; mais dans le plus grand nombre de cas l'inflammation ne la constitue pas, puisqu'il peut exister mille rapports étrangers, autres qu'avec le sang. En confondant ainsi l'irritation avec l'inflammation, on n'est pas plus analytique que si l'on disait que l'hémorrhagie est un empoisonnement, et à plus forte raison est-on absurde en admettant, comme on le fait, que l'inflammation et l'irritation sont synonymes.

Troisième genre de causes des maladies.

Privation des excitants ou repos des organes trop prolongé.

Si nous devons nos maux à une altération organique ou à des excitants non naturels, c'est trop souvent d'un état inverse, de la privation plus ou moins complète des excitants naturels qu'ils tirent leur source. Nous sommes malades lorsque l'estomac reste trop longtemps privé de ses excitants, et *combien cette maladie méconnue a causé de tortures violentes et de morts prématurées !* Nous sommes malades quand les poumons manquent d'air, et que de maux naissent encore tous les jours du séjour prolongé dans des endroits obscurs et malsains ! Ces vérités étaient complétement ignorées à l'époque où je fis paraître mon *Examen général,* et elles l'étaient beaucoup plus encore lors de mon retour à Paris, puisque les soustractions sanguines abondantes étaient admises dans toutes les maladies , et que l'on avait érigé en aphorismes que les malades ne mouraient jamais de faim, quand on leur ravissait même les molécules nutritives du lait. Au reste, philosophes, législateurs, moralistes, prêtres, tous ont contribué à répandre cette erreur, tandis que s'ils avaient étudié la nature, les besoins réels de chaque organe, ils auraient immensément ajouté au bonheur du genre humain.

Quatrième genre de causes des maladies.

Faux rapports des organes entre eux.

Enfin, la maladie paraît toutes les fois que les éléments organiques ne conservent plus entre eux leurs rapports naturels. Dans ce cas, un tissu devient pour un autre un corps étranger ; ainsi, comme je l'ai dit plus haut, elle a lieu si les surfaces des synoviales, des séreuses, des aponévroses cessent, comme dans les luxations, la péritonite, les hernies, d'être dans des rapports naturels. Elle existe lorsque le tissu cribleux, gorgé de lymphe, distend fortement les tissus environnants, comme dans l'anasarque, ou bien encore lorsque certaines régions de capillaires sanguins, trop gorgés de sang, occupent, comme dans l'apoplexie, la pneumonie et dans diverses maladies telles que les phlegmons, l'érysipèle, un espace qui détruit les rapports naturels des capillaires entre eux.

Ces faux rapports sont rarement primitifs dans la pathologie interne, et une fois créés, c'est l'ignorance de leur caractère qui les entretient. Par exemple, en cherchant à détruire une maladie, souvent on donne lieu à ces faux rapports ; le médecin stimule les voies digestives, et aussitôt le point irrité appelle le sang en quantité, afin d'obtenir une abondante sécrétion, d'envelopper le stimulus et de neutraliser son action pour conserver le tissu. Cette marche est générale ; que les rayons d'un soleil ardent tombent sur l'habitude extérieure du corps, la sueur ne tardera pas à être abondante ; qu'un air très stimulant pénètre dans les poumons, l'expectoration qui paraîtra bientôt, prouvera, comme la sueur, cette vérité que démontrent aussi les vomissements, les déjections alvines à la suite des vomitifs comme des purgatifs. Mais s'il arrive que la stimulation soit trop forte, que le sang devienne trop abondant dans l'endroit stimulé, que, par sa quantité, il accable les capillaires, les exhalants et les sécréteurs ne remplissant pas leurs fonctions, et les capillaires à fluide rouge n'étant pas délivrés d'une trop grande quantité de sang, *ces derniers trop dilatés réagissent contre les capillaires environnants ou d'autres tissus qui réagissent à leur tour ;* et par cette double action les capillaires recevant trop d'excitant restent malades, tandis que dans une foule de cas le premier mal disparaît.

Tels sont les divers genres de causes de nos maladies. Sans doute chacun d'eux se subdivise en plusieurs espèces ; ainsi l'altération organique n'est pas la même qu'une lésion, les hernies et les luxations diffèrent aussi, quoique les mêmes dans le principe ; mais qu'on s'efforce tant qu'on voudra d'en découvrir d'autres, et constamment l'esprit humain se trouvera arrêté dans le cercle que nous venons de tracer ; constamment nous ne sommes et nous ne serons malades : 1° que parce que l'organisme une fois développé est en rapport avec des excitants non naturels ; 2° qu'il manque d'excitants ; 3° que ses divers tissus ne sont pas entre eux dans des rapports naturels ; 4° et enfin que parce qu'il est dans un état anormal où il ne peut vivre avec ses excitants, à cause de l'altération de sa trame ; genres qui, transformés en principe, forment chacun un centre autour duquel toutes les causes se groupent.

Les causes de nos maux sont, comme on voit, très simples et paraissent peu étendues, quoique leur cercle soit immense, parce qu'à l'aide de principes généraux on le mesure en un instant. Ainsi, quand je sais que l'œil peut être malade par trop de lumière, je sais aussi que l'estomac peut souffrir par trop d'aliments, le gros intestin par trop de résidus excrémentitiels, la vessie par trop d'urine, et qu'en un mot chaque organe peut être malade par excès d'excitants propres ou naturels trop forts. Ce que je dis de ces excitants, je l'appliquerai aux excitants étrangers, au défaut d'excitant, aux faux rapports des organes entre eux, ou à l'altération organique, et l'on sent que, d'après nos principes, il est inutile d'énumérer une foule de causes à propos de chaque maladie, puisqu'en se rappelant le cercle où nous les plaçons et nos principes généraux pour les apprécier, on tomberait dans des détails inutiles et fastidieux à la fois.

Les organes sont d'autant plus difficiles à guérir qu'on peut moins
les priver de leurs excitants.

Par une conséquence naturelle des idées que nous venons
d'émettre, et dont j'ose croire qu'on ne peut contester la vérité,
le système organique le plus difficile à guérir est celui qu'on peut
dérober le moins à son excitant, et dont l'action de ce dernier
offre le plus de résistance aux corps qui le modifient. Ainsi, les
sens de la vie animale, les appareils de cette vie qui ont tous une
intermittence d'action très étendue, seront ceux où l'on aura les
succès les plus rapides et les plus certains à la fois. Après eux
viendront les appareils dont l'intermittence d'action sera le plus
rapprochée de la précédente, et se placeront ici en première ligne
les viscères digestifs; mais les reins, la vessie, le cœur, qui reçoivent un excitant continuel, seront bien plus difficiles à guérir,
et les poumons bien plus encore, parce qu'ils sont dépendants
d'un plus grand nombre d'excitants dont l'action est continuelle.
Ce que je dis des appareils organiques s'applique aux capillaires
dont les fonctions, ne pouvant être suspendues, offrent la même
difficulté dans la guérison. L'expérience a consacré ces idées; les
maladies des sens de la vie animale, de l'estomac, des intestins,
ont toujours moins effrayé les praticiens que les catarrhes de
vessie, les maladies du cœur, les fièvres ou maladies des capillaires, et surtout celles des organes respiratoires. Ces idées se trouvent consignées dans ma thèse; idées, dont on ne trouve nulle
part aucune trace avant cet écrit, qui contient en outre tous les
principes de ma doctrine, que depuis on a copié d'ouvrages en
partie dans cet écrit et dans mon *Examen général*, ainsi qu'on
peut s'en convaincre par les idées émises dans une foule d'*écrits*
qui ont paru depuis cette thèse et cet examen.

Par une conséquence toute simple, on conçoit aussi que si
la chirurgie a quelque certitude de plus que la médecine, c'est
parce qu'elle s'exerce sur des organes sujets à des excitants qu'on
peut suspendre, diminuer ou modifier, sans danger pour la vie;
car, dans le cas contraire, il est d'observation que toutes les fois
qu'elle a voulu empiéter sur la médecine, elle a eu les mêmes
revers que celle-ci.

ARTICLE DEUXIÈME.

COMMENT LA NATURE SE DÉBARRASSE DES MALADIES.

Nous avons vu comment la vie se maintenait, comment les maladies se développaient, et si pour conserver l'une, la nature varie ses moyens, elle agit de même pour détruire les autres, et, par une conséquence de ce qui précède, les moyens qu'elle emploie étant toujours l'inverse des causes, ils se réduisent à quatre genres.

Premier genre de moyens curatifs.

Éviter ou modifier les excitants.

1° *Éviter les excitants.*

Les maladies une fois développées, si elles sont dues à des excitants étrangers ou naturels trop forts, la nature adroite suit alors une marche opposée à celle qui lui est propre en santé. Loin de rechercher les excitants ou de n'avoir recours qu'à ceux qui, sous leur empire, faisaient naître les plaisirs, elle les fuit. Dans les fièvres, où la sensibilité est si prononcée, où toute l'économie est en désordre, tous les sens fuient leur excitant spécial ou naturel, les yeux ne sont tranquilles qu'à l'abri de la lumière, l'ouïe ne se plaît que dans le silence, nous craignons les odeurs, nous éprouvons jusqu'à un sentiment d'horreur pour les mets et les liqueurs ; les poumons accélèrent leurs mouvements pour chasser leur triple excitant, le cœur les imite pour se délivrer du sang qui l'agite, et même observation pour les capillaires à fluide rouge et blanc ; tous les tissus voudraient anéantir leurs fonctions, se séparer de leurs excitants et vivre dans le repos. Ce que je dis d'un fiévreux s'applique également à chaque système qui accuse le mal : dans l'ophthalmie, nous détournons la vue des couleurs qui naguère charmaient nos regards ; dans l'otite, nous dérobons l'ouïe aux sons les plus harmonieux ; le cerveau irrité succombe sous les impressions les plus légères qu'il reçoit ; et quel est le médecin, dont la pratique ne fût que d'un jour, qui n'ait été frappé du désir des malades, dans les pneumonies, de respirer l'air le moins sec et le moins accablant, et qui n'évite la parole?

2° *Modifier les excitants.*

En santé, tout nous porte à la recherche des excitants, avec d'autant plus de force que l'amour de soi et les plaisirs président à cette recherche; en maladie, ainsi que nous venons de le voir, c'est le contraire : la douleur et l'amour de soi nous tracent une route opposée, ils nous conduisent à éviter tout excitant, et quand nous ne pouvons pas remplir cette condition, que nous ne pouvons briser le joug de notre dépendance, un instinct irrésistible, et par conséquent fait pour maîtriser la raison, nous crée les moyens de l'adoucir, ou cherche à la réduire à ce degré seul nécessaire à notre existence, et par ce double moyen à placer l'économie dans des rapports capables de convenir à son nouvel état actuel. Nous ne pouvons vivre sans respirer, et dès lors, dans la fièvre qui nous dévore, nous soupirons après un air doux et pur à la fois, afin de moins exciter une surface déjà trop sensible. Une chaleur animale est nécessaire à notre existence; mais elle est brûlante, et nous recherchons avec avidité des boissons ou des bains qui en modèrent l'ardeur. Les yeux sont-ils devenus trop sensibles, on les dérobe à un jour trop vif. L'énergie gastrique est-elle affaiblie, tout nous dit que les forces chancelantes doivent être soutenues par des aliments appropriés à leur degré. Les capillaires sanguins sont accablés, dans les maladies fébriles, par leur excitant particulier, ou bien ce phénomène a encore lieu à la suite de l'usage d'une nourriture succulente, ou par une aménorrhée; ils ne peuvent se soustraire entièrement à son action; eh bien! les efforts de la nature le diminuent d'un côté par des hémorrhagies, et de l'autre ils le modifient par des boissons qui, absorbées, lui communiquent un caractère moins stimulant. En un mot, de même qu'en santé tout nous porte à ne rechercher que des rapports appropriés à notre sensibilité, en maladie l'instinct de la vie suit les mêmes lois, et avec d'autant plus de force que nos jours sont en péril, et par ce moyen aussi simple qu'ingénieux il nous ramène des jours sereins.

La nature s'aide des excitants pour les modifier.

Elle observe constamment cette marche , cette sublime nature trop peu étudiée, et jamais assez aimée ou plutôt adorée : et quand en maladie, elle paraît s'en éloigner, ce n'est que pour la suivre avec plus de force. Quand donc un corps étranger, ou un excitant naturel altéré ou trop fort l'accable : si, après avoir employé tous les efforts possibles pour le diminuer, le modifier, le chasser ou le détruire, elle reste impuissante ; dès lors elle s'arme de stimulants afin d'accroître son énergie en concentrant ses forces, et de se soustraire aux douleurs et à la mort. Dans une indigestion, le malade pour détruire la cause qui l'accable, fuir le danger qui le menace, excite enfin un estomac qui s'épuise en luttes superflues. Dans les fièvres où la peau est aride, la bouche pâteuse, où toutes les exhalations sont diminuées ou anéanties, un besoin impérieux, né toujours de l'amour de soi , nous porte à favoriser la transpiration, à exciter la sécrétion des muqueuses des voies digestives, afin que la décomposition du sang qui avait cessé, reprenne son cours ordinaire, et que la santé trop fugitive reparaisse encore une fois. Ce besoin est si simple et si manifeste, que tous les malades l'éprouvent quand la nature est impuissante, et qu'on lui obéit dans tout l'univers malgré les erreurs des systématiques ; force heureuse qui est en même temps l'opprobre de ceux-ci et la conservation du monde.

Deuxième genre de moyens curatifs.

La nature recherche les excitants.

Quand l'organisation est trop accablée, elle fuit les excitants ; dans les circonstances contraires lorsqu'elle en manque , elle les recherche. Ici, elle est aussi sage que dans le cas précédent ; dépendante des corps qui l'excitent , en cherchant leur empire, elle cherche à se conserver. L'ennui qui suit l'inaction prolongée, la faim qui nous tourmente après une longue privation, la fièvre qui s'aggrave souvent après de trop copieuses saignées , ne sont que des signes certains que nous manquons de stimulants. C'est faute de connaître cette vérité dans toute son étendue que, dans ce siècle systématique, l'on voit si souvent des mourants par le traitement actuel, ou des martyrs des erreurs du jour , retrouver la santé quand ils retrouvent les excitants qui leur étaient si nécessaires. Trop souvent ils montrent par leur action combien ces systèmes sont atroces et rendent le médecin stupide. J'ai vu des mourants avaler dans leur délire, les uns des potages copieux dont ils s'emparaient à l'insu des parents ; les autres dévorer des cataplasmes de graine de lin placés sur le ventre, cesser de délirer et retomber ensuite parce que leurs médecins ne comprenaient pas les phénomènes si simples dont on les avertissait.

Troisième genre de moyens curatifs.

La nature recherche le rapport des organes entre eux.

La nature a tracé un cercle éternel dans lequel se trouve la santé ; si ce cercle est brisé dans quelques points, elle tend toujours à le reformer : ainsi dans la gastrite et la métrite, elle ne permettra pas que le malade prenne d'autre position que celle d'être en supination dans son lit, afin que moins de sang se dirige vers les viscères malades ; que la circulation de la région affectée soit plus aisée, et qu'elle ne reçoive pas surtout l'action des autres organes. Dans les œdèmes, les engorgements des membres inférieurs même prévoyance, celle de condamner le membre affecté à rester sur un plan horizontal. Dans les fièvres où les capillaires à fluide rouge sont trop pleins, où, par eux, toute l'économie est affectée, où tous les rapports organiques sont changés, les malades sont toujours entraînés à prendre cette attitude où la réaction des systèmes les uns sur les autres a le moins d'action. L'observation confirme cette vérité : tous veulent alors que la position organique soit telle, qu'elle se trouve dans celle où elle appuie sur le plus de points possibles, et où les fonctions sont les plus libres. Si le malade s'en éloigne, c'est un signe favorable ; et dans le cas contraire, plus il cherche à prendre ce mode de se coucher en supination et plus le danger est imminent.

La nature fera plus encore parfois, si, comme dans le panaris, dans les phlegmons, la réaction des systèmes organiques est très vive, pour détruire le mal elle produira des abcès, des débridements naturels, calmera la douleur en créant de nouveaux rapports, où les tissus n'aient point d'action étrangère les uns sur les autres ; et, parfois, elle portera la mort dans la région souffrante afin d'éviter la mort générale. Toujours habile à se conserver, de même qu'en santé, elle fait que les systèmes organiques

agissent les uns sur les autres, qu'ils se servent réciproquement
de stimulants naturels ; en maladie elle suit, comme précédemment, une marche opposée ; et elle établit des rapports organiques où les systèmes s'évitent les uns les autres.

Quatrième genre de moyens curatifs.

*Dans l'altération de l'organisme la nature recherche les rapports
appropriés à sa nature.*

En santé, l'organisme est modifié selon ses excitants ; en maladie, l'organisation modifie ses rapports selon les causes
qui l'environnent. Quand c'est en elle qu'est le mal, elle suit la
même marche ; mais avec cette différence que, pour revenir à un
commerce heureux, elle a recours à une excitation tantôt plus
ou moins prolongée, tantôt plus ou moins forte. J'ai donné mes
soins à une foule de malades que tous les médecins traitaient
comme atteints de phlegmasies ou d'ulcères soit des voies digestives, soit des poumons, et qui tous sont revenus promptement à
la santé par la pratique d'un traitement approprié aux caractères
des souffrances de l'organisme. Ce n'est qu'en se pénétrant bien de
l'état de l'organisme et de ses rapports, qu'on est heureux dans
la pratique : en s'identifiant bien avec cette connaissance, l'on enfante des cures merveilleuses, ainsi que le prouve ma pratique,
puisqu'en peu de temps j'ai révolutionné la science et détruit des
systèmes meurtriers.

En résumé dans les maladies, c'est toujours vers le même but
que tendent nos instincts, nos besoins ; tous suivent une marche
opposée à celle adoptée pour entretenir la santé. Ici nous ne pouvons être sans excitants , et là ils sont constamment funestes ; ou
du moins, quand on s'en sert, ce n'est que pour donner lieu à
des efforts organiques qui soustraient le physique à trop d'excitant naturel, ou à l'empire des corps étrangers. Quand nos instincts dévient de cette route, le mal est simple ; ce n'est que pour
rétablir une dépendance des choses annulées ou altérées, ce
n'est que pour rechercher des stimulants qui manquent. Dans
les rapports des organes entre eux, ils ne changent encore jamais
leur plan, et ils agissent constamment comme je viens de le faire
observer en affaiblissant l'action de ces organes les uns sur les
autres ; enfin, si le mal consiste en une simple altération orga-

nique, ces besoins, ces instincts cherchent un mode d'exister qui soit en harmonie avec cet état des organes ; et toujours invariables dans leur mode d'agir, ainsi qu'on peut s'en convaincre par leur étude approfondie, ils y persévèrent jusqu'à ce que la sensibilité, devenue entièrement calme, annonce que le résultat des faux rapports des organes a cessé d'exister, état qui, une fois arrivé, constitue le premier degré de la santé, et par conséquent celui de la convalescence. Ainsi la nature est toute simple dans la marche qu'elle suit pour remédier aux maladies, et si nous réduisons ses moyens en principe, ils sont au nombre de quatre qui embrassent les genres ci-dessus.

ARTICLE TROISIÈME.

§ DE LA MARCHE A SUIVRE POUR RECONNAITRE LES MALADIES.

D'un côté organisation saine et des rapports naturels, voilà la santé ; et de l'autre, organisation altérée ou de faux rapports, ou tous les deux à la fois, voilà la maladie. Quels sont les principes que suit la nature pour maintenir, étendre la première ? Elle ne fait qu'établir entre chaque système, chaque sens et ses excitants des rapports naturels. Cette marche est fixe et éternelle. C'est dans cette carrière qu'elle crée et la force physique et les plaisirs. Quels sont les principes qu'elle suit pour donner naissance aux maladies ? Nous l'avons vu, c'est d'altérer l'organisation ou ses rapports. Quels sont ceux qu'elle suit pour détruire nos maladies. Nous l'avons vu encore, c'est une marche inverse de la première ; et examinons maintenant quelle sera celle du médecin pour reconnaître ces mêmes maladies.

1° Reconnaître si la maladie dépend des excitants étrangers.

Convaincu que le mal ne peut exister hors de l'organisme, sans l'intermédiaire de celui-ci, pour remplir le premier rôle, il commencera par analyser ce même physique ; il portera successivement son attention sur chaque système, sur chaque sens et toujours dans le moment qu'il sera en activité, qu'il sera mis en jeu par des stimulants naturels, trop forts ou altérés, ou étrangers eux-mêmes, puisque sans les excitants on ne peut reconnaître ni santé ni maladie. Or la santé étant telle que je l'ai définie, toutes les fois qu'il arrivera que dans cette analyse le résultat des relations de l'organisme avec les excitants, quels qu'ils soient, ne sera pas naturel, ce sera une maladie qui frappera les sens, puisque toute maladie ne peut se manifester que par de faux rapports des systèmes organiques, soit avec leurs stimulants, soit entre eux. Cette marche est rigoureuse pour préciser le mal. Remarquez en effet que dans tous les cas, où aucun corps n'agirait sur la cornée opaque de l'œil, où le sang ne parcourrait pas ses capillaires blancs, où les voiles mobiles qui l'abritent n'agiraient pas sur cette surface, il serait impossible de reconnaître si l'œil est souffrant.

Chaque excitant naturel mérite une grande attention ; mais le sang beaucoup plus que tout autre : cette humeur excite non-seulement tous les capillaires sanguins et les appareils circulatoires, mais encore tout le reste de l'organisme, par suite de sa continuité de tissu avec ces capillaires sanguins ; son rôle est immense, il est à l'animal, ainsi que je l'ai dit ailleurs, ce que le suc de la terre, les fluides de l'air sont au végétal, et par conséquent il mérite une grande attention. Ce liquide est composé et décomposé comme les autres corps que contient l'économie ; tant que ces deux actions ont lieu il est naturel, il est bienfaisant pour l'organisme ; mais souvent, sous l'influence de divers agents, la calorification, l'exhalation cutanée, les sécréteurs muqueux ou d'autres trames organiques diminuent leurs fonctions, ce dont nous fournissent l'exemple une foule de maladies aiguës ; dès lors le sang n'est plus décomposé comme il devrait l'être, et il devient funeste. Les anciens partageaient cette opinion en l'exagérant, et en la rendant vague ; mais ils entrevirent une vérité que le médecin physiologiste ne doit jamais perdre de vue.

2° *Connaître si la maladie dépend d'un trop long repos.*

Toujours esclave de la marche de la nature et fixé au cercle éternel qu'elle a tracé pour y renfermer nos maux, le médecin examinera ensuite si le mal consiste dans un trop long repos et, alors, portant son attention sur les organes, les étudiant tous successivement comme dans le premier cas, il observera si la peau manque de fluide lumineux ou de ses excitants propres, si l'estomac souffre parce qu'il est privé d'aliments, si les poumons fonctionnent mal parce que l'air vital leur manque, et chaque organe ainsi examiné, on reconnaîtra une maladie là où le défaut d'action ou d'excitant existe, ou bien là où l'organisme prolongera trop son inertie : ce genre de nos maux est immense, il est totalement méconnu, parce qu'il imite une foule d'autres maladies, et il réservera toujours une grande renommée au médecin qui l'approfondira.

3° *Reconnaître si la maladie dépend des faux rapports des organes entre eux.*

J'ai déjà parcouru deux genres de nos maux ; et le médecin, après avoir déterminé ceux dépendants des faux rapports de l'organisme aux prises avec des excitants étrangers, ou manquant d'excitants naturels, étudiera les maladies qui naissent de l'action étrangère des capillaires, des tissus, des organes les uns sur les autres. D'abord il s'assurera si les capillaires sanguins sont engorgés, ou si les capillaires de la nutrition en recevant le sang ne réagissent pas les uns sur les autres, comme dans l'ophthalmie ou la variole, et si cela a lieu à la peau, aux muqueuses des yeux ou du nez, etc., il notera autant de maladies différentes. Il agira de même pour les tissus ou les appareils organiques, et toujours chaque faux rapport des fibres entre elles sera une maladie nouvelle. Ces maux ne se présentent pas toujours facilement ; dans une foule de cas on leur donne un caractère qu'ils n'ont pas, et ces exemples sont trop souvent fournis par des chirurgiens renommés.

4° *Reconnaître si la maladie dépend de l'altération de l'organisme.*

Une fois les genres de maux précédents connus, il reste à connaître ceux qui ont leur cause dans l'altération de l'organisme : alors le médecin comparera l'état d'un individu qui est sain à celui qui est sous ses yeux et qui souffre ; alors il examinera chaque organe, il le suivra dans tous ses détails, il le raisonnera en quelque sorte, afin de reconnaître s'il existe une altération innée ou acquise, si elle est légère ou profonde, et pour régler ses actions en raison du danger qu'il est appelé à combattre.

Cette étude n'est pas constamment facile, parce que la nature nuance parfois avec tant d'art les diverses formes de l'organisme, ainsi que celles de tous les autres corps, que l'on se perd dans ces nuances, si l'on n'est un observateur et surtout si l'on ne part du principe que j'ai indiqué plus haut, pour se familiariser avec ces divers degrés de décadence organique.

Une fois ce cercle parcouru, le médecin est initié à la marche que nécessitent les connaissances de tous nos maux, puisque ces connaissances ne peuvent être en dehors de ce cercle, mais encore une fois pour atteindre ce but, il notera avec soin chaque faux résultat des rapports de l'organisme; et le dernier point qui exprimera la douleur sera la limite du mal.

Dans cette étude, il suivra toujours la même marche, toujours il observera si la sensibilité de chaque point organique a des relations naturelles ou altérées. Rarement le mal sera simple, c'est-à-dire borné à une faible étendue organique, ou à un seul sens; dans tous les cas, il marquera chaque relation étrangère, quel qu'en soit le nombre, puisque ce sont autant de maladies qu'il aura à traiter. S'il ne suit cette marche, il ne connaîtra ni le caractère, ni le nombre de nos maux, attendu que chaque système organique, ou plutôt chacune de ses plus petites régions a une structure et des rapports qui ne sont qu'à elle. Il arrivera souvent qu'on reconnaîtra chez le même malade un grand nombre de maladies; mais alors elles seront mille fois plus appréciables qu'une seule sous le nom de laquelle on les désignerait toutes, et dont le tableau vague ne fixe jamais l'attention que sur un symptôme principal. Que l'on suppose un malade ayant à la fois une ophthalmie, une otite et des douleurs des synoviales des articulations des membres inférieurs, et ensuite qu'on réunisse tous les hommes de l'art qui seront physiologistes pour se concerter sur ces affections morbifiques, ils n'énuméreront que ces affections, et ils seront tous d'accord sur leur existence réelle, parce qu'ils n'auront fait qu'envisager le nombre des faux rapports des tissus avec leurs excitants. Réunissez les mêmes hommes près d'un fiévreux, on obtiendra une opinion inverse. Là, comme je viens de le dire, en énumérant les faux rapports des systèmes organiques, le mal avait été connu; ici, au lieu de suivre cette route, de compter des sens malades, d'énumérer des faits, de dire que la peau aride annonce que la sensibilité des exhalants cutanés n'est pas dans des rapports naturels avec l'excitant général, et que dans ces relations elle a suspendu ses fonctions; que la bouche pâteuse est l'expression du même état de sensibilité des exhalants muqueux avec l'excitant général , ces vaisseaux ne le décomposant plus comme en santé, etc., au lieu d'analyser chaque fonction, chacun, dis-je, présentera des idées si vagues, si disparates, que si , là, vous les avez pris pour des hommes honorant la raison, ici ils vous paraîtront des métaphysiciens absurdes qui ont fait un divorce complet avec le sens commun, et ils ne pourront jamais s'entendre sur un sujet visible et palpable en quelque sorte.

ARTICLE TROISIÈME.

DE LA DESCRIPTION DES MALADIES.

Nous venons de développer la marche propre à nous mettre à même de reconnaître les maladies, c'est-à-dire de déterminer la cause directe du mal et le siége réel de celui-ci; cela fait, le médecin doit alors en tracer le tableau, et quelle marche suivra-t-il ? Celle que lui indique la nature même. Une maladie commence aussitôt que les causes morbifique s que je viens de généraliser agissent sur nous, et dès lors, tenant compte de la lutte qui s'établit entre l'organisme et l'agent morbifique, on dira que le *début* de la maladie, ou l'*invasion* de celle-ci, a été brusque ou lent, léger ou grave, selon la nature de cette lutte; et jamais, dans aucun cas, il ne pourra tenir un autre langage, attendu que les phénomènes morbides ne peuvent être différents.

Du moment que l'organisme accuse la douleur, il est aux prises avec un ennemi qui menace son existence; cette lutte dure plus ou moins longtemps, et ses phases ou périodes diverses constituent sa marche, c'est-à-dire l'expression des efforts que l'organisme oppose aux agents morbifiques : et ce sont elles que l'on doit tracer dans leur ordre d'apparition quand on décrit une maladie. Comme on doit bien le penser, cette marche varie à cause des variétés des trames organiques et de leurs rapports; mais dans tous les cas, elle n'est et ne peut être que de la nature de l'invasion. Cette marche est, comme le début du mal, lente ou rapide, grave ou légère; dans tous les cas, la lutte engagée continue jusqu'au retour de la santé ou jusqu'au terme de l'existence, qu'on appelle mort; ou bien les causes morbifiques modifient leur attaque, ou la suspendent pour la recommencer ensuite, et ces diverses luttes incessantes, modifiées ou discontinuées par moment, donnent à la marche de la maladie un caractère particulier qu'on nomme *type* : caractère qui prend des dénominations particulières, selon l'enchaînement de ces luttes. Ces combats, si divers, si ingénieux, si souvent enveloppés de mystères, où la vie est toujours manacée et ne se conserve qu'entourée de périls, existent pendant un certain laps de temps, et ce temps est dit la *durée* de la maladie.

Cette durée varie à son tour ; tantôt elle est éphémère, tantôt de plusieurs mois, et trop souvent elle existe des années entières, et quelquefois *l'on n'a vécu un demi-siècle* que pour souffrir toujours.

Nous avons dit ce qu'était la maladie ; elle ne peut, d'après nos principes, que se terminer par la destruction de l'agent morbifique ou par celle du tissu : rien de plus ni de moins ; car, ainsi que je le dirai plus tard, une maladie d'un tissu ne peut pas constituer celle d'un autre tissu, attendu que les organes et leurs rapports sont différents, ainsi la terminaison d'une maladie est la fin de la lutte entre l'organe qui souffre et la cause qui l'accable : on ne peut contester cette vérité, et le médecin appelé à décrire nos maux sera réduit à tenir le même langage pour tous, quand il s'agira de leur terminaison.

Ainsi, invasion, marche, type, durée, terminaison d'une maladie, ne disent jamais qu'une vérité commune à tous les organes, celle d'exprimer le mode de résistance organique aux agents morbifiques ; rien de plus ni de moins encore, et quand je connais la marche pour décrire une maladie, certes, il m'est bien facile de connaître celle propre à décrire toutes les autres ; car me rappelant l'organisme et ses rapports, rien de plus simple, et par conséquent, quand j'aurai énoncé que telle maladie existe dans tel tissu par suite de tel ou tel rapport étranger, il sera bien inutile de s'appesantir toujours sur son invasion et sa marche, son type, sa durée et sa terminaison, puisqu'à l'aide de nos principes on est plus à même de les apprécier qu'avec tous les détails fastidieux qui ne servent qu'à énerver l'esprit humain d'abord, et par suite à l'annuler.

Toute description doit être simple, c'est-à-dire réduite à l'expression du tissu organique accusant de faux rapports ; ainsi un gravier tombe dans l'œil ; ce corps est étranger, son impression est douloureuse, il trouble la vision, et vous devez d'abord dire l'impression, le trouble de la vue, et la cause connue, dire son caractère : par le mouvement des paupières, ce corps étranger est pressé contre les tissus, et vous ajouterez cette expression douloureuse puisqu'elle aide à mieux préciser le rapport étranger. Ainsi impression douloureuse ressentie sur la surface du globe de l'œil; impression ayant son caractère propre, par suite du mouvement des paupières; trouble de la vision et corps étranger reconnu comme cause directe de la douleur; voilà la description de la maladie, en voulez-vous la preuve? Enlevez le gravier, et aussitôt l'impression douloureuse cessera, les mouvements de la paupière ne seront plus des causes de souffrance, et la vision reviendra à son état naturel. Dans le calcul vésical, où placez-vous la maladie? dans les faux rapports de la vessie avec un calcul ou des corps étrangers : ici, comme pour l'œil, vous avez à constater une impression pénible ou douloureuse, un trouble dans les fonctions du viscère souffrant, un caractère douloureux relatif à un corps qui agit, et enfin la nature de ce corps; rien de plus ni de moins pour caractériser la maladie et la distinguer de toute autre. La preuve de cette vérité se trouve dans la guérison qui a lieu par la destruction du corps étranger, la disparition de la douleur et le retour de la liberté des fonctions du viscère. Je cite ces exemples, parce qu'ils sont frappants, et cependant tout doit être de même en médecine, puisque la nature n'a qu'une marche générale, et que du moment que cette marche vous est inconnue la maladie reste ignorée.

Sans doute le mal n'est pas toujours aussi peu étendu, aussi simple, aussi frappant; mais néanmoins on n'a jamais que le même état à constater, celui des faux rapports des organes avec les excitants, et s'il ne frappe pas en quelque sorte toujours nos sens, on peut encore le préciser, en quelque sorte, à l'aide du raisonnement et de l'analogie. Ainsi, la chaleur animale et les sueurs sont des produits enlevés du réservoir commun par des organes; ceux-ci sont enrayés par le froid, et qu'en résultera-t-il alors? que le sang ne sera pas décomposé comme auparavant. Certes, je ne vois pas la cause morbifique, et cependant ce que je dis est aussi certain pour moi que si je le voyais, d'après les connaissances que j'ai des lois de l'organisme. Si l'excitant général n'est plus décomposé comme il devrait l'être, il a une composition plus ou moins étrangère pour les organes qu'il excite; on ne peut nier encore cette vérité; et quoique le chimiste le plus habile me certifie que le sang est le même avant que pendant la maladie, je le repousse : ma raison voit mieux et plus loin que l'oracle, toujours menteur, quand il veut apprécier la vie dans ses creusets. Ainsi le sang est ici la cause morbifique, et sur quel tissu exerce-t-il son influence? D'abord sur les capillaires sanguins, et ensuite sur ceux qui, par leur nature, se lient le plus avec ceux qui ont diminué ou annulé leurs fonctions. Ainsi les exhalants muqueux seront mal affectés et par conséquent irrités, ce phénomène est incontestable, et comme ces mêmes exhalants sont chargés de suppléer en partie à l'inertie des premiers capillaires, nécessairement dans une foule de cas ils entreront en jeu avec plus de force que d'habitude, et ils enlèveront des masses de mucosités qu'ils verseront sur les surfaces digestives, d'où elles seront repoussées par des vomissements ou des selles abondantes. Je ne fais qu'énoncer ce qui est; mais où est la cause du mal? dans le sang non décomposé. Où est le siége du mal, dans les capillaires primitifs. En veut-on la preuve? Que le sang soit décomposé de nouveau, que la chaleur animale et l'exhalation cutanée reparaissent à l'état normal, et à mesure que ce phénomène aura lieu, constamment et dans tous les lieux, la maladie que je viens d'indiquer disparaîtra. Parcourez toutes les maladies, réduisez-les chacune au caractère qui leur est propre, et jamais vous n'aurez à décrire que le résultat des faux rapports des organes.

Dans la description d'une maladie, pour être exact et très simple, on peint d'abord la cause directe, ensuite son siége, enfin les symptômes propres au tissu seul sur lequel la cause agit : par ce moyen on possède le tableau de la maladie réduite à sa plus grande simplicité. Mais tous les tissus organiques sont intimement liés, ils compatissent les uns aux autres dans l'ordre de leur union, et l'on suivra cet ordre qui se trouve tracé dans la formation de l'animal dont j'ai parlé plus haut. Ainsi, un individu est atteint de la gravelle; celle-ci se trouve dans les reins, ceux-ci expriment leur état morbide; mais que sont-ils dans l'ordre de l'organisme? des dépendances des voies digestives; par conséquent celles-ci seront les premières troublées. Ainsi l'appétit cessera, afin de ne pas accroître la masse du sang qui se porte déjà en trop grande quantité vers les reins; les vomissements ne tarderont pas à paraître, afin de diminuer la masse sanguine et d'alléger ainsi les organes primitivement affectés; puis la respiration et le cœur ralentiront leurs mouvements; en un mot, chaque organe viendra s'aligner en ligne de bataille, qu'on me pardonne cette expression, selon ses moyens de défense, dans le noble but de combattre pour la vie. Ainsi, le mal nous trace lui-même son caractère et, en suivant le plan que je viens d'indiquer, il est toujours facile de le peindre.

Par une conséquence de tout ce qui précède, dans une foule de cas, il est fort inutile de décrire tous les symptômes d'une maladie, puisque du moment que quelques-uns existent, les autres en sont la suite rigoureuse. Dans la fièvre, lorsque la soif est ardente et le pouls plein, certes tout le reste du tableau de la maladie se déroule avec simplicité pour le médecin initié à mes principes : ce que je prouverai à propos de cette affection morbide.

Ainsi, nos principes une fois appliqués à plusieurs affections morbides, comme le lecteur sera à même alors de nous imiter, nous ne ferons en quelque sorte, pour le reste de la pathologie, que réduire le tableau de chaque maladie *à sa plus simple expression ou aux caractères seuls qui la distinguent de toute autre.* La nature nous montre un ordre constant, éternel dans les symptômes, par conséquent pour celui qui s'y trouve initié, il est facile de reconnaître les faux tableaux des maladies ; aussi je ne suis que dans le vrai, en affirmant qu'il n'existe peut-être pas deux phrases en pathologie interne qui soient écrites dans un ordre analytique, ainsi que j'en donnerai bientôt les preuves.

Des moyens de reconnaître le degré du mal et son issue.

D'après ce qui précède, le mal ne peut, comme on voit, être apprécié que par la *connaissance réelle de l'état de l'organisme et de ses rapports :* et cette connaissance acquise, on sent aussi qu'il est facile de reconnaître en général le degré de maladie, et de préciser quelle sera son issue, autant que le permettent les bornes de l'esprit humain.

Pour parvenir à reconnaître le degré du mal, le médecin examinera : 1° la nature des excitants non naturels, leur force et leur durée ; 2° la force et la durée du repos des organes ; 3° la nature des faux rapports des tissus entre eux ; 4° et enfin l'état de la trame organique.

Pour juger le degré du mal, on doit se fonder surtout sur la manière de réagir des sens ou des organes ; c'est en mesurant les rapports de ce mode de réaction avec les excitants, quels qu'ils soient, qu'on arrive à ce but ; et la raison en est simple, puisque ce n'est que par ce moyen qu'on apprécie la vie saine ou malade.

Le mal est léger, si les rapports naturels sont peu étrangers ; mais si, par une cause quelconque, ces rapports sont profondément altérés, la maladie est grave, et mortelle si tout excitant continue d'être nuisible à la sensibilité au delà des limites nécessaires à l'entretien de la vie. Quand juge-t-on qu'une indigestion est peu grave ? quand l'estomac se débarrasse des aliments avec peu d'efforts. Quand juge-t-on, au contraire, qu'elle est très dangereuse? quand les efforts gastriques se multiplient et se prolongent sans succès, ou qu'ils sont nuls. Enfin, quand pense-t-on qu'elle est mortelle? lorsque l'action des aliments ne peut être décomposée, malgré tous les corps qui viennent prêter leur appui aux efforts organiques. Ce que je dis de cet appareil s'applique également à tous les autres. Ainsi, les poumons sont plus ou moins malades, selon qu'ils modifient, qu'ils décomposent l'air qu'ils reçoivent, ou qu'ils en sont plus ou moins privés : moins leur sensibilité s'accommode de cet excitant, plus ils sont affectés, et ils sont voués à une mort certaine quand cet élément, si faible qu'il soit, est un corps étranger pour le principe de vie de la muqueuse de ce viscère. Si au contraire la privation d'excitants naturels, tels que les aliments, l'air, le sang, etc., est la cause de la maladie, on jugera encore que celle-ci est légère, faible, grave ou mortelle, si l'organisme rendu à des rapports appropriés à sa débilité les supporte facilement, ou les fuit avec force, ou les repousse entièrement, ou ne peut opérer sur eux aucune réaction. Ainsi, un homme est asphyxié par la privation d'air, il donne des signes de vie, on lui rend son excitant naturel, aussitôt ses poumons entrent facilement en jeu, leurs mouvements augmentent avec force, et certes il sera facile de concevoir que la maladie est faible. Supposez, au contraire, que les mouvements respiratoires reviennent très faiblement, qu'ils se développent avec lenteur, que cet état persévère malgré les moyens les plus naturels, et certes il ne faut être doué que du sens commun pour juger que la maladie est alors très grave. Si le mal a lieu par suite des faux rapports des tissus entre eux, même marche encore pour reconnaître le degré du mal. Certes le mal sera faible, si la hernie existante est très récente, puisque la phlegmasie n'aura pas eu le temps de se former, et à plus forte raison de produire la gangrène. Supposez que les faux rapports des tissus soient anciens, que les douleurs soient aiguës, etc., et ici votre opinion changera, puisque vous avez à craindre la destruction des tissus, et, dans ce cas, vous pourrez sans crainte annoncer que le mal est très grave. Supposez, au contraire, que vous ayez à déterminer le degré d'altération de l'organisme, vous le jugerez d'après le degré de réaction organique, ainsi que je l'ai dit plus haut.

L'organisme, siége réel de la vie, est sujet à de nombreuses maladies. S'il est faible, délicat, très sensible, ou bien d'un *robur* prodigieux; s'il est depuis longtemps malade, ou s'il souffre depuis peu; s'il est altéré dans sa composition; nécessairement, ces circonstances diverses donneront à la maladie un caractère différent, par conséquent un degré de mal, faible ou plus ou moins grave, ce que l'on jugera toujours par la réaction des organes. Ainsi, si l'économie est peu altérée, si avec ce signe de décadence organique existent des renvois rares, de faibles pesanteurs à l'épigastre, de rares soupirs, de faibles étourdissements, des palpitations, certes on ne peut encore croire à une maladie grave. Si, au contraire, tout l'organisme annonce une grande décadence, si les soupirs sont profonds et fréquents, si les palpitations sont fortes et presque continues, alors le degré du mal est grave, puisque l'organisme ne peut lutter que difficilement contre ses excitants naturels; et enfin la maladie est mortelle si les symptômes font des progrès, quoique l'on ait approprié autant que possible les excitants à la sensibilité des organes souffrants; en un mot, partout la marche pour reconnaître le degré du mal est toujours la même: elle consiste à mesurer le degré d'altération de nos excitants et de l'organisme, rien de plus ni de moins, et partant de nos principes, il est bien évident que, lorsque l'on sait diagnostiquer le degré de gravité d'une maladie, on doit savoir diagnostiquer la gravité de toutes les autres, ou l'on n'entend rien à la science de nos maux.

L'issue du mal n'étant que la conséquence de la nature de ce dernier, ce que j'ai dit pour apprécier celui-ci suffit pour porter le pronostic. Pour atteindre ce but, les excitants doivent d'abord fixer notre attention; et comme ceux qui sont naturels, mais trop forts, sont différents de ceux qui sont altérés ou étrangers, tels qu'un air corrompu, ou des gaz délétères, des éléments en putréfaction ou des poisons, et que, selon leur action, le mal est plus ou moins grave, que cette gravité dépend surtout de la durée qu'elle a parcourue, on devra méditer ces variétés pour mieux baser son pronostic. Il en sera de même dans les cas où les malades seront privés d'excitant; on calculera l'intermittence d'action ordinaire, et l'on partira de ce calcul pour mieux apprécier le terme du mal. On tiendra la même conduite pour les rapports organiques des tissus entre eux. Ils ne doivent pas être bornés dans notre esprit à ceux que l'on a consignés en chirurgie ; mais on doit bien se rappeler qu'il n'est presque pas de maladie où ils n'existent ; que leurs variétés sont immenses ; que de leurs connaissances profondes dépend très souvent la connaissance du mal, et que ce n'est qu'en les possédant qu'on peut présumer quelle sera son issue. Enfin si le mal est dû à une altération de l'organisme, on pronostiquera encore d'après les mêmes principes qui mettent à même de reconnaître la gravité du mal ; et l'on sent que les principes que nous invoquons étant éternellement les mêmes, comme pour reconnaître le degré du mal, quand on sait pronostiquer pour un cas de maladie, on n'est pas en peine de pronostiquer pour tous les autres.

Le pronostic ne peut être toujours certain.

Mais en vain, on étudiera la nature des causes ; en vain, on scrutera l'état de l'organisme ; en vain, on observera le combat existant entre les premières et celui-ci ; il sera impossible d'affirmer dans tous les cas, sans crainte d'erreur, quelle sera l'issue certaine de la maladie. On ne pourra, avec tout ce savoir, que donner des espérances voisines de la certitude, dans la très-grande majorité des cas, mais jamais lire toujours dans un avenir certain. Telle est la réalité des choses, qu'on ne peut juger de la force du mal : 1° qu'après la diminution ou la soustraction plus ou moins grande et quelquefois entière des excitants, ou qu'après les modification de ces excitants ; 2° qu'après le retour de ces excitants s'ils manquaient ; 3° qu'après le rétablissement des trames organiques dans leur cercle naturel ; 4° et enfin qu'après l'usage plus ou moins prolongé des rapports des excitants proportionnés à l'altération de l'organisme. Sans doute cette épreuve est loin d'être toujours nécessaire, ce n'est que dans quelques cas qu'elle doit être employée pour l'homme initié aux principes que nous développons ; mais, dans le doute, elle est la seule qui puisse nous conduire à un pronostic certain, à quelques exceptions près. *Au reste, la nature le veut ainsi, en restant voilée, elle prouve toujours la profondeur de son génie, et ensuite elle conserve au malade l'espérance si chère du retour à la santé, tandis que si le médecin pronostiquait toujours à coup sûr, ce savoir serait le don le plus funeste fait à l'humanité.* Telle est la marche que l'on doit suivre pour pronostiquer juste , et combien sont donc peu observateurs les médecins qui, arrivés au lit de la douleur, s'empressent , malgré leur ignorance presque absolue du mal, de dévoiler l'avenir, de marquer le jour, l'instant même où le malade sera rendu à l'amitié , ou devenu la proie de la mort ! Des observations réitérées, une longue expérience, peuvent vous inspirer quelques prophéties heureuses ; mais tant que vous ne partirez pas des principes ci-dessus exposés, fussiez-vous le vieillard de Cos, ou le médecin de Pergame ou de Leyde, vous serez dans cette carrière sujet à mille erreurs. Ces promesses, souvent trop vaines, ou cruellement illusoires, déshonorent les médecins, rendent la médecine vaine, et aux yeux des philosophes comme à ceux du vulgaire , les uns n'apparaissent que comme les rivaux des astrologues , et l'autre que comme la sœur de leur honteux savoir.

Des moyens de reconnaître les maladies d'après la simple inspection des traits du malade et la connaissance de deux ou trois symptômes.

Nous avons prouvé que l'organisme a pour base une trame commune ; que , d'un autre côté, à l'aide du système nerveux, il semble ne former qu'un tout, et, par conséquent, il est bien évident, que lorsqu'un organe souffre les autres compatissent à ses douleurs, et qu'ils réfléchissent plus ou moins ces dernières en leur donnant une expression propre selon l'espèce de maladie qui les tourmente. Il n'est pas de médecin un peu exercé qui, en voyant la figure et les mains d'un adolescent presque lie de vin et les yeux enflammés légèrement, ne reconnaisse aussitôt la fièvre scarlatine : ce que je dis pour cette maladie s'applique également à une foule d'autres dites aiguës, telles que la rougeole, la variole, la péripneumonie ; ici deux ou trois symptômes connus, le mal se présente en entier au médecin. Mais nous avons dit que , par suite de prédispositions organiques innées, nous étions sujets à des maladies, et comme ces prédispositions sont caractérisées, en général, par des signes physiques du ressort des sens, il est tout simple que, d'après l'inspection du physique , on reconnaisse nos maux de cette nature. Au reste, j'ai dit qu'à mesure que l'homme était imparfait , les organes où l'on remarquait cette

imperfection étaient prédisposés à souffrir, il est évident d'après
ce principe que, si dans les maladies aiguës deux ou trois symptômes connus disent le mal, il suffit dans les maladies qui tiennent à des prédispositions organiques, de se former une idée en
général, précise des degrés de décadence du physique, pour
s'initier aussitôt à ces maladies et les décrire, ainsi que, tous les
jours, j'en donne l'exemple.

Explication des symptômes.

Tant qu'on ne peut pas dire la nature des symptômes d'une
maladie il est impossible de la connaître, et, par conséquent, de
la combattre à propos. Ainsi si nos principes exigent la connaissance de la cause directe du mal, du siége de ce dernier, de
l'enchaînement des symptômes, certes, ces connaissances acquises, on peut expliquer les symptômes, puisque la maladie
même nous initie à sa propre nature. Un gravier se place entre
le globe de l'œil et les paupières, ici c'est un corps étranger qui
agit sur un tissu; et s'il cause d'abord de la douleur, c'est parce
que son action est étrangère; si cette douleur est vive, il faut
remonter à l'action de ce corps sur un organe très sensible; et si
le mouvement des paupières augmente les souffrances, la raison
en est simple, c'est que le corps étranger a une action plus forte
par la pression de ces voiles mobiles. Jusqu'ici nous ne faisons
que dire ce qui est, mais l'organisme attaqué doit se défendre, il
doit chercher à neutraliser la cause morbifique et suivant sa loi
éternelle celle qui conseille d'isoler les organes des causes morbifiques, de les abriter contre celles-ci; la surface irritée appelle
en plus grande quantité le sang dans les capillaires environnants, dès lors les sécréteurs entrent plus fortement en jeu, afin
d'obtenir des mucosités qui s'interposent entre l'œil et le corps
étranger, et alors nous sommes témoins d'un engorgement des
capillaires sanguins des paupières, qui sécrètent des larmes et
des mucosités abondantes. Ainsi tout symptôme s'explique par
la nature du mal même, et si maintenant nous sommes témoins
d'un trouble dans la vision en remontant au corps étranger qui
agit sur l'œil; à l'engorgement des capillaires sanguins qui influence les capillaires environnants, surtout la cornée transparente, et aux muscosités ainsi qu'aux larmes qui couvrent surtout
cette dernière membrane, ce trouble visuel ne sera-t-il pas
simple pour nous ?

Ce que je dis dans ce cas s'applique à tous les autres, partout on peut expliquer le mal quand on le connaît, et si l'explication est rigoureuse on doit observer autant de symptômes qu'il existe des signes de santé et le retour de ces derniers dans l'ordre de la disparition des premiers. Sans doute la maladie n'est pas constamment susceptible d'être précisée ; j'en ai dit plus haut la raison ; la nature veut être parfois entièrement voilée, et elle fait bien, ainsi que je l'ai déjà dit ; mais dans l'immense majorité des cas, la nature de nos maux peut être rigoureusement expliquée.

Des variétés de la même maladie.

Quand on se rappelle les quatre genres de causes de nos maladies, les variétés de celles-ci ne sont pas très nombreuses, et sont toujours faciles à apprécier. Ainsi la membrane transparente des yeux peut être malade, parce que ses excitants locaux sont étrangers, ou bien naturels ou trop forts ; mais qu'importe, la nature de ces excitants, le résultat en est toujours le même, celui de causer des douleurs et de troubler la vision. La muqueuse de l'estomac peut également souffrir parce qu'elle se trouve aussi dans les mêmes rapports, et le résultat n'en serait pas ici le même que là. Ce que je dis de ces deux cas s'applique également à tous les autres organes en rapport avec des excitants non naturels ; seulement la maladie variera selon la cause et son siége.

Tout organe surexcité, le sang vient aussitôt abonder dans ses capillaires sanguins, des engorgements se forment, ensuite viennent des phlegmasies si la cause est plus grave ; mais qu'importe que ces engorgements ou ces phlegmasies existent à la peau, à la muqueuse des yeux, ou du rectum, ces maladies n'en constitueront pas moins des faux rapports des capillaires sanguins avec leur excitant propre, ou bien des capillaires de la nutrition avec l'excitant général : seulement ici, comme dans le cas précédent, la maladie variera selon la cause.

Un homme a la peau très délicate, il est très lymphatique ; pour qu'il vive en santé il lui faut une température propre ; il éprouve le catarrhe pulmonaire ; et que résulte-t-il de cette organisation ? Que cette maladie paraîtra selon telle ou telle saison ; que par conséquent elle variera en intensité selon cette dernière : mais elle n'en sera pas moins toujours un catarrhe.

Parcourez toutes les maladies et toutes ne varieront que selon les genres des causes déjà tracées et leur siége, et comme il est en notre pouvoir de connaître ces causes et leur siége, puisque nous connaissons l'organisme et ses faux rapports, on sent que ces variétés de douleurs, merveilleuses au premier abord, sont facilement appréciables.

Des complications.

Toutes les maladies sont en général simples dès leur début; si elles persévèrent, d'autres maladies accourent : ce que l'on conçoit facilement d'après le lien des organes entre eux. Tous les jours le praticien le moins observateur est témoin de ces faits. Ainsi un gravier très minime placé sous les paupières est fatigant sans être douloureux, s'il est plus gros il irrite beaucoup plus ; alors il survient un engorgement des capillaires sanguins de la région muqueuse de l'œil et la maladie cesse d'être simple. Si la cause est plus puissante, le sang passe dans les capillaires de la nutrition, et la phlegmasie paraît, cette marche est très ordinaire ; et il n'est pas rare qu'à cette dernière maladie en succède une seconde, une destruction de tissu. La première maladie en amène plusieurs, et ces dernières ne sont que ses complications. Dans quelques cas les fluides blancs sont appelés avec force dans le point irrité ; celui-ci se durcit, s'épaissit et semble vouloir résister avec plus d'avantage aux causes morbifiques. Cette marche a son terme, les capillaires réagissent les uns contre les autres ; et cette maladie se complique d'une seconde affection, d'une destruction de tissu. Dans d'autres cas, cette marche est inverse, la première maladie produite comme dans une névralgie, est suivie d'un défaut de nutrition ; l'atrophie survient, et ces cas sont encore communs ; les complications sont cependant peu nombreuses et se réduisent : 1° à l'extinction plus ou moins prononcée de la sensibilité ; 2° à l'engorgement des capillaires sanguins ; 3° à la phlegmasie ; 4° à un surcroît de nutrition ; 5° à l'atrophie ; 6° et enfin à une perte organique plus ou moins étendue.

Les faits nous montrent partout cette disposition ; mais cherchez le but de la nature dans toutes ces complications, et partout vous trouverez qu'elle n'en a qu'un : celui de remédier à une maladie par une autre. Etudiez la fièvre du printemps : souvent elle se compliquera de la rougeole ; mais aussitôt que celle-ci paraît, celle-là perd, à coup sûr, de son intensité.

Vers la fin de l'été qui aura été chaud, la variole n'est pas rare ; la fièvre qui la produit est orageuse : et sitôt que la variole paraît, la fièvre se calme. Sans doute dans tous les cas la complication ne remédie pas complétement au mal ; malgré cette exception, le précepte que j'admets sur le but des complications n'en existe pas moins : le mal est trop souvent plus puissant que les efforts conservateurs de l'organisme, et ne soyons pas surpris qu'alors il annulle ces derniers.

Telle est l'idée que j'ai cru devoir donner des complications, et si l'on veut les apprécier, en général, il faut se rappeler qu'elles se forment dans la région la plus intimement liée avec celle où existe la maladie primitive ; de sorte qu'en connaissant celle-ci, l'autre semble nous apparaître. Supposons une fièvre ardente, pendant l'été : certes la peau étant très liée avec les capillaires primitifs et très prédisposée à s'irriter en se trouvant surexcitée par la chaleur atmosphérique, il ne sera pas étonnant qu'il se forme des engorgements ou des phlegmasies sur ce tissu. Un homme éprouve au contraire la fièvre pendant de grands froids ; le sang est refoulé vers l'intérieur ; mais les poumons sont très liés avec les capillaires primitifs ; et si l'on suppose qu'ils soient délicats, dès lors ils seront surexcités, le sang abondera dans les capillaires sanguins, et il se formera des péripneumonies. Ce que je dis pour ces cas s'applique à tous les autres, toujours la complication d'une maladie se forme sur le tissu qui est le plus lié avec celui qui souffre primitivement, ou parce qu'ayant été le plus irrité, alors il résiste moins. Ainsi, partant toujours de nos principes, une complication étant connue, toutes les autres se montrent à leur tour et l'on évite ainsi des travaux aussi longs que fastidieux.

De la nécessité de nommer les maladies d'après les auteurs.

Le tableau de chaque maladie tracé, analysé, comme nous venons de le dire, et toujours basé sur des faits pratiques, sera regardé comme vrai. Cependant, comme, d'après nos principes, la médecine doit acquérir dans ses progrès une certitude plus réelle et une étendue bien moindre, dès lors, portant nos regards dans les observations de nos pères et de nos contemporains, interrogeant les faits qu'ils ont recueillis et les pensées qu'ils ont émises sur leurs caractères, nous les comparerons à nos tableaux et à notre théorie calqués sur la nature, pour constater ses progrès, et nous dirons sous quels noms ces génies privilégiés ont désigné les descriptions que nous avons tracées des diverses affections morbides du même tissu ou du même organe. Nous suivrons cet ordre avec rigueur, surtout pour la partie la plus importante de la médecine : celle des fièvres. Cependant, comme les principes généraux abrégent une foule de détails, on doit penser que nous ne suivrons pas cette marche pour toutes les maladies, et qu'après l'avoir appliquée à plusieurs d'entre elles, nous ne ferons que décrire les autres.

ARTICLE QUATRIÈME.

DES MOYENS DE REPRODUIRE LES MALADIES SUR LES ANIMAUX.

Après avoir rempli la tâche que nous venons d'indiquer pour reconnaître nos maux, il est certain que l'on arrive à leur connaissance autant que peuvent le permettre les bornes de l'esprit humain. Mais l'animal est un être imparfait, ainsi que je l'ai dit ailleurs, ses trames organiques, surtout celles du quadrupède, rappellent complétement les nôtres ; comme celles-ci elles ne sont destinées à souffrir ou à mourir que parce que leur organisme s'altère, ou que les rapports ont cessé d'être naturels, et par conséquent, en suivant la marche que la nature nous indique, nous reproduirons nos affections morbides sur l'animal. Jetez un gravier dans l'œil d'un chien ou d'un cheval, et certes vous ne tarderez pas à observer les mêmes symptômes que chez l'homme en pareil cas, parce qu'ici l'organe de la vision est exactement composé comme le nôtre. Au lieu de recourir à une expérience aussi facile, prenez un cheval ; ce quadrupède a, comme nous, des exhalants cutanés, des sécréteurs muqueux, excitez ces vaisseaux, puis tout à coup couvrez cet animal de couvertures imbibées d'eau froide, prodiguez-lui de l'eau presque glacée, et certes il ne vous sera pas difficile d'obtenir des coliques violentes, des péripneumonies, selon l'énergie avec laquelle vous agirez. Introduisez du pus dans les veines d'un cheval, ce sang altéré circulera bientôt dans les capillaires sanguins, et vous obtiendrez facilement ce qu'on nommait jadis avec raison la fièvre, et que l'on appelle niaisement aujourd'hui gastro-entérite.

On peut tenter ces expériences pour se convaincre qu'on est

dans le vrai, quoiqu'à la rigueur elles soient très inutiles, attendu que du moment que l'on détermine dans une maladie l'analyse et la synthèse, il est superflu de tenter d'autres épreuves. D'ailleurs pourquoi faire des victimes quand on immole surtout futilement des êtres qui comme nous sentent, vivent, ont des instincts, des aptitudes, des facultés intellectuelles, souffrent et meurent?

Agir ainsi, c'est outrager l'humanité.

Il est facile, comme on voit, de reproduire sur l'animal, le cheval surtout, plusieurs de nos maladies; cette marche est tracée par le mal même; et, par conséquent, à propos de chaque affection, il serait inutile de rappeler l'expérimentation qui pourrait la communiquer, puisque l'on est possesseur des principes qui nous arment de cette connaissance.

Mais le cheval, que je prends comme l'animal sur lequel l'expérimentation est facile, diffère sous une foule de rapports de l'homme; sa peau est presque fibreuse, tandis que celle de l'homme est délicate; ses synoviales sont très résistantes, aussi et alors il ne serait pas facile, comme on voit, de reproduire sur ce quadrupède la rougeole, la scarlatine, la variole et les rhumatismes articulaires; ce qui ici doit éloigner de l'expérimentation.

ARTICLE CINQUIÈME.

DE L'ANATOMIE PATHOLOGIQUE.

Dans nos principes on trouve que la nature, pour constituer la vie, forme une trame organique, la développe, l'anime, la met aux prises avec une foule de corps, et que partout cette trame porte les signes du monde où elle vit. Sitôt que l'équilibre entre les organes et leurs rapports se rompt, la maladie commence: alors le teint se fane, les traits s'affaissent, la physionomie est triste, bientôt apparaît une teinte terreuse, les saillies organiques sont plus prononcées, elles sont plus anguleuses, la figure est sombre; tout annonce que, dans nos luttes contre la mort, l'existence périclite. Si cette mort a lieu elle n'est, comme on voit, que le terme de ces luttes inégales et, dans ces cas, si l'on porte son attention sur le cadavre, il rappelle celui des guerriers morts au champ d'honneur; il porte les traces des combats si divers, qui attestent la résistance si sublime de la vie. Mais la nature, dans la des-

truction comme dans la formation de l'organisme, n'a qu'une marche générale. Partout, quand la maladie commence, l'organe qui
souffre dépérit, il s'altère d'abord sans être lésé; tantôt il succombe
à la suite de ces simples altérations, tantôt la résistance est plus
grande : il se forme des phlegmasies, afin qu'en exaltant les sécréteurs ou les exhalants ceux-ci décomposent, par leurs produits.,
la cause morbifique, et sauvent ainsi l'organisme entier. Tantôt,
au contraire, dans cette résistance, un point organique est détruit, il se décompose comme au jour de la mort des autres organes, dès lors il se forme des lésions avec perte de substance, et
de là naissent autant de plaies différentes qu'il existe de trames
diverses. Dans sa résistance, l'organisme suit parfois une marche
inverse de la première; sous l'influence de la cause morbifique la
nutrition est modifiée, elle semble devenir plus active; le tissu
affecté augmente de volume, il se durcit; les capillaires environnants semblent tous se métamorphoser en un tissu blanc homogène
et comme cartilagineux, ou bien ne former qu'un lacis de capillaires sanguins comme dans les polypes. Telles sont les diverses
altérations organiques que la nature nous offre, tantôt sous une
forme, tantôt sous une autre, partout elle les modifie selon les
tissus où elles ont leur siége et les causes qui les ont produites;
mais qu'importent tant de modifications? Elles n'annoncent toujours que des diversités de luttes et d'organismes sans jamais cesser d'être ce que nous venons de dire; et comme on voit, avec
nos principes, l'anatomie pathologique est simple, facile à connaître, puisqu'après la mort, on n'a qu'à constater les traces des
luttes qu'éprouve l'organisme, et par conséquent, la présence des
excitants non naturels qui survivent, l'absence des excitants propres, les faux rapports des tissus organiques entre eux, ou l'altération organique, et qu'ainsi à propos de chaque maladie, il est
superflu de rappeler les traces qu'elle imprime aux tissus.
Pour nous, les cadavres sont loin d'être muets ; leur langage des
signes est toujours expressif : mais il n'est réel que parce qu'on
le cherche dans la marche générale de la nature et les harmonies
des trames organiques avec les corps de l'univers. Cette vérité ne
peut être contestée. Alors il est évident que les altérations organiques plus ou moins prononcées qu'offrent les débris de la mort
sont loin de constituer les maladies que l'on observe pendant la
vie, puisque d'autres affections morbides ont précédé ces altérations. Rien n'est plus positif et par une conséquence de ces vérités, l'anatomie pathologique, telle qu'on la fait, n'est pas même .

ébauchée.; elle est plutôt un sujet de curiosité que de science; elle a toujours été mal interprétée; les prétendues inflammations des muqueuses dont on a cru démontrer les signes après la mort et auxquelles on attribue les fièvres sont mensongères. Cette anatomie a donné lieu aux erreurs les plus funestes, et elle ne sert encore qu'à voiler l'ignorance du médecin sur la nature de nos maux.

Des moyens de reproduire sur les animaux l'anatomie patholo-
gique.

J'ai dit que l'on pouvait reproduire chez l'animal quelques maladies de l'homme, et par une conséquence toute simple, en rendant ces maladies mortelles, on retrouve leurs traces sur les victimes que l'on a faites. Pour reproduire l'anatomie pathologique, il suffit d'imiter la nature, lorsqu'elle donne naissance aux causes des maladies, et c'est dire que le travail est très simple. Jusqu'ici l'on a ignoré ce moyen de produire sur l'animal les vestiges des maladies de l'homme, et ce fait démontre encore à lui seul que nos maladies sont méconnues.

ARTICLE SIXIÈME.

DE LA MARCHE A SUIVRE POUR TRAITER LES MALADIES.

Nous venons de montrer comment on peut embrasser facilement les causes de nos maux, s'identifier avec nos maladies, suivre leurs variétés, les reproduire sur les animaux et se rendre un compte fidèle des traces fugitives de nos douleurs sur l'organisme; et, après ces travaux, se présentent naturellement ceux qui ont pour but de remédier aux souffrances qui empoisonnent nos jours. D'après nos principes, la douleur ne pouvant *que dériver, soit des faux rapports des tissus avec les excitants, soit du défaut de stimulus, soit d'une réaction non naturelle des systèmes organiques entre eux, ou d'une altération dans leur trame, nous n'irons pas chercher le remède ailleurs que dans la nature même, et constamment il se réduira à ramener des relations toujours appropriées à la sensibilité de l'organisme.* Ainsi, fidèle aux cris de la nature, ce sont eux seuls que nous écouterons; et pour nous retrouver dans ces nouvelles connaissances, nous suivrons la même marche que celle que nous avons indiquée pour apprécier la nature de nos maux. Ainsi nous diviserons ce sujet en quatre genres différents de moyens curatifs.

Premier genre de moyens curatifs.

Dérober les trames organiques aux excitants non naturels.

Nos organes souffrent toutes les fois que les excitants ne sont plus naturels; une lumière trop forte pour nos yeux, un air brûlant pour la peau, etc., sont des corps non naturels. Ici le premier soin est de les diminuer ou de les modifier, afin de rétablir la vie normale de l'œil et du derme. Souvent, au contraire, les excitants sont étrangers : un gravier est introduit sous les paupières, un noyau de cerise dans la trachée-artère; ici la première indication à remplir est de soustraire à ces corps les tissus affectés, et, dans tous ces cas, l'indication est si simple que la théorie est toujours d'accord avec la pratique.

Mais les organes ont chacun des excitants propres ou sont sujets à des excitants étrangers différents, et, par conséquent, l'indication ne peut être toujours la même. Il est des organes qu'on ne peut dérober entièrement à leurs excitants naturels, et alors on ne doit que diminuer la quantité de ces derniers. Dans la pneumonie, l'oppression diminue quand nous évitons de parler; le cœur cesse d'être abattu ou de palpiter, quand on diminue la masse sanguine, s'il est trop excité; la pesanteur cesse d'être générale quand l'appareil circulatoire perd de la masse de son excitant trop fort; et, par conséquent, dans tous ces cas, il faudra soustraire tous ces tissus à trop d'excitants propres en général.

Dans les engorgements des poumons, des capillaires à fluide rouge, maladie qui, selon ses variétés, prend des noms différents, la première indication à remplir serait de soustraire les poumons à l'action de l'air et du sang; et les capillaires, à celle du sang. Mais on ne le peut, par la raison que je viens de donner, et, dans tous ces cas, on ne laissera au malade que la quantité d'air et de sang capable d'entretenir la vie.

Là où la nature nous empêche d'enlever entièrement les excitants non naturels, elle semble maîtriser nos efforts conservateurs; mais on se trompe, et, tout en respectant ses volontés éternelles, on' peut encore obtenir l'heureux privilége de rendre des mourants à la vie, en modifiant directement ou indirectement les causes morbifiques, et en leur ôtant par ce moyen leur caractère pernicieux.

Des modificateurs directs.

Dans les derniers cas que nous venons de citer, et ceux qui leur sont pareils, il ne suffit pas pour traiter une maladie de diminuer la quantité des excitants; comme les matériaux qui les composent sont doués de qualités très stimulantes, et, par conséquent, non en rapport avec la sensibilité du tissu affecté, il faut modifier ces excitants en leur communiquant directement des qualités opposées. L'expérience est depuis longtemps en possession des moyens capables de produire cet effet. Ainsi, dans les pneumonies, on cherche non-seulement à faire respirer au malade un air doux, en modifiant cet excitant, mais encore on lui donne des boissons qui corrigent le caractère trop stimulant du sang. Ce que je dis dans ce cas s'applique également à la gastrite, à la dyssenterie; partout on modifie les excitants propres, ne pouvant les enlever entièrement, et l'on agit de même pour l'excitant général. Les corps qui modifient les excitants ne sont pas toujours de la même nature quoique tendant au même but, ils ne consistent pas toujours à se combiner avec les excitants pour affaiblir ces derniers. Ainsi, s'il arrive, comme dans une foule de cas, que la maladie soit la suite d'une suppression subite de la transpiration, ou de la cessation d'une suppuration habituelle, on agira bien d'abord comme ci-dessus; mais comme par suite de ces causes les capillaires à fluide rouge se trouvent en rapport avec un sang non décomposé dont les qualités restent alors étrangères pour les capillaires, et que ces qualités sont causes que les exhalants cutanés et muqueux qui décomposaient ce fluide perdent aussi leurs rapports de sensibilité avec les excitants, d'où résultent des troubles organiques plus ou moins étendus, on stimulera tous ces vaisseaux dont les produits sont portés au dehors de l'économie, afin de leur donner une activité qui les force à décomposer ce fluide général et à enlever ses qualités étrangères. Chaque jour le praticien est averti par l'expérience que cette route mène à des succès positifs et nombreux dont la nature encore lui fournit tant d'exemples, lorsque, dans la fièvre surtout, elle produit une grande quantité de chaleur animale pour mettre en jeu les sueurs, ou faire naître d'abondantes selles, afin, par tous ces moyens, de décomposer le sang et de ramener la santé.

On ne doit stimuler en médecine que pour mettre en jeu l'action des systèmes organiques et les débarrasser du stimulant qui les irrite. Dans le cas contraire on se trompe, on épuise la vitalité ; et le malade succombe, parce qu'on agit dans le sens du stimulant destructeur. Faites prendre des aliments à un malade qu'une indigestion accable, qu'il respire un air corrompu dans l'oppression, soumettez-le à des corps froids dans le frisson, etc., constamment le mal s'aggrave aussi bien que lorsque les modificateurs stimulants seront trop énergiques et qu'ils accableront au lieu de ranimer. Tout stimulant ne doit être employé que pour se débarrasser d'un stimulant plus dangereux, le but de tout traitement étant de soustraire le tissu malade à tout excitant non naturel, ou du moins d'en diminuer l'action, jusqu'à ce point où la sensibilité ne soit pas mal affectée.

Deuxième genre de moyens curatifs.

Ramener les excitants.

Nous venons d'indiquer comment on doit se conduire quand nous sommes malades par un excès de stimulants ; le rôle change si, au contraire, c'est par un défaut de ce dernier que nous périssons. Alors, de même que là la nature nous dit qu'il faut diminuer, ou modifier, ou annuler les excitants, ici elle nous ordonne de faire renaître leur dépendance, et toujours d'une manière appropriée à son état de sensibilité. Ainsi, si l'estomac souffre de la faim, on lui prodiguera la nourriture qu'il réclame ; si les poumons semblent périr par défaut d'air vital, on leur rendra ce dernier ; si toute l'économie souffre parce qu'elle a vécu dans des endroits sombres et humides, on rappellera la lumière du jour, on habitera des lieux aérés, et en un mot, dans les cas de maladie par défaut d'excitant, on ramènera le lien naturel entre l'organisme et ses excitants propres. Je ne tiens que le langage de l'évidence, et l'on croirait, d'après lui, que, dans ce genre de maux, les principes connus, la carrière en est parcourue, et l'on se trompe. Partout la nature, quoique étudiée, se montre souvent mystérieuse, et il n'est pas toujours facile d'être médecin d'inspiration, surtout dans le genre de médication qui nous occupe. L'expérience justifie tous les jours ce que je dis, tous les jours, à l'aide de corps froids, on enlève la chaleur animale qu'il faudrait développer; et le malade succombe, parce qu'il manque de ce moteur de l'organisme. Même erreur pour les soustractions sanguines; plus des huit dixièmes des malades qui meurent auraient vécu si l'on eût été plus avare de ce fluide, qui est le foyer de la vie. Toujours le médecin oublie la dépendance de l'organisme, et, sous prétexte de la rendre normale, il la brise. En suivant une route contraire, en calculant surtout que le principe de vie se conserve longtemps lors même qu'il semble éteint, et qu'il en est de certains hommes comme de certains animaux, tels que les sangsues qui, congelées pendant six mois de l'année, retrouvent la vie dans un milieu propre à leur existence; au lieu d'enlever les excitants, on les eût ramenés. J'ai des faits qui me sont propres, et dont je parlerai ailleurs, qui constatent cette nature de l'homme, et quand on la connaît ,alors possesseur heureux des plus grands secrets, on est presque appelé à imiter la résurrection et à étonner ainsi l'esprit humain, fait pour déifier le génie et non pour comprendre la Divinité.

Troisième genre de moyens curatifs.

Rétablir les rapports les plus naturels des organes entre eux.

Il ne suffit pas d'imiter la nature dans quelque partie de son plan aussi simple qu'étendu, on ne se bornera pas à soustraire tout tissu affecté à un excitant étranger, ou à son excitant particulier, ou à modifier l'action de celui-ci, ou à le rappeler dans le cas où la vie l'exige; le traitement serait incomplet si l'on n'appliquait à l'état morbide de nouveaux rapports des tissus organiques entre eux, rapports qui consistent à détruire la réaction des tissus les uns sur les autres. Ainsi, dans les gastrites, les entérites, comme dans les phlegmasies de l'utérus, le malade restera étendu sur le dos, la tête et les membres inférieurs seront rapprochés les uns des autres, afin que tous les viscères appuyés sur le plus grand nombre de points, par conséquent sur un plan horizontal, et nullement comprimés par les autres organes, leur engorgement ne cause aucun tiraillement par son simple poids. Dans les plaies, les ulcères, les engorgements des membres ou de quelque autre partie que ce soit, on suivra la même marche, ainsi que pour tous les autres cas de la même nature.

Cette loi est de rigueur dans les systèmes organiques dont les rapports entre eux sont rompus; on replacera les tissus dans le point du cercle vital qui leur est dévolu en partage. La pratique de ce principe est surtout nécessaire quand les éléments de l'économie réagissent fortement les uns sur les autres, comme dans le panaris, le furoncle, et tous les phlegmons quels qu'ils soient. L'expérience confirme cette vérité. Mais pourquoi n'est-on pas conséquent? Le panaris ne se forme, ne s'entretient que par l'inflammation du tissu cellulaire et la réaction des autres tissus sur celui qui souffre; la même chose arrive dans l'anasarque primitive, dans l'érysipèle phlegmoneux, dans la petite vérole, etc., etc. Une fois les capillaires sanguins engorgés, ils éprouvent les réactions des autres capillaires ou des autres systèmes organiques distendus, alors ils appellent de plus en plus le sang, ils entretiennent le mal, ou l'aggravent, dans tous les cas, soit avec lenteur, soit avec rapidité.

C'est en suivant toujours la même route que la nature crée la maladie et en prolonge la durée; et alors pourquoi ne pas employer le même remède qui est toujours d'autant moins violent que l'affection morbifique est moins profonde? Si la physiologie et l'analogie avaient toujours servi de guide à la science, l'on eût évité de cruelles erreurs et sauvé une foule de victimes. Dans le cours de cet ouvrage, je rapporterai des faits intéressants qui viendront à l'appui de cette vérité.

Si parfois ces rapports organiques, subitement rompus, causent des désordres graves, qui se manifestent de même; d'autres fois ce n'est qu'à la longue que le mal paraît, comme dans les squirrhes : ici comme là, la marche du mal étant la même, on doit suivre le même principe de traitement, principe inconnu jusqu'à ce jour et dont j'ai parlé le premier dans mon traité des cancers de l'estomac. Que fait la nature dans le panaris, dans l'érysipèle phlegmoneux? Elle tend à produire des débridements naturels et une suppuration abondante, afin de détruire de faux rapports organiques et de dégorger les capillaires. Dans tous les endurcissements de tissu, comme dans le cancer, elle vise, sous forme d'ulcère, à faire naître une espèce de débridement et une suppuration, comme dans les autres cas, ce qui est avantageux au malade. On avance que les lésions organiques sont incurables. Sans doute elles ne le sont que trop souvent; mais que de faits irrécusables, dont je grossirai bientôt le nombre, prouvent que le mal n'est pas toujours au-dessus des ressources de l'art,

quand celui-ci marche d'un vol hardi sur les traces de la nature!
Enfin, si, malgré tous ces moyens curatifs, on n'a point de succès
dans ces horribles maladies, on fera ici comme la nature, comme
cette souveraine maîtresse qui condamne à une destruction lente
ou rapide la partie dont les tissus ne peuvent reprendre leur
cercle de vie, et on enlévera, si faire se peut, cette partie désorganisée et désormais incurable. Alors on ne fait que séparer une
espèce de corps étranger de l'économie et rapprocher des tissus
qui ont la même structure, et l'on fait bien.

Quatrième genre de moyens curatifs.

*Dans l'altération organique il faut approprier à cet état les
rapports naturels.*

Souvent, à la suite des excitants naturels trop forts ou étrangers, la trame organique s'altère, elle ne peut vivre dans l'état
normal ; cet état est encore acquis par une trop longue privation
d'excitants ou bien par la lutte prolongée qu'exercent les uns sur les
autres les organes, et trop souvent encore il est dû à des prédispositions innées : l'expérience de tous les instants nous montre
cette vérité ; et par conséquent tout traitement, dans ce cas, se
réduit à donner à la trame organique altérée des rapports appropriés à son mode d'altération, si l'on veut ramener la santé ou
prolonger l'existence. Supposez la membrane opaque de l'œil
devenue trop sensible, par suite de l'action d'un corps étranger
placé entre le globe de l'œil et la paupière, la première indication
à remplir sera de dérober la membrane au stimulus étranger ;
et, en vertu de la modification imprimée à la sensibilité, la seconde sera de diminuer la lumière ou de l'annuler, et la troisième
d'empêcher le frottement de la paupière contre la convexité
de l'organe de la vue. Dans le cas où l'on ne pourrait annuler
l'excitant naturel, on le modifierait : dans la péripneumonie, la
phthisie, ne pouvant empêcher le malade de respirer, on répan-
drait dans l'air des vapeurs aqueuses, pour rendre l'air moins
stimulant, pendant qu'on prodiguerait des tisanes rafraîchissantes
qui agiraient de même sur l'excitant général. Dans la gastrite,
même marche, les aliments seraient rendus adoucissants, et l'on
prescrirait des tisanes de la même nature que dans le premier
cas afin d'arriver au même but.

L'on agira ainsi jusqu'à ce que la sensibilité éprouve un bien-être et l'on partira de ce point pour ramener le malade vers la santé, en multipliant tous ses rapports et en leur donnant plus d'activité à mesure que l'organisme sera plus à même de résister. Dans le cas contraire, la privation d'excitant trop prolongée est nuisible; par elle, la sensibilité devient très susceptible, elle craint tout *stimulus* et plus on conserve cet état, plus il s'aggrave. L'homme qui est resté trop longtemps dans un cachot redoute la lumière; celui qu'une fracture a condamné au repos absolu ressent des douleurs cruelles dans les articulations, quand il commence à se servir d'un membre depuis longtemps inactif. Partant de ce qui précède, que le premier s'habitue à la lumière, l'autre à l'exercice, et tous deux retrouveront la santé si l'on persévère avec cette conviction que donne le charme d'une vérité conquise sur un terrain qui semblait devoir nous rester toujours inconnu. Tout traitement se réduit donc : 1º à soustraire le tissu organique à tout corps étranger, ou à l'excitant naturel trop fort ou vicié, ou à la modification de ce dernier, quand le tissu est accablé; 2º à replacer, au besoin, les éléments de l'économie dans la dépendance de ses excitants; 3º à ramener les éléments organiques à ces rapports où ils ne sont plus étrangers les uns pour les autres; et 4º enfin à redonner au tissu altéré, ou à une prédisposition organique, des rapports convenables à cette altération, ou à cette prédisposition. Partout, en suivant ces principes, nous nous initions aux cris de la douleur, et par conséquent *Je le traitai, Dieu le guarit* (1), mot plus spirituel que vrai, ne sera pas notre devise dans le traitement des maladies. Sans doute le médecin, plus que tout autre, doit faire intervenir la Divinité dans toutes ses actions, c'est le privilége exclusif du génie d'en appeler au principe créateur; mais alors il doit agir selon la grandeur du sujet et non en donnant l'expression d'un fatalisme qui outrage la raison et d'une ignorance complète dans les merveilles de la nature, qui avilit la science qui les démontre. D'ailleurs, ce langage, s'il était admis, ne conviendrait que dans le succès; car, en cas de revers où l'on aurait pu être heureux en remontant à la connaissance de nos maux, forcé, pour être conséquent, d'attribuer la mort à la Divinité, ne serait-ce pas alors l'outrager? Ce langage est trivial, et ce n'est pas ainsi que l'on fait ressortir

(1) Réponse d'Ambroise Paré aux courtisans qui le félicitaient d'avoir guéri Charles IX.

la grandeur de Dieu et de la science qui en interroge les œuvres.
Étudier la structure des corps organisés et leur caractère,
mettre cet organisme aux prises avec ses excitants, méditer sa
manière d'être dans ce cercle et créer des principes à l'aide desquels on puisse expliquer comment l'organisme arrive à la vie,
conserve la santé, souffre ou meurt, voilà le médecin; et ravi
par toutes les merveilles qui le frappent, remonter par elles au
principe créateur, voilà le grand homme en médecine, du moins
c'est ainsi que je le conçois, et, au lit de la douleur, toujours
sublime parce qu'il est initié à la science de la nature et qu'il en
précise les calculs, il ne vous dira pas: *Je le traitai, Dieu le
guérit*, mais il montrera que ses succès comme ses revers sont
des effets des lois de ce même principe créateur.

Ainsi, d'après nos principes, les moyens curatifs sont très
simples, puisqu'ils se réduisent à quatre genres, et qu'une variété de ces moyens étant connue, les autres se montrent en
quelque sorte d'elles-mêmes. Supposez que la vessie soit trop
distendue par l'urine, l'œil accablé par un excès de fluide lumineux; et dans ces cas qu'aurez-vous à faire? Rien autre qu'à
enlever les excitants naturels trop forts, par un procédé différent,
il est vrai, mais ayant toujours le même but. Si les excitants sont
étrangers, vous n'agirez pas encore différemment; et si, par cette
excitation anomale, survenue à la suite de ces stimulants, ou
bien par l'effet de la diminution des exhalants cutanés et muqueux, ainsi que par celle de la calorification, le sang surabonde
dans une région, s'il l'irrite, vous n'aurez encore qu'un but, celui
de diminuer le sang et de le modifier directement et indirectement.
Ainsi, si l'on suppose que l'œil se soit enflammé à la suite d'un
gravier, et si l'on suppose que cette phlegmasie soit forte, nécessairement la première indication à remplir sera de diminuer
le sang, de le modifier directement et d'abriter l'organe affecté
contre toute stimulation. Si au contraire cette phlegmasie tient à
une cause amenée par la non-décomposition du sang, à la suite
d'une suppression d'activité des capillaires primitifs, on agira
d'abord comme je viens de le dire, et de plus on mettra en jeu
les corps qui modifient indirectement l'excitant général. Ce que je
dis de l'ophthalmie s'applique également aux autres phlegmasies
telles que la dyssenterie, la péripneumonie; la médication de
l'une connue, la médication des autres apparaît d'elle-même: et si
elle se modifie selon la région affectée? la nature indique ce
changement avec tant de force, qu'il serait fastidieux de le faire

connaître. Même marche pour la médication dans le cas de maladie par défaut d'excitation; calculant toujours l'organisme et ses rapports, il est bien évident que, du moment que vous êtes habile à rendre l'air à un asphyxié, vous le serez pour calmer les douleurs épigastriques qu'engendre une trop longue privation, et que dans toutes les espèces de maladies de la même nature, conduit toujours par des principes généraux, quand vous aurez été supérieur dans une variété, vous le serez dans toutes les autres du même genre. Encore une fois, nos moyens curatifs sont d'une simplicité frappante; une médication connue nous initie à une foule d'autres, et nous arrivons à des moyens curatifs immenses avec les plus simples efforts intellectuels.

Tels sont nos moyens curatifs, et si maintenant on les compare à ceux admis, il faut tenir le langage d'une femme qui, après avoir suivi l'allopathie, l'homœopathie, l'hydropathie et mis en pratique tous les médicaments que ces sectes médicales conseillent, m'écrivait *que ces sectes avaient inventé tout ce qu'on pouvait imaginer de plus affreux contre l'espèce humaine; que les tourments imaginés par les médecins, sous prétexte de vous guérir, étaient si atroces qu'ils paraissaient fabuleux à ceux qui n'en avaient pas la conscience.* Depuis longtemps je suis convaincu plus qu'aucun autre de cette vérité, et que le malheureux qui cherche un remède à ses douleurs trouve l'apoplexie dans le laudanum; les cancers de l'estomac dans les paquets de tartre stibié, les ulcères des intestins dans les teintures purgatives, les rétentions d'urine dans les dissolutions d'acétate de plomb; la fièvre hectique dans toutes les potions calmantes, et que pour lui la mort arrive là où il espérait retrouver la santé; il faut toujours pour élever des autels à la raison obtenir avec des moyens simples des résultats immenses, et malheureusement nous constatons encore aujourd'hui ce que Bichat écrivait il y a peu d'années. « Il n'y a point eu en matière médicale, dit-il, de systèmes généraux; mais cette science a été influencée tour à tour par ceux qui ont dominé en médecine; chacun a reflué sur elle, si je puis m'exprimer ainsi; de là le vague, l'incertitude qu'elle nous présente aujourd'hui. Incohérent assemblage d'opinions elles-mêmes incohérentes, elle est peut-être de toutes les sciences celle où se peignent le mieux les travers de l'esprit humain; que dis-je, ce n'est pas une science pour un esprit méthodique, c'est un ensemble informe d'idées inexactes, d'observations souvent puériles, de moyens illusoires, de formules aussi bizarrement conçues que fastidieusement assemblées. On dit que la pratique de la médecine est rebutante ; je dis plus : elle n'est pas, sous certains rapports, celle d'un homme raisonnable, quand on en puise les principes dans la plupart de nos matières médicales. » (XL, VI, Anatomie générale.)

ARTICLE SEPTIÈME.

CLASSIFICATION ET DIVISION DES MALADIES.

En suivant les principes que nous venons de tracer , on dirait que nos maux se peignent d'eux-mêmes à notre esprit et que les armes destinées à les combattre tombent sous nos mains ; mais ils sont en quelque sorte infinis , ils semblent se confondre, et pour les embrasser dans un ordre régulier , convaincu qu'ils ne peuvent avoir leur siége que dans les organes, nous suivrons pour classer les uns l'ordre que la nature s'est imposé pour classer les autres. Ainsi, nous développerons d'abord les maladies des capillaires primitifs, puisqu'ils forment un système organique à part qui est la base de tout l'organisme, et qu'une fois ces maladies connues, elles nous initient aux maladies des autres trames organiques. Ces affections décrites , nous étudierons celles du derme, comme étant le premier tissu qui suit la formation des capillaires primitifs, celui où les maladies se montrent en quelque sorte à nu et nous mettent plus à même d'apprécier par analogie celles qui siégent dans des organes qui se dérobent le plus à nos sens. En un mot je suivrai, dans la classification de nos souffrances, l'ordre de formation de l'organisme, telle que je l'ai indiquée dans le début de ces principes, afin que si l'économie nous paraît un ensemble régulier , modifié selon ses divers rapports, la science forme un tout comme elle. Par cette marche nos douleurs s'enchaînent comme nos organes eux-mêmes, chaque genre se classe dans un ordre naturel de maladies; l'un d'eux connu rappelle celui qui lui est le plus uni, et l'esprit humain ainsi facilement instruit court en quelque sorte à la conquête des connaissances les plus immenses et les plus réelles à la fois.

Classer nos maladies n'est plus, comme on voit, qu'un jeu de l'esprit ; la nature nous montre elle-même cette œuvre, et c'est dire que la marche que nous adoptons est simple et sublime à la fois. Mais chaque tissu organique est sujet à des espèces de maux différents, il faut les classer à leur tour et nos principes nous seront encore ici des guides certains. Ils nous ont appris que nos maladies n'existaient qu'autant que les trames organiques étaient en rapport avec des excitants non naturels, ou qu'elles manquaient d'excitants propres; ou bien qu'elles étaient dans de faux rapports entre elles, ou bien enfin parce que l'organisme était altéré : et par conséquent pour classer ces mêmes variétés, nous suivrons ces mêmes principes. Tel est l'avantage de cette marche, dans la classification de nos maux ; les auteurs ou les praticiens, au contraire, vont ici au hasard, leurs classifications sont artificielles et sans base, au lieu d'être celles de la nature même; ils groupent ensemble des maux qui n'ont aucun rapport entre eux; ils bouleversent tout et de là vient non-seulement que tour à tour on prête aux maladies un caractère qui leur est étranger, mais encore que leur nombre augmente ou diminue selon les hommes qui refluent sur la science.

1° *Division des maladies.*

Si la classification des maladies est basée sur la nature même, il en est de même de leur division. Où siégent nos maux? Dans l'organisme. D'où dépendent-ils? Nous l'avons vu plus haut : jamais on ne les trouve en dehors du cercle où nous les avons placées, par conséquent c'est sur ce cercle que nous marquerons les divisions des maladies de chaque tissu. Ainsi nous admettons les maladies dépendantes : 1° d'excitants non naturels ; 2° du défaut d'excitants naturels ; 3° des faux rapports des trames organiques entre elles ; 4° et enfin de l'altération organique. Nous sommes toujours sur le plan général de la nature : principes qui, servant à diviser les causes des maladies, servent aussi à diviser les maladies mêmes ; par ce moyen encore, une vérité étant reconnue, nous montre celle qui doit l'être à son tour et nos maux, comme l'organisme qui les réfléchit, se présentent à notre intelligence. Étudiez, au contraire, dans les auteurs les divisions des maux du tissu même le plus apparent, du derme par exemple, et en voyant les signes sur lesquels ils les basent, ainsi que je le montrerai plus tard, serez-vous surpris que nos maladies soient si nombreuses et si obscures à la fois?

Tels sont les principes de la pathologie naturelle et générale que nous allons résumer pour les rappeler en peu de mots. Après avoir suivi l'organisme dans son origine, ses éléments primitifs et la formation successive de ses organes, nous le considérons dans ses rapports, et après avoir considéré ceux-ci, nous admettons que, pour exister, il doit être excité relativement à sa nature. Cette pensée ne souffre pas d'exception, elle constitue une vérité immuable, et il en est de même lorsque nous avançons que le même organisme doit être privé d'excitant et conserver ses organes dans des rapports naturels entre eux, sinon la santé ou la vie l'abandonnent encore. Ce langage est évident, et il est encore le même quand j'ai dit que pour atteindre le même but l'organisme devait être composé de trames propres à l'existence. Du moment que l'organisme existe, nécessairement il est sensible, dès lors il est apte à vivre, et il vit quand il est aux prises avec ses excitants propres ; ainsi la vie est le résultat des rapports de la sensibilité avec les corps qui l'excitent, et porte le nom de santé tant que ces résultats sont naturels ; cette idée est encore naturelle et générale, car elle est fondée sur ce qui est et s'applique à tous les êtres animés ; ainsi, pour connaître la santé, il faut apprécier si d'un côté l'organisme est dans des conditions propres à l'existence, et si de l'autre les corps avec lesquels il doit vivre en harmonie sont d'une nature propre à cette dernière. Mais cet état naturel des trames organiques et de leurs rapports s'altère à la longue ou rapidement, alors la maladie commence et constitue un état inverse de la santé : la vie malade ou la maladie. Ainsi la maladie est le résultat des rapports non naturels de l'organisme avec ses excitants, cette pensée ne souffre encore aucune exception ; elle exprime les maladies de tous les êtres organisés : maladies qui amènent la mort, quand il n'existe plus aucun résultat quelconque.

Ainsi les causes des maladies sont, comme on voit, l'inverse des moyens qui entretiennent la santé, et par conséquent elles se réduisent à quatre genres, qui sont : le premier, celui qui embrasse les excitants non naturels ; le second, le défaut d'excitant ; le troisième, les faux rapports des organes entre eux ; et enfin le quatrième qui embrasse l'altération de l'organisme. Ces causes des maladies ne sont pas, comme on voit, innombrables, mystérieuses ; la nature les réduit à une simplicité frappante, quand elle engendre nos maux. Même système de simplicité qu'elle emploie pour détruire ces derniers, ne faisant que modifier ses principes sans jamais les abandonner, elle détruit ou modifie les excitants s'ils ne sont pas naturels, ou elle rappelle les excitants propres s'ils manquent, ou bien elle ramène les organes aux rapports qu'ils doivent avoir entre eux, si ces rapports sont faussés, et enfin, si l'organisme est détérioré, elle approprie les excitants au degré d'altération organique. Jamais elle n'abandonne cette marche, et par ces moyens, ses principes devenant toujours sa boussole divine, la thérapeutique est partout autour de nous ; et si elle est nombreuse, elle se présente néanmoins en quelque sorte d'elle-même à nos esprits, puisque chaque organe qui souffre la montre, ainsi que je l'ai dit ailleurs, en lettres aussi grosses que les tours de Notre-Dame de Paris.

Mais dans tous ses travaux l'homme n'a qu'un but : celui d'imiter la nature ou de la perfectionner ; et celui qui est le plus avancé dans cette marche est celui qui a le plus de génie. Ainsi, celui qui s'adonne à l'étude des maladies humaines doit donc, s'il veut les connaître, examiner successivement si elles dépendent des causes mêmes dont se sert la nature pour les produire ; et prenant toujours pour guide cette souveraine maîtresse, ces causes se présentent sans effort à son esprit.

D'après ce qui précède, nos principes pour reconnaître les maladies, c'est-à-dire leur siége et leur cause directe, sont positifs : puisqu'il suffit partout d'apprécier les trames organiques et leurs rapports, et que ceux-ci se réduisent à quatre genres.

Ainsi, pour nous, connaître une maladie n'est pas autre chose que connaître les résultats successifs des faux rapports de l'organisme, en d'autres termes la lutte qui s'engage entre l'organisme et ses faux rapports. Par une conséquence rigoureuse, l'attaque et la défense sont visibles comme les étoiles ; elles s'enchaînent dans un ordre éternel qui marque leur acharnement ou leur décadence, ou leur cessation momentanée ou continue. Ainsi l'invasion, la marche, le type, la durée, la terminaison d'une maladie, n'étant que l'expression de cette lutte, se rallient toujours à une idée générale, et sont, comme on voit, faciles à apprécier.

Même langage pour le pronostic et le diagnostic, ralliant toujours nos idées aux principes qui veulent que la maladie ne soit que ce que j'ai dit plus haut ; certes le diagnostic est facile encore, puisqu'il suffit pour le rendre certain, de se rappeler en quoi consiste la maladie. Même langage pour le pronostic, et, en appréciant la lutte entre l'organisme et les causes de ses douleurs, l'issue de la lutte se dessine bientôt avec certitude dans nos esprits. Mais toute lutte dans les maladies a ses harmonies ; et si je dis qu'un ou deux symptômes étant connus on peut décrire le reste de la maladie, on ne saurait énoncer le contraire.

L'organisme dans ses luttes nombreuses est simple dans ses expressions ; et l'on sait que l'explication des symptômes n'est pas alors impossible, puisqu'il suffit de remonter encore aux principes admis pour reconnaître les maladies. Les organes sont solidairement liés entre eux dans l'intérêt de leur propre existence. Ainsi il est naturel que lorsque des organes sont appelés à combattre contre la mort qui les menace, d'autres organes se présentent au combat pour secourir ou sauver ceux qui sont menacés. Cette stratégie de la nature est admirable, par ce moyen elle affaiblit ou annulle les coups de la mort en divisant la cause du mal. Ces complications n'ont jamais d'autre but, et par conséquent quand on en connaît une, les autres ne sont plus mystérieuses ; et c'est dire que généralisant toujours nos connaissances, celles-ci en devenant plus étendues sont facilement gravées dans notre esprit.

Qu'est-ce qu'une maladie ? nous l'avons déjà dit, et, partant des principes qui servent à nous révéler cette connaissance, reproduire les maladies de l'homme sur les animaux n'est autre chose que mettre les organes des animaux dans de faux rapports ; et comme nous connaissons les principes des maladies, la reproduction de ces dernières n'a rien que de simple.

Dans cet ouvrage tout s'enchaîne : nous avons appris à déterminer la nature des maladies, et serons-nous impuissants pour apprécier leurs traces sur les cadavres ? Non sans doute, puisque la lutte grave ses traits elle-même ; et, comme nous réduisons les maladies à quatre genres, l'anatomie pathologique n'est plus qu'un ensemble de données que l'esprit saisit facilement, puisqu'il est armé des principes à l'aide desquels les traces des variétés de ces luttes où la vie a succombé se réduisent sur le cadavre à quatre genres principaux.

Dirai-je maintenant quels sont les moyens que l'on doit mettre en usage pour reproduire sur l'animal les traces des maladies de l'homme, ceux dont on doit se servir pour remédier à nos maux ? Tout ce qui précède nous dit ces moyens et les généralise : attendu que tout s'enchaîne dans cet écrit, ainsi que je l'ai énoncé plus haut.

Dirai-je aussi quelle doit être la classification et la division des maladies ? Non sans doute, puisqu'en rappelant la formation successive des organes nous développons cette classification ; nos trames organiques étant toujours le siége des douleurs, et les divisions de celles-ci étant subordonnées aux genres de causes qui les font naître.

Tels sont les principes qui doivent servir de base à la pathologie naturelle et générale. Qu'on n'imagine pas que cette théorie est illusoire, qu'elle soit inventée à plaisir ; j'ose croire avoir prouvé qu'elle est l'expression de la marche de la nature. Et encore une fois , est-ce que la vie existe ailleurs que dans l'organisme ? Est-ce que l'on peut la concevoir sans les rapports de ce dernier ? N'est-ce pas en les approfondissant tous deux qu'on s'en fait des idées justes ? N'est-ce pas dans le résultat naturel des relations de l'organisme avec ses excitants que consiste la vie saine ? N'est-ce pas d'un résultat opposé que naît la vie souffrante ou la maladie ? Pour préciser cette dernière, n'est-il pas nécessaire de préciser ses rapports ? L'expérience ne nous dit-elle pas que là où ils sont inconnus, que là où les organes existent en nous dérobant leurs fonctions, la nature de leurs maux reste aussi voilée ? Dans cette lutte de la vie contre la mort, quelle est la différence d'avec celle qui donne la santé et le bonheur ? C'est que dans la première, elle évite toute espèce d'excitant, qu'elle le repousse ou le décompose, qu'elle s'arme de corps extérieurs pour le détruire, afin de chercher un repos nécessaire à son existence ; tandis que, dans le second cas, le repos est mortel pour elle.

Ces instincts, cette sagesse, paraissent encore dans les faux rapports des systèmes organiques entre eux : elle les détruit en condamnant à l'immobilité chaque système, et en leur donnant cette position où ils vivent indépendants les uns des autres. Toujours elle crée des moyens simples et jamais à craindre dès leur début, mais inflexible dans le péril ; alors elle est terrible. Souvent, pour conserver son être, elle demande que chaque sens, que toute l'économie, pour ainsi dire, soient isolés du monde entier ; elle veut, en quelque sorte, qu'il cesse un instant de sentir qu'il existe, pour le ramener à la vie ; ou bien si les stimulants sont d'une urgence extrême, elle ne craindra pas de s'armer des poisons, du fer et du feu : et souvent magnanime, mais toujours après mille combats, elle sacrifie, à la cruelle mort, une partie de son être pour lui dérober des restes précieux. Voilà une idée de son génie, de ce génie qui se joue si souvent de la raison humaine, qu'il surprend, qu'il étonne, et à laquelle il arrache une admiration indicible ; et en conseillant tout ce qui précède, ne sommes-nous pas sur ses traces ? N'est-ce pas à elle seule que nous adressons nos hommages ? S'il est un maître que l'on doive invoquer, n'est-ce pas elle seule qui a reçu nos prières, et grâce à ces principes, un jour viendra où l'homme le plus ordinaire obtiendra dans nos maladies des succès tels, qu'il n'aura dans sa carrière d'autre rival que cette nature même.

TROISIÈME PARTIE.

APPLICATION DES PRINCIPES DE LA PATHOLOGIE NATURELLE ET GÉNÉRALE AUX CONNAISSANCES DE LA NATURE DES MALADIES ET DE LEUR TRAITEMENT CHEZ LES ANCIENS ET LES MODERNES.

L'homme n'existe qu'en luttant contre les corps qui l'assiégent de toutes parts, et lui livrent partout des combats éternels. Sa vie est un flambeau qui ne brille que sur le bord des abîmes, et dont l'éclat est en raison des périls qu'elle a vaincus. L'expérience atteste cette vérité, et lui dit que si son premier besoin est de savoir surmonter les obstacles toujours renaissants que réclament et son existence et son bonheur, il ne lui importe pas moins de connaître les maladies qui naissent de cette grande lutte, et les moyens qui en sont les heureux destructeurs, double savoir qui constitue la médecine. Ainsi, cette science née de la nécessité, créée par l'amour de soi, étendue par le génie compatissant, vue dans toute sa simplicité, présente donc deux parties essentiellement distinctes : l'une qui embrasse les connaissances des maladies, et l'autre, celles de leurs moyens curatifs.

Chez les anciens et les modernes, ces connaissances suivent la marche de l'esprit humain; elles sont comme le génie du siècle, tantôt élevées, tantôt rétrécies, selon les époques diverses où on les considère. Ces époques ne sont pas très nombreuses, et plus ou moins éloignées les unes des autres, elles peuvent être rapportées, la première, aux temps qui précédèrent le vieillard de Cos; la deuxième, aux découvertes de ce grand homme; et la troisième et la dernière, à l'apparition de Bichat, époque qui s'étend jusqu'à nous. Ces connaissances, non basées sur des principes

généraux, irrégulières dans leur marche, embrassant des faits
mal liés, et livrées à des explications particulières presque toujours dépourvues de fondement, ayant décrit, à la longue, un
cercle infini, la raison a été forcée de les diviser en pathologie
interne et externe afin de mieux les cultiver, et ce système dure
encore. Ne voulant apprécier le passé et le présent, que pour
mieux faire ressortir nos idées, nous n'envisagerons la pathologie externe que dans la dernière époque, à cause de son imperfection dans les époques précédentes.

PREMIÈRE ÉPOQUE.

Les premiers orbicoles, sains d'esprit et de corps, placés sous
un ciel doux et clément, habitant une terre qui se couvrait de
fruits sans culture, robustes d'un côté, et de l'autre n'ayant avec
l'univers que des relations faites pour donner la santé et créer le
plaisir; vivant enfin dans cet âge que l'imagination en regret surnomma l'*âge d'or;* peu sujets à éprouver les angoisses de la douleur, restèrent, sans doute, dans une heureuse ignorance de ce
tyran de tous les êtres sensibles. Leurs descendants ne reçurent
pas en partage ce sort fortuné, les révolutions survenues dans
l'univers, l'inégalité des jours et des nuits, les alluvions qui,
tour à tour, ont inondé diverses portions du globe, la destruction des forêts qui entretenaient l'équilibre dans les éléments
atmosphériques, le livrèrent à cette foule de maladies qui, par
leur nombre et leur gravité, semblent annoncer la caducité du
monde.

L'histoire des affections morbides se perd dans la nuit des
temps. Si l'on en juge par analogie, du moment qu'elles commen-
cèrent à se multiplier, les hommes, étonnés d'entendre si souvent
les cris de la douleur, durent en observer les caractères et en tracer les tableaux. La pitié qu'inspirait son semblable aux prises
avec la mort, la crainte d'un même sort, l'amour de la gloire la
plus douce et la plus méritée, et cette voix intérieure qui nous
crie que les bornes de l'esprit humain confinent aux bornes du
génie de la nature, tout concourut à créer ces tableaux qui furent
les premiers éléments du code de la vie et de la mort.

Ces éléments furent sans doute aussi simples que laconiques; le
caractère de leurs auteurs et leur langage encore primitif ren-

dent cette idée vraisemblable. A mesure que les maux se compli-
quèrent, et que l'expression de la pensée s'étendit, il est probable aussi qu'ils prirent un caractère inverse, et, dès lors, ils ces-
sèrent d'être du domaine de tous, pour être celui de quelques
individus qui, par lui, devaient un jour acquérir les plus beaux
priviléges, ceux de rappeler à la vie des êtres défaillants, de les
faire même sortir des tombeaux, et de ressembler aux dieux qu'ils
imitaient.

Ces interprètes premiers, qui ne différèrent de leurs semblables
que par un plus profond sentiment d'humanité, et par une plus
grande habitude de voir les malades, reconnurent sans doute
dans ces éléments les peintures de quelques maladies; mais en
fut-il de même pour toutes? L'esprit d'observation se refuse à
admettre de pareilles idées. Les premiers observateurs, étrangers
aux connaissances des corps qui agissent sur nous, à celles de
l'organisation, ne se doutant pas que tout animal est un composé
de plusieurs éléments organiques; que chacun d'eux a des fonctions différentes, ignorant les lois qui les régissent, que lorsque
l'un deux souffre, la douleur retentit dans tout l'organisme, comment le mal persiste, par quelle route nous rappelons une santé trop
fugitive, ou comment nous descendons dans la tombe, et n'ayant
qu'un langage imparfait, ils confondirent dans leurs tableaux une
foule de maladies différentes, les chargèrent du merveilleux qui est
l'apanage des hommes simples, leur donnèrent une expression
inexacte, et ils léguèrent à la postérité un héritage que ne peut
mettre à profit le plus vaste génie. Sans point de départ, sans aucune marche fixe, n'ayant que des connaissances superficielles,
ne pouvant agir que dans une incertitude désespérante, dans une
impuissance presque complète pour arrêter les ravages de la
cruelle mort, ces interprètes, entraînés par les nobles passions
qui avaient inspiré les premiers bienfaiteurs du genre humain,
tentèrent, si l'on en juge par analogie, de recréer le code dont on
leur avait confié la pratique, et leurs travaux remplacèrent ceux
que le peuple, dans toute sa simplicité, regardait comme immortels. Telle fut, sans doute, la marche des esprits qui commencè-
rent à tracer les sciences, si on la compare à celle qui nous est
propre; mais alors, comme aujourd'hui, l'expérience apprit bientôt que le dernier ouvrage était, comme le premier, un fantôme
qui égarait au lit de la douleur; et telles durent être les choses,
parce que le même principe d'erreur qui avait servi à composer l'un,
était le même que celui des observations déjà recueillies et oubliées.

Vraisemblablement les connaissances des maladies furent, pendant longtemps, créées et détruites tour à tour, et chaque fois elles reçurent l'empreinte du génie qui les révolutionna, et du siècle où elles existaient. A mesure que l'inspection des cadavres devint plus attentive ; que le besoin de les connaître pour les embaumer acquit plus d'empire ; que les ouvertures des animaux vivants sacrifiés aux dieux se multiplièrent, que les lésions physiques auxquelles l'homme est sujet s'accrurent ; que l'on sentit la nécessité d'avoir des idées positives de l'organisation ; et que le langage devint plus riche et plus précis, on apprit à mieux connaître les fonctions, à apprécier leurs désordres, à avoir des idées moins vagues sur les maladies, à les peindre avec plus de force ; et insensiblement ces connaissances perdirent une partie de leurs erreurs premières. Ensuite, chez les peuples anciens, comme chez nous, l'intelligence, se développant par des observations suivies et une longue expérience, dut imprimer à ces éléments un caractère plus avantageux pour l'humanité que celui qui leur était propre dès leur origine. Si le mage osait étudier les révolutions célestes, il est probable qu'il faisait faire des [progrès à la médecine. L'habitant des bords fertiles du Nil, en devenant jadis le premier citoyen du monde, dut aussi faire sortir cette science de son berceau. L'histoire du fameux Hermès, les cures étonnantes opérées par le génie qui transporta la médecine de l'Egypte en Grèce, sont des preuves de cette perfectibilité de la médecine.

Ici néanmoins, comme dans presque tous les autres sujets, les anciens, à moins qu'ils ne fussent des êtres privilégiés du ciel, embellissent peut-être trop leur histoire, et, malgré tout le merveilleux dont leur imagination s'est plu à environner quelques génies, il est vraisemblable que, chez les premiers peuples, la médecine, sous le rapport des connaissances des maladies, resta très imparfaite, ce qu'attestent la révolution que lui fit subir le dernier des Asclépiades, et bien mieux encore, l'intérêt que l'on avait à conserver des vérités qui auraient élevé de simples mortels jusqu'aux honneurs de l'apothéose. Au reste, la faculté de populariser la pensée n'existait pas à cette époque ; ces vérités étaient le patrimoine de quelques familles ; les enfants formés par le père à l'étude de la nature ; tout le peuple de l'antiquité réduit au rôle d'observateur, il est présumable que des familles acquirent des connaissances profondes de nos maladies : mais ici tout est conjecture, et nous abandonnons cette grande époque d'incertitude, pour lire dans les œuvres du génie qui ouvre la seconde époque, génie qui fut le plus grand des Grecs, et, à ce titre, Hippocrate se présente à nos esprits.

DEUXIÈME ÉPOQUE.

HIPPOCRATE.

Cet homme, issu de la plus noble famille dont l'histoire ait conservé le souvenir, si l'on juge la noblesse de l'homme par le bien qu'il fait à ses semblables, doué de la plus vaste intelligence, formé dès le berceau à l'étude de la nature, initié à de rares secrets, possesseur d'une foule d'observations que lui avaient léguées ses aïeux, qu'il tenait de ses contemporains, ou qu'il avait recueillies lui-même, fut plus en état que personne d'apprécier les connaissances des maladies, à l'époque où il vivait. Malgré tant de riches connaissances, soit qu'il ne pût les coordonner entre elles, soit que l'expérience ne leur fût pas favorable, à la longue, convaincu que les principes qu'il tenait des dieux étaient des guides trompeurs, il osa ébranler l'édifice antique de ses pères, interrogea à son tour la nature, embrassa l'homme, non seulement dans ses rapports physiques, mais encore moraux, et fit servir la philosophie à donner plus d'éclat au flambeau de la médecine encore mal allumé.

Pour atteindre ce but, il acquit des connaissances profondes dans l'organisme ; ses écrits attestent qu'il était familier avec l'anatomie, et pour le prouver, je ne citerai que les lignes suivantes :« Le cerveau a deux membranes, une extérieure très forte, une autre qui touche le cerveau, fort déliée et qui ne se rétablit pas quand elle a été blessée. (P. 243, Des lieux de l'homme). »

Si Hippocrate est anatomiste profond, s'il lui est aussi facile de préciser le siége des maladies et de s'initier à leur expression, observant que tout autour et au dedans de l'économie, mille corps agissent sur l'organisme, il approfondit ces mêmes corps. Voici son début dans son traité des airs, des eaux et des lieux.

« Quiconque veut connaître la médecine à fond, ne peut pas négliger les objets dont je vais traiter. Les diverses saisons de l'année, et ce que chacune peut opérer, seront pour lui une source de méditations : elles ne se ressemblent nullement; on trouve des différences dans leur constitution, même dans leurs variations. On doit étudier les vents, ceux qui sont froids, chauds, communs à tous les pays, propres à certaines régions; examiner les qualités des eaux. Comme elles ne sont pas les mêmes au goût et au poids, elles ne se ressemblent pas quant à leur vertu. Quiconque donc arrive dans une ville qu'il n'habite point, commencera par considérer sa position, relativement aux vents et au lever du soleil. Il ne regardera point comme indifférent qu'elle soit exposée au nord ou au midi, au couchant ou au levant. Il faut au contraire avoir beaucoup d'égard à sa position de même qu'à la nature de ses eaux ; examiner si elles sont bourbeuses, molles ou dures, si leur cours se fait dans des lieux élevés ou pierreux, si elles sont salées et réfractaires. On doit encore avoir égard au sol. Est-il découvert, point arrosé, ou fourré et humide? Est-il enfoncé, étouffé, ou bien élevé et frais? Etudiez aussi la manière de vivre des habitants. Sont-ils buveurs, grands mangeurs, oisifs, ou bien laborieux, adonnés aux exercices, sobres dans le manger et le boire? Ce sont autant d'objets qui méritent la plus grande attention (P. 133, Des airs, des eaux et des lieux, t. iv). »

Si Hippocrate interroge l'action des corps extérieurs sur l'organisme, afin de mieux déterminer les causes et la nature des maladies; pour arriver au même but, il cherche à connaître les rapports des organes intérieurs avec les corps qui les excitent : et voici comment il s'exprime au début de son traité de la diète salubre (page 27, tome iii).

« **1° *Régime pour l'hiver.*** Les hommes, pour suivre un bon régime, doivent, durant l'hiver, manger davantage, boire moins, prendre du vin pur, user, pour aliments, de pain et de viandes toujours rôties, n'employer que peu de légumes durant cette saison. C'est le vrai moyen de tenir le corps chaud et sec.

« **2° *Régime pour le printemps.*** Quand le printemps arrive, on prend des aliments moins forts, et en moindre quantité. On substitue les gâteaux au pain, la viande bouillie au rôti : on ne mange pas beaucoup de légumes, jusqu'à ce qu'on soit dans l'été. On use, peu à peu, d'aliments plus doux et des viandes bouillies, de légumes crus ou cuits. On boit davantage, et l'on mêle de l'eau avec le vin, en faisant toutefois ces changements d'une manière insensible.

« **3° *Régime pour l'été.*** Durant l'été, on mange les gâteaux mollets, et les viandes toujours bouillies ; l'on boit beaucoup d'eau.

L'on en use ainsi afin de tenir le corps frais et humecté ; parce que la saison étant chaude et sèche, échauffe le corps et lui enlève l'humidité. On procède, dans le passage du printemps à l'été, comme on a fait dans celui de l'hiver au printemps. Les changements s'y doivent faire peu à peu, donnant plus à la boisson, moins au manger, pour y revenir dans l'hiver.

« 4° *Régime pour l'automne.* Pendant l'automne, on prend des aliments moins humides ; l'on revient donc aux viandes rôties ; on boit moins. On use davantage de vin pur. On arrivera ainsi dans un bon état à l'hiver, où l'on reprendra les aliments secs, les viandes toutes rôties, le vin pur et en médiocre quantité. On affermira ainsi sa santé, et l'on sera peu sensible aux impressions du froid durant l'hiver, qui est une saison froide et humide. »

Hippocrate s'appesantit beaucoup sur les matières alimentaires; les humeurs occupent chez lui de grands passages, et il semble regretter de ne pas entrer dans des détails assez nombreux sur les corps qui, à l'extérieur comme à l'intérieur, agissent sur nos organes.

Profond dans les connaissances des corps qui nous environnent, dans celles des fluides intérieurs et toujours son attention fixée sur le lien qui existe entre nous et ces corps, Hippocrate, avec ce savoir qui embrassait la nature entière, porta, comme on doit bien le présumer, dans l'énumération des causes des maladies, et dans les tableaux des altérations des fonctions de la vie, cette même empreinte de génie et de vérité, qu'il avait montrée dans tous ses autres travaux. C'est, en effet, ce que prouve l'observation, surtout dans ses *Épidémies* : partout il remonte aux révolutions atmosphériques ; partout d'autres causes secondaires importantes sont notées avec succès, et partout la nature suprise, déchirée par la douleur, est travestie en tableaux immortels comme elle. Cléonate, Clazomènes, livre Ier *des Epidémies*, mais surtout la femme de Thase, la fille de Larisse, Apollonius d'Abdère, livre III *des Epidémies*, n'offrent-ils pas des peintures que rien n'égale dans aucun écrit, quoique dessinées depuis près de trois mille ans? Dans chaque tableau, il ne signale pas, sans doute, tous les désordres de l'économie ; partout il ne dit pas constamment si le frisson ou la chaleur sont développés, si la langue est aride ou humide, si la peau est sèche ou couverte de sueur, si les urines sont rares ou abondantes, quel est l'accroissement ou la rémission des symptômes, quels sont les moyens curatifs employés par la nature même, et partout il ne dit pas si ce sont des sueurs copieuses, des vomissements, des hémorrhagies qui se montrent, par une raison toute simple, c'est qu'il n'ignorait pas que les principaux désordres signalés, les autres n'en étant que la conséquence, devaient être connus.

Cependant, avec cette supériorité de génie qui semble intermédiaire entre le ciel et nous, la nature des maladies du ressort de la pathologie interne, et surtout celle des fièvres, fut-elle connue? L'expérience a résolu cette question par la négative, et tel devait être le fruit de tant de sublimes travaux qui ne furent entrepris que dans le dessein d'arriver à ce but; parce que Hippocrate, quoique ayant groupé autour de lui les connaissances de l'organisme et de ses rapports, ne créa pas les principes qui doivent servir de guide certain dans l'étude de nos maux, il ne montra pas la véritable composition élémentaire de l'organisme, la classification de ces éléments et les rapports de ces derniers. Tout lui ayant paru obscur, il ne fit que remonter d'abord aux connaissances de l'organisme et des corps qui agissent sur lui, et recueillir ensuite des faits, sans émettre aucun système. Mais, grouper dans le même tableau les symptômes de fonctions différentes, est-ce connaître la nature du mal? Non, et encore non. Cependant si le vieillard de Cos n'a pas développé la nature des maladies, il sera toujours le modèle à suivre par excellence, toutes les fois qu'en médecine, pour se rendre compte de ses idées, on se verra forcé de reprendre la matière à sa source première, c'est-à-dire, d'interroger les trames organiques et leurs rapports. Jamais mortel n'eut une vie plus faite pour ceindre la couronne de l'immortalité, et si, au souvenir de tant de sublimes travaux, l'on ajoute celui que, par eux, il donna le premier à la médecine une marche imposante et rigoureuse à la fois, celle des faits; qu'il l'arracha au merveilleux qui la dérobait aux investigations du génie de l'homme; qu'il lui apprit à chercher ses maux et leurs causes en lui et autour de lui et non dans les cieux; que, dans l'art sublime d'enchaîner la douleur, il n'eut d'autre guide que la nature même; qu'il était le dix-septième de sa génération, qui s'était consacrée tout entière à la médecine; que l'un de ses aïeux avait reçu les honneurs de l'apothéose, parce que, comme les dieux, il avait été le bienfaiteur de ses semblables : qu'il tenait de ces mêmes aïeux les principes qu'il cherchait à transmettre ; que, comme eux, il avait opéré des cures étonnantes ; qu'il était honoré des peuples libres, compté parmi les sages, et que, comme ces derniers, il porta la vertu jusqu'à l'héroïsme, puisque l'on ne put jamais le résoudre à mettre un peuple entier au nombre de ses clients, par cela seul qu'il était l'ennemi de sa patrie; tout nous assure que ce grand homme est resté jusqu'à ce jour sans rival dans la science, et ses œuvres seront toujours vénérées par le véritable médecin.

GALIEN.

Après Hippocrate, d'autres génies cherchent à vaincre des difficultés toujours existantes qui voilent la nature des maladies, et, parmi eux, Galien ajoute aux découvertes médicales en distinguant l'affection fébrile primitive de celle qui naît d'une inflammation ou d'une lésion locale, et en cela il fit bien, puisqu'il ne constata que ce qui est. Hippocrate, plus grand, cherche les causes des maladies dans les excitants extérieurs et intérieurs; ces derniers occupent beaucoup ses esprits; le médecin de Pergame émet au contraire l'idée que tous nos maux dépendent principalement d'une rupture d'équilibre entre les fluides intérieurs et les vaisseaux où ils circulent, et, aux vérités connues, il ajouta l'une des vérités les plus importantes qui, pendant plus de deux mille ans, devait dominer le monde médical. Mais, comme tous les hommes hardis et dépourvus d'un génie transcendant, il fit de cette vérité un principe général, il établit sur elle une fausse doctrine, et, *avec ses altérations d'humeurs*, il couvrit le monde d'empiriques qui survivent toujours; s'il avait, d'un côté, servi la médecine, de l'autre, en tombant dans toutes ces erreurs, en ne se bornant pas à l'observation, et en établissant un système, il dévie de la route tracée par le médecin grec, et il nous lègue un système médical, dont toute la thérapeutique a pour but d'expulser les humeurs, sans nous éclairer un instant sur la nature de nos maux.

Quelques systématiques.

Comme si c'était un instinct de la vie de surmonter tous les obstacles, pour arriver aux connaissances les plus nécessaires à sa conservation, le sort du médecin de Cos et de celui qui illustra la capitale du monde, ne ravit pas à leurs successeurs l'espoir que n'avaient pu atteindre ces hommes si étonnants; tous s'élancent dans la même carrière, mais tous, nobles imitateurs du Grec ou systématiques comme le Romain, n'opèrent aucune révolution dans la pathologie interne, sous le rapport de la connaissance de la nature du mal. Vanhelmont avec son archée, Boerhaave avec ses principes physiques, Stahl, malgré son grand génie, avec ses principes toujours les mêmes pour des organes différents, je le demande à l'histoire, j'en appelle à nos contemporains, qu'ont-ils fait pour la pathologie interne ? Nos maux sont-ils mieux connus? Les savants qui ne sont destinés sur la scène du monde qu'à reproduire les découvertes d'autrui, qu'à transmettre les merveilles du génie, vous diront peut-être que ces hommes, inscrits au temple de mémoire, ont été les bienfaiteurs du genre humain ; mais l'expérience les dément, et, envisagés sous le rapport des connaissances de la nature de nos maux, ils n'ont fait qu'agrandir le domaine immense de l'erreur. Tous, sans doute, sentirent ce qui n'était pas vrai chez leurs prédécesseurs, le vrai lui-même leur échappa, ils n'établirent que des systèmes.

SYDENHAM.

J'ai dit ce qu'était Galien ; je franchis des siècles et j'arrive à Sydenham. Ce médecin donne un heureux exemple à son pays ; il interroge, comme Hippocrate, l'influence des astres et des saisons ; mais celle des lieux et des autres corps qui sont si nombreux autour de nous, et dont l'action est si puissante, ainsi que celle des aliments et des liquides dont nous nous servons pour l'entretien de la vie, ne reçoivent de sa part aucune attention particulière. L'année la plus régulière voit éclore toute espèce d'épidémies, la peste même, sans qu'on doive lui en attribuer la cause, et alors que signifie cette étude ainsi isolée ? Rien, et encore rien pour reconnaître nos maux. En agissant ainsi, il n'est pas d'esprit vulgaire qui ne puisse, comme lui, noter les jours de froid, de chaleur, de sécheresse, d'humidité, ou les passages subits de l'une à l'autre température ; c'est, sous ce rapport, un imitateur qui ne comprend pas la hauteur de son original. Une fois les premières causes détruites, il ne livrera pas, dans sa carrière d'observateur, la nature à elle-même, il ne la contemplera pas dans ses grands débats, afin de remarquer quels corps elle fuit, quelles humeurs elle chasse, pour se délivrer de la mort ; galéniste profond, et sans aucune raison puissante, il suit le torrent du jour ou il renchérit sur de fausses opinions, et il ne voit plus que des humeurs épaisses, âcres, corrosives, que, pour le salut du malade, l'on doit inciser, diminuer, adoucir, comme si l'économie souffrante n'avait d'autres rapports qu'avec l'excitant général corrompu. Quelle distance entre lui et le génie de la Grèce, qui tenait compte des corps impondérables, et qui les embrassait sous le nom de souffle ! L'envisage-t-on placé sur le terrain de la douleur et en traçant les caractères, quel est donc l'homme qui oserait défendre Sydenham comme un peintre heureux de nos maux ? Loin de tracer des tableaux, à peine s'il ébauche la matière ; et l'on ne peut concilier tant de renom avec un mérite que renierait un élève vulgaire du dieu d'Epidaure. Dans toutes les maladies fébriles, non-seulement la description est toujours dans un ordre non naturel, non-seulement il est impossible de se faire une idée juste des diverses périodes, non-seulement il fait preuve d'un défaut complet d'analyse, mais elle est si imparfaite, les symptômes réunis sont si incohérents, qu'on le croirait étranger à toute idée d'anatomie, d'instruction de ses prédécesseurs, et qu'elle est plutôt faite pour rappeler le berceau de la science, et avoir nui aux progrès des connaissances de la nature des maladies, que concouru à leur avancement. Quelquefois il étonne par son aveu aussi simple que rétréci, en nous assurant que les fièvres de telle année étaient d'une tout autre nature que celles de telle ou telle autre année. Oui, les fièvres diffèrent selon que les rapports non naturels de leur siége varient ! Et qu'on s'étonne, ensuite, quand on ne connaît pas ce siége, que la médecine soit un chaos ! On parle avec éloge de ses descriptions de la goutte et de la petite vérole ! Mais que l'on compare ces descriptions aux tableaux naturels, et l'on ne sera pas surpris de trouver cet éloge sans fondement. Plus que tout autre, se livrant à la carrière des hasards dans cette science, par cela seul que chaque maladie lui paraissait une maladie *sui generis*, et que l'organisme est en quelque sorte oublié ; jamais satisfait de lui-même quand il s'agit d'apprécier la nature des maladies, sans la moindre lueur de principes, sans aucune idée un peu vaste de la marche régulière, mais imposante de la nature, et d'un style diffus, il accable son lecteur qui n'a que de la mémoire, et il torture celui qui raisonne. Suivez-le dans le traitement, et partout vous le trouvez le même. Il est des esprits qui, faibles sous certains rapports, sont des géants dans beaucoup d'autres ; mais Sydenham n'est pas de ce genre, partout on lui retrouve un caractère uniforme de faiblesse. Hippocrate a son plus bel ouvrage dans ce talent qu'il eut d'étudier les malades livrés à la nature, et d'en transmettre le tableau : par

eux, en nous disant comment l'économie se délivre de ses maux
ou succombe, il apprend aux hommes de l'art à imiter la nature,
et à la seconder quand elle est trop faible ou impuissante ; mais
Sydenham nous avoue ingénument qu'il suit cette même *nature*,
parce qu'il fait saigner quand des hémorrhagies apparaissent,
purger quand une tendance aux selles se manifeste, etc., tandis
que dans le cas contraire il s'abstient de toutes ces opérations.
Quel maître dans cette carrière ! Ainsi la nature mourante n'aura
pas un secours réel ; mais je me trompe, Sydenham ne contemple
pas en vain les astres et l'ordre des saisons, il trouve en eux la
marche qu'il doit suivre au lit du moribond, et, par eux, son imagination réchauffée avoue dans chaque page de ses écrits que la
nature *chancelante* ne peut retrouver la santé sans le secours des
poisons somnifères et d'une pharmacopée aussi forte qu'elle est
monstrueuse. Je le sais, je brave le jugement de plusieurs génies ;
mais ce que Sydenham a pu paraître avant le perfectionnement
de l'anatomie, ne peut plus être ; c'est injustement qu'il a été
surnommé l'Hippocrate anglais ; c'est outrager la mémoire du
divin vieillard que de lui donner un pareil rival, puisqu'il n'eut
que des connaissances moins qu'ordinaires des maladies, et qu'il
ne sut que fuir devant les maux de ses concitoyens. Non, l'Angleterre n'a point d'Hippocrate ; son climat trop ingrat, qui met
les hommes aux prises avec des besoins continuels, et qui, par sa
dureté, leur apprend à être insensibles, tandis que son gouvernement, essentiellement machiavéliste, ajoute à ces premiers désavantages et rend égoïste, ne sera jamais la terre classique des
grands hommes en médecine, l'humanité étant la base de leur
génie.

STOLL.

Je quitte cette terre trop célèbre, et un moment je vais fixer
mon attention sur le plus grand médecin de l'Allemagne et, à ce
titre, Stoll se présente à notre mémoire. Cet esprit interroge le
passé, cherche un modèle pour sa conduite, et si l'on en juge
d'après ses œuvres, Hippocrate fut le sien. Il étudie comme lui
les influences des excitants extérieurs ; mais, l'imitant beaucoup
mieux que Sydenham, il fait connaître une foule de causes qu'engendre la civilisation, et il rend ainsi plus complet l'ensemble des
causes les plus ordinaires de nos maux.

Hippocrate, en nous faisant connaître comment les maladies

guérissent, semble annoncer ainsi quelles causes succèdent vulgairement aux premières. Stoll montre la même sagacité, et en cherchant à diminuer la masse sanguine, ou à la modifier par des boissons appropriées, ou par les efforts organiques, il donne la preuve de cette vérité, quoique ses efforts soient loin d'avoir été complets. Toujours inférieur dans la description des fièvres, il est plus précis dans celles qui, sous le nom de pneumonie, de gastrite, de dyssenterie, de pleurésie, de fièvre puerpérale, de rhumatisme, de goutte, etc., affectent l'économie, et toujours ajoutant, par tous les moyens, à l'auguste science, à la médecine, il interroge les débris de la mort. Sans doute, comme tous les génies qui furent, il montre son imperfection, il dévoile mal les causes des maladies; en les ralliant à un siége spécial, il fait bien; mais ses distinctions dans les fièvres, mais l'irrégularité et l'imperfection de ses descriptions sont frappantes; et, loin d'être sensible aux cris de la nature, dans toute son étendue, partout son savoir s'incline devant des idées systématiques, et le remède qui agite profondément nos entrailles est le remède de tous nos maux. Malgré ses défauts réels et ses rapports avec ses prédécesseurs, c'est le plus grand génie de la médecine allemande.

PINEL.

En France, parmi les hommes marquants que la médecine compte pendant la seconde époque, je trouve le nosographe Pinel. Comme Hippocrate, il interroge l'action des corps environnants, il passe en revue tous les corps extérieurs et intérieurs, ainsi que l'état organique; mais, moins observateur que copiste, il oublie leur influence au lit de la douleur. Le professeur suit son siècle, il adopte le système des solidistes, et cependant dans la pratique il prodigue les évacuants et se met ainsi en contradiction avec lui-même. Avant lui, les médecins ne voient dans les fièvres que des maladies dont ils ne peuvent spécifier le siége, ainsi que le prouvent leurs écrits. Pinel flotte entre deux idées; d'un côté, emporté par je ne sais quel esprit d'erreur, il avance que ces maladies sont essentielles, quand il ne montre que l'économie souffrante; et de l'autre, il détruit cette erreur en faisant entrevoir le premier un siége spécial pour chacune de ces maladies. A cette époque, c'est un exemple heureux; mais cette intention a été si mal remplie qu'elle est plus qu'insignifiante. Il place la

fièvre inflammatoire dans les vaisseaux sanguins. Mais à qui per-
suadera-t-il que les veines, les artères et les capillaires à fluide
rouge, tombent malades à la fois, et qu'ils puissent être atteints
de la même maladie, lorsqu'ils ont une organisation différente?

Les fièvres bilieuses ou gastriques occupent de grandes pages
dans la nosographie philosophique. Elles n'appartiennent qu'aux
membranes de l'estomac. Comment admettre des idées aussi vagues? D'abord on ne connaît pas l'étendue du siége du mal, et
ensuite on lui donne néanmoins pour le même siége une partie
des muqueuses, des séreuses et du tissu musculaire des voies digestives. Quelle inconséquence ! Comment comprendra-t-on que
des tissus d'une nature différente, ayant des rapports différents,
soient atteints d'une maladie identique? C'est impossible. Ensuite
qu'a de commun une sécrétion muqueuse, qui est le symptôme
qu'on regarde comme principal dans cette maladie, avec les autres symptômes? De plus, pourquoi rapporter à l'estomac ce que
l'on dit être une sécrétion bilieuse ?

Là, c'est un symptôme qui, plus qu'un autre, frappe l'imagination du nosographe français; et si deux symptômes, au lieu
d'un, agissent sur lui, comme dans le cas où l'économie éprouve
de violents désordres avec des symptômes d'une affection des
glandes, on aura la *peste* ou la *fièvre adéno-nerveuse.* Malgré ces
erreurs dans les connaissances des fièvres; toujours on admirera
la sagacité avec laquelle Pinel a rapproché les variétés fébriles,
fait ressortir leurs nuances. Nul, mieux que lui, n'a mis à même
le médecin de se familiariser avec ce protée sans le comprendre.
Sans doute il est systématique, quand il prétend fixer les genres
de ces affections, et leur rallier toutes les autres nuances; mais,
comme si les erreurs du génie devaient servir à l'instruction du
genre humain, il ne fait que mieux ressortir son sujet, lorsqu'il
combat d'autres observateurs.

Tel est Pinel dans les fièvres. Dans les maladies connues sous le
nom de phlegmasies, telles que la scarlatine, la rougeole, la petite vérole, etc., ses idées sont plus complètes que celles connues
jusqu'à ce jour. Mais si dans les fièvres il devient systématique,
on le retrouve ici empreint de la même opinion : et cet observateur profond, cet admirateur enthousiaste d'Hippocrate, qui ne
paraît dans l'arène médicale qu'au nom de tout ce qui conduit à la
vérité, bravant l'observation, l'empire absolu des faits et leur lien,
*regarde ces maladies comme primitives, et admet que les fièvres
qui précèdent ces affections sont dépendantes de celles-ci, ce qui*

ne peut être, lorsque les unes existent et que les autres sont encore invisibles lors de l'apparition des fièvres. Cette hypothèse, combattue par les faits, a été funeste à la médecine, et peut-être a-t-elle donné lieu à ce système nouveau qui ne voit partout que phlegmasies dans nos maux.

Je ne suivrai pas Pinel dans tous ses tableaux, et voici mon opinion générale sur cet auteur. Partout les faits sont mieux caractérisés; partout on remarque entre eux des limites plus certaines; partout ils se trouvent dans des rapprochements plus naturels; néanmoins il paie tribut aux systèmes qui règnent, et, quoique ses pages soient embellies par le mot analyse, dans une foule de cas il ne renie que trop cette arme la plus forte de la raison. Ainsi il parle bien de l'existence des corps extérieurs; il énumère bien une foule de causes; mais quand il faut les reconnaître chez le malade, il est nul comme ses prédécesseurs : il fait la guerre à l'humorisme et, adoptant le solidisme, il réduit toutes nos maladies à la débilité, et pour les combattre il ne prescrit que des stimulants qui ne font qu'accabler un malade déjà surexcité. Sans doute il invoque l'observation, l'analyse, la philosophie et la nature; mais chez lui ce ne sont que des mots pompeux qui séduisent sans éclairer, et avec lui comme avec ses prédécesseurs la nature de nos maux reste ignorée. En effet, qu'on médite ses pages, qu'on compare ses travaux, partout à quelques nuances près, nées sur la fin du siècle dernier, nos maux restent toujours voilés. Il faut le dire, dans cette longue période de temps qui mesure la seconde époque de la médecine, Hippocrate, toujours sans rival, reste majestueusement debout devant trois mille ans qui le contemplent.

Cependant si mille génies meurent dans l'arène sans nous initier à la nature de nos maux, d'autres génies paraissent encore, et Bichat marque la troisième époque de la médecine.

TROISIÈME ÉPOQUE.

BICHAT.

Cet auteur frappe ses maîtres dès son entrée dans la carrière médicale par ses connaissances en anatomie, qu'il est destiné plus tard à révolutionner. Je vais porter un instant mon attention sur ses travaux, et le premier d'entre eux qui se présente est son ouvrage intitulé *Recherches sur la vie et la mort.*

Dans la première partie de cet ouvrage, l'auteur établit des considérations anatomiques et physiologiques pour montrer la différence qui existe entre les appareils extérieurs et intérieurs sous le rapport de leurs formes et de leurs fonctions, et il en conclut qu'il existe deux vies, l'une dite végétative ou intérieure, et l'autre animale ou extérieure. Mais, vaines considérations, ces idées déjà admises sont mal fondées, attendu que les appareils qu'il sépare en deux parties rappellent seulement l'animal, tandis que la vie *végétative lui reste complétement inconnue.* Prenant ensuite l'organisme qui est un être matériel pour la vie qui est un être abstrait, loin d'éclairer son sujet, il le laisse toujours inconnu, en plaçant à côté de quelques vérités connues les erreurs les plus grossières.

Dans la seconde partie de ses recherches Bichat, prenant pour la mort les corps qui excitent l'organisme, mais en confondant des corps naturels avec un être abstrait, nous apprend-il à connaître la mort? Non, sans doute. De plus, pour nous initier aux connaissances de la mort, l'auteur nous dit qu'il ne sera question dans son ouvrage que de celle produite par les lésions des principaux organes; et comme la mort a le plus souvent lieu sans léser l'organisme, on voit que l'auteur est loin d'être d'accord avec le titre de son ouvrage. S'il se borne à cette espèce de mort, c'est parce qu'il admet *qu'il n'est pas en notre pouvoir de produire artificiellement, dans les espèces d'animaux différentes de la nôtre, des maladies semblables à celles qui nous affligent; et d'ailleurs que cela serait inutile, attendu qu'alors les propriétés vitales sont tellement dénaturées par les affections morbifiques, qu'on ne pourrait plus partir des phénomènes certains de l'animal vivant, pour apprécier, pour rechercher ceux de l'animal qui se meurt.* Telle est cette opinion qui nous apprend que les recherches sur la mort sont impossibles, à part quelques cas que tout le monde connaît, tandis qu'à propos de l'application de nos principes aux maladies, elle sera réfutée complétement, après l'avoir été dans le développement de ces mêmes principes.

Bichat, à l'exemple de Haller, se livre à des expérimentations sur les animaux; mais dépourvu de principes qui pussent lui servir de guides, et ignorant que la nature produit des maux en apparence identiques, et cependant entièrement différents, ainsi que le prouvent les vomissements, les dévoiements, les asphyxies, les étourdissements, les syncopes, etc., il eut le sort de Haller, il se montra anatomiste profond, fit des expérimentations ingénieuses, mais sans aucun résultat pour les connaissances de nos maux. Il suivit l'impulsion de cette époque, alors on ne pouvait être réputé profond dans les connaissances des maladies qu'en se montrant à la fois anatomiste et expérimentateur habile : cette mode s'est même prolongée jusqu'à nos jours. Avec Bichat, la vie et la mort sont restées ce qu'elles étaient, profondément voilées, et ses recherches un ensemble de considérations anatomiques et physiologiques et d'expérimentations qui se recommandent par le titre d'un roman sans avoir rien produit pour les progrès réels de la science.

ANATOMIE GÉNÉRALE. Dans les considérations générales de cet écrit, Bichat, comme tous les naturalistes, divise les connaissances des corps de l'univers en deux classes : les sciences physiques, qui ont pour sujets les corps inorganiques; et les sciences physiologiques, qui embrassent les corps organiques. Pour apprécier les unes, il suit les idées émises, il veut qu'on remonte aux *propriétés générales des corps physiques, l'attraction, l'affinité, l'élasticité*, etc., et pour apprécier les autres, qu'on remonte aux propriétés qu'il appelle vitales et qu'il désigne sous le nom de *sensibilité* et de *contractilité*. Ici il encense deux erreurs à la fois; est-ce que l'attraction existe dans un corps physique, sans une autre qualité constante qu'on nomme dureté, sans que le corps ait toujours une forme à lui, et pourquoi alors n'avoir compté comme principe dans les sciences physiques que l'attraction? Même raisonnement pour les sciences physiologiques. Stahl avait admis comme présidant à l'existence de ces corps organisés ce qu'il appelait le principe vital; et s'il disait quelque chose à l'imagination, il était repoussé par la raison qui fuit l'obscurantisme. Bichat crut être plus dans le vrai en regardant la sensibilité et la contractilité des corps organisés comme éléments de ces corps et avoir ainsi fixé les principes de ces sciences, et Bichat ne fit qu'ajouter aux erreurs existantes. Est-ce que l'organisme n'a pas sa dureté, son attraction, son élasticité, sa forme qui lui est éternellement inhérente comme la sensibilité et la contractilité, et pourquoi avoir regardé ces dernières comme principes de l'existence des corps organisés? Sans doute ceux-ci diffèrent des corps physiques par ces dernières qualités; mais les corps organiques ne doivent pas seulement l'existence à ces mêmes qualités.

Bichat, initié à l'esprit de son époque, qui cherchait partout des principes afin d'apprendre rapidement les connaissances humaines et de les étendre, se crut appelé à fixer les principes des sciences physiologiques. D'abord il fait ressortir les erreurs de Boerhaave ; mais si ce médecin était dans l'erreur parce qu'il voulait appliquer les principes physiques aux sciences physiologiques, du moins ce n'était pas parce qu'il ignorait que les organes étaient doués de sensibilité et de contractilité. Bichat passe ensuite en revue Stalh, l'auteur du principe vital, qui crut avoir fait aussi quelque chose pour les sciences physiologiques avec ces mots vagues, et qui ne signifient rien comme principes. Bichat écrit que ce médecin n'avait qu'entrevu la vérité sans la saisir entièrement et, pour atteindre le but que l'on avait manqué, il imagine que tous les corps organiques étaient sous la dépendance de la *sensibilité* et de la *contractilité*, et il appela ces qualités *propriétés vitales*. Stalh n'avait fait que généraliser ; Bichat crut qu'il compléterait son œuvre en déterminant la nature de la sensibilité et de la contractilité de chaque organe, et il entreprit ce travail dans son *Anatomie générale*. Je l'ai dit plus haut, on ne détermine pas les principes des sciences en signalant les qualités générales qui sont propres aux corps qu'elles envisagent ; mais en classant ces corps, en déterminant leur composition ou leur structure et leurs rapports, et c'est dire que Bichat, avec ses propriétés vitales, ne fit rien pour créer les principes des sciences physiologiques, et par conséquent pour arriver à la connaissance de nos maux. En voulez-vous la preuve, c'est que jamais homme ne fut plus étranger que Bichat à ces mêmes connaissances, et ce n'est pas son image au Panthéon qui détruira cette opinion.

Après avoir pensé qu'il avait découvert les principes des sciences physiologiques, Bichat, plus fait pour imiter que pour créer, ainsi que je l'ai écrit ailleurs, se trouvant à l'époque où l'on s'occupait beaucoup des éléments physiques, s'imagina qu'il pouvait marcher sur les traces des inventeurs des éléments des corps physiques, et il imagina à son tour les éléments organiques.

Voici comment il s'exprime, page 79 de ses Considérations générales : « Tous les animaux sont un assemblage de divers organes qui, exécutant chacun une fonction, concourent chacun à sa manière à la conservation du tout. Ce sont autant de machines particulières, dans la machine générale qui constitue l'individu. Or ces machines particulières sont elles-mêmes formées par plusieurs tissus de nature très différente, et *qui forment véritablement les éléments des organes pour les corps animés*. La chimie a ses corps simples qui forment, par les combinaisons diverses dont ils sont susceptibles, les corps composés : tels sont le calorique, la lumière, l'hydrogène, l'oxygène, le carbone, l'azote, le phosphore, etc. *De même* l'anatomie a des tissus simples qui, par leurs combinaisons quatre à quatre, six à six, huit à huit, etc., forment les organes. Ces tissus sont : 1° le musculaire; 2° le nerveux de la vie animale; 3° le nerveux de la vie organique, » etc., etc. Mais Bichat compte, parmi ces tissus, les systèmes capillaires, il écrit qu'à peine on peut concevoir quelques molécules organiques réunies sans des capillaires, et alors on sent que les corps qu'il donne comme éléments sont réellement composés. D'ailleurs on ne peut concevoir un tissu sans décomposition et assimilation, par conséquent sans vaisseaux qui enlèvent les débris de la décomposition ou qui apportent des matériaux; et alors où sont les éléments organiques qu'on établit? Nulle part; que diriez-vous d'un chimiste qui, après avoir admis que le soufre est un corps simple, assurerait ensuite qu'il se compose de fer, de plomb, etc.? Vous seriez surpris de ce langage; et ne devez-vous pas l'être encore de celui de Bichat, qui nous présente, dans chaque élément organique, un composé de plusieurs trames organiques ayant chacune une fonction différente? Les tissus indiqués par Bichat ne sont pas les éléments de l'organisme; mais des modifications de la trame organique primitive dont j'ai déjà parlé : et, par une conséquence toute simple, ils ne peuvent former exclusivement l'anatomie du médecin, puisqu'avec ces connaissances on ne peut déterminer le siége réel des maladies. Ainsi croyez-vous que la rougeole, la variole, les sueurs trop abondantes, aient le même siége quoique appartenant au même tissu? Non sans doute; et si vous adoptiez cette erreur, l'expression des symptômes appréciée la détruirait.

Bichat donne une grande importance aux systèmes capillaires, et c'est sans contredit la partie la plus profonde de son ouvrage. Mais si la division de l'organisme en appareils de la vie organique et de la vie animale est une grave erreur qui forme un obstacle incessant aux progrès de la médecine : il tombe dans une erreur non moins grave encore en ce qu'il groupe dans le même tissu les capillaires qui appartiennent à l'organisme primitif, et ceux qui se forment plus tard dans les séreuses, les synoviales, etc., capillaires derniers que j'ai appelés secondaires : de sorte que par cette erreur on confond des maladies essentiellement différentes. Cette fausse division m'a fait perdre plus de dix ans de travaux, parce qu'elle m'empêchait de créer ma doctrine par la difficulté que j'éprouvais toujours pour donner aux maladies leur véritable siége.

Après avoir fixé des espèces de capillaires dans chaque tissu, Bichat aurait dû ensuite donner quelques idées des maladies propres à chaque espèce de capillaires, et si vous le lisez, page 498, à propos de l'inflammation, il oublie tout son sublime savoir anatomique, pour étaler l'obscurantisme connu. Si ici les capillaires sur lesquels on s'est longuement étendu semblent oubliés, quand il s'agit d'utiliser les idées qu'on s'en est formées, Bichat leur fait jouer un rôle qui n'est pas celui qui leur est propre. Selon ce physiologiste, les substances absorbées sur les voies aériennes, les muqueuses de la digestion et la peau, introduites dans le sang, apportent sans cesse dans ce fluide de nouveau calorique ; ce calorique se combine avec le sang, qui, porté dans les capillaires, répand partout la chaleur animale. Que disent les faits dans plusieurs maladies appelées fièvres par exemple ? Que des malades, saignés plusieurs fois et soumis à la diète la plus sévère pendant des semaines entières, exhalent cependant une chaleur qui les tourmente. Ce fait est de tous les instants et aurait-il lieu, si l'opinion de Bichat sur la production de la chaleur animale était vraie ? Que se passe-t-il dans la fièvre inflammatoire intense, par exemple, quand la chaleur animale est excessive ? Certes, les exhalants cutanés et muqueux diminuent fortement leurs fonctions ou les annullent même parfois. Si au contraire les exhalants muqueux réagissent avec violence, que se passera-t-il ? La chaleur animale deviendra presque nulle. Si la suette a lieu, même phénomène pour la chaleur animale. Si, au contraire, la peau devient douce, humide, vous serez frappé d'une chaleur animale naturelle à son tour ; et lorsque vous admettez que la sueur, les mucosités sont le produit de fonctions organiques, qui diminuent, ou exaltent leur action, pourquoi, lorsque la chaleur est plus ou moins forte et qu'elle est un produit, ne voudriez-vous pas qu'elle fût le résultat de capillaires comme les autres produits que je viens de citer ? Les faits, l'analogie, le raisonnement et le plan général de la nature dans la formation de l'homme, disent que cette opinion est vraie.

L'Anatomie générale, nulle quand il s'agit de déterminer les principes des sciences physiologiques ; fausse quand elle admet comme éléments organiques de véritables organes, présentant les capillaires comme un véritable organisme du ressort du raisonnement, et ne rapportant les maladies qu'aux tissus organiques qu'ils forment, classant mal tous les tissus organiques, fixant le nombre des tissus quand les rapports en varient à l'infini le nombre; remplie de détails anatomiques fastidieux ou inutiles; interrogeant les débris du cadavre avec des réactifs, pour apprécier leur vie qui n'existe plus; parsemée d'erreurs grossières et d'une obscurité rebutante, quand elle applique aux maladies les idées physiologiques, est, loin d'être l'Anatomie du médecin, un ouvrage nuisible aux progrès de la médecine.

ANATOMIE DESCRIPTIVE. — Après ces derniers travaux, Bichat livre enfin au public son Anatomie descriptive. Jusqu'à lui, cette science, sans base, sans division fondamentale, ayant une marche incohérente, dépourvue de toute physiologie, surtout de cette espèce de groupe d'organes qui concourt à une fonction donnée, aussi froide que le cadavre qu'elle copie, ne présentant que des descriptions sans nulle analyse, et d'un style toujours lourd et diffus à la fois, prit sous la main de Bichat une marche imposante, et sortit pour toujours de l'enceinte rétrécie des écoles. Exempt de toute métaphysique, de toute idée abstraite, de tout système, il suit les appareils organiques avec un ordre admirable; chaque organe, après avoir réfléchi son physique, exprime avec lui la vie; partout il sème dans ses écrits une philosophie qui élève l'âme, des idées physiologiques qui semblent ranimer les fibres; et partout, il fait tant aimer la nature qu'on oublie le séjour des amphithéâtres. Ajoutez à tant d'avantages une clarté d'expression inconnue jusqu'alors, un style nerveux, une analyse qui dispense l'élève d'avoir un maître, et vous aurez une idée vaste encore de l'anatomiste qui, s'emparant sans rival des connaissances de l'homme physique, fit oublier en peu de temps tous ses devanciers.

Tant qu'il existera des hommes qui se plaisent dans les ouvrages exacts sous tous les rapports, ce que Bichat nous a laissé de l'Anatomie descriptive, sera pour eux un modèle inimitable, et aura pour la raison un charme inexprimable.

Telles sont quelques-unes des idées que j'ai cru devoir émettre sur Bichat. Il est tout anatomiste; jamais on ne fut plus familier que lui avec les connaissances de l'organisme; et quoiqu'il ait été dogmatique quand il ne fallait être qu'observateur, qu'il ait mal divisé l'ensemble de l'organisme, mal interprété si souvent ses lois, et qu'il ait ignoré complétement la nature de nos maux, il ajouta anx moyens d'arriver à la connaissance des douleurs en faisant faire des progrès immenses à l'anatomie ; et tant que l'on honorera les hommes qui serviront puissamment l'humanité, on nom ne descendrajamais tout entier dans la tombe.

GALL.

Pendant que Bichat brillait en France, Gall, en Allemagne, portait son attention sur l'appareil le plus inconnu encore, le système nerveux, surtout sur le cerveau, et devait un jour révolutionner tous les systèmes philosophiques reçus et les idées émises sur les maladies de cet appareil. Jeune, il observe que ses condisciples qui possèdent les yeux les plus saillants sont toujours ceux qui dominent sous le rapport de la mémoire des mots, des récits, etc. ; il cherche à se rendre compte de ce fait ; il finit par soupçonner qu'il pouvait avoir pour cause une conformation de l'organisme cérébral particulière ; et pour mieux apprécier ce fait, il se livre plus tard à l'étude de la médecine. Profond observateur, il comprit bientôt que le cerveau n'était pas ce qu'on le faisait, et il fut amené d'abord, d'après l'examen de quelques hydrocéphales, à penser que le cerveau était une sorte de peau repliée sur elle-même, dont les plis formaient ses circonvolutions. Telle fut sa première pensée ; bientôt il prouva qu'elle était vraie ; et dans ces plis il ne vit qu'un moyen que la nature avait pris de multiplier ses surfaces, sans étendre indéfiniment le même organe ; il regarda les circonvolutions comme les feuillets d'un livre sur lesquels s'inscrivent nos idées à mesure qu'elles nous arrivent, et chacun de ces plis comme le siége de tel ou tel chapitre de nos dispositions intellectuelles.

Cette opinion émise, il étudia ensuite les mœurs des animaux, fit la comparaison de leurs cerveaux avec celui de l'homme et dans toutes les parties qui correspondent les unes aux autres il finit par montrer que les circonvolutions cérébrales étaient autant de petits cerveaux qui étaient chacun le siége soit d'un penchant, soit d'un sentiment, soit d'une faculté. Par cette comparaison, il mettait ces vérités hors de doute ; et là où il ne pouvait établir cette comparaison, suivant le plan que la nature lui montrait, il fixa son attention sur les hommes qui se distinguaient par des qualités très prononcées, examina quelles étaient les parties du crâne qui prédominaient à l'entour, et à force d'observer il arriva à pouvoir reconnaître le siége de ces qualités.

Mais ces circonvolutions impriment chacune leur présence sur le crâne, elles le modifient selon leur siége et leur forme; elles sont autant de protubérances particulières sensibles à la vue et au toucher: par ses découvertes, qu'aujourd'hui nul ne peut contester, Gall prouva qu'elles étaient d'abord le siége de nos penchants et de nos facultés; et par elles, il dévoila les secrets de la nature qui paraissaient devoir rester à jamais profondément ignorés.

Avec cette doctrine parut une nouvelle philosophie bien différente de celles connues: en ce qu'elle repose sur des faits, et l'expérience, au lieu d'être le résultat de l'imagination ou d'hypothèses plus ou moins brillantes. Gall admit comme principes de sa doctrine les propositions suivantes :

1º Que les penchants et les facultés des hommes et des animaux sont innés; 2º que leur exercice est soumis à des conditions matérielles; 3º que chacun d'eux a dans le cerveau un siége particulier, qui se manifeste à l'extérieur par des saillies palpables et visibles; de sorte que, par l'examen de ces dernières, on peut reconnaître les dispositions de chaque individu, quand ces dispositions sont bien prononcées; 4º et enfin, que les diverses combinaisons et les divers degrés d'énergie qu'admettent ces organes, donnent lieu à l'immense variété des aptitudes que nous observons dans l'homme, et que la liberté morale est d'autant plus active dans ce dernier que les facultés supérieures et antérieures du cerveau sont plus développées. Rien ne peut détruire ces idées, car, si elles n'étaient absolument vraies dans la création de l'espèce humaine, la nature aurait manqué de base.

Cette doctrine gagne de plus en plus, et désormais elle régnera partout. Dans ces dernières années, on a cru la renverser par la conformation du crâne de l'empereur Napoléon, mais ce sont des erreurs qu'éleva la sottise ou l'esprit de parti, et qui périrent comme périssent toujours les erreurs.

Ainsi, grâces à Gall, la structure cérébrale est toute simple : les fonctions de cet organe ne sont pas plus mystérieuses que celles des autres appareils organiques; nos instincts, nos facultés morales, nos aptitudes, sont indiqués par des modifications physiques, et désormais la philosophie, au lieu d'être un composé de systèmes absurdes, élevés et détruits tour à tour par des hommes étrangers aux connaissances de l'homme, ne sera plus que l'ensemble des connaissances des fonctions de l'encéphale et par conséquent à jamais fixée dans le domaine de la médecine.

Ces découvertes ne seront jamais assez louangées ; car sans elles, les maladies des facultés intellectuelles resteraient à jamais inconnues, puisque le médecin n'aurait jamais pu fixer les maladies mentales dans leur véritable siége.

La physiologie du cerveau a sans doute son côté faible, mais elle a cela de commun avec les sciences physiques si souvent ridicules ou mensongères ; et faut-il la rejeter ? Non sans doute.

Du moment que l'on reconnut que le cerveau était un composé d'organes différents, alors on ne vit les folies que dans un trop grand développement de ces organes ; ainsi, l'on admit que l'on ne pouvait être un grand scélérat sans posséder un organe de la destruction très développé. Gall lui-même émet cette idée, et c'est une erreur. Direz-vous que, parce que l'estomac, à une époque donnée, reçoit beaucoup d'aliments qu'on lui prodigue, est trop développé ? Non, sans doute. Et pourquoi tenir un langage différent à propos du cerveau, lorsqu'un homme se livre à des actes en dehors de la conservation de la vie ? Si l'on avait observé que des hommes, avec une certaine apparence de santé, souffrent habituellement, soit de l'estomac, soit d'un autre viscère ; qu'à la longue les facultés intellectuelles s'affaiblissent, que le cerveau suit cette décadence, en allant du haut en bas, qu'ainsi le penchant à la destruction est le dernier affecté, il est bien évident que celui-ci, résistant pendant que les autres s'affaiblissent et que n'étant plus contrebalancé, il se livrera à des actions coupables, et parce que cet individu n'aura pas l'organe de la destruction saillant, faudra-t-il en conclure que la phrénologie est fausse ? Non et encore non ; et cette erreur ne sera due qu'à l'ignorance des lois de l'organisme.

Une femme vient me consulter pour me prier de lui faire aimer son enfant, sentant qu'elle ne l'aime pas comme une bonne mère. Sur cet aveu, je la questionne, elle m'avoue qu'elle ne s'était mariée que dans l'espoir de devenir mère ; qu'elle avait été privée de ce bonheur pendant dix ans, qu'enfin, elle était devenue enceinte, que, la première fois, elle contempla avec délices l'enfant qu'elle venait de mettre au monde, et que, quelques heures après lorsqu'on le lui présenta encore, elle détourna la vue pour ne pas le voir. Pour compléter l'histoire, je lui dis : Mais, depuis ce temps, vous avez toujours eu l'idée de le détruire ; elle versa des larmes et me fit l'aveu en sanglotant que ce que je lui disais était vrai. Cette femme avait la région temporale auriculaire très aplatie. Considérez maintenant tout ce qui se passe avant la naissance de cette maladie, que l'amour maternel avait été d'abord exalté, qu'il s'était ensuite presqu'éteint à la suite de cette exaltation ; que le cerveau se développe en allant de sa base à ses parties les plus élevées, et que dans les maladies il s'affecte dans un sens inverse; et certes d'après les idées que j'ai émises plus haut, vous concevrez sans peine qu'on peut devenir assassin sans aucune prédisposition organique au meurtre ; et que la phrénologie n'en est pas moins vraie. Tous les jours on est témoin de ces variétés morbides qui se montrent sous mille aspects différents, et tous les jours, faute de les comprendre, on accuse la phrénologie et l'on prouve que l'on ignore les maladies chroniques du cerveau.

Par une conséquence de ce qui précède, Gall, en admettant que nos actions funestes à la société, dépendaient d'organes trop développés, et que ceux qui en étaient les auteurs étaient fous, était complétement dans l'erreur, puisque les faits d'abord démentent cette opinion, et qu'ensuite la folie suppose un état normal antérieur à son apparition. Par la même raison, en admettant qu'on devait abolir la peine de mort, il était dans une erreur aussi marquée que ceux qui admettraient qu'il faut épargner les loups et les tigres.

Connaissant Gall, vous ne pouvez avec lui qu'apprécier l'état de l'homme sain vivant en société ; et par une raison bien simple, c'est que l'immortel auteur de la phrénologie ne nous a pas appris à connaître les rapports du cerveau malade, et les divers états morbides de ce dernier, indépendants de son organisation. Au reste, voici d'autres preuves de cette vérité, c'est qu'il plaça la folie dans un trop grand développement organique, qu'il prit ainsi un état normal vicieux pour une maladie quand les faits démentaient cette opinion ; qu'il ne put jamais assigner les véritables causes de cette maladie en dehors de son système ; qu'il n'en a jamais tracé les symptômes dans un ordre analytique, qu'il interpréta mal la nature, qu'il se soumit à l'empirisme pour les guérir et adopta ainsi les erreurs régnantes. Gall a fait pour le cerveau ce que d'autres médecins ont fait pour les autres organes ; il nous a appris, en nous dévoilant le physique du cerveau et ses fonctions, à mieux assigner ses maladies. Mais ces travaux étaient si difficiles, ils demandaient une finesse d'observation si rare, une intelligence si apte à s'élever des faits aux causes et à généraliser celles-ci, que ses travaux resteront toujours des œuvres immortelles, et que tant que l'intelligence humaine honorera l'intelligence, Gall restera toujours la tête ceinte de la première couronne parmi celles distribuées au génie.

TOURTELLE.

Je ne dirai pas que Tourtelle divise mal son ouvrage, cette erreur est connue et je passe aux sujets qui sont spécialement du ressort de l'hygiène.

D'abord l'air froid humide ou chaud fixe son attention, et s'il fait sentir son action sur l'entretien de la vie, il ne parle qu'en passant de cette influence, lorsqu'il est froid et humide, ou qu'il est chaud; il oublie que sous cette influence les capillaires primitifs de la peau et des poumons annullent ou diminuent leurs fonctions, ou réagissent avec force, et il ne nous fait pas ainsi sentir toute l'importance des rapports de l'organisme avec ces fluides, rapports qui engendrent parfois tant de maladies terribles, et parmi elles le cholera-morbus, lasuette, etc.

Tourtelle passe ensuite à la lumière, il lui donne de l'importance; mais qu'il est loin de son sujet. La lumière agite tous les corps, elle semble être l'âme du monde; ses périodes semblent être celles de la vie, celle-ci s'anime à mesure que l'autre s'accroît, et quand elle se perd sous l'horizon, la vie semble fuir loin de nous. Les capillaires primitifs suivent surtout son influence, et de là vient que dans les fièvres elle est accablante parfois, ou même mortelle ou bienfaisante, selon que l'on sait se servir de ce fluide. Que de malades semblent revenir à la santé à mesure que le soleil monte sur l'horizon, et retourner vers la mort quand il a parcouru le point le plus élevé de l'horizon; ou bien sentir les douleurs se dissiper quand la nuit est la plus profonde. Hélas ! que de belles cures j'ai opérées en appelant l'action de ce fluide sur les mourants ou en l'éloignant de ceux-ci.

Les saisons sont bien traitées dans Tourtelle, et si chacune d'elles engendre des maladies qui leur soient propres, certes par leurs variétés, elles multiplient la vie, et malgré quelques maux qu'elles engendrent, elles les font oublier par le surcroît de bonheur qu'elles donnent aux pauvres humains qui les oublient trop pour s'appesantir sur de vains sujets.

Partout ses idées sont constatées par l'observation et on le retrouve le même, lorsqu'il parle des eaux, du danger des marais, de la différence des localités, des influences des bains, des vêtements et des objets divers qui s'appliquent à la surface du corps. Partout il ravit, partout il charme en nous montrant comment l'homme peut grandir son bonheur ; mais si pour la lumière il est faible observateur, quand il parle du calorique, des saisons, du printemps et de l'été, il ne se montre encore que savant, et nulle part il ne nous signale les dangers d'un soleil ardent et qui même faible est en quelques heures mortel pour le fiévreux qui le reçoit. La lumière et l'obscurité, le calorique et le froid, sont les grands moteurs de l'organisme ; leur action bien dirigée donne aux corps organisés une étendue heureuse, et dans les maladies ils sont les éléments des moyens curatifs qui nous débarrassent de nos maux, puissance ignorée, mais qui, appréciée, est providentielle, ainsi que je l'ai prouvé si souvent au lit des malades.

Dans la troisième classe de son ouvrage, Tourtelle embrasse les corps introduits dans les voies alimentaires, et dans ses divers sujets, il se montre profond ; mais c'est en vain qu'il en appelle aux instincts, à la conformation de l'estomac et des dents de l'homme pour déterminer son goût pour les chairs des animaux ; il se trompe ; considérez sa nature, tout dit qu'il est apte à se nourrir de chairs d'animaux et de fruits, mais exclusivement de ces derniers selon le climat où il vit. Les pays chauds et froids prouvent cette vérité, tout aussi bien que les changements de position sociale, et si des instincts, une force organique irrésistible le guidaient, ils ne se démentiraient jamais sous quelque latitude qu'il fût. Même erreur chez Jean-Jacques Rousseau qui soutient que l'homme est né exclusivement frugivore, quand les faits de tous les jours le démentent.

De nos jours l'usage de viandes s'est accru rapidement ; j'en suis la cause première, parce que dans les maladies si communes que l'on traitait comme inflammatoires et qui n'étaient que des altérations diverses de l'organisme, j'ai montré que les chairs des animaux contribuent puissamment à les détruire ; mais on serait dans l'erreur si l'on osait en conclure que l'instinct carnassier s'accroît de nos jours.

Après ces divers sujets, Tourtelle passe en revue les graminées, les pommes de terre, les chairs des animaux, et il montre combien l'homme a grandi ses moyens de nutrition. Il énumère ensuite le lait, le beurre, le fromage, les fruits de toute espèce ; les plantes potagères, et non content de signaler les avantages qui leur sont propres, il se plaît à détailler les préparations et les assaisonnements qui conviennent à ces divers corps afin de les faire mieux servir à la nutrition. Nulle part il ne dédaigne aucune connaissance, lors même qu'elle semble populaire, du moment qu'elle est utile, et partout il ne donne toujours droit qu'à une large observation.

Tourtelle entre dans de longs détails sur les sujets qui précèdent; il fait sur chacun d'eux de sages réflexions; mais comment se reconnaître au milieu de tant de sujets divers ? Comment les apprécier? Certes s'il sait beaucoup , il ne peut le communiquer aux autres parce qu'il n'a point de principes généraux, que l'organisme et ses rapports ne sont pas toujours présents à son esprit et qu'il n'est pas en quelque sorte armé d'un mètre pour mesurer le monde où il se trouve. Entrons dans quelques détails pour justifier notre observation et supposons que chez l'homme, par exemple, il eût observé que les membranes qui enveloppent la bouche et les surfaces des voies digestives, étaient minces, peu résistantes, très sensibles, et couvertes de mucosités, certes il eût d'abord admis que les aliments avant d'arriver dans la bouche doivent subir de préparations qui leur donnent une certaine mollesse afin d'être en rapport avec la membrane buccale , et qu'ils doivent contenir une matière grasse pour mettre ces mêmes corps en harmonie avec les mucosités qui tapissent la bouche et le canal digestif. Ensuite les mucosités ne pleuvent pas seulement dans la bouche pour protéger les tissus organiques sur lesquels elles se répandent , elles servent encore à décomposer les aliments, à les rendre aptes à la nutrition ; il est même plus que probable qu'une partie de ces mucosités rentre dans le torrent circulatoire et qu'une partie de l'homme sert à nourrir l'homme. Si l'on raisonne par induction et par analogie, on ne peut contester ces faits, et si l'on en tire une conséquence naturelle , il est évident qu'il ne suffit pas que le bol alimentaire ait une certaine mollesse, qu'il soit mêlé à un corps légèrement gras , mais qu'il est encore indispensable que ce bol contienne un corps qui stimule ces surfaces digestives, afin que la salive et les mucosités soient plus abondamment sécrétées que dans l'état ordinaire, pour atteindre le double but que je viens d'indiquer. Ce besoin est éternel; le lait contient presque entièrement du petit lait à l'époque des premiers jours de l'allaitement; les enfants sont affamés de fruits acides ; l'homme les recherche à toutes les époques de la vie pour favoriser ses digestions, et les animaux herbivores se précipitent sur le sel. Ensuite si l'on remarque quelle est la nourriture que tous les animaux herbivores recherchent, il est bien évident que ces aliments doivent contenir divers corps qui stimulent, mais faiblement toutes les fois qu'il unit l'usage des viandes à celui des végétaux. Ainsi corps nutritifs mous, contenant des matières grasses, acides, aromatiques ou amères, voilà les éléments de toute nourriture; et si maintenant on veut apprécier les qualités des aliments à l'aide de ces principes, jugez si la matière nutritive est bien celle qui convient, si les sels ou les corps acides sont dans de justes proportions, s'il en est de même des arômes ou des amers, etc., l'on se retrouvera facilement au milieu de cette immensité des corps nutritifs, étant armé de moyens propres à les apprécier et à en faire une application heureuse.

Passant aux boissons, Tourtelle s'appesantit sur les eaux; et il explique avec simplicité leur action bienfaisante ou nuisible selon leur composition. Il nous apprend comment les eaux courantes des fleuves et des rivières sont favorables, et pourquoi celles des pluies recueillies dans des temps non orageux et quand il a déjà plu quelque temps sont les meilleures. Partout il fait regretter l'abandon de la nature et nous apprend à user de ses dons.

Mais Tourtelle a beau nous parler de l'eau de pluie, de fontaine et de rivière, nous indiquer quelles sont leurs qualités bonnes ou dangereuses, il n'établit pas un principe à l'aide duquel on puisse reconnaître leurs meilleures qualités. Cependant s'il eût remarqué que ce liquide est destiné à être mis en contact avec la muqueuse de la bouche, que celle-ci est très délicate, il aurait admis que l'eau la moins pesante, et qui est douce par son contact, est d'abord bonne. Si ensuite il eût examiné que la nature en condamnant l'homme à user de l'eau, c'était surtout pour calmer la soif ou le degré de chaleur animale trop développé par une alimentation trop forte, qu'alors ce liquide ne devait posséder aucun principe aromatique, sinon la chaleur animale se serait développée encore plus sous l'influence de ce stimulant sur l'estomac, ou sur tout l'organisme par son absorption, certes il aurait admis que l'eau devait être essentiellement froide ou dépourvue de stimulant.

Mais tout corps qui est précipité dans les voies digestives, doit avant tout être jugé par le goût, et c'est dire que l'eau en passant sur les surfaces de ce sens doit laisser une impression agréable, sinon la nature abandonnerait aux hasards la conservation de l'organisme. Ainsi la meilleure eau est celle qui est la plus légère, la plus douce, celle qui n'a aucune odeur, et qui est la plus agréable au goût. Ajoutez à ces qualités que ce liquide doit être froid, sinon l'usage auquel la nature le destine ne serait pas atteint; et alors mais seulement alors, l'eau nous sera connue, et selon que ses qualités s'éloigneront plus ou moins de celles que je viens d'indiquer, elle sera plus ou moins favorable.

Mais si la nature crée l'eau dans le but que je viens de marquer, le génie de l'homme fait pour observer, pour étudier la nature, fut frappé sans doute du goût que certaines plantes, que le hasard avait précipitées dans de faibles réservoirs d'eau, imprimaient à ce liquide. De plus, ayant remarqué que, si les eaux sont dans tout l'univers, les arômes occupent le plus large point de cet univers et que les animaux herbivores les recherchent non seulement avec avidité, mais que sans eux ils périraient, frappé de ces exemples il agit ici comme pour les aliments, et si déjà il avait mêlé des excitants à sa nourriture, il crut faire un pas de plus en mêlant des excitants à sa boisson ordinaire; et sa première boisson artificielle fut une infusion de ces excitants. Le hasard, l'observation, conduisirent l'homme à cette découverte.

Si l'eau dont l'homme usait avait pour but de ralentir la chaleur animale trop développée, par la boisson artificielle qu'il se créait, il agissait dans un sens contraire, il excitait l'organisme, il l'animait en augmentant la chaleur animale et développait ou conservait ses forces.

Tourtelle s'étend sur les infusions du thé suisse, du thé de l'Inde, mais il faut le dire, sur ce sujet, il est comme pour le précédent, dépourvu de principes à l'aide desquels on puisse se conduire pour les rendre favorables et en multiplier les variétés. Je vais, comme pour le sujet précédent, réparer cette faute. Toujours savant et non observateur, Tourtelle ne voit point que ces premières découvertes, trop méconnues, sont cause que l'humanité a perdu jusqu'à ce jour un bien immense dont elle pouvait user. Ainsi que je viens de le dire, ces infusions avaient pour but de produire un effet contraire à celui de l'eau pure, et, par conséquent, si on les juge d'après les rapports organiques qu'elles devaient avoir, il est évident : 1° que ces infusions doivent être aromatiques; 2° que l'eau dans laquelle on doit obtenir leurs principes, doit être la meilleure, afin qu'elle aide toujours à la digestion; 3° que ces infusions doivent être excitantes, à cause que l'homme est omnivore; 4° qu'elles doivent avoir une action proportionnée à la résistance des tissus organiques qui les reçoivent; 5° que leurs arômes doivent être en partie absorbés, afin de développer la chaleur animale et les forces organiques; 6° et enfin qu'elles doivent contenir des substances amères, afin de provoquer des sécrétions muqueuses , et de mieux aider à la décomposition du bol alimentaire. Ainsi la meilleure infusion est celle qui, composée d'arômes, d'amers, etc., remplit le mieux ces conditions, est la plus agréable an goût, et qui par conséquent sert à apprécier toutes les qualités bonnes ou mauvaises du genre de ces infusions.

Les infusions aromatiques, amères, etc., sont, comme on voit, une richesse qui appartient à tout l'univers ; en les variant soit dans des compositions de sucre ou de chocolat, et même des fruits, on ajouterait immensément aux conditions du bonheur, et le jour où l'homme en fit la conquête, ce jour fut pour lui une somme de bien qui agrandissait son existence. Malheureusement dans toutes ces compositions, on a agi comme pour accroître les bestiaux et les produits agricoles ; une fois que l'on eût soumis au joug les animaux sauvages, que l'on eût fait quelques découvertes agricoles, on s'est borné à ces premières connaissances grossières, au lieu de les perfectionner pour mettre l'homme à l'abri de la faim , de la soif et du froid ; et même barbarie dans toutes les compositions où l'on cherche à utiliser les arômes, les amers, les corps âcres , etc. Ainsi le thé suisse n'a pas le moindre corps qui aide l'action des arômes à atteindre leur but , et ces plantes aromatiques, loin d'être dans des proportions données, se réduisent à un peu de menthe et à quelques plantes insignifiantes ; et si l'idée en fut heureuse, on ne sut jamais la compléter. Le thé de l'Inde jouit de quelque réputation en France, surtout à l'étranger ; mais jamais elle ne fut moins méritée, puisqu'il a peu d'arôme, une action astringente essentiellement contraire à la digestion, et que son arôme est unique et par conséquent nul ou nuisible. Le thé de l'Inde est encore dangereux soit par les propriétés narcotiques qu'on lui attribue , soit par les préparations qu'on lui fait subir sur des plaques de cuivre , dont il emprunte le vert de gris ; au reste, il faut bien qu'il ait ces qualités, puisqu'en Angleterre on l'imite très bien avec les feuilles du tabac , et qu'on y vend une grande quantité de celui-ci sous le nom du premier. Dans tous les cas, voici une idée des accidents graves qu'il cause. Quelques moments après avoir été prise, l'infusion de thé cause des chaleurs aux extrémités, des mouvements de cœur précipités et violents ; les impressions deviennent fatigantes, toute attention est impossible, et le malade accuse une constriction au front. Tel est le premier effet du thé dans une foule de cas ; bientôt cet état cesse et se trouve remplacé par une agitation des membres supérieurs telle, que les mains laissent échapper les corps qu'elles tiennent, agitation qui se prolonge la nuit, et ne disparaît entièrement que vers le milieu de la journée du lendemain : ces phénomènes ont été décrits par les personnes qui ont éprouvé les mauvais effets du thé. Le thé n'a jamais été en vogue en France; les médecins ne l'ont jamais recommandé que très imparfaitement; son usage habituel n'est pas exempt de danger (Tourtelle : *Eléments d'hygiène;* page 281, tome 2). Et d'après les expériences de Smith, l'*infusum* du thé vert (qui est le plus usité) détruit la sensibilité nerveuse et l'irritabilité musculaire. Même page, il ajoute que, comme tous les narcotiques, son usage habituel affaiblit les organes de la digestion; qu'il *irrite le genre nerveux, et qu'il occasionne le tremblement des membres.* Moi-même, après une longue expérience, je me suis tellement plaint du thé que je conseillais à mes malades, que j'ai fini aussi par le rejeter.

Toutes ces infusions furent simples pendant les premiers temps; mais à la longue, on crut bien faire en concentrant leurs principes dans les vins, les alcools, ou des dissolutions de sucre, et alors parurent successivement les élixirs, les teintures, les sirops et une foule de variétés de liqueurs, etc. : compositions absurdes par le mélange des corps qui en font la base, dangereuses par leur action trop stimulante sur l'estomac ou le cerveau, toujours désagréables au goût, et c'est dire qu'on ne doit pas être surpris que, tour à tour vantés comme toniques bienfaisants, ils aient été tour à tour oubliés ou couverts de mépris par leurs résultats inverses. Ces corps étaient très en usage vers le commencement de ce siècle, et alors les cancers des intestins et de l'estomac étaient très communs.

Je viens de développer les principes qui doivent servir à former les infusions et les compositions qui tendent à favoriser la digestion et à entretenir les forces ou à les développer; ces principes sont ceux que j'ai suivis pendant plus de vingt ans; leurs succès sont aujourd'hui incontestables, et personne n'ignore les milliers de cures merveilleuses que j'ai opérées dans les maladies réputées les plus anciennes et les plus incurables.

Par ces corps, la bouche, l'estomac et les voies digestives sont excités agréablement et réagissent avec plus de force sur les matériaux nutritifs. D'un autre côté, ces compositions excitant les voies digestives, font naître des mucosités qui, mêlées aux aliments, aident puissamment la décomposition de ces derniers et favorisent ainsi la digestion. Ces idées sont incontestablement vraies, et celle qui ne l'est pas moins encore, c'est que les arômes étant absorbés, la circulation sanguine est plus accélérée, l'excitation générale plus prononcée, la calorification plus développée, à cause de son union avec les capillaires sanguins, et les fonctions de la peau plus régulières, puisque les capillaires qui forment les sueurs se lient intimement avec ces derniers. Mais tous les organes se tiennent par un lien commun , et c'est dire qu'alors les selles sont plus régulières et les urines plus naturelles , pendant que tout l'organisme exprime la santé et le contentement. En d'autres termes, l'usage des infusions ou des compositions des corps que j'ai cités plus haut favorise merveilleusement les digestions, la régularité des selles, entretient la chaleur animale et la transpiration , fortifie la respiration , donne une haleine suave, efface la maigreur et procure à toute l'économie un bien-être général qui se peint facilement sur le physique, et entretient une santé robuste. Telles sont les propriétés incontestables de ces infusions, de ces compositions, et par une conséquence toute simple, elles détruisent une foule d'indispositions ou de malaises, et contribuent puissamment à annihiler une foule de prédispositions aux maladies chroniques.

Mais, pour obtenir ces derniers résultats , quelles seront les proportions dans lesquelles se trouveront réunis tous les corps que nous venons d'énumérer. Certes , elles se trouvent d'abord indiquées par le but que l'on veut atteindre , ensuite si l'on remarque que les arômes sont immensément répandus sur le globe, que nous les respirons à chaque moment de la vie, il est bien évident que leurs infusions et leurs compositions doivent contenir plusieurs de ces corps. Si l'on remarque ensuite que les corps amers et âcres sont dans presque tous les végétaux , il est bien évident encore qu'en composant les infusions ou les compositions dont nous venons de parler, ces nouveaux corps doivent y entrer encore plusieurs à la fois. Ainsi, eau de bonne qualité, aromatisée, amère, etc., formée selon les principes que nous venons d'indiquer, constitue , sans contredit, les compositions les plus favorables à la santé, et c'est dire qu'à l'aide de ces mêmes principes, on se rend compte de ces infusions , de quelque nature qu'elles soient et qu'on peut reconnaître si elles sont nuisibles ou utiles.

Si les boissons aromatiques furent les premières imaginées par l'homme, il est certain que frappé du goût des fruits, et qu'entraîné par le plaisir qu'il éprouvait en les savourant, sa première

pensée fut d'extraire le suc de ceux qui l'avaient frappé le plus
agréablement. Ceux-ci, livrés à eux-mêmes, ainsi que cela arrive
tous les jours, fermentèrent, il se forma un liquide frappant par
sa couleur, sa limpidité, souvent par le goût des fruits qui l'avaient
produit, et l'homme ne peut être que prévenu en faveur de ce nouveau produit. Il en but, le savouera et si un jour sa raison se perdit
un instant; comme ce moment semblait doubler la vie, revenu de
ce rêve, il se sentit plus fort, et cette liqueur fut une conquête
ajoutée à ses moyens d'existence et de bonheur à la fois. Le raisin
servit sans doute, le premier, dans les pays chauds, à obtenir ce
produit qui porte le nom de vin, et depuis, imitant le hasard,
l'homme a donné naissance à une foule d'autres boissons fermentées.

Arrivé au vin, Tourtelle, le regarde comme une boisson aussi
nourrissante, aussi agréable que salutaire quand il est de bonne
qualité et que l'on en use sobrement. Puis il fait ressortir les abus
de cette liqueur comme de toutes celles qui sont fermentées, surtout des liqueurs fortes, et nous apprend, armé de l'expérience,
que prises en trop grande quantité elles consument rapidement
les forces de la vie, et causent à l'homme sa plus grande décadence, l'abrutissement.

Certes, on ne peut nier cet abus du vin, cependant on l'a
exagéré et en voici la preuve : Lorsque j'exerçais en province, à
Fère en Tardenois, après six ans de pratique, connaissant presque les mœurs et les habitudes de tous mes clients, l'idée me vint
d'en faire la topographie morale. Je comptai sur un nombre
donné d'habitants que renfermait la petite ville de Fère, et sur
vingt-cinq à trente communes environnantes, cent et quelques
ivrognes. Ce qui me frappa chez eux ce fut leur intelligence supérieure, leur bonté, leur probité et une santé robuste. Jamais ils
n'étaient malades, sur ce nombre un seul, devenu hydropique,
me consulta et se laissa mourir plutôt que de pratiquer quelques
conseils que je lui donnai. Depuis j'ai beaucoup observé sur ce
sujet et j'avoue que, si parfois on abuse du vin, il est certain que
la privation presque générale de cette boisson est un grand malheur pour les sociétés humaines, et que les abus qu'on lui reproche doivent être rapportés, en général, aux falsifications de
cette liqueur, falsifications qui sont l'opprobre de la civilisation.
Les vins naturels sont une source de force, de santé et de bonheur; ils devraient être la boisson de tous, et les proscrire en

quelque sorte par les impôts dont on les charge, c'est une barbarie qu'on ne saurait assez flétrir.

Tourtelle examine les qualités des diverses espèces de vin ; il les trouve toutes plus ou moins favorables, cependant il copie plutôt des idées reçues que des idées vraies. Étudiez, en effet, la même plante qui croît à l'ombre sur les bords des marais ou dans des lieux exposés au soleil, certes, vous croirez que ce sont deux plantes différentes ; et même observation pour le vin par exemple, que fournit la même souche qui croît sur les bords de la Gironde ou dans les champs de Suresne. Cependant, Tourtelle indique-t-il quelles sont les qualités qui sont trop fortes dans certaines espèces de vin, trop faibles dans d'autres, et comment on doit les corriger ? Non, sans doute : parce que, encore une fois, il écrit en savant et non en observateur. Cependant s'il eût décrit une espèce de vin comme type, et appris par des mélanges à rapprocher le plus possible les autres de ce type, que de bien il aurait produit. Tourtelle nous met-il ensuite à même d'apprécier toutes les variétés des vins ? Non encore, il est ici comme pour les aliments, comme pour les infusions ou les compositions aromatiques ou amères, etc., sans principes, et ici comme là je vais y suppléer.

Quand on porte son attention sur les raisins, soit qu'on les goûte, soit qu'on les presse, ils contiennent une grande masse d'eau ; ainsi les vins ont tous pour base la boisson ordinaire, l'eau. La nature ne quitte pas son plan général, et si l'on se rappelle la structure des membranes où réside le goût, il est bien évident que cette quantité d'eau doit être très abondante.

Mais, ainsi que je l'ai dit plus haut, si la nature créa les boissons fermentées pour agir différemment de l'eau, si l'on remarque ensuite que la membrane qui tapisse la bouche est très délicate ; pour harmoniser le vin avec cet état organique, la nature créa une partie sucrée dans cette boisson afin d'amortir l'action du vin. Mais les boissons fermentées ont un but inverse de l'eau, celui d'exciter afin de favoriser la digestion, et dans le vin se trouve répandu un corps qui atteint ce but, et auquel on a donné le nom de tartre. Par ce sel, les glandes salivaires et les voies gastriques sont excitées, les mucosités abondent, les matières nutritives sont mieux décomposées et la digestion est plus forte. Toujours la nature est merveilleuse et l'on n'a pas besoin des secrets de la chimie, pour se faire une illusion que l'on prend une boisson presque sucrée, tandis qu'elle contient un corps très puissant qui agit dans l'intérêt de la santé. Nous avons vu qu'avec les infusions aromatiques, la nature par ses arômes stimulait d'abord toutes les voies digestives et favorisait ainsi la digestion, pendant que, par l'absorption de ces mêmes arômes, les poumons plus excités donnaient au sang une action plus énergique ; et la nature en décomposant le suc du raisin combine avec ce suc un corps qu'on nomme alcool, qui excite les voies digestives comme les arômes, et qui, introduit dans le sang, non-seulement agit comme les arômes, mais possède encore une action toute particulière, celle d'exciter le cerveau et de multiplier la vie.

Parties aqueuses et sucrées, tartre et alcool, voilà bien les parties constituantes du vin, et elles diffèrent des infusions ou des compositions aromatiques, amères, etc., en ce que les vins ne doivent pas contenir des arômes ou que du moins ils doivent y être excessivement faibles, parce que l'alcool dispense de leur présence et que la nature veut toujours que son ouvrage soit simple.

Mais faut-il que les vins soient bus à une douce température ou froide? La nature en leur donnant pour base l'eau, la présence de celle-ci dit que le vin doit être bu froid. Cependant en amortissant cette température pendant toutes les saisons, et vingt à quarante huit heures avant de les boire, les papilles sont plus sensibles, le goût est plus développé, l'excitation locale et générale est un peu plus animée, et avec cet avantage on favorise la digestion.

Telles sont quelques idées que j'ai cru devoir émettre pour établir des connaissances générales sur les aliments et les boissons afin d'apprécier toutes les variétés de ces corps et de reconnaître celle qui doit servir de type, et j'ose croire que l'on me saura gré de les avoir émises quoiqu'elles paraissent en dehors de mon sujet.

Les boissons aromatiques et fermentées se rapprochent comme on voit beaucoup plus qu'on ne pense, et l'on ne peut disconvenir qu'elles ne soient très importantes, et leur véritable usage méconnu d'après les idées que je viens d'émettre. Cette vérité est évidente et en se rappelant ces mêmes idées générales, au lieu de longues études toujours trompeuses pour étudier toutes ces boissons, on se trouve ici comme pour les aliments guidé par des principes qui, en vous initiant à leur composition générale, vous mettent à même d'apprécier leurs variétés.

Tourtelle indique les avantages de l'exercice ; mais il les indique mal, et à côté de cette première faute, il en place une seconde, celle de ne pas indiquer quelle doit être la marche du gouvernement pour que tous les citoyens puissent s'y livrer, de sorte qu'on voit en lui un médecin plutôt qu'un philosophe profond.

Tourtelle passe ensuite aux passions ; mais il est loin d'en signaler les avantages et leurs dangers; et de constater qu'elles seules élèvent l'âme et surtout le génie. Selon cet auteur la musique a une puissance immense sur l'esprit : il rappelle que dans l'antiquité Timothée rendait à volonté Alexandre calme ou furieux, et que parmi les modernes, un musicien jeta Eric-le-Bon, roi de Danemarck, et toute sa cour dans une profonde tristesse, ensuite dans la joie la plus vive et enfin dans un emportement si violent que le roi qui, prévenu de la magie de l'art de ce musicien, avait fait éloigner toutes les armes, enfonça une porte pour s'en procurer et tua quatre personnes. Malheureusement depuis que la musique est devenue du ressort de la mémoire et d'un faible raisonnement comme la médecine, elle a perdu de sa puissance et si l'on en excepte celle de notre hymne national, elle n'excite plus le cerveau.

Si la musique peut nous ravir, l'amour a encore plus d'empire, sa passion enfante des effets magiques. M. R***, négociant à Bordeaux, était crucifié depuis plusieurs années par des douleurs névralgiques sincipitales; les médecins les plus habiles apportèrent tour à tour leur expérience, saignées, sangsues, douches, vésicatoires, séton, calmants, tout remède même violent fut sans le moindre succès. M. R*** était depuis longtemps condamné au repos absolu du lit : sous prétexte de soins empressés, une fille d'une rare beauté, attachée comme domestique à la maison, montait souvent près du martyr ; chaque fois elle lui donnait à la hâte un baiser sur les lèvres ; et chaque baiser faisait taire complétement la douleur pendant plus d'une heure entière ; ce bien fut longtemps le seul baume à d'atroces douleurs, avant que je rendisse la santé à ce martyr.

L'hygiène ne doit être en quelque sorte que le développement des connaissances instinctives du monde où nous vivons, et chacun en vous lisant doit avoir l'idée qu'il possède votre savoir. Quant au plan pour coordonner les divers sujets de cette science, comme chaque organe a un monde à lui, nécessairement en suivant la formation de l'organisme, chaque monde ou chaque corps avec lequel nous vivons paraît à son tour, et l'on classe ainsi naturellement les matériaux de l'hygiène comme en médecine, je classe les maladies, tout en donnant là comme ici une simplicité frappante à son sujet. Tourtelle s'éloigne beaucoup de ces idées; tout en nous montrant le monde où nous vivons, il ne fait pas assez sentir son influence; néanmoins il en fait aimer l'étude, il nous montre le danger de l'ignorer, il unit la philosophie à la médecine; et grâce à ses travaux, il comptera toujours parmi les médecins qui ont le plus concouru aux progrès de la science, c'est-à-dire de la vérité, en nous montrant le monde avec lequel l'organisme est lié, sans toutefois avoir dévoilé nos maladies.

D'après tout ce qui précède, on ne peut admettre que, d'un côté l'organisme ne nous soit en général connu, quoique très mal divisé chez l'animal, et que de l'autre les corps auxquels nous sommes absolument liés, aient sur nous une action mystérieuse. Sans doute on ne possède pas sur ces deux sujets des connaissances toujours positives, surtout sur le second. Cela ne pouvait être et ne sera jamais; mais enfin ces connaissances étaient, à quelques exceptions près, ce que je viens de dire. Je ne fais qu'énoncer un fait, et en voyant presque toutes nos maladies naître dans les circonstances les plus naturelles; certes on ne pouvait nier ou qu'elles étaient dues à un état organique qui, par les révolutions successives qu'il avait éprouvées, n'était pas dans l'état naturel; ou bien qu'elles dépendaient de l'action étrangère des corps auxquels nous sommes liés; ou bien de l'une et de l'autre à la fois. Nos maux ne peuvent être en dehors de ce cercle, et en le recherchant ailleurs, ainsi qu'on l'a fait jusqu'à ce jour, on sera toujours comme par le passé dans un chaos. Ainsi pour détruire les maladies il fallait reconnaître l'état anormal des trames organiques, l'action étrangère de leurs rapports, et redonner au premier les rapports appropriés à son mode d'être; rien de plus ni de moins pour arriver aux connaissances de nos maux et aux moyens de les détruire. Celui qui aurait le mieux apprécié cette rupture d'équilibre eût été toujours le plus grand médecin. En agissant ainsi, on aurait précisé l'exercice de chaque organe souffrant, et le remède dans l'action, tantôt d'un air doux et humide, ou bien sec et froid, dans l'action ou l'absence de la lumière, le médecin aurait appelé contre nos maux la diète ou les aliments, des boissons qu'appelle la soif pendant les chaleurs, ou bien des boissons toniques, l'exercice ou le repos, et en un mot il aurait donné à chaque organe les rapports les plus appropriés à sa nature, ainsi que je viens de le dire, et il aurait ainsi, imitateur profond de la nature, enfanté des merveilles. Mais au moment où les bases de la médecine, l'anatomie et l'hygiène, sont si avancées, est-ce cette route que l'on suit?

Bichat et Gall d'un côté, Hallé et Tourtelle de l'autre, morts, la médecine, malgré tant de travaux, continue d'offrir, comme par le passé, un mélange stupide de vérités et d'erreurs, et, sous le rapport des opinions, une anarchie complète. Les médecins, formés à l'ancienne école, ressaisissent en partie le sceptre de la science qui était passé, pour un moment, en d'autres mains, et, fiers de leur triomphe, ils veulent détruire les faits; ils condamnent les connaissances des organes; la physiologie est un roman; toute idée qui en dérive est un blasphème médical, et pour voiler leur faible intelligence, habitués au ridicule, ils ne craignent pas de dire qu'on ne peut expliquer les maladies; on bannit tout usage de la raison; les forces de la vie, sans désignation d'aucun organe, charment leur esprit amoureux de la métaphysique; et par un contraste inouï, c'est au nom de l'analyse, de l'observation, que l'on proscrit l'étude de la nature, de ses plans, de ses principes, des faits qui en découlent, et que l'on cherche à opérer la contre-révolution médicale la plus avilissante qui jamais ait existé dans la science.

Cette réaction médicale fut de courte durée. Quelques années plus tard, d'autres médecins, tout en croyant suivre une route opposée, ne s'étayent sur la physiologie que de nom, n'empruntent à cette science que des armes qui lui sont étrangères; plus dangereux, parce qu'ils sont systématiques, ils croient combattre la routine et l'observation, en devenant incompatibles avec la raison, et en détruisant les faits : tout leur mérite, c'est de balbutier le nom de Bichat; tout en parlant d'organes, d'expressions d'organes, d'anatomie, ils créent des systèmes, ne pouvant corriger des erreurs, perfectionner les vérités et embrasser la nature dans son ensemble. Parmi ces systématiques, nous trouvons d'abord leur chef, le docteur Broussais, qui marque la quatrième époque.

QUATRIÈME ÉPOQUE.

BROUSSAIS.

Comme si, par une fatalité inconcevable, l'erreur devait maîtriser le monde en médecine, les travaux de tant d'hommes de génie dont nous venons de donner une idée, sont rejetés au moment où l'édifice de la science s'élève; des vérités sublimes attestées par leur résistance aux siècles, sont vouées au mépris de l'époque; mais ce qui dépasse notre imagination, c'est qu'après avoir devant soi tout le passé de plusieurs mille ans, qui nous démontre positivement que la médecine n'a pris un aspect de vérité qu'autant que chaque maladie a paru devenir l'expression d'un organe malade, on ait prétendu la baser sur des systèmes; et cependant, telle est l'entreprise du docteur Broussais qui, le premier, a donné cet exemple.

Ce médecin, dès son entrée dans la carrière, sent l'opinion dominante du jour. C'était alors le règne des fièvres essentielles ; il crut que celle que l'on nommait hectique n'avait pas été assez étudiée, et pour flatter le maître du jour il lui dédia sa thèse intitulée : *Recherches sur la fièvre hectique considérée comme dépendante d'une lésion d'action des différents systèmes sans vice organique.*

Cette maladie est pour lui une fièvre *essentielle* qu'il divise en hectiques gastriques, pectorales et intestinales, etc., qui ont toutes lieu lorsque les systèmes organiques auxquels il les rapporte sont mal excités; ainsi, si le régime est vicié, si l'estomac est soumis à des purgatifs, si la trachée-artère est irritée par un corps étranger, etc., vous avez autant de fièvres hectiques essentielles différentes. Mais que dit l'expérience? Que la fièvre lente n'est nullement ce qu'il la fait, puisque l'on trouve tous ces symptômes indépendants de toutes les causes qu'il énumère, et que toutes ces prétendues fièvres peuvent exister à la fois chez le même individu. Ici Broussais prend les symptômes de la même maladie pour des maladies différentes. Si ensuite on le suit dans la description du mal; que trouve-t-on sur ce sujet? Les idées les plus fausses, une nullité absolue d'observation, le désordre le plus complet. Cet opuscule doit être placé au rang de ceux qui, tous les ans, dans les facultés, créent les erreurs des maîtres.

Tel fut le début médical de Broussais. Plus tard, entraîné sur le sol de l'Italie par des événements militaires, il devient témoin dans ce pays d'une nouvelle opinion sur la nature des maladies, et la fièvre qui n'était d'abord qu'irritation, sans inflammation, sans la moindre lésion, n'est plus que l'une de ces dernières maladies. Peu lui importent les expressions de la douleur dans ses périodes diverses, il cherche à connaître nos maux dans les débris de la mort, à l'exemple de Tomisini. Comme ce dernier, il prend un phénomène naturel pour un signe de maladie, souvent l'expression des derniers moments de la lutte de l'organisme pour le début de cette lutte ; et après de longs travaux, il fait paraître ses *phlegmasies chroniques*. Ici, comme dans tous les autres sujets, jamais il n'énumère les causes ; il ne fournit jamais que des descriptions à peine ébauchées ; partout il donne une preuve matérielle de son ignorance de la nature des maladies, et partout des explications hypothétiques mensongères. Lisez l'histoire des sujets qu'il rapporte, surtout celle des premiers, et j'ose croire que l'auteur bien compris, l'on ne saurait me conseiller d'adoucir mes expressions. Malgré les corrections imprimées tous les ans à cet ouvrage, il sera tous les jours un monument qui prouvera contre son auteur ; et la pitié qu'inspirent ses victimes, prépare à sa mémoire le plus cruel des souvenirs, celui, après avoir combattu des erreurs et des vérités, de n'avoir vécu que pour détruire. Tel fût l'auteur dans son second ouvrage.

De retour en France, Broussais publie un troisième ouvrage : *L'Examen des doctrines médicales où il émet que toutes les maladies sont des phlegmasies, et que les fièvres dites essentielles sont au nombre de celles de la muqueuse gastro-intestinale*. Une idée le frappe, il l'adopte ; quelques succès qu'il obtient et qu'il oppose à ses revers le font identifier avec elle, et, dans son enthousiasme, croyant avoir fait la conquête du monde médical, il s'efforce désormais de borner à cette idée tout le cercle qui le mesure, et après avoir blâmé des erreurs funestes, accréditées depuis quelques années ; il ramène par une autre route les esprits dont il prétendait être le guide, et qu'il accusait d'être funestes au monde, à la même série de revers qui avaient existé avant les premières erreurs, et qu'avaient signalées des médecins.

Dans toute doctrine, dans tout système, l'auteur ayant toujours pour but d'imiter les plans de la nature, son premier soin doit être de développer les principes généraux sur lesquels sa doctrine ou ce système repose, et l'auteur de l'examen entre en matière dans la considération générale même la plus légère. On doit surtout fixer rigoureusement la valeur des mots, et les plus vagues sont ceux qui expriment ses idées principales, tels que ceux d'*irritation* et de *phegmasies* qu'il regarde comme synonymes, lorsqu'ils ne peuvent exprimer toujours le même sujet. Il a fait plus, il leur a prêté un sens qu'ils n'ont pas et qu'ils ne peuvent avoir. Voilà ses premières erreurs; maintenant, je vais le suivre dans ses autres idées, et d'abord dans les fièvres.

La diversité des causes de ces maladies a toujours fixé l'attention des médecins : Ici, quelle que soit leur espèce, leur rôle sera bientôt connu, il sera toujours le même, et une gastro-entérite constamment l'effet. Ainsi, par une fatalité inexplicable, ce ne sont pas les capillaires primitifs, qui à l'extérieur reçoivent directement l'action de la cause, qui sont primitivement affectés, c'est le viscère, l'un des plus dérobés à leur action, l'estomac, trop malheureux organe où tous nos maux semblent se diriger sans qu'on puisse connaître la route qu'ils suivent. Il dédaigne les causes de nos maladies, ou il leur prête la même action, et, solidiste en théorie, il suit dans sa pratique le galénisme extrême. Que penser d'une théorie qui, nulle dans l'étude de l'apparition successive des causes, emprunte pour expliquer leurs effets des explications imaginaires ! Que penser de son auteur, qui, dans tous les tableaux qu'il copie, n'en choisit que de très imparfaits ou d'irréguliers; qui n'en trace qu'en leur donnant le même caractère; qui, loin d'être scrupuleux dans ses descriptions, n'énumère que quelques symptômes; qui, loin de peindre la nature, ne fait que l'ébaucher, et rappelle l'enfance de l'art au lieu des beaux jours qui devaient suivre les idées physiologiques déjà émises. — La raison sera-t-elle satisfaite d'un système qui regarde comme primitifs les désordres morbides nés d'autres désordres de la même espèce; qui fait jouer à ceux-là un rôle qui leur est étranger, et qui même leur prête une existence idéale, afin de se rendre compte de l'influence de ces désordres, influence qui, jusqu'à ce jour, échappe à tous les génies? L'aridité de la peau, l'haleine moins douce, la voix dure, etc., après l'action directe du froid, annonce que les exhalants cutanés, les exhalants muqueux ont suspendu leur activité; et d'après l'expérience la plus positive, tant que cet état des capillaires persiste, la fièvre nous dévore, et s'évanouit quand il disparaît. D'après l'observation la plus scrupuleuse, ces symptômes sont antérieurs à tout autre; et cependant, ce ne seront pas eux qui constitueront le

mal primitif. Mais, vaines objections! les faits, l'analyse la plus
sévère, la physiologie la plus simple, ne seront plus les armes
du médecin! Avec ce système, le mal est toujours méconnu, la
nature est en contradiction avec elle-même.

Le malheureux, aux prises avec la mort, ne peut accuser directement le mal qui détruit ses jours; les instincts dont les cris
sont alors si énergiques, la douleur qui partout se fait sentir avec
violence, etc., tout cet appareil conservateur, le seul propre à
dévoiler à notre âme le siége de la maladie, afin qu'elle puisse
la raisonner et la combattre, est un appareil trompeur !

La nature erre, et le docteur Broussais a raison ! En remontant
à ce qui est, en s'en rapportant à ce qui frappe nos sens, en
voyant les capillaires primitifs affectés, l'étendue de ce système
nous rend compte des désordres fébriles, et, au nom des sympathies qui ne furent imaginées que pour voiler notre ignorance,
sur les rapports des organes entre eux, il se forme une puissance
indéfinie pour donner un libre cours aux travers de son esprit.
La durée du mal varie selon l'état de l'organisme ou ses rapports
étrangers, et, dans ce système, elle est due à une maladie primitive dont on ne trouve aucune trace réelle et constante après la
mort. Est-ce une théorie physiologique, celle qui admet une
maladie grave et trop souvent mortelle *dans un viscère le plus
tranquille au sein du trouble général, qui n'accuse aucune douleur et qui cause partout la souffrance, des congestions sanguines,
des hémorrhagies, des sécrétions abondantes, des phlegmasies et
la mort même?* Est-elle physiologique cette théorie qui opère
souvent la guérison des fièvres en incendiant l'organe phlogosé
qui leur donne le jour par son seul caractère de phlegmasie?
Renversée par tout ce qu'on peut observer dans l'origine du mal
et son développement, elle se réfugie dans les débris de la mort,
mais pour son auteur, plus que pour tout autre, les cadavres sont
restés muets. Pendant la vie, mille stimulants nous assiégent, notre
existence est inséparable de la leur, et quand nous ne sommes
plus, ils agissent encore sur nos tissus, tant qu'ils ne sont pas en
décomposition.

Tel est l'ordre irrévocable de la nature; et quand l'air est encore autour de nos débris, dans nos poumons, qu'il reste encore
quelques parcelles d'aliments dans les voies digestives, et de sang
dans les capillaires, sang qui donne par intervalles un aspect
rouge aux muqueuses, selon la manière dont la circulation aura
été suspendue par la mort, pourquoi faire remonter celle-ci au

sang? L'air, les substances alimentaires, etc., etc., sont-ils sans
action? ensuite, lorsque dans une foule de cas nous attribuons
notre dernier soupir à l'absence des stimulants, *pourquoi ne pas
en retrouver plutôt la cause dans cette pâleur des tissus toujours
parcourus par une si grande quantité de capillaires à fluide rouge?*
J'ai porté cette vérité jusqu'à l'évidence, par des expériences
faites sur des animaux. Mais on remarque que les muqueuses
gastro-intestinales sont plus rouges que les autres après la mort;
mais est-ce que la vie s'éteignant en allant de la circonférence au
centre, le sang ne s'accumule pas là où finit la vie? et alors, pourquoi s'étonner de ces rougeurs qui, mal interprétées, sont devenues la cause du fléau médical qui depuis tant d'années ravage
le monde?

Tout ce qui précède annulle la théorie de Broussais; mais le
sujet est grave, et je vais suivre l'auteur dans quelques détails,
pour rendre mes idées plus évidentes, malgré que par les faits
les plus nombreux j'aie depuis des années renversé le *système*
de cet auteur.

D'abord, pour être en droit de soutenir que la muqueuse
gastrique-intestinale est primitivement affectée, il faudrait prouver que les désordres des autres tissus, dans les fièvres, sont
postérieurs à la gastro-entérite qu'on admet, et l'expérience dit
le contraire. Voilà une pr..mière objection; une seconde : c'est
qu'en cherchant le siége réel de la fièvre, l'analyse démontre que
celui que l'on assigne est chimérique. Quels sont les symptômes
que les auteurs signalent, après avoir énuméré les causes de ces
maladies? Tous disent qu'après leur action la peau est sèche, la
bouche plus ou moins pâteuse, couverte d'un mucus épais; que
tous les appareils organiques sont affectés, et que les fièvres ou
la fièvre disparaissent ou diminuent sitôt que la chaleur animale
reparaît; que l'haleine devient humide, etc., ou, en d'autres
termes, *que la maladie cesse quand les capillaires primitifs reprennent leurs fonctions naturelles*. Ainsi, en ne parlant qu'aux sens
les plus grossiers, il était donc bien plus naturel d'admettre que
ce qui est, étant la vérité, cette maladie qu'on nomme fièvre
appartenait plutôt à tous les tissus, ou aux parties les plus élémentaires qui les composent, qu'à un seul élément organique.
Disons plus, c'est que si l'organe qui est constamment affecté
dans les fièvres, devait être le siége du mal, le cerveau aurait
dû être regardé comme le foyer de la maladie, puisqu'il n'est
point de fièvre sans malaise ou douleur de l'encéphale.

Si, d'après le fait, on ne peut admettre les fièvres dans un seul tissu, l'expérimentation la plus simple prouve encore cette vérité comme l'observation. Que se passe-t-il lorsqu'un corps irritant tombe dans l'estomac? La sensibilité de ce viscère, toujours très prononcée, accuse aussitôt la présence de ce corps ; et si ce stimulant est peu intense, le mal ne sera encore que local. Voilà le fait le plus réel ; cependant, si la fièvre était une gastrite, pourquoi, dans tous les cas, ne ressent-on aucune douleur épigastrique indépendante de tout autre désordre général? et pourquoi des désordres généraux surviennent-ils indépendamment de cette prétendue phlegmasie que rien n'atteste? On ne persuadera jamais à qui que ce soit que le plus susceptible de nos tissus puisse souffrir jusqu'au point de donner la mort sans exprimer aucune douleur. Si cela était, la nature aurait inutilement créé le cerveau pour connaître les dangers qui nous menacent, puisqu'il ne recevrait pas les impressions du tissu souffrant, qu'il ne pourrait diriger ses moyens curatifs, que l'observation la plus positive serait trompeuse et l'anatomie générale un rêve.

Voilà des objections qu'on ne peut prétendre détruire, à moins d'outrager le sens commun. Mais les muqueuses existent ailleurs que dans les voies digestives, et l'on se demande si, en admettant une cause générale du mal, on concevra jamais que les muqueuses des yeux, de la bouche, du pharynx et surtout des poumons qui, plus que tout autre, reçoivent l'action des agents morbifiques, puissent être épargnées, tandis que celles de l'estomac et des intestins, qui sont les plus dérobées, seront profondément affectées? Jamais.

Oublions tout ce que nous venons de prouver, et voyons si la phlegmasie est aussi facile dans les muqueuses qu'on le dit. Là où les capillaires sanguins existent en grande quantité, le sang y abonde; mais pour prévenir les désordres qui pourraient naître de l'appel considérable de ce fluide, qu'a fait la nature? Elle a voulu que ces muqueuses fussent couvertes d'un grand nombre de capillaires exhalants, pour qu'au besoin ce sang eût une issue facile, ou qu'il pût être promptement décomposé. Or, quand, dans une gastro-entérite, le sang doit toujours abonder dans le tissu phlogosé, et que l'on n'est témoin ni d'hémorrhagie, ni de sécrétions gastro-intestinales, peut-on admettre qu'il existe alors une phlegmasie, surtout quand c'est une marche universelle dans le même tissu? D'un autre côté, si l'on observe que les muqueuses gastriques-intestinales sont plus minces que celles des lèvres, de la bouche et des parties génitales, et qu'ici des phlegmasies les plus légères détruisent le tissu, on sent qu'il entrait dans le plan de la nature que la muqueuse gastrique-intestinale fût peu disposée aux phlegmasies.

L'opinion de l'auteur est repoussée par la nature du tissu, et lorsque l'on sait que, comme dans l'empoisonnement, dans l'ophthalmie, dans le coryza, dans les écoulements vénériens aigus, tous les irritants accroissent la douleur, il est positif qu'on ne peut voir une gastro-entérite dans une maladie que l'on guérit par des stimulants directs. Cependant, c'est ce que l'expérience nous dit tous les jours ; et si cela n'était, où seraient les faits des browniens en faveur de ce que j'avance? Bien plus, l'auteur, en se rappelant ces faits, se fût aperçu de sa méprise, s'il n'était au nombre de ces hommes qui prennent une idée particulière, ou un seul fait, pour toutes les idées et pour tous les faits.

Si ces faits repoussent cette opinion, lorsqu'on voit toutes les autres muqueuses, telles que celles du nez, des poumons, des organes générateurs une fois irrités, donner promptement lieu à des sécrétions abondantes, comment se fait-il que les vomissements, que les selles fréquentes ne surviennent pas dans toutes les fièvres? et les sécrétions muqueuses existant, comment se fait-il encore que le mal n'en soit parfois que plus grave, tandis que dans les autres muqueuses le contraire a lieu? Voilà pourtant les idées d'un homme qui a osé invoquer Bichat. Faisons mieux, jugeons si la phlegmasie muqueuse gastro-intestinale est la fièvre même, par les squirrhes, les ulcères des voies digestives, et précisément dans tous ces cas, la fièvre qu'on nomme essentielle n'existe pas. Cependant ce sont là des phlegmasies par excellence.

D'un autre côté, là où on ne doute pas que la phlegmasie gastro-intestinale n'existe, comme dans un empoisonnement par un corps corrosif, voyons si l'on trouvera les symptômes de ce qu'on nomme les fièvres ou la fièvre, et précisément l'expérience dit le contraire. Jamais dans ce cas la calorification n'est développée, le pouls plein, la respiration large et accélérée; jamais l'on n'aura ce délire si facile à naître dans les fièvres ; et si l'on voulait comparer tous les symptômes, l'on ne pourrait trouver celles-ci dans une gastrite, quelle qu'elle soit. Ensuite, remarquez que, dans ces deux cas, les stimulants, comme dans les fièvres, sont très souvent avantageux, portés sur les voies digestives, tandis que, dans le cas d'empoisonnement, ils sont toujours dangereux : et

on nous assure encore que la fièvre est une gastro-entérite!
Quelle pitié!

L'auteur dit que, dans les fièvres, ce sont les vaisseaux capillaires sanguins de la muqueuse gastro-intestinale qui sont enflammés. Je conçois qu'un capillaire de cette espèce peut contenir trop de sang; mais cette congestion locale ne constitue pas une phlegmasie, car si cela était, il s'ensuivrait que tous les individus pléthoriques vivraient dans une phlegmasie continuelle et générale, ce qui serait incompatible avec la vie. Prenant pour type le phlegmon, on ne conçoit la phlogose qu'autant que le sang circule dans les capillaires de la nutrition, et allez alors, si vous pouvez, imaginer une phlegmasie des capillaires sanguins.

Mais cet état des viscères gastriques que l'on remarque dans les cadavres des fiévreux, ces traces de phlegmasie que l'on rencontre, *à coup sûr,* dans les muqueuses des voies digestives, ne sont-elles pas des preuves matérielles que ce système est basé? D'abord, l'auteur a-t-il bien défini la phlegmasie? En a-t-il précisé le tableau? N'agit-il pas ici comme les autres médecins, dans les fièvres, sujet dont tout le monde parle et dont nul ne sait ce qu'il en dit? Il a cru qu'en voyant beaucoup, il avait le droit de parler en maître : qu'il sache, cependant, qu'on n'acquiert ce droit qu'en voyant d'un peu plus près qu'il n'a fait ; et l'on est plus fondé à penser que l'état contraire, la pâleur trop prononcée des muqueuses, est une cause de mort. Au reste, des hommes extraordinaires ont bien été frappés de ces rougeurs, et aucun d'eux n'a été tenté d'en faire la base d'un système. D'ailleurs, si le passé combat le présent, l'expérience agit de même, et l'on ne trouve pas, *à coup sûr,* des phlegmasies dans la muqueuse gastro-intestinale des fiévreux. En vain l'amour-propre traite de pauvres pathologistes les Morgagni et surtout les Bichat ; en vain on ose nous dire que tout médecin se trompe dans les observations d'anatomie pathologique, et que hors de ses sens, tous les autres sens perçoivent mal; il s'agit d'un fait, d'un objet matériel, et ces sens ne nous découvrent, *à coup sûr,* dans des cadavres de fiévreux qui ont appartenu à des sujets épuisés par des saignées ou qui ont souffert longtemps, qu'une pâleur extrême, et cet *à coup sûr* n'est pas un doute. Mais voici la réfutation la plus sévère : Pendant la vie, ce qu'on dit d'une maladie ne s'accorde nullement avec ce que démontre l'organe où l'on place le mal ; mais abordons la question avec plus de force. Nous avons dit que, pendant l'existence, chaque tissu était en rapport avec un stimulant; que l'air agissait sur la peau et les cavités pulmonaires, les aliments sur les voies digestives, le sang sur les canaux soit artériels, soit veineux, soit capillaires, etc. Mais si l'on observe qu'une foule d'entre eux, tels que ceux que nous venons de nommer, commencent à agir sur nous du moment que nous apparaissons au monde, que le sang nous excite avant, et qu'ils ne cessent pas un instant de porter sur nous leur influence; que, même après la mort, on les retrouve encore tant que les tissus ne sont pas tombés en décomposition, il est bien évident qu'en les trouvant après le trépas, çe n'est pas une preuve matérielle que l'un d'eux, ou que plusieurs d'entre eux nous aient détruit. C'était un ordre général des choses; la nature l'a ainsi prescrit; elle a voulu que tant que les tissus ont une espèce de trame, le monde où ils vivaient apparaisse encore, et c'est en vertu de cette loi que l'air est autour des cadavres, dans les poumons, que nos débris organiques contiennent encore du sang, divers fluides blanchâtres, etc. Ensuite, connaît-on la quantité de sang nécessaire à l'existence, ou qui nous tue? Non, sans doute; et alors n'est-on pas aussi fondé à soutenir que, dans les fièvres, l'on est mort pour avoir été trop saigné, ce que prouverait surtout la pâleur des muqueuses, qu'à avancer, parce qu'elles présentent des traces rougeâtres, qu'on est mort des phlegmasies de ce tissu organique? De plus, si l'on veut remonter à cet excitant général, pour se rendre compte des causes de la mort, *pourquoi négliger de mettre en ligne de compte les autres excitants qui sont en dehors ou en dedans des cadavres? Est-ce que ces excitants sont dépourvus d'action? En négligeant de suivre l'homme dans ses rapports divers pendant la vie, en santé et en maladie, et de porter cette étude jusqu'au-delà du dernier soupir, nous ignorons comment nous mourons, parce que nous ignorons comment la vie a lieu. L'anatomie pathologique, en ne prenant pas soin de se dire qu'elle ne faisait que la recherche de l'état des tissus et de leurs rapports avec des excitants qui survivaient, n'a rien fait pour l'avancement de la science, surtout de cette partie qui embrasse les fièvres.* Disons plus, c'est qu'en ne suivant pas cette route elle ne le peut. Ce n'est pas seulement le cadavre qui nous instruit sur la nature de la maladie, alors il n'est plus qu'une scène sans acteurs, mais bien l'observation des degrés divers d'altération des fonctions pendant la vie, et je ne me trompe pas, j'ai en ma faveur l'expérience la plus positive.

Ainsi, dans l'état même actuel de la science, les traces rougeâtres que l'on rencontre sur la muqueuse gastro-intestinale des cadavres des fiévreux ne sont pas un signe de phlegmasie. D'abord, on ne peut déterminer si c'est une congestion sanguine ou une phlegmasie qui les forme, puisqu'à cause des anastomoses des capillaires, on peut les imiter ou les détruire à volonté sur le cadavre, à l'aide d'une pression exercée en sens divers, expérience d'autant plus facile, que le malade était plus robuste, moins épuisé, et que l'on agit sur une région où dominent les capillaires sanguins.

En général, si parfois certaines régions organiques sont plus rouges que d'autres, ces parce que ces parties ont conservé un peu plus longtemps leur force organique, et que le sang s'y trouvant en plus grande quantité au moment de la mort, s'y montre de même après cette dernière. Une comparaison va rendre cette idée plus claire ; à mesure que la vie s'éteint, on ne peut contester qu'il arrive un moment où le pouls est nul, tandis que le cœur bat encore, quoique l'un et l'autre appartiennent au même système. Cette vérité admise, pourquoi voudrait-on qu'il n'en fût pas de même pour les capillaires à fluide rouge ? Rien ne contredit ce que j'avance. Or, s'il arrivait que, par une cause quelconque, le cœur cessât de battre au moment où les cavités sont remplies de sang, faudrait-il en conclure qu'il est mort d'une phlogose, parce que dans le cadavre on trouverait ses cavités gorgées de sang ? Non, sans doute. Voudrait-on en tirer une conséquence inverse pour les capillaires qui meurent ayant certaine étendue de leurs canaux remplie d'excitant général ?

On objectera que l'état naturel de la couleur des muqueuses, après la mort, est la pâleur. Cette couleur ne peut-être constante ; elle est relative au fluide qui la fournit. Est-ce que la peau, les canaux biliaires, les aponévroses, chaque appareil circulatoire, n'ont pas une couleur relative au fluide qui le parcourt ? C'est le même phénomène pour les muqueuses. S'il reste du sang en grande quantité ou en quantité moyenne dans les capillaires, ces membranes seront plus ou moins rouges ; si, au contraire, le malade est mort d'hémorrhagie, ou à la suite d'un traitement trop débilitant, les capillaires ne contenant presque plus de sang, les muqueuses seront pâles, les fluides qui concourent à la nutrition étant alors plus apparents, ou plutôt le tissu ayant cette couleur d'après son organisation. Et je le demande, qu'offrent d'étonnant ces variétés de couleur ?

Quand donc la couleur des muqueuses gastro-intestinales est

oüge, même foncée, ce n'est pas une raison pour en conclure
que le tissu muqueux était phlogosé, et que c'était de cette maladie que dépendait la fièvre qui a amené la mort. Que diriez-
vous d'un médecin qui affirmerait qu'un malade a péri d'indigestion, parce qu'il rencontrerait, après la mort, quelques restes
d'aliments dans les intestins? Vous ririez; eh bien ! pour être
conséquents, riez donc de celui qui affirme que la mort du fiévreux est la suite d'une quantité de sang à peine sensible parfois
dans les capillaires sanguins des muqueuses gastro-intestinales.

M. Pinel ne cherche point à expliquer les symptômes; l'auteur
de l'*Examen* est plus hardi; et partout il se montre le même
étranger à son sujet. Il me suffira, pour prouver ce que j'avance,
d'entrer dans quelques discussions, mon projet n'étant pas de l'examiner en détail. Le délire, dans les fièvres est, selon Broussais,
la suite des irradiations douloureuses de toutes les surfaces muqueuses gastro-intestinales (p. 29, 1re édition.), Si cela est, pourquoi
dans les empoisonnements les plus violents, dans ceux où les vomissements et les selles sont des plus fréquents, avec des douleurs
violentes et un pouls petit, lent et intermittent, le délire ne se
montre-t-il pas toujours? D'ailleurs, si cela est, pourquoi dans ces
mêmes fièvres, qui sont des gastrites pour lui, le délire disparaît-
il par l'influence des stimulus? Peut-on avancer des erreurs plus
matérielles? S'il avait analysé les maladies qu'on nomme fièvres, il
aurait vu, non-seulement que le cerveau délirait, parce que chaque point organique lui transmettait des impressions pénibles,
mais que le même viscère était encore malade indépendamment
d'un autre tissu.

A mesure que les fièvres deviennent plus graves, l'auteur vous
rend compte aisément de cet accroissement du mal, et il aggrave
à son tour la gastro-entérite : et savez-vous ce que c'est que le
météorisme ? « C'est une irritation qui intéresse *toute l'épaisseur*
« *du canal* digestif, y produit un *étranglement*, y fait affluer les
« liquides, et détermine un dégagement de gaz, » p. 30, 1re édition. Offrez un prix pour récompenser les efforts de celui qui se
trompera le plus sur ce sujet, et qui oserait disputer cette supériorité à l'auteur de l'examen? Qui pourra jamais concevoir une
irritation qui intéresse toute l'épaisseur du canal digestif? Il est
vrai que, pour lui, ce mot sonne de même que celui de phlegmasie; mais c'est une erreur de plus dans laquelle il est tombé ;
car ces deux maladies ne peuvent être les mêmes. Ensuite, dans
beaucoup de fièvres, le météorisme disparaît et le mal augmente

cependant, puisqu'alors la phlegmasie s'aggrave, le météorisme devrait faire des progrès. Bien plus, avec ce *sublime* physiologiste, la plus violente phlogose existera sans douleurs : et cependant c'est ce qui est dans le météorisme.

Je viens de signaler des erreurs telles, qu'il n'est pas un seul esprit, quelle que soit sa portée, qui voulût en être l'auteur ; et dans les convulsions, par les pertes de sang, p. 62, l'auteur de l'examen est toujours à la même hauteur. « Certes, dit-il, les hé-
« morrhagies débilitent, quand elles sont subites et copieuses, et
« ce sont les cas où elles déterminent des convulsions ; mais les
« actions qui en résultent, en sont-elles moins l'effet d'une ac-
« tion augmentée des forces nerveuses, qui nous assure que la
« soustraction subite du sang, lorsqu'elle n'a pas eu le temps
« d'épuiser les forces vitales, ne devient pas un stimulus très
« puissant pour le système nerveux aussi bien que le froid ? etc. »
Quelles questions si fortes ! quelles pensées si sublimes, quelle clarté d'idées ! et dans un moment où toute l'économie se débilite promptement par l'effet d'une soustraction sanguine, qui le croirait ? Le système nerveux augmente ses forces ! de sorte qu'avec de pareils raisonnements, ce système organique serait à l'envers des autres, et plus l'on perdrait de sang, et plus le système nerveux deviendrait énergique ! Depuis quand le principe conservateur qui veut la vie à toute force, appelle-t-il dans ce cas, vers les organes principaux, les fluides des organes secondaires ? Il serait curieux de voir un individu qui n'aurait de sang que dans les poumons et la tête, et qui n'en présenterait pas dans les membres. Il serait non moins curieux de nous montrer par quelle route il fait passer ces fluides pour les faire arriver dans ces organes. Ce ne serait pas non moins étonnant qu'on nous démontrât dans le moment précis où le sang coule avec force, que les *absorbants* envoient vers le cerveau tant de sang, qu'il en résultât des convulsions. Voilà une partie des explications des convulsions causées par des hémorrhagies, explication que nous donne l'auteur ; et comme sa *physiologie* ne se dément jamais, il ajoute que c'est par le commandement du cerveau que ce phénomène a lieu. Ainsi, un viscère qui a ses fonctions dans le désordre le plus complet, qui n'a plus d'action libre, commande, et à quels tissus ? On ne s'en douterait jamais ; aux *vaisseaux absorbants !* Voilà donc les absorbants qui appartiennent essentiellement à la vie organique, qui ne sont nullement sous la dépendance cérébrale, devenus, par M. l'auteur de l'Examen des doctrines médicales, les agents du cer-

veau, et, par cette même autorité, remplissant les fonctions des systèmes circulatoires. Maintenant, qu'on dédaigne la *doctrine* de l'auteur de l'Examen général, on sera censuré, oui, censuré, et on ferait même pousser des cris si l'on disait qu'elle ressemble à une doctrine à peu près comme le jour ressemble à la nuit.

Broussais encense toujours la même erreur, et je vais me borner à prouver que toutes les affections qu'on regarde comme appartenant au même genre, ne sont pas identiques. C'est surtout aux poumons qu'on retrouve cette vérité. Lisez les affections décrites sous le nom de pneumonie, et vous verrez que l'on confond deux affections différentes, l'une qui appartient au système capillaire sanguin pulmonaire proprement dit, et l'autre aux capillaires de la nutrition du système capillaire primitif qu'on retrouve dans le même viscère. Dans la première, il n'existe qu'une congestion sanguine dans le système capillaire sanguin pulmonaire, une oppression plus ou moins considérable, un pouls plein et peu fréquent, et une teinte violette aux pommettes, sans toux ni douleur pleurétique. Voilà cette maladie dans son état de simplicité. Ce fait est basé sur l'expérience, il se trouve d'accord avec l'anatomie, et, cependant, peut-on dire que ce soit là une phlegmasie? Non; on n'y trouve nullement les signes caractéristiques de cette maladie. Un jeune homme éprouve une toux légère avec expectoration d'un mucus gris cendré, peu abondant d'abord; cette toux devient plus fréquente, et le mucus paraît plus blanchâtre, bien moins consistant et plus abondant. C'est surtout le matin que cette expectoration a lieu, au moment où il quitte son lit, tandis qu'elle est nulle pendant la nuit. Le malade ne ressent aucune ardeur dans les voies bronchiques; pendant longtemps il n'éprouve aucune oppression; le pouls est tranquille, naturel, et la matière expectorée n'a nullement la densité, et jamais la couleur de celle qui est rejetée dans ce qu'on nomme le catarrhe aigu. Cependant, cette affection sera, pour Broussais, une phlegmasie de la muqueuse bronchique. On sent que celui qui est plutôt observateur que physiologiste, peut commettre cette erreur; mais quand on se dit physiologiste, à qui persuadera-t-on qu'on a, alors, un catarrhe à traiter? Quoi! ce serait une phlegmasie, lorsque l'on n'éprouve aucune ardeur locale; que le passage de l'air ne cause pas une impression désagréable; qu'il n'est pas même senti, qu'il n'augmente pas la toux, que les matières expectorées ne sont nullement jaunâtres ou purulentes, qu'il peut se prolonger pendant des lustres entiers sans

aucun danger, et que le mal est constamment accru par les mu-
cilagineux, la privation, les saignées locales, etc. ! Si Broussais
avait observé les rapports qui existent entre toutes les parties du
même système, que lorsque, par une cause quelconque, nous
sommes trop débilités, les exhalants et les sécréteurs entrent facilement en jeu, que cette expectoration dont je viens d'indiquer
les caractères, paraissait au moment où l'homme quitte le lit du
repos, et où il se tient debout, et qu'après une longue existence
on le détruisait par les moyens opposés aux phlegmasies, n'aurait-il pas été convaincu que de même que la simple couleur
rouge avait suffi pour regarder comme identiques des maladies
essentiellement différentes, de simples rapprochements de toux
et d'expectoration avaient conduit à la même erreur, et qu'il
avait confondu les sécrétions passives des glandes bronchiques
avec celle de la muqueuse des poumons enflammée. On me dira
que je suis trop subtil : oui, sans doute, pour les esprits qui
aiment à passer à peu de frais d'efforts intellectuels pour des
génies ; mais quand on réfléchit que c'est à de pareilles erreurs
qu'une foule de jeunes gens doivent leur mort, et que tous les
malades de cette espèce qui périssent doivent ce sort aux médecins, je ne pense pas qu'on soit en droit de m'accuser et de
soutenir une médecine aussi vague qu'elle est pernicieuse. Au
reste, qu'on se récrie sur ce que j'avance ; quand les amis effrénés
de l'obscurantisme médical paraîtront, nous en appellerons aux
faits et à l'expression morbide des tissus, pour réduire au silence
celui qui voudrait soutenir son opinion, soit celle de son maître.

Mais il suffit d'une vérité très étendue pour détruire une foule
d'erreurs. Ainsi, si nous trouvons Broussais en dehors du sens
commun et même pitoyable, nous le trouvons le même à propos d'une foule d'autres maladies qui n'appartiennent, selon
lui, qu'à une inflammation de la muqueuse des voies digestives.
Ainsi de simples maux d'estomac, des douleurs vives des voies
digestives ou des vomissements, les affections nerveuses, l'hypocondrie, la chlorose, etc., furent autant de phlegmasies, qu'il
surnomma gastrite ; et ces idées, admises sans exception par tous
les médecins, que sont-elles devenues ? Elles se sont dissipées,
attendu que, par les faits les plus nombreux, j'ai prouvé que ces
idées étaient autant de mensonges, et que la gastrite que l'on
disait si fréquente ne se rencontre plus, si ce n'est à la suite de
poisons ou de médicaments qui ont la même vertu. Voilà Broussais ! voilà ses pauvres partisans !

Si je poursuivais ce système muqueux, j'aurais une foule d'erreurs à démontrer ; mais en voilà bien assez pour prouver que celui qui se croit un physiologiste est à l'unisson du dernier des empiriques. Le système glanduleux doit suivre, dans toute classification de maladies, le système muqueux ; il mérite une grande étude. L'on y admet souvent des phlegmasies qui n'y existent pas, et l'ictère a toujours été de ce nombre. C'est encore la couleur qui a décidé que le foie était alors malade, et atteint d'une phlogose. Dans un grand nombre de cas, n'est-ce pas un phénomène impossible que ce soit le foie enflammé qui produise tant de bile, lorsque tout testicule, toute parotide, tout rein atteint de phlegmasie aiguë, suspend la sécrétion de ses produits? Comment imaginer une phlegmasie sans gonflement, sans douleur locale? De plus, puisque l'ictère naît quelquefois pendant l'inflammation réelle du foie, comment concevoir que l'ictère soit le produit de la bile résorbée quand on n'en voit point paraître par les vomissements ou les selles qui sont ici des issues naturelles pour ce fluide, comme le canal de l'urètre pour l'urine? On objecte que les canaux biliaires sont obstrués ; mais lorsque la vésicule biliaire est si étroite, et que la vessie est si large, pourquoi dans les rétentions d'urine l'urine ne passe-t-elle pas dans la masse sanguine? Voudrait-on nous habituer à penser que la nature n'a pas de marche générale? L'entreprise est trop dénuée de sens commun pour réussir. En s'emparant des symptômes, on ne peut nous entraîner dans l'erreur, et l'on a recours aux vestiges cadavériques, et précisément c'est le terrain où l'on perd le mieux sa cause, puisque dans presque tous les cas on ne trouve point les canaux obstrués, la vésicule remplie de bile, et qu'il n'est point douteux que le foie n'est pas phlogosé. Mais supposons qu'un homme reçoive une foule de contusions, et que sa peau se colore en jaune, dira-t-on que cette couleur est la suite d'un ictère, que c'est de la bile? Non, sans doute, et pourquoi voudrait-on que dans le cas où ce ne sont pas des contusions qui l'engendrent ce soit un produit biliaire qui lui donne naissance? Qu'on explique ensuite les ictères partiels par la résorption, et nous verrons si jamais l'on y parviendra. A-t-on démontré que lorsque le foie ne sécrète plus, les produits qu'il n'enlève plus ne colorent pas le sang en jaune, ainsi que les tissus organiques?

On nomme ces idées *physiologiques*, et si j'entrais dans des discussions sur la splénite et d'autres affections que nous rapportons aux glandes, on arriverait à prouver que l'on n'est pas plus fondé dans ce qu'on dit de ces maladies ; mais nous passons sur ce sujet, et nous arrivons à ce qu'on appelle les phlegmasies des séreuses. Plus je médite ce qu'on nomme la péritonite, la pleurésie, etc., et plus je me convaincs qu'il est impossible que ces affections soient des phlogoses du péritoine et de la plèvre. Interrogeons les séreuses ; elles sont naturellement pâles, elles semblent n'être qu'un composé d'exhalants et d'absorbants.

Ces idées sont d'accord avec celles de Bichat, et quand on fait la ligature de l'artère iliaque externe, on rencontre toujours le péritoine dans un état de pâleur. Au reste, qu'on ouvre l'abdomen d'un chien, et on aura la preuve de cette vérité. D'ailleurs cette structure est en raison des fonctions ; si ce tissu était parcouru par des capillaires sanguins, ceux-ci, irrités par le moindre frottement des surfaces organiques, se seraient engorgés, et il en serait résulté des maladies graves. Mais d'après la structure de ce tissu, les phlegmasies ne peuvent s'y former que difficilement. Si au contraire on remarque que le tissu cellulaire est facile à s'enflammer, l'on est conduit à admettre que dans ce qu'on nomme péritonite le mal siége dans ce tissu et non dans le péritoine. Au reste, ouvrez l'abdomen d'un chien auquel vous aurez communiqué la péritonite, et vous observerez que le péritoine n'est pas enflammé. Cependant, d'après Broussais, ce sera la gastrite qui aura engendré une autre maladie sur un tissu où elle n'existe pas. Ensuite comment concevoir comment l'on eût pu guérir des péritonites avec de fortes doses d'ipécacuanha, qui engendre de violentes gastrites, mères des péritonites, si ce qu'on avance était vrai ?

Quand je veux me rendre compte de ce que l'on dit, je suis étonné que depuis longtemps on n'ait pas fait justice de ces idées théoriques dont l'incohérence est frappante, et qu'on ait pu obéir à des autorités qui n'avaient pour appui que l'ancienneté des erreurs ou des coteries.

Il est impossible, quand on cherche à s'appuyer sur l'anatomie qui est un fait, de se rendre compte de la nature d'une foule de maladies qui appartiennent aux synoviales, surtout de celles qu'on regarde comme les plus certaines, et c'est encore la même difficulté qu'on rencontre quand il s'agit d'apprécier les rhumatismes ou les prétendues phlegmasies musculaires : ici Broussais est tué à la fois par la physiologie et les faits. Sans doute les muscles peuvent être enflammés ; mais l'esprit comprendra-t-il une phlegmasie aiguë de tissu, sans appel des fluides, sans congestion lo-

cale dans les capillaires sanguins, sans développement de ces
mêmes vaisseaux, sans un accroissement de volume du muscle
malade? Cependant c'est ce qui n'est pas. Bien plus, quand on
réfléchit à la structure du tissu, comment admettre de pareilles
idées, lorsqu'on avance que ces phlegmasies paraissent et disparaissent avec une rapidité extrême? Raisonnant par analogie,
puisqu'à la peau, aux muqueuses, où la phlegmasie est plus facile qu'aux muscles, l'on n'est jamais témoin de ces disparitions
et de ces retours instantanés de la phlegmasie, n'est-il pas impossible alors que ce même phénomène morbide ait lieu aux
muscles? D'ailleurs, comme à la peau, au tissu cellulaire, elle devrait avoir un caractère aigu, continu; et précisément ce n'est
que quand on se livre aux mouvements que la douleur se fait
sentir dans les muscles. Si ensuite on réfléchit que les corps froids
émollients sont souvent funestes, il est bien positif que ce qu'on
nomme rhumatisme n'est pas une phlogose. Voilà des considérations qui ne laissent aucun doute sur l'ignorance où l'on est des
connaissances de la nature des maladies; et si l'on eût bien étudié non-seulement ce qui constituait la fibre musculaire, mais
surtout les autres tissus, tels que les cribleux, les capillaires sanguins, etc., et qu'ici l'on se fût surtout rendu compte de l'absence
de douleur pendant le repos absolu, l'on eût regardé les rhumatismes comme n'étant jamais le produit d'une phlegmasie. Au
reste, nous sommes sur un terrain heureux; on ne montrera jamais cet état de phlogose après la mort; et cependant cela devrait-
il être? Le tissu musculaire, en offrant autant et plus d'obstacle
à la formation des phlegmasies, doit en conserver aussi longtemps
les traces, et cependant où sont ces traces?

Lorsque dans les muscles de la vie animale, on ne peut retrouver l'existence des phlegmasies, quoique la quantité de tissu cellulaire qui environne chaque fibre soit abondante, ce qui pourrait
contribuer à la naissance de la maladie, il est non moins certain
que ces affections ne sont pas dans les muscles de la vie organique, et qu'elles sont impossibles dans le cœur : l'analogie va nous
servir à prouver cette dernière proposition. Que se passe-t-il dans
un rhumatisme? L'impossibilité de toute contraction nous frappe,
la douleur cruelle qui se manifeste par le plus léger mouvement
nous force au repos; or, si on considère la structure du cœur; si
l'on fait attention que ses fibres sont fortement serrées les unes
contre les autres, que le tissu cellulaire existe à peine, qu'il est
organisé pour être très résistant à cause des fonctions importan-

tes qu'il remplit, et qu'il est forcé d'être toujours en mouvement, de contracter et d'étendre alternativement ses fibres , et d'accroître la cause de la douleur par ses propres contractions , je le demande, comment voudrait-on que ce qui est impossible pour le long dorsal, par exemple , eût lieu pour le cœur? Sans doute, comme les muscles extérieurs , celui du cœur peut éprouver des douleurs, et c'est ce qu'on a décrit sous le nom de cardite ; mais celle-ci, considérée comme phlegmasie, est de toute impossibilité; voyez si tel muscle que ce soit n'est pas condamné au repos, quand le tissu cellulaire subjacent est en état de phlegmon. Or, croit-on que ce phénomène n'aura pas lieu à plus forte raison, si les capillaires sanguins musculaires sont engorgés, ou si ce fluide circule dans les capillaires à fluide blanc de l'organe affecté. Jusqu'ici , rien que de simple dans l'erreur; on prend ce qu'on imagine pour se rendre compte de la maladie, pour la maladie elle-même; mais au moins l'on ne voit qu'un tissu souffrant, et c'est beaucoup, après plus de mille ans d'erreurs, d'avoir osé admettre ces idées. S'agit-il, au contraire , d'une affection qui semble appartenir à plusieurs tissus, alors la goutte arrive, et M. Broussais nous dit que c'est une affection inflammatoire , qui semble embrasser la totalité des organes articulaires , les tendons , les ligaments , les synoviales et les cartilages. Voilà donc la goutte qui devient rhumatisme , et les maladies tendineuses se trouvent sur le même rang que celui des synoviales. Comme tous ces tissus ont beaucoup d'analogie entre eux sous le rapport de l'absence de capillaire sanguins , pourquoi a-t-on oublié le système osseux dont les extrémités des os longs se plaignent en même temps que les tissus que l'on vient d'énumérer, qui s'altèrent même comme eux, et qui, parfois, sont susceptibles d'un gonflement considérable.

Encore, si d'après ces erreurs on ne tombait pas dans d'autres, on pourrait, jusqu'à un certain point , se défendre ; mais à un mal jusqu'ici appelé *goutte régulière* , ou affection inflammatoire des tissus les plus difficiles à s'enflammer , succède une affection qui trouble les fonctions des viscères, tels que l'estomac, les poumons, le cœur, etc., et vous allez croire que c'est une maladie différente de la première; mais gardez-vous-en bien, vous aurez encore la goutte avec la qualification d'*interne*, d'*irrégulière*, etc. Il importe que vous observiez que le mal d'un tissu ne peut pas se transporter sur un autre tissu différent, que les tissus où l'on avait d'abord placé le siége du mal ne sont pas les mêmes que les appareils organiques où on les fait résider maintenant, que c'est insulter aux connaissances les plus positives de la physiologie et de l'anatomie que de considérer dans ces mêmes appareils'les maladies qu'embrasse la pathologie médicale; de regarder comme une même affection l'expression douloureuse du cerveau et de l'estomac d'un côté, et celle des synoviales et des cartilages de l'autre; et qu'enfin c'est associer ce qui ne peut être ensemble; on vous dira toujours que c'est la goutte, et que ce n'est que la goutte, et, pour avoir raison, on s'appuiera, contre l'organisme, sur l'autorité médicale. Vous le voyez, un moment on adopte la division des tissus organiques, et ensuite, faute de pouvoir analyser nos maux, on associe l'expression de ces mêmes tissus avec celle des appareils. Voilà un fait qui bien commenté donnerait à lui seul toute la mesure de l'ignorance absolue de nos maladies, pour les esprits qui n'invoquent que l'observation, ou qui, soi-disant éclectiques, ne font que subdiviser des erreurs grossières, que le plus faible commentaire rend, en quelque sorte, hideuses. Prenons un autre sujet, et cette même goutte, tant qu'elle existera sans fièvre, sera une affection inflammatoire, tantôt d'un tissu articulaire, tantôt d'un autre, et si la fièvre se manifeste, ce ne sera que la sympathie d'une gastro-entérite. Voilà qui est bien compris. M. Broussais regarde donc comme une phlegmasie ce qui ne l'est pas, et, comme pour les éclectiques quel'on injurie, le mal qui disparaît instantanément du tissu où sa formation, telle qu'on la considère, est impossible, sera donc, ce qu'il n'est nullement, une phlegmasie. La goutte existe-t-elle sans trouble des fonctions digestives? elle sera la goutte; la fièvre se manifeste-t-elle? la goutte sera l'enfant d'une gastro-entérite; et ce physiologiste, d'une trempe nouvelle, qui émet cette opinion, fera sympathiser ainsi les synoviales, voire même les cartilages avec les muqueuses, et ensuite qu'on ne croie pas à de telles hypothèses, je le demande, n'est-ce pas outrager un beau talent? Poursuivons, le sujet est heureux, et sait-on comment la goutte quitte alors ces mêmes articulations ou son siége naturel? Le voici : c'est la gastrite qui la transporte à l'aide des sympathies? Le cerveau devient-il douloureux, la poitrine oppressée, etc.; c'est la gastrite qui promène la goutte au cerveau, aux poumons, etc. Jusqu'ici nous avons supposé que cette affection inflammatoire coexistait avec la fièvre; mais s'il arrivait qu'elle quittât, comme on dit, son siége des articulations, et qu'elle se transportât sur l'estomac, qu'elle produisît une gastrite, ah! l'auteur s'embarrasse. Mais un moment de réflexion, et l'on nous dira que la gastrite, ayant mille et une variétés, existait; qu'elle n'a fait que se développer; et vous croirez tout cela malgré le malade dont les digestions annonçaient bien qu'il l'ignorait. Pourquoi ce raisonnement absurde? Cependant, puisque la gastrite produit par sympathie l'inflammation des synoviales, celle-ci pouvant être primitive, pourquoi ne produirait-elle pas par les mêmes moyens une gastro-entérite, et avec elle toutes les fièvres possibles? L'auteur de l'examen, qui change de théorie selon les climats et qui les modifie selon les temps, nous fera peut-être cette concession pour ne pas trop paraître en contradiction avec les faits et lui-même; et alors nous aurons une simple inflammation des synoviales, qui amènera les inflammations des muqueuses, du cerveau, du cœur, et, par conséquent, la mort dans une foule de cas. Voilà les physiologistes du jour, voilà les génies par excellence! Réunissez leurs travaux à ceux des éclectiques, et si, dans ce fatras d'erreurs, vous reconnaissez une science, vous me rappellerez l'idée de cet homme d'esprit qui conseillait l'hellébore à beaucoup de monde.

Voyons un dernier sujet, qui est celui des névroses. Les nerfs ont, comme les autres tissus, une fonction qui leur est propre. Quant à leur structure, ils en ont une où l'on observe des parties communes, telles que celles des tissus cellulaires, des vaisseaux sanguins, mais seulement dans les gros troncs. A mesure que ces derniers se subdivisent, cette organisation se simplifie, et dans les plus petits filets, il est impossible de les admettre. Pour reconnaître leurs maux, il faut donc remonter et à leur fonction et à leur organisation. Maintenant, portons un instant notre attention sur ce que nous disent les observateurs systématiques. Les névroses constituent l'*inflammation* des nerfs; et pour nous prouver que cela doit être ainsi, il n'est pas d'article plus intéressant que celui que l'on trouve sur ce sujet dans la première édition de l'*Examen des doctrines médicales*. Tout le monde savait et saura, après M. Broussais, que les névroses sont très souvent le produit d'une irritation des nerfs, et comme par ce mot, il entend aussi la phlegmasie, nous aurons donc des inflammations dans les névroses. N'envisageant cette idée que dans toute la masse nerveuse, l'encéphale excepté, nous demanderons comment on peut se faire une idée de ce phénomène, lorsque les filets nerveux n'admettent pas le sang, et que dans les squirrhes, les cancers, on les trouve à l'état naturel dans la tumeur même.

D'ailleurs, comment se fera-t-il que cette inflammation existe sans les signes qui la caractérisent, et, en outre, sans enflammer par continuité de tissu les parties environnantes ? et, cependant, c'est ce qu'on remarque dans les névroses. Comment imaginera-t-on que celles-ci sont des phlegmasies, lorsque les nerfs, unis à des parties enflammées, restent dans un état naturel ? Sans doute, dans les gros troncs où le tissu cellulaire abonde, on aura parfois des phlegmasies, ainsi que le prouve le cadavre ; mais ces cas sont très rares, et encore il n'est pas certain qu'ils soient le signe d'une névrose primitive. En considérant quel est l'effet des corps étrangers sur les nerfs, et en se rappelant que les organes qui remplissent les fonctions les plus importantes, sont les plus résistants, jamais l'on n'eût admis que les névroses fussent des phlegmasies. Quel est le but de la nature en créant une inflammation, c'est celui de suppléer à la décomposition du sang, par les exhalants cutanés, muqueux, etc., et puisque le sang n'arrive pas dans les nerfs, comment peut-on concevoir une inflammation de ces derniers, puisque la nature n'atteindrait pas son but et que ceux-ci, par leur structure, ne pourraient pas l'aider à l'accomplir. Au reste, qu'on isole ces filets nerveux chez un animal, qu'on les irrite, et jamais vous ne verrez l'inflammation s'y développer. Soutiendra-t-on que ce sont d'autres tissus environnants qui, malades, les affectent à leur tour ? Mais c'est une erreur, puisque, pour admettre cette hypothèse, il faudrait démontrer d'autres tissus malades, ce que rien ne prouve.

On se trouve donc réduit à voir une phlegmasie dans une névrose, et ici, comme ailleurs, la théorie n'est pas d'accord avec le traitement.

Au surplus, les traitements antiphlogistiques ont-ils été heureux dans le plus grand nombre de cas ? L'expérience résout la question par la négative. Aurait-on eu, au contraire, ces revers, si l'on avait étudié l'état de l'organisme en général, les rapports du cerveau avec les nerfs et ceux de ces derniers avec les tissus dont ils transportent les impressions à ce même cerveau ? Jamais et encore jamais ; surtout dans les névralgies, en même temps que, d'après les faits, les expérimentations, et le but de la nature dans le rôle qu'elle a distribué aux nerfs, on se fût convaincu que ceux-ci ne pouvaient admettre le sang dans les capillaires de la nutrition, et être phlogosés.

Une inflammation dans une névrose, l'idée est inadmissible ; mais voulez-vous un système renforcé de bévues, étudiez ce qu'on appelle hypochondrie, qui souvent est accompagnée de douleurs atroces, à l'épigastre, de vomissements, et tous ces symptômes n'expriment, d'après M. Broussais, que la simple phlogose ou la lésion organique de l'estomac, et par l'heureuse invention de la sympathie, tous les autres organes souffriront à leur tour. Mais si cela était, les toniques, les purgatifs seraient destructeurs, ainsi que je l'ai écrit plus haut, et l'expérience dit le contraire.

Parmi les névroses, l'asthme, par son caractère, a fixé l'attention des médecins. Les nosographes le décrivent et rien de plus, et les systématiques nient son existence, ou ne voient en lui qu'une lésion organique du cœur. Mais observez-leur qu'une lésion ne peut pas disparaître à midi, revenir le soir à cinq heures, ou bien se montrer périodiquement à une heure après minuit, ou à midi, et ce langage, qui est celui des faits, ne sera point compris, et ils nient ces faits parce qu'ils détruisent leur théorie. Ne pouvant comprendre l'asthme tel qu'il est, ils n'ont vu en lui que le tableau d'une maladie du cœur. N'aurait-on pas pris l'effet de la maladie pour la maladie elle-même? Après avoir vu un homme souffrir plusieurs années de l'asthme porté à ce point que l'on craignait pour ses jours, et ensuite guérir, ce dont je puis citer plusieurs faits, est-on fondé dans sa théorie? Un anévrisme du cœur très prononcé a-t-il jamais disparu par le seul bienfait de la nature? Ensuite obtiendrait-on ce succès en usant fortement de toniques, en tombant même dans des excès de boissons qui seraient autant de causes qui, nécessairement, aggraveraient la lésion organique? Voilà ce dont j'ai été témoin, et si l'on consulte les observateurs et l'expérience, tout nous dit que l'asthme, à la suite du catarrhe pulmonaire, est souvent augmenté par les débilitants, ce qui n'est pas quand l'anévrisme est réel. Ensuite un asthme intermittent, sans lésion intermittente, n'est-ce pas une maladie qui prête à rire? *Sans doute dans les cadavres des asthmatiques le cœur est toujours hypertrophié; mais, comme je viens de le dire, on prend ici l'effet d'une autre maladie pour cette maladie elle-même; et cette erreur existe partout. Les diverses altérations cadavériques ne sont, pour les médecins, que l'expression de la maladie qu'ils ont observée lorsqu'ils ne se doutent pas qu'ils prennent pour une maladie l'expression de l'agonie de l'organe, et qu'ils fuient un terrain où ils ne sont rien pour se placer sur un autre qui l'égale.* Si l'on avait considéré comment la sensibilité s'éteint dans les diverses régions du tissu; comment elle est accablée, résiste, et reprend son état naturel pour retomber encore, jamais l'on n'eût émis cette opinion. Examinez comment l'animal, qui veille dans votre cour, devient asthmatique, comment les catarrhes pulmonaires engendrent surtout cette affection morbide, sous quelle influence elle naît, disparaît, et elle revient; et de même que dans les cas où la lésion perd de son énergie, se trouble parfois pour devenir naturelle et se troubler encore, vous déterminerez comment cette variété d'action des yeux a lieu, là vous aurez le même pouvoir.

Je crois être arrivé au but que je voulais atteindre, et si je me suis attaché à combattre surtout *ce système qui voit des phlegmasies dans toutes nos affections morbides, idées que j'ai combattues en 1287 dans mon Examen; c'est parce que toute interprétation fausse de la nature a le double désavantage et de nuire aux progrès de la science et d'être destructive de la vie.* Quand je pense au peu de réalité de cette opinion, je ne puis dissimuler qu'en médecine, comme dans d'autres connaissances de l'homme, c'est la valeur qu'on attache aux mots qui est la base de nos idées et non l'objet matériel que devrait nous rappeler le mot. Nos pères croyaient aux revenants; on n'en avait cependant jamais vu; eh bien! par tout ce qui précède on peut se convaincre que la phlogose, considérée comme expression primitive de l'altération des fonctions où *elle existe, est infiniment rare, et cependant, naguère partout on ne voyait que phlegmasies; sans rien exagérer, ce système organique, ainsi considéré, est le véritable fantôme de la médecine, à l'existence duquel tous les médecins croient ou croyaient, et qu'aucun d'eux ne démontre.*

Broussais, esclave tour à tour de quelques idées que lui inspire Pinel en France, Tomasini en Italie, se montre sans principes et sans la moindre connaissance de l'enchaînement de nos tissus et, pour lui, l'expression réelle de la douleur est une expression nulle, absolument nulle. *Les organes morts conservent encore quelques débris de leurs rapports, et perdant de vue que le sang fuit nos tissus à mesure que la vie les abandonne; qu'il s'accumule dans celui qui est le dernier existant, afin que, si l'on sait comprendre la nature, on puisse encore ranimer le flambeau de la vie,* l'allumer même parfois dans le cercueil; Broussais prend l'ordre le plus simple dans l'extinction successive de nos organes, pour une inflammation qu'il transforme ensuite en principe de toutes les souffrances; partant ensuite de cette ineptie médicale, il ne rêve plus que diète, saignées, sangsues, bains glacés, vésicatoires, sétons, etc., pour combattre un mal imaginaire. Si l'homme, épuisé par des chagrins d'abord et bientôt par le médecin, accuse des douleurs violentes à l'épigastre, qui n'expriment que le besoin de prendre des aliments ; s'il accuse des oppressions qui montrent que les poumons n'ont pas la force de remplir leurs fonctions ; s'il est étourdi, s'il éprouve des chutes, parce que le cerveau est comme les poumons incapable d'agir, Broussais, dans de pareils maux, ajoutera à leurs causes ; si la fièvre a lieu, pendant qu'il conseillera les soustractions sanguines, il enraiera leur effet, par leur trop grand nombre, et par les corps froids ou les débilitants : et s'il se promène dans le champ de la mort, pour justifier ses revers, lui et ses disciples vous montreront les rougeurs naturelles des intestins pour des restes des traces des maladies qu'ils rendent mortelles. Jamais à aucune époque on n'a été forcé de combattre des erreurs aussi barbares et aussi grossières à la fois. Jamais sans l'amour de l'humanité et de la science, on n'aurait osé les combattre dans la crainte de se prostituer, et s'il est vrai que de pareilles monstruosités aient été regardées comme une doctrine, et qu'elles le soient encore par une foule d'esprits, il est donc vrai de dire, qu'on peut faire consister la science de l'homme dans un mélange stupide de tous les travers de l'imagination : Broussais a flétri cette science dans toute son étendue, et par ses efforts sacriléges, puisqu'il s'agit de la vie, cette science est mille fois moins avancée qu'à l'époque du vieillard de Cos.

Tel était le langage que je tenais depuis le jour où j'écrivais ma thèse, jusqu'à celui où je l'exprimais en 1827, dans mon *Examen*. Depuis l'opinion s'est insensiblement formée selon les attaques que je livrais ; après des années de lutte j'ai fini, les faits à la main, par attaquer dans son centre la doctrine tant prônée ; j'en ai rappelé à des milliers de victimes expirantes et ramenées à la santé, pour dévoiler sa barbarie : cette opinion s'est bientôt prononcée avec force ; Broussais, avant d'arriver à la tombe, fut jugé par les hommes élevés en raison, comme le systématique qui a été le plus funeste à l'humanité (chacun se convainc que l'homme le plus estimé pour détruire nos maux, fut celui qui les aggrava le plus) ; et, avant de mourir, cet homme a la douleur de s'assurer qu'un jour sa mémoire serait flétrie.

Aujourd'hui la médecine n'est ni un système, ni une doctrine. Si les professeurs enseignent leurs idées, ils en sont honteux ; s'ils se montrent dans la pratique, ils ne peuvent concilier leurs actes avec leurs paroles; l'élève qui les écoute ne trouve plus de véritable théorie; le praticien vulgaire qui les imite, dément le lendemain ce qu'il avança la veille; pour les esprits judicieux, les hommes naguère les plus estimés pour guérir les maladies, passent pour ceux qui les ignorent le plus; pour tous la médecine est un chaos en théorie, *une barbarie en pratique*, et tous enfin sentent le besoin de génie qui crée la science de l'homme malade et console l'humanité. Des cris s'élèveront contre ce que j'avance, mais peu importe le courroux de soi-disant maîtres dont les travaux furent le dernier degré d'avilissement de la science, et leur pratique la torture incessante des malades; leur règne |est passé; celui de la nature que j'ai invoqué le premier, commence et son triomphe est assuré.

MONSIEUR ROSTAN.

J'arrive au *cours de clinique* de M. le docteur Rostan, et j'entre en matière.

Je ne dirai pas que ces deux mots : *Cours de clinique*, s'excluent, parce qu'un cours suppose le développement étendu d'une matière, tandis que la clinique n'envisage que des cas particuliers; ce serait une critique hors de mon domaine : je passe aux prolégomènes de l'auteur. Dans cette partie, on pose toujours la base de ses principes, et l'auteur nous rappelle, malgré lui, l'époque la plus reculée de la science; et alors comment se reconnaître dans l'étude de la connaissance de nos maladies, puisque toutes choses qui ne découlent pas de principes généraux, sont incertaines, quand il s'agit de les apprécier. Encore, si l'on développait quelques vérités utiles! Mais le tuteur ne retrouve que celles connues où il voit croître l'horizon des erreurs qui nous débordent. Il écrit qu'il est nécessaire de considérer l'organisation comme base fondamentale de tout système médical; mais où, depuis Bichat, a-t-on admis le contraire? Et qu'il est froid! se placera-t-il encore dans cette carrière, à la hauteur des idées générales? Et quel est le médecin, même vulgaire, qui ne dira que l'auteur recule sur cette route, où l'on ne peut, désormais, que s'avancer; qu'il se trouve dans une abstraction continuelle; qu'il n'agit comme tous ses prédécesseurs, qui ne virent trop souvent que des appareils entiers souffrants dans une même maladie, et qu'il est impossible, d'après lui, de se faire une idée de la vie malade, puisqu'il ne rattache pas nos idées aux corps où elle existe réellement?

Ainsi que je le dirai bientôt, il fait plus, il détruit dès son début, la base de l'édifice médical; il rétrécit la puissance de la nature, et la sensibilité et la contractilité sont des fonctions de l'encéphale; de sorte que tout le règne végétal est à l'état inerte, et tout l'organisme des animaux, moins le système nerveux, est dans la même dégradation. Sait-il qu'avec de pareilles idées, on ressemble à un esprit bien étranger à ce qui est; qu'on n'a pas même un mérite *bizarre*, et que Bichat, qu'il injurie par cette épithète, le rendra toujours un pauvre homme sur la scène médicale.

L'auteur pourrait être jugé dans son ensemble d'après de pareilles idées; mais aujourd'hui, il faut braver le dégoût qu'inspirent des œuvres répandues, prouver ce qu'on avance pour avoir raison, et je poursuis. Pour connaître la vie malade, il faut apprécier la vie saine, et sait-on ce que c'est que cette dernière? L'auteur, aussi *clair* que *précis*, va nous satisfaire; et, selon lui, *la vie n'est rien autre chose qu'une disposition organique au mouvement* (p. 3, t. Ier). Ainsi la sensibilité, à laquelle est soumise la contractilité, sera oubliée, et l'estomac qui ne digère pas, mais qui est disposé à se contracter; les poumons qui, pour un instant, suspendent leur fonction, mais qui sont disposés à entrer en action; les muscles de la vie animale qui gardent le repos, mais qui sont disposés à se contracter; les exhalants et les sécréteurs qui sont disposés à décomposer l'excitant général, mais qui restent inactifs, comme dans les fièvres; les cadavres même, qui sont disposés à exercer quelques mouvements, ainsi que le prouve le galvanisme, mais qui restent immobiles, nous montrent l'image de la vie!!!

Si les erreurs étaient sœurs inséparables, le Cours de clinique serait une œuvre parfaite, et le sujet qui suit a l'empreinte frappante des premiers. La première proposition, p. 19, t. Ier, est curieuse en ce qu'elle en contient plusieurs très différentes. Serais-je plus instruit au lit du malade en ayant soin d'inculquer dans ma tête qu'il ne saurait exister, dans l'économie animale, que des organes et des fonctions, quand un organe est un monde, et qu'on ne donne aucune idée précise des fonctions? En nous disant que celles-ci sont des *organes en exercice*, croit-on nous satisfaire, lorsque l'on ne fait qu'énoncer que des fonctions sont des fonctions, espèce de niaiserie médicale surannée, dont le bon sens physiologique a depuis longtemps fait justice?

L'auteur de cet ouvrage est comme tous les hommes dépourvus de plans généraux; il se réfute souvent lui-même. Dans sa seconde proposition, il avance que *les fluides sont susceptibles de maladies,* et cependant il a écrit qu'on ne doit considérer que l'organisme. Ce sujet, si souvent retouché, prendra-t-il un aspect nouveau sous la main de l'auteur? Il n'est pas même recrépi.

Pour arriver à la connaissance de la nature des maladies, il faut bien se pénétrer de l'histoire de la vie saine, reconnaître la cause positive du mal, quel est le premier tissu qui a reçu son action, comment il a agi, quels sont les troubles qu'il a exprimés, comment le mal s'est étendu, quels sont les tissus toujours les plus élémentaires, actuellement souffrants, et quelle est la cause immédiate qui entretient le mal. M. Rostan vous remet, au contraire, sous les yeux tous les cercles connus jusqu'à ce jour, qui, loin de contribuer à nous conduire à la connaissance du mal, nous en éloignent. Est-ce que les causes agissant sur des tissus différents n'enfantent pas toujours des maladies qui ont un caractère différent? Est-ce que, d'après l'action des causes, les symptômes n'ont pas des enchaînements, une durée et une terminaison différentes? Pourquoi, alors, un cadre artificiel? D'ailleurs, ne voir dans cet examen que l'habitude extérieure du corps, que la digestion, les diverses espèces de circulations, etc., est-il rien de plus vague que cet examen? Est-ce qu'il existe des maladies d'appareils organiques? et lorsque, l'on est forcé de combattre encore des erreurs pareilles, on ne peut que faire observer à l'auteur qu'il n'est pas vrai que les systèmes en médecine aient fait place au sens commun (p. 241); car, en l'opposant à lui-même, il dément ce qu'il avance.

Afin de faire mieux ressortir l'insignifiance du cours de clinique pour connaître les maladies, je vais comparer un article de symptomatologie à un autre de séméiologie. Que dit l'auteur, à propos des changements qui surviennent dans la digestion (p. 123, t. Ier)? Que l'appétit est souvent augmenté, et de là ces expressions de *boulimie,* de *faim canine;* que souvent il est diminué, et de là ces dénominations *d'inappétence, d'anorexie :* ou bien qu'il est perverti, et alors on a le symptôme de *malacia* et de *pica.* Maintenant, p. 291, on nous entretient de l'augmentation de l'appétit. Une faim dévorante accompagne, selon M. Rostan, les maladies organiques des voies digestives (p. 262); elle sera aussi un signe de la présence des vers dans le canal intestinal, pourvu, toutefois, que l'on éprouve des coliques, qu'on maigrisse en mangeant plus qu'à l'ordinaire ; et dans la même page, elle sera aussi un signe d'hystérie, et mademoiselle *Lhermina* n'est pas moins intéressante que M. le docteur de Mont-Garni, pour prouver tous ces signes. Ainsi, quand on voudra changer les symptômes en signes, on saura seulement que ces symptômes, que l'on a énumérés d'une manière vague, sont des signes, une fois qu'on a dit qu'on les rencontrait dans telle ou telle affection. Heureuse découverte! Quand donc vous interrogerez un malade qui éprouvera une faim dévorante, ne perdez jamais de vue mademoiselle Lhermina, ni M. de Mont-Garni, ni les vers intestinaux, et les symptômes que vous rapporterez aux voies digestives ne seront plus que des signes. Cependant, comme il peut arriver que dans certaines affections qu'on croit nerveuses, on éprouve une faim dévorante, avec douleurs, parfois épigastriques et intestinales et amaigrissement, sans qu'il y ait affection organique des voies digestives, que deviendra alors M. de Mont-Garni? Si des hommes habitués à user d'une grande quantité d'aliments, finissent par engloutir des quantités immenses de matière nutritive, ce qui peut tenir encore à une disposition organique, sans qu'il y ait affection morbide, quoique l'hystérie ne soit pas admise chez les hommes, rappelez-vous mademoiselle Lhermina, et, agissant par analogie, vous ajouterez une bévue de plus à la médecine, et vous vous écrierez que, chez l'homme, vous avez observé *une faim hystérique.* Cette invention en vaudra bien une autre, et si elle est adoptée, malheur à celui qui vous démontrera le contraire. Un jeune enfant a une faim très forte, avec pincements des intestins et les autres symptômes ci-dessus décrits, et il rend des vers. *Ici les symptômes deviennent des signes*, et parmi ces derniers nous en avons un de *pathognomonique*, selon M. Rostan. On traite l'enfant comme ayant une maladie vermineuse, et comment se refuser à prendre ce parti? L'enfant dépérit, il ne rend aucun vers; il succombe, et l'ouverture de son cadavre n'accuse pas même la faible existence des corps étrangers que l'on cherchait à détruire. Admirez maintenant la marche de l'auteur, et l'heureux don qu'il a de nous amener à la connaissance de nos maux ! Ainsi, la faim qui peut se rapporter à des causes à l'auteur inconnues, mais qui agissent sur les muqueuses gastro-intestinales, ou sur d'autres tissus, ne sera, à quelque chose près, que ce que vient de nous dire l'auteur du *Cours de Clinique.* Si l'on avait prédit, qu'après les recherches anatomiques, du siècle dernier et du commencement de ce siècle, un jour viendrait qu'on croirait atteindre la connaissance de nos maux, en nous présentant, au nom de l'organisme, les vieilles erreurs de la séméiologie, savez-vous quelle eût été sa réponse ? Un sourire de pitié.

Suivrai-je maintenant l'auteur dans la diminution ou dans la nullité d'action de l'appétit? On cherche un autre sujet, quand on le voit toujours d'un vague inexprimable, et surtout lorsqu'on avance que l'estomac ne peut être malade, sans que l'appétit diminue; bien entendu, dit-il, *que nous faisons abstraction des cas très rares dont nous venons de parler tout à l'heure*, p. 264, t. Ier.

La soif, selon M. Rostan, est le signe d'une *irritation;* et, quand elle est vive, celui d'une *phlegmasie*. Ainsi, dans la fièvre inflammatoire, nous aurons une phlegmasie violente que personne ne démontre. Voilà donc la réaction de la calorification qui ne se trouve plus sur le rang des exhalations et des sécrétions, et de même que l'on affirme que la chaleur est le signe d'une phlogose, pour être conséquent, on ne sera pas en droit de penser que la sueur, que les selles liquides annoncent la même maladie. Dans le cas où la chaleur prédomine, hâtez-vous de recourir aux corps froids pour éteindre la phlogose : mais que dira l'auteur si on lui observe que ces corps augmentent la chaleur, et, par conséquent, l'inflammation ? Sa réponse est facile ; il nous observera que le mal est au-dessus du remède, et, en vertu de sa *lumineuse théorie organique,* vous augmenterez la force du froid sans égard pour les signes, et voilà *l'ingénieux* auteur qui ne veut se trouver que sur le terrain de l'organisation. Quand je lis des ouvrages tels que celui qui est le sujet de cette discussion, il me semble voir un pilote qui n'a une boussole en main que pour conduire son vaisseau sur des bancs de sable ou des rochers. On ne peut croire que l'auteur ait une idée même vulgaire de l'anatomie générale ; dans le cas contraire, considérant la fonction du système où naît la chaleur, jamais il n'eût écrit que la *chaleur animale* vive est un signe de phlogose, qu'il survient une irritation dans quelques organes quand elle augmente ; que, quoique considérable, elle est accompagnée d'une horreur pour les liquides ; et surtout, on n'eût pas avancé que, si elle est nulle, « il n'y a pas d'irritation, « que celle-ci a cessé, ou que, si l'irritation persiste, le délire ou « le colapsus empêche le désir de boisson » (page 269). Quand, dans le choléra-morbus, dans le début de presque toutes les fièvres, on est témoin du contraire, que tout ce qui précède fatigue l'esprit sans nous communiquer la plus légère connaissance sur nos maladies.

Dans la symptomatologie, d'après M. Rostan, la langue mérite beaucoup d'attention, et, dans la séméiologie, on énumère les mêmes idées, en faisant des applications qui sont *heureuses*. Ainsi, vous porterez votre attention sur la couleur de la langue, couleur qui est fort sujette à varier, selon la quantité et l'état des fluides qui la parcourent ou qui sont versés sur sa surface. Cependant, comme on est sujet à manger quand on est malade, et que les aliments peuvent lui communiquer une couleur quelconque, on vous cite des exemples où l'on se méprenait sur cette couleur, page 272, tome Ier. Voilà l'art si difficile *de transformer* les symptômes en signes; et si M. de Mont-Garni doit rester dans notre mémoire pour apprécier l'une des variétés de la faim, n'oublions pas le médecin qui occupe aujourd'hui un rang honorable et qui avait *mangé du chocolat*. Savez-vous ce que signifie cette espèce de séméiologie? Qu'on n'entend rien, oui rien, à la connaissance de nos maux, et que l'organisme est toujours à l'état de cadavre pour de tels séméiologistes.

Voilà pour la couleur de la langue; mais où sont les preuves que, dans quelques maladies du cerveau avec coma, la langue augmente de volume? Sait-il bien qu'il admet l'impossible d'un côté, et que, de l'autre, il prend une complication d'une maladie générale pour une maladie locale? Voulez-vous avoir une idée profonde des connaissances de l'auteur sur la nature de nos maux? Vous saurez que la langue *sèche, unie, lisse, brillante ou rude, fendillée, etc.*, annonce *une irritation d'autant plus profonde des organes gastriques, pulmonaires ou autres, que cette sécheresse est plus prononcée*, page 274. L'auteur du Cours de clinique aurait-il pu observer une pneumonie sans humidité de la langue? un choléra-morbus sans ce même symptôme? Et, dans tous les cas, niera-t-il que l'irritation ne soit profonde? Voici encore des vérités non moins positives. *Les enduits de la langue épais, poisseux et adhérents, dénotent une gastro-entérite profonde ou une inflammation du poumon*, page 235. Voilà donc la plupart des fièvres qui ne sont plus que des gastrites, proposition qui se trouve détruite par les objections faites contre le système broussaisien; ou bien, ce sont des phlegmasies pulmonaires, et cependant comme ces symptômes peuvent exister sans les signes les plus légers de pneumonie, ainsi qu'on l'observe dans la fièvre, que penser de la séméiologie de l'auteur, basée sur l'organisme? C'est qu'avec elle on ne reconnaît pas l'existence des gastrites et des pneumonies, et qu'on est forcé d'admettre des phlegmasies cutanées, quand, dans certaines fièvres, la peau, quoique pâle et terreuse, est souvent couverte d'espèces de pellicules qui se détachent dans la convalescence.

Dans les voies digestives, il a méconnu l'expression des besoins de l'organisme ; il n'offre rien de positif, et, dans les signes de la circulation artérielle, ignorant quel rôle joue cet appareil dans l'économie, quel lien existe surtout entre cet appareil et le système capillaire primitif, on le voit confondre ce qui est l'expression seule de l'état de l'appareil avec la réflexion de l'état de celui des autres tissus organiques qui lui communiquent leur souffrance. Le pouls, surtout dans la fièvre, a bien moins d'importance qu'on ne lui en attribue pour connaître nos maladies, et si, dans ce cas, comme dans bien d'autres, on jugeait souvent, d'après sa fréquence et sa petitesse, qu'il existe une irritation ou une phlogose, on ne ferait qu'accroître le mal, sous prétexte de combattre cette dernière, ce dont le traitement antiphlogistique nous donne tous les jours la preuve.

La respiration, plus intimement unie à l'économie que le cœur, est surtout sous la dépendance de la vie organique; *elle n'appartient pour ainsi dire qu'au système capillaire primitif*, et considérée isolément, que saurai-je, quand j'aurai appris qu'elle augmente de fréquence ou qu'elle est large, etc. Rien, parce que dans tous ces signes l'on ne doit pas considérer seulement ceux qui ne sont propres qu'à un organe; mais encore ceux qu'il exprime, par suite de l'influence qu'il reçoit du reste de l'économie. C'est surtout dans les maladies aiguës, telles que les fièvres, qu'on doit porter son attention sur les poumons, et dans la séméiologie que nous examinons, ce sont les maladies chroniques qui fixent celles de l'auteur; et, si vous l'avez vu ailleurs rapporter des signes à des appareils organiques entiers, ici, il suit cette route dans toute son étendue; muqueuse des poumons, parenchyme pulmonaire, plèvre, tout est amalgamé dans le même chapitre. *Quand on suit ce qu'indique l'organisation pour base de ses idées, ne devrait-on pas distribuer celles-ci selon les tissus et les subdiviser encore selon les éléments communs qui les forment?* On devrait considérer une plèvre comme entièrement malade parfois, et, dans d'autres circonstances, déterminer les signes des maladies qui sont propres ou aux exhalants, ou aux absorbants de ce même tissu organique.

Depuis les travaux de Laennec sur les maladies des poumons, la science a plutôt reculé qu'avancé dans cette partie parce que, c'est par l'état de respiration, et plus encore par l'état des exhalations, des sécrétions et du système circulatoire, que l'on doit juger les fonctions des poumons et l'état des désordres organiques. L'auteur du Cours de clinique, en le suivant pas à pas, pour ainsi dire, n'a fait que raffermir son mauvais exemple et contribuer à donner plus de poids à l'erreur. Laennec ne prouva rien autre chose, par ses prétendues sublimes découvertes, sinon qu'en s'éloignant de l'analyse de l'expression de la vie souffrante de chaque trame organique la plus simple, il n'était qu'un homme vulgaire dans la science. La pneumonie présente, dit-on, trois degrés; et savez-vous quel est le premier? une sorte d'*engouement*. Et que veut-on dire? On n'en sait rien; car on ne me dit nullement par-là si c'est le système capillaire pulmonaire proprement dit, ou les capillaires sanguins primitifs, ou tous les deux à la fois, qui reçoivent trop de sang, ou si leur organisme est altéré, et alors, que sais-je? rien autre chose, sinon qu'un *engouement* est un *engouement*. Et quelle n'est pas la *profondeur* de ce signe, quand il est de cette force ! Mais lecteur, un peu de patience, je vais vous faire observer bien d'autres erreurs, et apprenez que le deuxième degré, page 392, sera l'hépatisation *rouge*, et que le troisième sera l'hépatisation *grise*. Que ces distinctions sont heureuses ! Ce qu'il y a de plus malheureux dans tout cela, c'est qu'il peut exister d'autres variétés, parce qu'à mesure que le sang pénètre le système capillaire pulmonaire et le système général, les degrés sont très divers, depuis celui qui annonce une simple oppression jusqu'à cet autre qui nous peint une hépatisation complète, et vous les appréciez d'une manière plus exacte par l'altération des fonctions. Mais le maître ne l'a pas dit, et quel ne serait pas votre crime de rompre le silence ! Encore si l'on se bornait à ces seules distinctions ! Malgré ces variétés que la nature admet, on vous en établira bien d'autres pour la pneumonie; et si leur inventeur vivait, vous auriez beau le prier de se comprendre lui-même, il vous ferait des réponses subtiles, où les distinctions seraient encore plus nombreuses, afin de vous paraître plus *ingénieux*.

Je passe plusieurs sujets et j'arrive à celui des diverses productions développées dans les poumons. Comment puis-je concevoir une tumeur, une lésion organique du tissu, sans modification de la sensibilité de la muqueuse pulmonaire, et par conséquent sans toux? C'est impossible, et si faible qu'elle soit, si j'étudie bien la question, je déterminerai son existence; si cela peut être; et avec le cylindre, ne suis-je pas dans l'impossibilité d'acquérir cette connaissance? Et comment ferez-vous pour changer les symptômes en signes? Comme vous pourrez, et, cependant, le moyen ne me paraît pas impossible à trouver; c'est d'étudier les tissus dans leurs rapports étrangers, et non la poitrine comprimée par un tuyau de bois de noyer. Au reste, comme il s'agit de bien *indiquer* la nature de la maladie, en changeant les *symptômes en signes*, vous distinguerez, dans les diverses productions accidentelles, les *acéphalocystes*, les *cartilagineuses*, les *osseuses*, les *pétrées*, les *crétacées;* et, la carrière n'étant pas fermée, on est surpris que l'auteur du Cours de clinique n'ait pas ajouté à tant de *grands travaux;* la science posséderait quelques pages de plus, *très importantes* pour l'humanité.

Je ne parlerai pas des signes que l'on donne comme caractérisant la pleurésie, je ne dirai pas qu'elle ne peut être une phlegmasie telle qu'on l'a faite, et que l'emploi du cylindre est plus que ridicule pour la reconnaître; je passerai de même sous silence tous les hydrothorax, où la percussion, aussi bien que le stétoscope, sont mille fois plus incertains que la simple histoire de la souffrance de chaque espèce de tissu pulmonaire; comme partout ailleurs, l'auteur copiste est loin de nous donner des signes qui signifient ce qu'il avance, et j'arrive à l'exploration du râle.

La respiration et ses variétés d'action, telles que celles de *large*, d'*accélérée*, de *rétrécie*, de *bâillements*, de *soupirs*, de *hoquet*, de *râle*, n'expriment que les diverses manières de vivre des poumons ou leurs divers rapports. Pour Laennec, et son admirateur, qui nous entretient toujours d'organisme, savez-vous ce que c'est que le râle? C'est le bruit produit par le passage de l'air à travers les liquides contenus dans les bronches ou le tissu pulmonaire (p. 104). Prenez donc un cadavre, faites une ouverture à travers ses poumons et faites passer l'air sur ses surfaces humides, et le bruit qu'il fera sera le râle. Qu'un homme ait un crachat léger dans les bronches, qui fera que l'air en entrant fera quelque bruit, et vous aurez le râle, oui, le râle. Quelle physiologie si étonnante! Après avoir donné des distinctions pareilles, malheur à celui qui croirait que la séméiologie doit être une science pour rire. Ce n'est pas tout, le médecin, pour nous apprendre à faire signifier quelque chose au symptôme, sera observateur scrupuleux dans toutes les variétés morbides, dit l'auteur, et, avec ce caractère, il distinguera : 1° la *crépitation* ou le *râle humide;* 2° le *râle muqueux* ou le *gargouillement;* 3° le *râle sec* ou *sonore*, après avoir défini le râle, bruit de l'air entrant dans les bronches à travers les *liquides* qu'elles contiennent, 4° le *râle sibilant* ou *sifflement*. Qu'on se rappelle le rapport des poumons avec l'excitant général, et les sécrétions pulmonaires, et toutes ces distinctions s'effacent ou deviennent puériles ; et cependant l'auteur du *Cours de clinique* voit dans chaque variété une importance grande ; il les parcourt, et avec tant de supériorité qu'il est vraisemblable que nul après lui ne s'avisera de nous développer ce qu'indique chaque variété de râle ainsi considéré.

La chaleur qu'il considère comme générale, p. 427, augmente, dit-il, dans les maladies inflammatoires. Il se trompe, car dans les inflammations vives étendues, ce n'est que localement que cette chaleur est plus prononcée, tandis qu'elle est sentie moindre dans les autres régions. Toujours les phlegmasies précédées de fièvres diminuent la chaleur ; celle-ci est bien plus vive avant qu'après la pneumonie, la variole et l'érysipèle, et ces faits, qui sont constants, détruisent cette erreur.

L'auteur est court sur le sujet de la chaleur animale, et le voici arrivé aux phénomènes morbides des appareils exhalants considérés comme signes diagnostiques. Je croyais, jusqu'ici, que les appareils se composaient d'organes, et que les exhalants étaient au moins l'organisation la plus élémentaire ; c'est une erreur, et désormais il faudra renoncer à cette croyance pour être à la portée du langage du jour. M. Rostan se trompe dans l'énoncé de son article, et maintenant vous saurez que le diagnostic local *s'éclaire par des signes fournis par l'exhalation cutanée* (p. 433). Quand vous serez donc appelé près des malades, quoique l'on vous ait assuré qu'il ne faut voir que des organes souffrants, que vous importera que la peau soit sèche ou couverte de sueur ? On *s'éclaire peu par un signe pareil*. Depuis Hippocrate jusqu'à nos jours, on aura eu tort d'avoir signalé les différentes manières d'agir des exhalants cutanés, et Bichat, plus grand tort de nous démontrer que l'exhalation en général fait partie d'un système organique le plus important.

On avance que lorsque la sécheresse de la peau survient dans les maladies aigues, ce phénomène morbide est un signe d'irritation ; cependant, est-ce bien vrai ? Si je fais cette question à l'auteur, c'est que j'ai vu des malades qui restaient fiévreux par l'emploi de la diète, des saignées et de tout l'attirail débilitant, et qui cessaient d'être tels par l'usage de quelques aliments. Or, M. le transformateur de symptômes en signes, pensez-vous que si la maladie était due à une irritation, en rendant celle-ci générale, on guérirait?

Quand connaissez-vous une maladie? Par l'expression des fonctions des trames souffrantes. Alors, que sera le choléra-morbus? L'auteur du *Cours de clinique* l'ignore (p. 132, t. ii). Cependant, si la vérité est caractérisée par ce qui est, nul doute qu'en disant que dans l'hémorrhagie il existe une exhalation sanguine il dit vrai; et pourquoi ne le dirait-on pas encore en énonçant que le choléra-morbus est une sécrétion abondante et rapide de mucosités gastro-intestinales, toujours précédées d'un sentiment du froid général très prononcé. Otez le passage du sang dans les exhalants, point d'hémorrhagie; ôtez l'existence d'un frisson intense, le passage d'abondantes mucosités dans les capillaires sécréteurs, et rejetées sur les surfaces des muqueuses des voies digestives, point de choléra-morbus, et cependant vous avouez que vous connaissez l'hémorrhagie et que vous ignorez le choléra-morbus, et à qui persuaderez-vous que ces aveux sont vrais? Vous dites que l'on ne trouve aucune trace de lésion organique après la mort dans ce dernier cas; mais n'en est-il pas de même dans ceux d'hémorrhagies?

Examinons maintenant ce qu'on nomme les dartres (p. 189). Voilà encore des phlegmasies, et comme, pour l'auteur, une inflammation n'est toujours qu'une inflammation, nous lui demanderons s'il croit, en suivant une médecine organique, telle qu'il la comprend, avoir développé la nature du mal, et si son diagnostic n'est pas, dans ces maladies, d'une nullité absolue? Sans doute, son article, sur ce sujet, me prouve un savant, mais non un médecin physiologiste, et il a beau nous citer les ordres de M. Alibert et du docteur Bateman, etc., quand je vois l'un invoquer la forme de la suppuration, et l'autre l'élévation de l'épiderme, et tous prendre ainsi l'effet de la maladie pour la maladie elle-même, je ne vois dans ces travaux que des efforts que chacun eût pu faire avec non moins de mérite, sans nous éclairer sur la nature du mal.

Si, de ce sujet, nous passons aux maladies cutanées, connues sous le nom de maladies aiguës, et à celles des autres tissus, qu'est-ce que je trouve dans l'auteur? L'abandon de la séméiologie pour nous peindre ces maladies, telles qu'on les décrit; et avec ces descriptions, suis-je plus avancé sur les idées que je dois avoir de leur caractère, que je l'étais avant qu'on eût prononcé le mot de médecine *organique*. Nous voici arrivés à une des parties les plus importantes de la médecine, au diagnostic des maladies de l'encéphale (p. 263, t. ii.) M. Rostan demande si l'on prendra pour classification des maladies de ce viscère les modifications organiques ou les modifications fonctionnelles. Qu'a-t-il avancé? Qu'il ne voyait que des altérations organiques dans les maladies; et aujourd'hui, il fait une question pareille? Je passe aux méningites (p. 272). Ici, il ne se dément que pour prouver qu'il est plus étranger que jamais à son sujet. *Tout le système médical actuel est de chercher un organe phlogosé, d'où partent des irradiations qui vont troubler ensuite toutes les autres fonctions.* Quelque maladie générale que vous éprouviez, quoique vous ne puissiez pas déterminer plutôt la phlogose d'un organe que d'un autre, on dira qu'elle est *latente;* on attendra patiemment, et s'il arrive qu'un organe paraisse enfin plus affecté que les autres, alors la maladie est *évidente;* on décrit ces nouveaux désordres, et on les déclare pères de tous les autres, quoique, à la rigueur, on renverse l'ordre de génération. En agissant de la sorte en médecine, on prend la cause pour l'effet, et l'effet pour la cause, ce qui se prouve par ce que nous dit des méningites l'auteur du Cours de clinique.

D'abord, longues dissertations pour reconnaître, pour distinguer les fonctions des membranes, ce qui n'empêche pas que l'on rattachera ensuite les mêmes signes diagnostiques à la pie-mère et à l'arachnoïde malade. Voilà donc une espèce de lacis vasculaire sanguin qui environne le cerveau, confondu avec une membrane où il n'existe nul capillaire rouge. Est-ce que pour cet auteur, l'anatomie des tissus ne lui indiquerait pas que ces éléments, par leur différence de structure, sont appelés à jouer un rôle différent! Au reste, il suit cette marche parce qu'un autre l'a indiquée, ce qui veut dire que, parce qu'on s'est trompé, on est en droit de se tromper à son tour.

L'auteur divise la méningite en trois périodes; lecteur, lisez ce qu'il dit de chacune, page 276 et suivantes, et vous ne serez pas surpris, d'après la théorie de l'auteur, de le voir peindre ce qui n'est pas et ne peut être une méningite, mais une fièvre primitive et rien de plus, maladie que l'on rappelle à propos de chaque complication de cette maladie, ce qui fait que l'on prend l'effet pour la cause, et le tout pour la partie, ce qui lui prouverait largement l'analyse des causes et des symptômes et que nous lui donnerons dans l'analyse des maladies générales et primitives du système capillaire primitif. En attendant, nous lui conseillerons de se faire une idée plus précise des fonctions du cerveau, et de l'action qu'il ressent de toute l'économie, afin qu'il diagnostique mieux, et il saura alors pourquoi, dans la maladie qu'il décrit, il existe, non souvent, mais toujours, des douleurs qu'il rapporte aux membranes qui revêtent la convexité des lobes cérébraux, tandis qu'elles appartiennent positivement à ces mêmes lobes.

« Une chose très digne de remarque, dit-il, page 277, et qui « doit beaucoup servir dans le diagnostic des maladies qui nous « occupent, c'est que les *phénomènes fonctionnels* que produit la « méningite sont *ordinairement* généraux (pour ne pas dire tou- « jours, car l'auteur n'aime pas à préciser), quoique la maladie « soit bornée. » Et vite on nous décrit les symptômes fébriles que l'on redit à propos de toutes les maladies locales dont celles-ci ne sont que la suite, ce qui fait que l'auteur prouve ce que j'ai dit plus haut, qu'il confondait une maladie avec une autre, etc. Mais, supposons que la méningite ou les méningites se compliquent de pneumonie, de gastrite, de dyssenterie, de phlegmasie des synoviales, nous aurons des phénomènes sympathiques de la méningite ou des méningites ; tandis que naguère la méningite et toutes les maladies sympathiques qui l'accompagnent dépendaient de la trop *célèbre gastrite* ; et avec ces nouveaux raisonnements où se trouve-t-on réduit? Moi, j'avoue que, si une vérité en médecine est, comme ailleurs, une monnaie courante, je ne vois dans la méningite, telle qu'on l'a faite ici, que l'effigie d'une médaille si mal frappée que, sous peu, elle n'aura pas le mérite de prolonger la durée de l'erreur.

Voici du diagnostic bien certain. L'auteur dit : « Lorsque la « méningite occupe la base du cerveau ou l'intérieur des ven- « tricules, elle signale sa présence par quelques différences dans « les symptômes qui l'accompagnent, ainsi que l'ont remarqué « MM. Parent et Martinet. » Je n'ai pas l'honneur de connaître les œuvres de ces deux docteurs ; mais leurs idées, avec celles de l'auteur du Cours de clinique équivalent à celle-ci, que la péritonite serait plus violente à droite qu'à gauche de l'abdomen ; ce qui est absurde et dénonce de pauvres physiologistes. Je le sens bien, c'est encore le cadavre que l'on invoquera pour prouver qu'on a raison ; mais ce cadavre, tel qu'on l'interprète, ne sert qu'à méconnaître les vivants ou à les tuer.

Plus loin, il nous donne un tableau de l'encéphalite, qui ne peint pas plus une inflammation du cerveau, qu'il ne décrit celle des méninges sous le nom de méningites; et partout, il prend une complication de la maladie générale primitive, ou fièvre, pour cette affection même, ou une partie de cette dernière pour le tout, erreur qu'il renouvelle sans cesse, ou bien, remontant à l'état organique sans interroger les causes, il est si obscur que tout cela fait que je le quitte.

J'aurais bien désiré toucher à l'article Coqueluche, qui est pour lui d'un caractère spécifique, tandis que l'asthme appartient à une lésion organique, et lui prouver que, avec ces contradictions, ses idées de spécialité et de contagion, il rappelle les heureux temps où, comme aujourd'hui, on admettait ce que rien ne démontre.

Je viens de prouver que M. Rostan est moins qu'au niveau de tout le monde, quand il s'agit de préciser nos maux. Pour ne laisser nul doute sur ce que j'avance, je renvoie le lecteur aux faits rapportés dans mes observations médicales à propos de la pratique de cet auteur, faits des plus importants et qui viennent à l'appui de ce que je viens d'écrire.

Ainsi le raisonnement, la physiologie d'un côté, et les faits de l'autre, disent que le docteur Rostan n'a pu apprendre aux autres la valeur des symptômes où il se perd lui-même; que sous le nom de *séméiotique* et de *symptomatologie*, il n'a fait qu'amalgamer les erreurs les plus fastidieuses, prétendre les transformer en science, quand il les arrondissait en chaos, et que son plus bel ouvrage serait de se renier lui-même.

Considéré en général, l'auteur du *Cours de Clinique*, au lieu de faire partir toutes les maladies d'une autre maladie, la gastrite, à l'instar des tomassiniens et des partisans de Broussais, fait partir toutes les maladies, soit locales, soit générales, d'un centre d'inflammation qui change de siége, au lieu de n'en reconnaître qu'un seul pour toute maladie.

Sans principes, méconnaissant l'analyse de l'organisme, étranger à ses douleurs différentes, ne pouvant les embrasser, parce qu'il les groupe dans un siége qui réfléchit plusieurs maux différents, les symptômes n'ayant pour lui aucune valeur, parce qu'ils ne sont pas isolés ; incapable de les transformer en signes, rempli de pensées éminemment fausses, d'un style diffus, tombant dans des répétitions éternelles, M. le docteur Rostan, en ne faisant que modifier les erreurs reçues, s'est mis diamétralement en opposition avec le but qu'il voulait atteindre, et il se trouve assis au rang des médecins qui ont nui le plus aux progrès de la science et de l'humanité.

M. LE DOCTEUR ANDRAL.

Quelques années après la publication de l'examen général des doctrines médicales, on recueille des faits dans l'intérêt de la vérité, afin de combattre des erreurs qui s'emparaient de tous les esprits, et dès lors on vit paraître la *Clinique médicale* ou *Choix d'observations recueillies à la Charité par M. Andral fils, professeur à la Faculté de médecine de Paris; membre de l'Académie royale de médecine, médecin de l'hôpital de la Pitié, médecin consultant du roi, chevalier de l'ordre royal de la Légion-d'Honneur et membre de plusieurs sociétés et académies nationales et étrangères, etc., etc.*

Lecteur, si les titres exprimaient la supériorité intellectuelle, certes, je m'inclinerais devant M. Mathieu-Guillaume Andral; mais il en est aujourd'hui comme autrefois de ces hochets; d'ailleurs, je ne juge les hommes que d'après leurs actions et voyons sur ce terrain celles de l'auteur du *Cours de clinique.* D'abord, il a fait un choix d'observations ; mais qu'est-ce que ce choix ? Rien autre chose que le passé remis sur le tapis du présent. Par cette même raison, peut-il servir à dévoiler le caractère de nos maux ? Je vais résoudre la question par quelques considératious sur cet ouvrage.

Selon M. Andral, M. Lerminier a innové en médecine, et il a presque aussi rétréci le nombre des fièvres que son confrère, M. le docteur Récamier. Il n'en admet que deux espèces; l'une continue et l'autre intermittente. Mais quand on ne précise pas le siége d'une maladie, peut-on connaître ses divisions? Non.

Si le début de l'ouvrage ne nous apprend rien sur la fièvre, sinon que c'est une maladie qui est la fièvre, ce que personne n'ignore, peut-être l'auteur sera-t-il plus heureux dans l'exposition des faits ? Il nous présente, pour la première classe de maladies, une foule d'observations que l'on peint d'abord dans un tableau général ; et voyons si nous trouverons la connaissance du mal dans cette description si générale et si étendue. Le début du mal était uniforme, dit l'auteur, tome Ier, page 12. Ainsi, les maladies offraient toutes le même aspect. Voilà donc plus de deux cents fiévreux soumis à des causes dont l'action est très différente, et qui néanmoins ont les mêmes symptômes, on l'a vu sans doute, oui, bien vu. Cependant, si je réfléchis que dans les fièvres tous les organes les plus élémentaires ont tant de rapports différents, que leur vitalité est très variable, et qu'en outre dans les auteurs on trouve souvent des débuts différents, témoin Hippocrate qui a écrit que la fièvre débutait par le frisson ou par une chaleur brûlante ; il m'est impossible de reconnaître la vérité dans ce qu'on avance. Voilà une première erreur, et dans tout le reste du tableau on ne trouve nullement l'expression de ce qui est dans la nature et selon l'ordre qu'elle suit en maladie. Après avoir émis les premières idées, il ajoute : Les *malades éprouvaient des lassitudes dans les membres, des douleurs lombaires.* Qu'on observe tel fiévreux que ce soit, qu'on analyse son histoire, et jamais des lassitudes dans les membres ne se feront sentir les premières. Je n'ai pas l'honneur d'avoir observé à la Charité, sous un maître, mais bien dans des endroits qui étaient plus propres à l'instruction, et je me suis toujours convaincu que c'est constamment par le frisson et très rarement ou presque jamais par une chaleur insolite que débute la fièvre. Cette observation est conforme à celle des anciens, surtout d'Hippocrate, et non moins dépendante d'une saine physiologie quand on se donne la peine de considérer quel est le rôle de la calorification. Il n'est pas plus heureux en plaçant ensuite des *douleurs lombaires.* Monsieur l'auteur de la Clinique de la Charité saura que dans toutes les fièvres il existe une altération générale et primitive de toutes les fonctions du système capillaire primitif ; que, sitôt que cette formation du mal a lieu, on éprouve un malaise général ; mais jamais de suite des douleurs dans une région autre que celle du front, et qu'alors, par celles qu'il énumère, il ne fait que confondre une complication de la fièvre avec la fièvre elle-même. Veut-il la preuve de ce que je lui fais observer? Au lieu de suivre des maîtres, qu'il observe un peu mieux, ou bien qu'il s'empare des faits bien recueillis près du malade, car il sait bien qu'on en façonne beaucoup dans le cabinet, et il trouvera mon idée fondée. Au reste, aurait-il jamais vu un fiévreux avec des rhumatismes, ne pas éprouver la fièvre avant les rhumatismes ? Non ; et alors, pourquoi les choses seraient-elles autrement dans ce cas-ci ? Mais voici quelque chose de bien plus étonnant : après ces symptômes on nous fait connaître celui de *faiblesse générale.* Toute faiblesse en maladie ne peut être que l'effet du mal, et comme dans les fièvres il est une expression d'une lutte de l'organisme contre la cause morbifique, et qu'il est bien évident que la fièvre est antérieure à toute prostration quelconque, n'est-il pas réel que l'on confond le terme de la maladie avec son début et son effet avec elle-même ? Après la faiblesse vient la *céphalalgie* qui variait son siége. Si je ne me trompe, j'ai lu dans certains auteurs qu'on nomme Hippocrate et Pinel que, dans les fièvres, les exhalations et les sécrétions étaient toujours diminuées ou annulées. Je crois aussi avoir lu dans ces mêmes auteurs que, lorsque les exhalations ou les sécrétions se rétablissaient, le mal de tête cessait, ce qui prouve qu'on n'a pas indiqué ce symptôme dans l'ordre naturel, et que l'on ne contribue pas, par de pareilles observations, à nous faire connaître le mal. Dans tous les cas, si M. le docteur Andral croit que je ne suis pas fondé dans ce que je lui reproche, qu'il me fasse l'honneur de me dire quel est le rôle du cerveau par rapport à toute l'économie, et peut-être me rendra-t-il justice. Mais qui se serait douté, quand on copie la nature souffrante, de trouver le symptôme de *perte d'appétit* après le symptôme qui précède ? M. Andral saura encore que la fièvre étant du domaine des capillaires primitifs, et l'estomac étant le centre où se réfléchissent les besoins de ces capillaires, nécessairement, ce symptôme existe avant la céphalalgie. Je ne suivrai pas davantage cet auteur dans la description du début général de la maladie de ces deux cents fiévreux ; j'aurais plus de reproches à lui faire encore pour chaque symptôme, car je lui prouverais qu'il prend des commencements de guérison de la maladie pour le début du mal même, etc. Je me bornerai à lui faire observer qu'il entend par début dans les fièvres ce qu'on ne doit pas voir, puisque c'est faux sur le terrain du mal, et que le début de la maladie, c'est la maladie elle-même dans toute son étendue et sa plus grande simplicité. C'est une vieille habitude qu'il a suivie, et je ne saurais insister plus longtemps sur ce sujet.

Voilà le début, et passant à l'état des malades qui étaient examinés après leur entrée, l'auteur écrit qu'ils souffraient, selon le tableau qu'il nous trace page 13, tome Ier, et qui commence par ces mots : *céphalalgie partielle, brisement des membres*, etc. Je ne dirai pas que cette description est la preuve matérielle d'un froid copiste, qu'elle est sans ordre ; qu'il est positif qu'elle n'est pas naturelle ; que constamment on ne tient pas compte de toutes les variétés des symptômes à mesure qu'une fonction nulle ou en action réagit sur le reste de l'économie et la modifie, que ce qui existe au lit du malade et ce qu'on en dit, forment des contrastes ; les discussions qui précèdent me dispensent de ces détails. Je ferai seulement la question, *si, avec ce qui ne peint pas exactement nos maux, je puis connaître ces derniers ?* Bien plus, supposons,

pour un moment, que l'on ait peint ce qui existait chez ces fiévreux; je ne m'en trouverai pas moins dans l'embarras pour satisfaire ma raison. En vain je graverai dans ma tête les mots
*céphalalgie générale ou partielle, brisement dans les membres,
abattement physique et moral, etc., etc.* Que saurai-je? Des mots,
rien que des mots, puisque, malgré cette longue description, je
ne pourrai m'imaginer le siége réel de la fièvre et sa cause
immédiate.

Est-ce dans la différence du succès du traitement qu'on cherchera à tirer la connaissance du mal? Je vais examiner quelques
observations, afin de résoudre la question. Dans la première,
p. 16, t. Ier, nous retrouvons la preuve matérielle que l'auteur
confond un commencement de réaction organique avec le début
du mal, car il est facile de se convaincre que c'est le dévoiement
qui a été le premier remède contre le mal général. Il n'est pas
douteux que dans ce cas il n'a pu paraître qu'après lui, d'après
l'idée positive qu'on peut se former de la fièvre en analysant son
existence, et, en s'en rapportant aux instincts qui nous annoncent
que ces déjections sont des crises, phénomène qui ne peut donc
être le début. Abandonnons ces erreurs. La femme qui fait le sujet
de cette observation est très forte, et elle guérit si promptement
qu'il n'exista presque pas de convalescence. Voilà ce qu'on rapporte. Mais après toutes ces observations, je ne connais pas pour
cela la maladie; serai-je plus heureux par le traitement? Dans
ce cas, que fait la nature pour se délivrer du mal? Elle produit
une sécrétion muqueuse qui n'est pas très copieuse, sécrétion qui
s'arrête quand la guérison a lieu. Que fait le médecin? Il ordonne
deux *demi-lavements émollients avec décoction de pavots*; voilà sa
prescription combinée avec une *tisane d'orge gommée.* Son intention est bien évidemment de supprimer la sécrétion muqueuse,
et quand je la vois être un bien, je dois penser, d'après ce traitement, que le mal était inconnu, qu'on a mal agi, et que le malade, comme cela arrive si souvent, a résisté au médecin et à l'affection morbide. Cependant, je dois observer que l'on a fait du
bien sans s'en douter, car, toute quantité de liquide introduit en
lavement, ou donné en boisson, dans les fièvres avec dévoiement,
donne plus de force à ce dernier, ainsi qu'on peut s'en convaincre
par les observations les plus simples aussi bien que par la physiologie, qui nous dit que tout organe qui sécrète, mis en action,
sécrète encore plus. Il n'existait aucune altération organique, la
nature a réagi avec force, et cependant la malade a été traitée pen

dant cinq jours; et où est la preuve que dans ce cas, si l'on avait connu la nature du mal, celui-ci eût eu une si longue durée? Qui est-ce qui me démontrerait, à l'aide des faits et de la pathologie la plus simple, qu'en forçant la peau à imiter les muqueuses, selon les exemples que donne la nature, on n'aurait pas eu un plus prompt succès?

Tout ce traitement dit bien qu'on a traité; mais rien de plus, et les réflexions que l'auteur fait à ce sujet, p. 17, ne sont pas plus concluantes contre ma proposition. Il écrit que la malade fut à peine délivrée du dévoiement et de la fièvre, qu'elle recouvra sa santé; mais pourquoi séparer ici le dévoiement de la fièvre, lorsque l'on a avancé dans le tableau général que le premier était un symptôme de la dernière? Pourquoi séparer la partie du tout? En quoi cette division m'éclairera-t-elle sur le mal général? On demande si elle se fût aussi promptement guérie par des émissions sanguines? Oui et non. Oui, et plus promptement, en ne faisant qu'une faible saignée, et en agissant ensuite sur les muqueuses et la peau; et non, en ne suivant pas cette dernière indication. Qu'on se demande quel rôle joue le sang dans les fièvres, quel est l'effet réel des exhalaisons et des sécrétions, et l'on aura la preuve évidente de cette différence.

On paraît tenir beaucoup à une suppression d'une transpiration habituelle partielle; mais quand cette habitude a lieu, ignore-t-on que la peau transpire aussi fortement, et pourquoi, dans ce cas de maladie surtout, oublier le reste de l'état du derme sous le rapport de l'exhalation?

Ensuite, puisque l'on avoue, sur la fin du volume, que toute l'économie, dans les fièvres, est souffrante, pourquoi borner le traitement du mal à de pareils remèdes? J'ai beau considérer la description soit générale, soit partielle de la maladie, en vain j'analyse le traitement et les réflexions de l'auteur, je me trouve reduit à avouer qu'avec tous les moyens dont on s'arme pour connaître la maladie, le mal n'en reste pas moins voilé, et qu'il est de toute impossibilité, en le prenant tel qu'on le fait, de jamais l'apprécier.

L'homme qui fait le sujet de la deuxième observation est très faiblement constitué; il est atteint de la fièvre le cinquième jour, il a du dévoiement le huitième, il éprouve huit selles liquides, on ordonne la tisane d'orge gommée et la diète, et on termine l'observation en écrivant que le onzième jour le dévoiement se modère, et que la convalescence commence le huitième de son entrée. Voilà à peu près toute l'observation, et qu'est-ce qu'elle m'apprend? Qu'on a vu un sujet malade et qui a guéri, et rien de plus; ce que tout le monde pourrait fort bien dire. Faut-il remonter au tableau général, à la description particulière, pour satisfaire à ma raison? Je ne serai pas plus heureux, car le tableau général ne signifie rien ainsi présenté; la description particulière n'est pas même une ébauche, et, si je réfléchis sur le traitement, je me trouve dans le même embarras. Une vérité pour moi, dans ce cas, c'est que le malade, quoique faiblement constitué, a souffert peu de temps, ce qui me prouve que le mal n'était pas grave, et que si, profitant du dévoiement qui servait de guide pour le moins clairvoyant des physiologistes, on se fût ravisé, et qu'on eût agi légèrement sur tout le système exhalant cutané et sécréteur des muqueuses, il eût éprouvé moins de douleur.

Si, d'un côté, toutes les observations ne me servent à rien, pour me désigner le caractère de la maladie, je remarquerai qu'à la sixième d'entre elles, p. 19, on dit avoir vu ce qui ne peut être, savoir : *que les dents étaient encroutées et la langue très séche avec un état bon général.* Sans doute, les dents peuvent être encroûtées pendant que l'état général est bon, parce que le mucus qui se colle aux dents, pendant la fièvre, devient si tenace parfois, qu'il persiste pendant que la fièvre s'anéantit; mais alors, il est toujours moins sec, parce que l'haleine est plus humide et moins chaude, c'est un fait incontestable; mais une langue noire avec un état bon, c'est ce qui n'est pas, attendu le rôle que jouent les exhalations et les sécrétions dans les fièvres, et qu'elles se montrent à la langue avec autant de force qu'ailleurs. Quant à la noirceur, elle peut être avec un état satisfaisant; mais très bénigne, dans le cas présent, c'est affirmer ce qui ne peut être dans l'organisme. C'est une inadvertance de l'auteur, et en vain il m'affirmerait que non, je lui répondrais *toujours que le temps est venu où l'on peut reconnaître les faits réels, et les distinguer de ce qu'on regarde comme tel, et qui ne l'est pas;* et dans ce cas-ci plus qu'ailleurs, on peut démontrer cette vérité, que l'auteur peut découvrir lui-même en se demandant d'où provient la sécheresse de la langue, et, en comparant ensuite cette découverte à l'état des organes les plus élémentaires qui manifestait un état général très bénin.

Dans cette observation, je ne suis pas plus instruit que dans les autres, sur le caractère du mal; et le suis-je davantage dans la huitième, p. 22. Le sujet de cette dernière mérite quelque attention. D'abord, rien n'est plus vague que sa description ; je me demanderai si ce n'est que le quinze que des taches pétéchiales auront paru, c'est-à-dire le onzième jour du mal, et si alors la guérison aura lieu le vingt et un, c'est-à-dire six jours après? Je crains bien que l'auteur ne se soit mépris. Quand je réfléchis à la nature de ces symptômes, et qu'ils ne se montrent ici que quand le malade est réellement mieux, puisque des sueurs abondantes s'étaient ajoutées aux diarrhées qui étaient bien antérieures à ces exanthèmes, je crois que la preuve matérielle de ce que j'avance est fondée. Quand on fait de pareilles observations, on a contre soi de grands observateurs, et encore plus la physiologie la plus positive.

Cette description est, comme toutes les autres, inutile pour me conduire à ce que je cherche à connaître. Il en est de même du traitement. Que signifient des décoctions d'orge et de lin dans ces cas? Je voudrais bien savoir réellement quel rapport il existe dans toutes les périodes de cette maladie et cette décoction. Par le remède, je veux détruire la cause du mal, et dans ce cas, on avoue qu'on l'ignore. Par le remède, je veux donner des rapports naturels à des organes qui n'en ont plus ; et à qui persuadera-t-on qu'on trouvera cette puissance dans une décoction de graine de lin? On écrit, p. 23, qu'on eut soin d'écarter tout ce qui pouvait contrarier la marche de la nature. Où se trouve la preuve de ce qu'on avance? nulle part. Bien plus , c'est qu'on fait l'inverse. Comment la nature est-elle contrariée dans sa marche? par les relations non naturelles qu'elle rencontre, et rien de plus. Une fois dans ces circonstances, elle cherche à les éviter; or, a-t-on enlevé directement ces relations, ou bien a-t-on su écouter les cris, les instincts des organes, imiter leurs efforts? L'usage de l'*orge et du lin* en décoction, est là pour donner la preuve qu'on n'a rien fait de ce qu'on croit, et que ces mots *marche de la nature* équivalent à ceux-ci, adressés à un homme que des courants d'eau entraînent et qui va périr sans secours : *sauve-toi*, si tu peux. Et toujours, je suis réduit à tirer la même conclusion, qu'on ne connaît pas le mal qu'on traite.

Je passe aux observations où les sujets furent traités par des émissions sanguines. Serai-je plus heureux dans cette nouvelle série de faits? La réponse va se trouver dans nos nouvelles réflexions.

Le sujet de la douzième observation est un homme très fort; il ressemble à celui de la première. Cet homme éprouve constamment, pendant la fièvre, une réaction presque générale des exhalations cutanées et muqueuses. Le premier jour, ce sont des sueurs et des déjections alvines très abondantes; le dévoiement continue avec la fièvre; on traite le malade; on augmente le mal; le dévoiement arrêté reparaît à la longue.; on applique des sangsues à l'anus, et à la fin le mal cesse. Dans la première observation, la nature avait, dit-on, guéri toute seule; et voici un cas plus grave qui se présente, mais qui est analogue, sous le rapport de la constitution physique et des efforts organiques; et, loin de se borner à respecter la marche de la nature, on la contrarie, et l'on diminue tout à coup une grande quantité de l'excitant général qui servait à former l'organisme, à réagir contre la cause morbifique. Est-ce rationnel que d'agir de la sorte? Quand on saigne dans les fièvres, c'est pour obtenir les crises qu'on désire; mais quand ces dernières se montrent aussi générales, surtout comme dans le cas présent, saigner c'est détruire les conditions nécessaires qu'avaient établies les besoins organiques pour la guérison. Cette conduite est très blâmable. Il est vrai qu'on avoue ses torts, et, par une bizarrerie singulière, après cet aveu, on revient aux applications des sangsues à l'anus, et parce qu'alors le mal cesse, on s'applaudit de sa prescription, lorsqu'on aurait dû tenir compte des exhalations et des sécrétions qui s'étaient montrées avec tant de force, puisque le bien d'abord obtenu, avait cessé avec leur disparition nouvelle. Cet homme est resté dix jours malade, et pourquoi? parce qu'on n'a pas su abréger le mal en enlevant sa cause. La nature l'indiquait d'une manière frappante, et, au lieu de saigner à propos, on saigne très tard, et quand on s'est trompé, on ne doit pas imiter cette même nature, recréer les réactions, et, par elle, arriver promptement à la guérison. A la Charité comme ailleurs, les médecins *habent oculos et non vident*, ce qui fait que là, comme dans les autres hôpitaux, ou dans d'autres lieux d'instruction, de grands travaux ne servent à rien, pour nous conduire au but que l'on veut atteindre.

Le sujet de la treizième observation, p. 29, se plaint de vives douleurs. Son état, bien analysé, n'est pas grave, puisqu'il existait *un pouls plein*, *une chaleur vive* et des déjections, avec une langue qui n'était pas tout-à-fait sèche. D'ailleurs, comme il était fortement constitué, tout présageait une prompte guérison; et voici cependant qu'on se décide à appliquer des sangsues à l'anus, en petite quantité, il est vrai, mais enfin on le fait; et parce que le mal cesse le huitième jour et après une deuxième saignée locale, on ne manque pas de dire que le malade n'eût pas vraisemblablement guéri aussi promptement, s'il n'avait été soumis qu'à un traitement simplement adoucissant. Sur quoi se fonde-t-on dans cette opinion? Pour la réfuter, il suffit de rappeler le fait qui précède, et il est certain que, par les sangsues, en ajoutant aux mauvais effets de la boisson, on n'a fait que prolonger la maladie. Que fait l'organisme pour guérir? Il lutte comme dans l'autre observation. Que dites-vous, quand vous observez que la maladie cesse après des sueurs copieuses? Que ce sont des sueurs qui ont déterminé le mal. Or, dans tous ces cas-ci, avez-vous tenu compte de tous ces efforts? avez-vous cessé de les anéantir? et n'est-ce pas aux déjections, aux sueurs que vous auriez dû attribuer la guérison, plutôt qu'à vos sangsues et à vos boissons?

Sans doute, les sangsues sont bienfaisantes quand le dévoiement est trop fort; alors, en dégorgeant les capillaires sanguins des environs du gros intestin, on est cause que les sécréteurs sont moins irrités et que la sécrétion est moins forte; mais il n'y faut recourir que quand le dévoiement est trop grand, relativement à l'état fébrile, ou qu'il dure si longtemps qu'il prouve que les organes réagissent plus qu'il ne faut. Voilà le fait, et il est toujours vrai de dire que, lorsque cette maladie existe avec la fièvre, ce ne sont pas les sangsues qui alors contribuent le plus à guérir l'affection générale, mais bien les sécrétions ou les exhalations qui se montrent.

Le malade qui est le sujet de l'observation p. 38, mérite beaucoup d'attention. Il est faible, fiévreux et avec dévoiement. On le saigne, et le dévoiement persiste, avec amélioration de symptômes; quelques jours se passent, et l'on applique les sangsues pour calmer ce même dévoiement; enfin le malade guérit; et que dit-on alors? *Que la fièvre parut, s'accrut, diminua et disparut avec la diarrhée.* On est donc en contradiction avec soi-même, quand, dans ces observations, on attribue la guérison du mal à l'application des sangsues. Ce n'est pas tout; c'est que, dans cette phrase, il existe d'autres erreurs plus graves. D'abord, la fièvre et le dévoiement ne peuvent paraître en même temps; et, dans ce cas-ci, c'est constamment ce dernier qui se montre le premier, et par des raisons bien simples que j'ai examinées ailleurs.

Jamais elle ne s'accroît avec le dévoiement, tant que nous sommes livrés à ce que nos instincts réclament, et de là vient que l'état qui précède les déjections alvines est toujours plus grave que celui qui vient ensuite, puisqu'il existe un commencement de réaction organique. Il est bien vrai que la fièvre diminue avec la diarrhée ; mais elle disparaît que celle-ci existe encore, à cause de la susceptibilité qu'ont acquise les sécréteurs de ses régions intestinales. De sorte que c'est en vain qu'on médite ces divers sujets, c'est toujours la même situation où l'on se rencontre , ce qui démontre qu'on ne sait ce qu'on fait, quand on prodigue ses soins aux malades.

La dixième observation , p. 24, et dont j'aurais dû parler plus haut, est très importante. Bien analysée, elle eût dû mettre son auteur à même de déterminer la nature de l'affection. Qu'éprouve le malade? Une légère diarrhée qui cessa bientôt. Mais cette diarrhée n'a pas paru sans cause ; il est même certain qu'avant elle le malade éprouvait la fièvre, ce dont on ne tient pas compte; et alors que signifiera ce début pour l'appréciation du mal? Rien. Après cette diarrhée ainsi supprimée, que survient-il ? La fièvre; et quand celle-ci disparaît-elle? Lorsque des sueurs abondantes se manifestent précédées d'une éruption miliaire. Or, qu'est-ce que cette éruption qui devient vésiculaire? Ne fournit-elle pas une quantité de matière qui est étrangère pour l'économie ; et les sueurs ne sont-elles pas un moyen curatif qui, en suppléant à la diarrhée , finissent par détruire la cause du mal et rappeler les exhalations et les sécrétions qui , d'après le tableau général et particulier du malade , étaient supprimées? Voilà ce qui est ; et, en remontant au rôle que jouent ces fonctions, je pense qu'on eût plus éclairci le sujet qu'en en faisant seulement l'histoire. Je ne ferai pas observer non plus que cet exanthème n'est pas une maladie, *sui generis*, je serais trop long, et il me suffit de dire qu'en suivant la marche de l'auteur, on ne ferait qu'accroître la science et la rendre plus obscure à la fois : il n'est de maladies particulières que celles qui affectent un tissu et ont une cause différente.

La dix-huitième observation est vraiment curieuse , en ce que c'est la complication de la maladie générale qui fixe surtout l'attention du médecin ; mais je demanderai si les sangsues, la saignée générale apprennent quelque chose de réel sur le caractère du mal? Ainsi, on confondra la fièvre qui peut être simple avec une autre qui peut éprouver des complications, et comme ces dernières sont immenses, il faudra que je m'en rappelle une grande partie pour passer pour médecin, et, avec ce savoir, n'ayant aucune marche générale, où serai-je réduit? A ne savoir ce que je fais.

Jusqu'ici , M. le professeur Andral nous a donné des observations dont les sujets étaient à peine malades, et qui, tranquilles chez eux, en suivant la force de leurs instincts, auraient aussi bien guéri qu'à l'hospice; maintenant, nous voici arrivés à un sujet plus important, celui de la dix-neuvième observation. D'abord, on commence par nous apprendre que cet homme avait beaucoup fatigué, mais quoi qu'on dise, il était loin d'être épuisé, puisque, dès le début de la fièvre, il présentait un état satisfaisant, attendu que la peau était moite, qu'il existait des crachats de catarrhe aigu , etc., ce qui n'est et ne peut jamais être dans une fièvre grave. Que fait le médecin? Il prescrit une copieuse saignée et de l'eau d'orge. Le malade étant très fatigué, ses fonctions les plus importantes réagissent néanmoins; et, oubliant ce qu'on avait dit d'abord, et que pour obtenir la réaction des organes souffrants, il est nécessaire qu'il existe un degré de force donné, non-seulement on ôte ces forces, mais encore, au lieu d'agir dans le sens de la nature, de tendre à maintenir la peau moite, et l'expectoration, on prescrit de l'eau d'orge; et qu'obtient-on? Un accroissement grave de la maladie.

Le frisson survient, le catarrhe reste stationnaire etc., et le mal dure plus d'un mois. Toujours spectateur des efforts organiques, le médecin les méconnaît. Que signifie pour lui le frisson , que signifient les sueurs qui apparaissent ensuite? Que signifient les diarrhées qui se montrent dans le courant de la maladie? Le voici : qu'il faut *prescrire de l'eau d'orge , et maintenir la diète pendant près d'un mois;* ce qui veut dire aussi que pendant tout ce temps on a trompé M. Andral; que le malade a pris à son insu un peu de substances nutritives; car , en éprouvant des saignées, des exhalations, des sécrétions aussi abondantes, il n'aurait pu vivre pendant si longtemps , ce dont on ne saurait le blâmer, et qu'avec de pareils traitements on ne sait rien sur le caractère de nos maux. *Ce fait a encore un bon côté , c'est qu'il est la preuve évidente qu'avec tous les faits du monde, sans principes généraux et sans base anatomique distincte, on est nul au lit de la douleur, ou le plus souvent dangereux.*

M. Andral écrit, page 46, qu'il va présenter le mode de traitement de cet état qu'on nomme embarras gastrique , qui, dit-il, existe même parfois sans fièvre. Mais , est-ce bien vrai qu'il nous montrera cet état? Quant à moi, je le nie formellement, et jamais, au grand jamais , un embarras pareil n'existera sans un trouble général plus ou moins prononcé ; ou bien, c'est qu'il me permettra de lui dire qu'alors la fièvre serait pour lui, comme pour tant d'autres, un être où la raison ne pourrait rien concevoir; ce qui n'est pas, puisque, de toutes les maladies, c'est la plus simple et la plus frappante.

Jusqu'ici on traite sans savoir ce qu'on fait, et voici maintenant une foule de malades soumis à des stimulants des muqueuses des voies digestives. Les succès qu'on nous présente n'ont rien de surprenant, et l'on savait cette pratique longtemps avant M. Andral; mais tous ces faits ne nous indiquent pas dans quels cas de fièvres, et dans quelle période du mal il faut s'en servir, parce qu'on méconnaît la nature du mal, et alors, à quoi servent les faits? On peut leur en opposer d'autres où l'on a été malheureux par cette méthode, et, ne pouvant me rendre compte de cette différence, à quoi, je le répète, servent les observations?

Nous voici arrivés aux réflexions de l'auteur (page 70); et si réellement il ne m'intéressait pour les faits qu'il a recueillis, je l'abandonnerais dans la partie qui nous occupe. Oui, sans doute, beaucoup de maladies marchent vers la guérison; mais pour ne pas dire toutes, est-ce qu'il en aurait vu quelques-unes ne pas avoir cette tendance? Non.

Je serais fâché d'en voir quelques exemples, car alors il me serait impossible de croire à l'ordre admirable que la nature a établi partout, et principalement dans l'organisme pour le faire tendre toujours vers sa conservation.

Vient ensuite l'opinion qu'on ne saurait donner une préférence exclusive à l'une des trois méthodes dont on a successivement étudié les effets. Rien n'est plus positif, comme aussi d'avancer que toutes les trois réunies ou non, on ne ferait encore qu'un traitement très incomplet, ce que la nature et l'expérience nous démontrent et dont il ne dit rien.

Sans doute, dans le traitement par les boissons mucilagineuses ou acidulées, on ne fait pas grand mal, selon moi, dans une foule de cas; mais d'après les faits qu'on a rapportés, avancer qu'il suffit, dans un grand nombre de cas, c'est-à-dire, en d'autres termes, que parce qu'on n'a pas fait un grand mal, que la nature était très résistante, on a fait un grand bien, puisque l'on ne connaît ni le siége du mal ni sa cause. C'est être absurde que d'émettre de pareilles opinions. Personne, si ce n'est un fou, ne conteste que prodiguer alors des émissions sanguines, c'est un mal, et il faut supposer de la part des malades une grande docilité, pour oser, dans ce cas, leur proposer un pareil remède. Voilà ce qui est généralement vrai ; ce qui ne l'est pas du tout, c'est l'explication des avantages que l'on retire par les vomitifs (page 72). Savez-vous, lecteur, pourquoi dans les fièvres les digestions sont pénibles, pourquoi l'on éprouve une pesanteur épigastrique, des nausées, l'anorexie? C'est parce qu'il *existe une espèce de mucus interposé entre les aliments et la membrane muqueuse. Tout cela ne sont pas des suppositions* (1). Heureuse découverte !!! Après nous avoir énuméré les causes en général, si le froid supprimé les exhalations cutanées, muqueuses, pulmonaires, il est bien évident que celles des voies digestives pourront éprouver le même sort, et alors il ne sera pas difficile de connaître pourquoi l'anorexie, la pesanteur épigastrique existent, et comment le mal disparaît par les vomitifs ; et, d'après l'auteur, c'est ce que rien ne démontre ; et c'est ce qui est en dehors du tableau qu'on a tracé, qui nous donnera l'explication de l'action de ces poisons.

L'auteur veut, bon gré, mal gré, que ce soit ainsi, et de là une dissertation sur les modifications que ces corps impriment encore à la sécrétion vicieuse des follicules. Mais vous avez dit que la langue était aride, ce qui, démontré, prouve vraisemblablement que l'estomac n'est pas très humide, et alors que signifie votre mucus interposé entre la muqueuse et les aliments? Que vous admettez le contraire de ce qui est. Enfin l'auteur ne pouvant se rendre compte de ses propres actions (page 126), tombe dans un vague fastidieux pour déterminer celle du vomitif, et c'est en vain qu'il cite, pour donner quelque poids à ses erreurs, on ne voit en lui qu'un médecin en tout l'égal des hommes qui ne donnent, sur ce qui les frappe, que des idées théoriques tout-à-fait puériles, et tout lecteur impartial qui lira l'ouvrage qui me suggère ces idées, aura la même opinion, à moins que, chez lui, raisonner ne soit un défaut.

Jusqu'ici nous nous trouvons dans un labyrinthe sur la nature du mal, et dans les fièvres plus graves, c'est la même position. Choisissez, au hasard, un fait parmi ceux qu'on rapporte, par exemple, celui qui fait le sujet de la soixante-unième observation, et que trouvez-vous? Un malheureux dont la terminaison si frappante de la maladie nous prouve, comparée au traitement, qu'on n'a rien fait pour l'obtenir, ou plutôt, qu'on a contrarié la nature, car les exanthèmes qui ont paru après une forte diarrhée, indiquaient bien autre chose que d'appliquer des sangsues à

(1) Propres expressions de l'auteur.

l'anus, ce qui était évidemment contraire, puisqu'on forçait la nature à ne pouvoir se servir d'un moyen curatif qui lui avait déjà été utile.

La soixante-cinquième observation mérite beaucoup d'attention. On y voit un homme, qui d'abord n'était pas gravement malade, souffrir pendant un mois, et un médecin qui, par ses prescriptions, semble en être cause. Dès le début, il existe un mal de gorge qui démontre que les forces organiques sont telles que les instincts conservateurs se créent déjà un remède, et que fait-on? En même temps qu'on *prescrit une saignée, on ordonne le petit-lait tamariné;* mais est-ce bien le moment de prescrire une pareille boisson, quand le mal est si grave, et de le faire immédiatement après une seule saignée? Que penser ensuite des *lavements émollients*, en même temps qu'une telle boisson est ordonnée? Trois jours se passent, et enfin le malade éprouve trois selles liquides, et pour se décider à saigner de nouveau, on attend un espace aussi long, et jusqu'à ce que le ventre soit ballonné. Si l'on connaissait le mal, est-ce cette conduite que l'on tiendrait? Non, et encore non. Enfin, cette application prescrite, les capillaires sécréteurs, moins accablés, réagissent, et le malade éprouve douze selles. Il est donc bien positif qu'il existe une tendance marquée à la réaction chez ce malade, et lorsque cet effort est si salutaire, où applique-t-on les sangsues? A l'anus, c'est-à-dire là juste où il ne les fallait pas, puisqu'en cherchant à supprimer les selles on expose les jours du malade. Il tousse, et rien de surprenant, surtout lorsque dans les fièvres on administre le petit-lait, et aussitôt l'on donne l'*eau d'orge* qui, à l'état froid, n'est pas plus avantageuse, et l'on couronne ses *merveilleux efforts* par une *potion gommée*. Si l'on demandait à l'auteur de ce traitement ce que venait faire là cette potion nourrissante avec la diète, et que sa réponse ne fût pas sur-le-champ un aveu d'erreur, il faut convenir qu'en accueillant son explication par un sourire ironique, on serait loin de manquer d'égards. Le sang est diminué, malgré les autres moyens curatifs, les selles sont abondantes et le malade est mieux. C'est bien et mal jusqu'ici : par le dernier effet des sangsues, on devait s'attendre à une réaction de la calorification, et à ce que la langue fût plus colorée; ces symptômes se présentent, et que fera le médecin? Il fera appliquer les sangsues, et toujours au même endroit. Un autre se serait gardé de recourir aux saignées locales, et voyant les selles plus fortes et les symptômes s'accroître, il aurait augmenté les selles. C'est une marche qu'indique la nature, et c'est précisément celle que ne suivra pas M. Andral. D'ailleurs on dirait qu'il est jaloux que les malades conservent assez de force pour réagir; à lui seul, il est le complément de tous les systématiques dans bien des cas. Par malheur, il est trompé dans ses espérances, et pour réparer ses torts, il prescrira deux *vésicatoires* et deux lavements *émollients*.

La prescription est *heureuse!* on a arrêté les déjections par les sangsues; et maintenant on prescrit des lavements émollients, pendant qu'on tourmente le malheureux par les vésicatoires. Et que veut obtenir M. le docteur Andral par ces derniers moyens? Il serait embarrassé de répondre juste, et s'il le pouvait, jamais dans les fièvres il n'aurait recours à ces moyens qui, par leur stimulation, sont si funestes et ne peuvent produire aucun bien, à cause de leur effet qui tend à agir dans le sens de la cause morbifique. Tout conspire contre le malade, il a eu beau montrer quelques efforts conservateurs, on a cherché à les détruire; plusieurs jours s'écoulent depuis cette prescription, et la maladie prend un caractère alarmant; enfin, après seize jours de péril, comme si une espèce d'inspiration fût survenue à M. Andral, il prescrit le quinquina avec potion gommée; il cherche ainsi à stimuler les muqueuses dont il avait cherché à détruire la réaction; il fournit quelques matériaux nutritifs à un malade qu'il avait épuisé; il produit, par l'absorption des matériaux stimulants, une réaction générale, et le malade se trouve hors de danger le 14 août, c'est-à-dire après un mois d'angoisses.

Que conclure et des symptômes et surtout du traitement? Ce que nous ne cesserons de répéter, que tant qu'on suit une marche pareille à celle de M. le docteur Andral, le malade guéri est en droit de chanter qu'il l'a *échappé belle*, et qu'il est constant que, quand on est malade, on ne saurait mieux faire que de se livrer à la nature et non aux médecins empiriques ou systématiques, ce que prouve d'une manière frappante le livre qui a pour titre : *Clinique médicale*. Ce qui achève de me convaincre de plus en plus dans cette idée, c'est quand je vois affirmer que les vésicatoires *calment les symptômes nerveux*. Est-ce que M. le professeur Andral serait comme tant d'autres, qu'il jugerait d'après ce qui n'est pas?

Prenons encore un autre sujet, celui de l'observation soixante-dixième, p. 118. Le malade reçoit, après la saignée, un grain d'émétique; le surlendemain, épistaxis violente, hémorrhagie qui se renouvelle cinq jours de suite, et que croyez-vous que prescrira M. le docteur Andral ? Le voici : le mal a été au-dessus des forces organiques ; et maintenant que le malade est accablé, et quoique les sécrétions et les exhalations n'aient pas été rétablies un seul instant, on prescrira des bouillons. Comme vous devez bien vous l'imaginer, il ne sera pas heureux, mais pour détruire la faiblesse, p. 119, il ordonnera une *infusion aqueuse de quinquina, une tisane d'orge vineuse et sinapisme* ; et tout cela est l'indice d'un *génie médical !* Jusqu'ici j'avais cru que le seul moyen de relever les forces, c'était d'approprier à la sensibilité des rapports qui lui conviennent ; parmi eux, je ne comptais pas les moyens curatifs ci-dessus ; je me trompais, et à l'avenir, quand un bouillon ne tonifiera pas, toute la pharmacie tonique sera mise en usage. Bien plus, on saura que les sinapismes sont encore des agents qui donnent des forces. Malgré l'opinion de M. Andral, je ne crois pas que jamais celui qui sera faible, parce qu'il mourra de faim, relève ses forces avec de la poudre cantharide.

Quand, en médecine, on ne se reconnaît pas dans la nature du mal, on appelle bien vite à son secours le système nerveux, et c'est le parti qu'ici l'on a pris, p. 174, t. Ier. J'avoue qu'en agissant ainsi, on est loin de se placer sur un terrain solide. Quelles sont les causes des fièvres ? Ce sont celles surtout qui agissent sur les exhalations et les sécrétions. Or, les nerfs sont-ils compris dans les tissus qui exhalent ou qui sécrètent ? Non sans doute. Quels sont les symptômes des fièvres ? Ne voit-on pas que dans ces maladies, le système nerveux ne joue qu'un rôle secondaire sous tous les rapports ; et pourquoi admettre alors ce que rien ne démontre ? Ensuite, qu'est-ce que le système nerveux, par rapport au reste de l'organisme ; et qui, en donnant la solution de cette question, pourrait admettre que telle fièvre que ce soit a son siége dans le système nerveux ? Parce que l'on ne remarque pas de rougeur, des destructions des tissus, ou d'autres signes d'altération de l'organisme, on ne manque pas de dire que la maladie n'a laissé aucune preuve de son existence. A-t-on bien déterminé l'état naturel des tissus pour tenir un tel langage ? Non sans doute, car si cela était, on se serait convaincu qu'un cadavre tel que celui qu'on examine, ne fut jamais plus expressif et surtout plus accusateur de tous ces hommes qui sacrifient à un empirisme aveugle les instincts organiques. Ce n'est pas tout, la maladie sera encore nerveuse, parce qu'on n'observera pas ces espèces de lésions que l'on admet de nos jours, et qui, dans les fièvres, ne sont pas plus l'expression de ces maladies, qu'il est vrai qu'un bon et un mauvais médecin sont égaux au lit d'un malade.

Enfin, voici comment, après avoir divagué sur la nature du mal, on développe la cause de la mort. On rapporte que le malade fut effrayé. A qui espère-t-on faire croire du pareilles idées? Est-ce que l'on aurait, par hasard, jamais vu la terreur exister avec le développement de la chaleur animale, la soif, les exhalations et les sécrétions? C'est impossible, et pour nous dire ce que c'était que le mal, on ne fait qu'élever un échaffaudage ridicule, derrière lequel l'erreur ne se montre que plus hideuse.

Que dire aussi du sujet de la quatre-vingt-unième observation? On ne peut disconvenir qu'il était dévoné à une mort presque certaine; mais chez un être expirant par une horrible excitation, ainsi que le prouve son état, était-ce le cas de prescrire du *petit lait vineux, des liniments cantharides, des vésicatoires, le camphre à l'intérieur avec des lavements de guimauve?* On doit s'attendre à des désordres horribles, et, pour les calmer, on applique la glace sur la tête!!! après avoir néanmoins ordonné auparavant des *bouillons et du mercure,* et à qui? A un être mourant! Est-ce ainsi que l'on croit m'apprendre à connaître la nature du mal? Ne dois-je pas tenir le même langage sur tous les autres infortunés dont on me trace l'horrible histoire? Qui oserait m'empêcher d'élever la voix en leur faveur? Jamais la nature ne fut plus oubliée qu'à l'époque actuelle de la médecine. Cette science est parvenue à son comble de barbarie, et tout le volume de clinique médicale, qui ne rapporte que des cas de fièvre, est un monument indestructible élevé contre de prétendues supériorités. Dans ces nombreuses observations, il n'en est pas une où le malade guéri ne le doive plutôt à lui-même qu'à l'art, qui, le plus souvent, n'ait résisté au mal et au remède, et qui descendant dans la tombe, n'ait, dans une foule de cas, trouvé ce sort dans le traitement, ou qui, grâce à celui-ci, ne soit mort plus rapidement. Quelque parti médical qu'on adopte, on peut affirmer qu'on est plus funeste qu'utile, et j'avoue que le drapeau noir de la mort devrait flotter sur l'habitation des Browiens et des Sangrado, comme sur celle des soi-disant éclectiques, afin de prévenir les dangers qui menacent les hommes. Et comment ne pas faire entendre ces cris? Je le demande, s'il faut prêter une oreille attentive aux accents de l'humanité, n'est-ce pas quand ils expriment la douleur? S'il faut toujours leur obéir, n'est-ce pas alors, oui, alors qu'ils ne sont jamais trompeurs? Hé bien ! quel est l'être qui, aux prises avec la mort et pouvant encore peindre par la parole ses besoins, ou qui trop faible, mais se faisant entendre par le langage des signes, dira jamais à son semblable de le déchirer en quelque sorte par des mouches quand il souffre cruellement dans toute l'économie, d'adoucir ses maux par des fomentations réellement irritantes; qui soupirera après des matières nutritives quand il éprouve pour ces corps une horreur indicible; qui implorera l'usage des vins et des alcools quand la soif le dévore; qui espérera trouver la santé dans les amers et les irritants les plus forts, tels que le polygala de Virginie ou les breuvages qui, formés des aromatiques les plus puissants, ne peuvent qu'accabler celui qui succombe sous les *stimulus*, ou bien qui, n'ayant qu'un reste de vie qui est prêt à s'éteindre, conjurera l'homme de l'art de le couvrir de corps froids, de le soumettre à une diète rigoureuse et de lui ravir le peu de sang qui l'anime pendant une lutte aussi terrible? Non, il n'en est pas; la nature n'a pas appris à l'homme à soupirer sa propre destruction, mais bien à se livrer à ses désirs, et c'est alors qu'on apprend à connaître nos maux, et non sur le terrain où l'on veut nous placer, et où l'on ne serait pas plus dangereux, quand on aurait résolu d'exterminer son semblable.

Il est vrai que, pour paraître avoir raison, on s'empare des débris du cadavre; mais que m'importent les couleurs blanches, rouges, brunes, plus ou moins étendues des muqueuses des voies ditives, le développement des follicules, des altérations nombreuses, des échymoses dans les mêmes membranes, ainsi que l'état sain des veines, des artères ou parfois des rougeurs de celles-ci, le ramollissement, l'hépatisation peu intense des poumons ou leur état sain, les lésions très rares du système nerveux, et qui même n'ont existé que dans le cerveau ou ses membranes, et non dans les nerfs proprement dits, etc. Suis-je plus instruit sur la nature de nos maux? Ce que j'ai dit d'ailleurs résout la question par la négative, et quand on sait s'appuyer sur eux pour les connaître, tous ces signes ont une expression différente de celle qu'on leur attribue.

Nous voici parvenus au second volume de la Clinique médicale où se présentent les maladies de poitrine. Dans son article premier, M. le professeur Andral décrit la phlegmasie des bronches. En énumérant les diverses formes de rougeur que l'on remarque dans la muqueuse qui tapisse ces cavités, il nous dit que cette couleur est très variable, et voici du nouveau ou tout au moins de l'incertain, quand il affirme que parce qu'on ne trouve pas cette couleur dans une région où l'on avait soupçonné une phlegmasie, l'on ne doit pas en conclure que celle-ci n'a pas existé. Je suis en partie de cet avis ; mais ne serait-on pas en droit aussi de demander à l'auteur si, parce que l'on rencontre des rougeurs, on doit émettre l'opinion que le tissu où on les observe était phlogosé ? Je lui demanderai aussi, pour répondre à cette question, s'il penserait qu'un animal à sang blanc qui présenterait une portion de son tissu plus engorgée qu'une autre, aurait eu toujours cette partie irritée par ce fluide ? Non, sans doute ; car les fluides s'accumulent dans des régions données, selon le genre de mort : or, parce que le tissu d'un animal à fluide blanc et rouge à la fois, présentera des espaces organiques plus rouges les uns que les autres, faudra-t-il en conclure que ces espaces étaient enflammés ? L'auteur veut prouver par analogie ce qu'il avance, et il nous annonce que les membranes séreuses remplies de pus, tapissées de fausses membranes, ne présentent fréquemment aucun changement de couleur, aucune altération appréciable de texture, *quoiqu'elles aient été enflammées,* page 3, tome II. Mais on prouve contre soi ; ce que vous appelez pus, n'en est pas. Est-ce que la sueur n'est pas souvent épaisse, visqueuse pendant que la peau est blanche, et que le produit exhalé dans l'état naturel est limpide ? Et allez-vous en conclure que c'est du pus ? Pourquoi tirez-vous une conséquence différente pour les produits qu'exhalent d'autres membranes ? Les fausses membranes vous embarrassent beaucoup ; car comment ne pas voir en elles le produit d'une phlegmasie ? Cependant, qu'on se donne la peine d'examiner la constitution physique des individus chez lesquels on les observe, d'analyser l'histoire du mal, de porter une faible attention sur la tendance qu'ont tous les produits épais à s'organiser, et M. Andral se servira un peu mieux de l'anatomie pathologique, pour apprécier la nature de nos affections morbides, anatomie à laquelle il est plus étranger qu'il ne pense.

Je pourrais multiplier les preuves en faveur de ce que j'avance, surtout conseiller au docteur Andral d'augmenter ses *errata,* quand il s'agit d'écrire en français, car à la page 3, comme dans bien d'autres, il prouve que notre reproche est fondé ; mais nous ne prétendons catéchiser personne sur ce que nous ne professons pas, et seulement nous ferons observer que si l'auteur de cette clinique n'a pas été heureux dans ce qu'il avançait, il l'est bien moins encore, lorsqu'il admet que les tissus peuvent s'*enflammer*

sans *rougir*, page 3. Je pensais qu'un homme qui, par son tempérament, se rapproche plus d'un animal à sang blanc, que de
celui qui est à sang rouge, pouvait émettre cette idée ; parce que
l'on juge presque toujours d'après ce qu'on sent ; mais je ne me
doutais guère que M. le professeur Andral aurait avancé cette
opinion. Par elle seule, il donne la preuve matérielle qu'il est
étranger à la plus grande partie de ses observations. Est-ce qu'on
peut concevoir une inflammation sans sang? Est-ce qu'on peut
la concevoir encore sans rougeur? J'en appelle au type de ce
qu'on nomme phlegmasie et je me trouve avoir raison. Inflammation sans sang, c'est pour moi un contre-sens pathologique ;
c'est prononcer des mots qui hurlent ensemble. J'abandonne
l'auteur dans les variétés de bronchite chronique ; j'aurais trop à
faire que de relever le défaut de précision qui se trouve dans la
description de la maladie. Il n'en sera pas de même pour la dix-
neuvième observation, p. 72. Un homme est atteint de la rougeole,
celle-ci est peu alarmante ; tout à coup elle disparaît, il survient
une dyspnée des plus graves. On avance que ce n'est pas une
pneumonie ; le malade succombe ; on ouvre son cadavre ; on observe une rougeur très vive des bronches et l'on prononce le mot
de *bronchite ou d'inflammation des bronches.* Admirable découverte ! qu'elle *nous instruit grandement* sur la nature du mal qui
est devenu mortel ! Jadis on eût regardé, dit l'auteur, cet exemple
comme une rétropulsion de la rougeole ; et, dans les théories
actuelles, cette difficulté de respirer sera expliquée par l'inflammation. C'est encore bien instructif ! M. le professeur Andral est
malheureux quand il sort de l'exposition des faits où il n'est pas
trop heureux encore, et en lui rappelant ce que nous lui avons
dit plus haut sur les rougeurs des muqueuses, n'aurons-nous
pas détruit en partie cette erreur? L'inflammation est pour M. Andral, comme pour tous les autres médecins, un être insaisissable ;
qu'il observe tous les symptômes qui précèdent la rougeole ;
qu'il se pénètre bien du but de la nature en créant cette maladie
cutanée ; que cette même maladie soit envisagée dans toute sa
simplicité, et il verra qu'en disparaissant, cette même nature n'a
fait que reproduire sur les muqueuses ce qu'elle avait engendré à
la peau, et qui certainement n'est pas une phlegmasie, ainsi qu'on
peut s'en convaincre en la comparant à la variole. Si, ce phénomène une fois existant, le malade est mort presque subitement,
qu'on se fasse une idée de la muqueuse dans cet état qui ne permet pas de décomposer l'air, l'on ne verra rien de surprenant

dans cette mort, et loin de blâmer les anciens, on leur rendra cette justice, qu'avec moins de connaissances anatomiques, ils étaient plus près des connaissances de la nature de nos maux, parce qu'ils n'étaient pas systématiques.

Je laisse ce premier chapitre, et je me hâte d'arriver au second, où l'on avance, p. **82**, t. **II**. que l'inflammation du parenchyme pulmonaire est aujourdh'hui l'une des maladies les mieux connues. On ne sait pas ce que c'est que l'inflammation, et on l'annonce comme connue. On ne connait pas les poumons quand on les prend dans ce qu'on nomme leur parenchyme, et voilà l'inflammation de ce dernier qui est encore précisée. En médecine, la vérité serait-elle dans les mots et non dans les choses? Dans le second chapitre, on rapporte plusieurs faits qui constatent, selon M. Andral, ce que les médecins appellent pleuropneumonie, et qui, selon moi, n'en sont pas. Que vois-je dans la première observation? Une simple complication des fièvres, qui consiste dans une diminution de l'exhalation séreuse gauche, une faible congestion sanguine dans le système capillaire pulmonaire, et une réaction des capillaires sécréteurs, et rien de plus. Mettez le tableau qu'on vous donne, d'accord avec l'anatomie générale et l'histoire de la maladie générale qui a précédé la terrible inflammation, et vous serez convaincu de cette vérité. Parcourez toutes les observations qu'on trouve dans ce même chapitre, et presque toutes auront le même caractère. On vous dira que ce que j'avance ne prouve rien, et cependant, peut-on croire qu'on ait raison, quand l'anatomie des tissus et la physiologie la plus simple repoussent l'opinion qu'on écrit? Il me restera toujours à comprendre comment, si la plèvre est enflammée dans ce cas, l'inflammation peut disparaître en quelques heures, quand l'ophthalmie ne nous donnera jamais cet exemple, et lorsque les muqueuses seront bien plus faciles à s'enflammer. D'ailleurs, voyez ce malheureux qui est dans la position de tous ceux que l'on cite; on le saigne, il survient une diarrhée abondante, il guérit en quarante-huit heures, et comment concevoir dans ce cas une phlegmasie du parenchyme des poumons, malgré le triple excitant qui agit sur les viscères si importants, lorsque toute autre phlegmasie, comme celle du foie, par exemple, sera toujours longue à guérir?

Ce qui contribue aussi à émettre ces fausses idées, c'est le traitement. On ignore le mal, on le soumet à des moyens curatifs dangereux; on est cause que par lui on trouve des rougeurs dans les poumons, des épanchements séreux, et vite on crie à l'inflammation. Qu'à l'avenir, on caractérise bien le mal, non d'après ce qu'on en dit, mais d'après ce qu'il est, et l'on n'aura pas des idées pareilles. Qu'on saigne moins, qu'on use moins de boissons émollientes, qu'on imite les efforts organiques que fait la nature dans la deuxième observation, qu'on ait bien le soin de détruire la cause secondaire qui entretient la fièvre antérieure à la complication, qu'on remarque le bien qu'ont obtenu les sueurs dans les troisième et quatrième observations, et, secondant les efforts de la nature, les *pleuropneumonies,* au lieu de durer huit à quinze jours, seront guéries dans l'espace de quarante-huit heures à quatre jours au plus tard, et l'on n'aura pas une foule de revers. On est attristé quand on médite les observations de M. le docteur Andral. Par exemple, qui ne regretterait la vie du sujet de la neuvième observation, t. ii. Qu'éprouve-t-il? A la suite d'un froid humide, il frissonne, bientôt il ressent une chaleur brûlante, ce qui prouve que la fièvre n'est pas grave, puisque le frisson n'est pas intense; il tousse; la nature cherche à produire une complication contre le mal général, ce qui annonce encore que le mal a le caractère que je viens de lui assigner; d'un autre côté, on a la certitude, d'après l'histoire, que cette complication est peu intense, puisque le pouls est plein et fréquent, et que fait-on? On soustrait une grande quantité de sang, on prive l'organisme des moyens nécessaires pour agir, et le mal s'aggrave. Voilà une première erreur. Une seconde, ce fut de recourir aux synapismes aux jambes. Est-ce que le même jour d'une saignée, dans cette complication, on peut espérer de dériver? Si l'on pouvait se pénétrer de ce qu'est cette complication, quelle pitié n'exciterait pas le médecin qui agit ainsi ! Non-seulement on ne peut obtenir ces résultats par une foule de raisons qu'il serait trop long d'énumérer; mais par la douleur que l'on cause, on accable le malade, on épuise la force organique, et, en outre, on entretient la diminution ou la nullité d'action des exhalants et des sécréteurs, ainsi que je le prouverai ailleurs; et l'on empêche les réactions organiques les plus importantes dans ces cas, ce qui rend le mal plus long, et très souvent mortel.

Le malade en entrant souffrait moins que le lendemain; maintenant, pour détruire le mal, qu'ordonne-t-on? Des vésicatoires, et par conséquent, on ajoute aux causes existantes. Le septième jour il se meurt; et vous croirez peut-être qu'on se ravisera, qu'on étudiera cette nature. Détrompez-vous ; on commence par des *lavements* et des *boissons anti-phlogistiques* et des *saignées*, et en même temps qu'on stimule la peau, ce qui est très rationnel, l'on couronnera *l'œuvre* par deux vésicatoires de plus, quand le malade peut à peine respirer, tant il est accablé ! Voilà le premier moyen curatif ; et lorsque personne n'ignore que, dans la suffocation imminente, tout liquide introduit dans l'estomac ne fait qu'accroître le mal, on prescrira une *pinte* de décoction de *polygala gommé !* Qu'importe la quantité ? Des médecins comme M. Andral n'y regardent pas de si près. En jugeant d'après les faits rapportés par M. le docteur Andral, on veut sans doute stimuler encore par le polygola ; et oui, c'est là le cas ! Le malheureux ne doit sa position cruelle qu'aux stimulants dont on s'est servi, et aujourd'hui qu'il succombe, on stimulera la muqueuse digestive, comme si celle-ci n'avait aucun rapport avec celle des poumons ! Ensuite, n'est-ce pas le moment de prétendre dériver une soi-disant inflammation aussi vaste que celle que l'on nous peint ?

Comme il est facile de le prévoir, le malade succombe ; et maintenant, veut-on apprécier la profondeur du génie médical actuel ? Voici le moyen. Qu'avait-on diagnostiqué ? *Engouement inflammatoire du sommet des deux poumons.* Admirable découverte ! Et demandez aux grands pronostiqueurs ce que c'est qu'un engouement ? Ah ! on le caractérise, nous dira-t-on, par un tableau qui peint une variété morbide, et rien de plus. Voilà le savoir actuel, et avec lui vous saurez que l'engouement est l'engouement. Demandez ensuite ce que c'est que l'engouement *inflammatoire ?* On vous dira que c'est celui qui est *rouge*, et une preuve qu'on a raison, c'est que chez les malades qui succombent, les lobes supérieurs des poumons étaient *rouges.* Négliger l'état fébrile du malheureux, lorsqu'il est atteint d'une complication morbide ; ne porter son attention que sur cette dernière, qui est toujours assez frappante pour se faire remarquer ; avoir *l'heureux* génie de l'aggraver par tout ce qu'on fait pour accroître l'affection générale ; ne caractériser que cette complication qui, le plus souvent, ne peut être une phlegmasie ; observer la rougeur qui se manifeste dans le cadavre, montrer l'accord qui existe entre le pronostic et le diagnostic, quand cette rougeur est le signe patent qu'on n'a fait que méconnaître les efforts organiques et les enrayer, voilà le secret des grands Esculapes du siècle. Mais, est-ce bien difficile d'être leur rival, quand on suit cette route, quand on ne perd pas de vue surtout qu'il existe une si grande quantité de fluide rouge dans l'homme? Mais supposons que cette rougeur n'eût pas existé, on n'en aurait pas eu moins raison. Est-ce qu'il n'est pas des *phlegmasies sans sang?* Ne dirait-on pas que toutes les théories médicales sont façonnées de manière à prouver que, quand un médecin tue son malade, il n'a pu mieux faire? D'un autre côté, avec les rougeurs continuelles, à la piste desquelles se placent tant de docteurs, ne penserait-on pas que l'homme, pour ne pas mourir, devrait être à fluide rouge pendant la vie, et un animal à fluide blanc après la mort?

De cette ignorance complète de la nature du mal naissent les plus grands désordres, et ici, comme partout, on ne cherchera qu'à les accroître sans s'en douter. On redoute encore la force du malade quand on le voit succomber; et, en dix heures de temps, on fait couler un litre de sang. Les progrès du mal n'avaient pu éclairer le médecin; la gravité nouvelle qui survient n'a pas plus de succès, et seize onces de sang coulent encore; le septième jour, quoique très affaibli et plus malade, on se *modère* et l'on se borne à *huit onces.* Le malade va succomber, et, pour sonder son degré de résistance, on le couvre maintenant de vésicatoires, de sinapismes, on lui prodigue le polygala, le kermès; et quand? Lorsqu'il n'offre plus qu'une vie qui s'éteint. On ne s'est pas démenti un instant dans sa marche si dangereuse, que prouve ce que j'ai dit dans d'autres sujets, en même temps qu'il est impossible de ne pas se dire si l'on ferait mieux, si l'on était résolu de sacrifier le malade. Sans doute, on aura recours au cadavre pour se donner raison; mais puisque vous avez persisté à diminuer la masse sanguine, sans permettre aux organes de la décomposer, en leur ôtant toute énergie, devez-vous être surpris que la nature ait toujours tendu à faire naître une congestion sanguine? Non, sans doute, pas plus que d'observer des exhalations séreuses, quand, par votre traitement, vous supprimez celles de la peau et les sécrétions de la muqueuse? Pourquoi donc prendre cette maladie pour la maladie générale, et, faute de cette connaissance, ouvrir une tombe de plus? Le cadavre alors, loin de défendre l'art, l'accuse, tant il est vrai que nos erreurs paraissent partout, quand on ne prend pas la nature pour guide.

Si l'auteur n'est pas heureux pour nous développer le caractère du mal, on lui demandera s'il connaît bien la pleurésie diaphragmatique. Otez l'idée qu'il donne du siége de la douleur dans l'observation dix-huitième, page 457, qu'y trouve-t-on? Une description si imparfaite et si irrégulière du mal qu'on croit lire un tableau tracé par un médecin étranger à toute connaissance des fonctions organiques. Non seulement ce défaut est frappant, mais il lie les symptômes qui ne peuvent exister ensemble. Par exemple, est-ce que les traits de la face qui expriment *l'anxiété la plus vive, une toux avortée*, peuvent exister avec un pouls *doux et fréquent*, et une peau *brûlante?* Qu'on examine l'état du malade atteint d'une péritonite des plus aiguës, ayant les traits de la face exprimant la plus vive anxiété, et je défie que le pouls soit autrement que faible, lent, intermittent parfois, et accompagné du frisson, symptômes qui ont toujours lieu quand les viscères de la vie organique éprouvent les violentes douleurs ; et, à plus forte raison, dans la pleurésie diaphragmatique, ne rencontrera-t-on pas ce que l'auteur avance.

J'abandonne l'auteur de la Clinique médicale dans les lésions organiques des poumons. Comme tous les autres, il me rappelle, en signalant chaque variété de destruction, celui qui voudrait, dans ses observations, sur des murs anciens et écroulés, et qui compterait chaque point de destruction différent, me donner une idée positive de ces murs à l'état neuf. Des ruines disent bien quelque chose, mais elles n'apprennent rien sur la forme particulière de l'édifice et la cause de son renversement. En se rappelant ensuite que la quantité et la qualité des urines varient selon la nature de sentir, et les rapports des reins, je pense que, par cette même raison, nos tissus en sortant d'une lutte mortelle, doivent offrir des changements dans leur structure qu'il est impossible de classer. Ce que j'ai déjà dit fait assez ressortir cette vérité ; mais ce que je ne passerai pas sous silence, c'est la péricardite guérie (page 431, t. III). Comme partout ailleurs, la cause est vague, et plus encore les symptômes qui précèdent la maladie du péricarde que l'on croit caractériser. Nous le demanderons à M. Andral si, quand on veut faire l'histoire du mal, on doit se contenter de dire, en parlant du sujet de cette observation : « Il « *il avait eu* d'abord des signes de congestion cérébrale ; puis il « *avait eu* de la *fièvre et de plus, depuis* quatre jours, il éprouvait « une assez vive douleur au-dessous de l'appendice xiphoïde. » À part le style, sur lequel on doit pardonner beaucoup à M. le professeur Andral, comme à tant d'autres, je serais curieux de savoir ce que signifient ces symptômes, et comment ils se lient avec une péricardite ; car enfin les phénomènes morbides se lient comme ceux de la santé. On applique des sangsues à l'épigastre, et quand on pense aux symptômes précédents qu'on a rapportés, symptômes qui sont pourtant bien expressifs, sans les comprendre, on aggrave le mal; ce qui est naturel, puisqu'en partant des faits, on peut *admettre, en général, que les médecins ne sont pas faits pour guérir*; et savez-vous ce que le malheureux tailleur de pierres éprouve alors? « Une douleur intolérable à la région précor-« diale; celle de l'épigastre était moins vive; cette douleur (mais « laquelle? on parle de deux), n'augmentant ni par la pression, « ni par l'inspiration, elle semblait un peu moindre lorsqu'il « était couché sur le dos que sur l'un ou l'autre côté; les batte-« ments du cœur, calmes et réguliers la veille, étaient *irréguliers* « et *tumultueux*; le pouls *aussi* très irrigulier, fréquent, de *force* « ordinaire. »

Voilà donc le tableau d'une péricardite! Voyons s'il est vrai. La douleur *intolérable* a son siége dans le péricarde, et cependant on aura un pouls *fort comme à l'ordinaire*. Est-ce que dans la péritonite l'on a jamais senti un pouls avec *douleur intolérable fort comme à l'ordinaire;* et à plus forte raison cela ne doit-il pas être dans la phlegmasie du péricarde? Est-ce que dans tout organe enflammé, sujet à de faux rapports organiques, la nature n'a pas soin de rétrécir ses mouvements pour rendre la douleur moins vive, et ici, suivrait-elle une marche inverse? On demandera encore si, lorsque deux douleurs existent, celle qui est intolérable n'annulle pas l'effet de l'autre, et cependant c'est le contraire qui a lieu d'après ce tableau. On écrit qu'elle est moins vive selon la position que l'on prend, et précisément on ignore celle qu'il veut désigner, et ce n'est qu'en commentant le tableau que l'on sait qu'il s'agit de celle de l'épigastre, car on ne persuadera jamais à qui que ce soit que, dans une péricardite, le malade, étendu sur le dos, n'aggrave pas le mal; et alors, pourquoi ne pas tenir compte du symptôme le plus grave? On peut avoir des battements de cœur irréguliers et confus, et n'éprouver nulle péricardite; il suffit que l'action cardiaque soit accablée dans bien des cas pour obtenir ces symptômes, et s'il avait su se rendre compte de l'affection générale qui existait avant et pendant cette *péricardite*, il n'eût pas admis ce qui n'était pas. Parlerai-je maintenant de la *force ordinaire* du pouls avec un *battement de cœur tumultueux?* Je m'en crois dispensé d'après ce qui précède, et surtout d'après certaine dose de bon sens physiologique qui dit que ces symptômes ne peuvent exister ensemble. Il est vrai qu'on m'accusera de nier un *fait;* mais qu'importe l'accusation, parmi les faits impossibles, celui-là n'en est pas moins un, et quand tous les Esculapes de la capitale affirmeraient le contraire, je ne les croirais pas.

Maintenant, ferai-je observer à M. le professeur Andral qu'il oublie ce qui caractérise en partie le péricardite, des joues livides, la nécessité constante de se tenir assis, symptômes qui, ne se trouvant pas dans sa description, appuient mon opinion, et que la fièvre plus intense qui survient après la seconde application de sangsues est précisément une preuve positive qu'il n'existait pas de péricardite, sans quoi elle ne se fût jamais développée ainsi? Je pense en avoir assez dit pour prouver que ce qu'on avance est faux. Je pourrais lui démontrer qu'il ignore entièrement la formation des fausses membranes dans le péricarde aussi bien que leur cause, et que son style, dans cette prétendue péricardite, sent un peu l'Auvergnat, comme dans bien d'autres passages; mais voici ce que je puis lui assurer : c'est que la péricardite qu'il rapporte p. 44, t. III, n'en fut jamais une. Comment concevoir qu'une inflammation aussi vaste que celle de la peau, pendant une petite vérole confluente, permette le développement d'une péricardite? De plus, suffit-il d'étouffer et de trouver une matière séropurulente dans le péricarde pour affirmer qu'il existait une péricardite? Cependant, voilà tout ce qu'on nous apprend. M. le docteur Andral aurait-il émis cette idée s'il avait su ce que c'était que la fièvre qui précède la petite vérole; quel parti prend la nature pour prolonger la vie quand la variole est mortelle, etc.? Non, sans doute, et il n'aurait pas besoin d'attendre que l'on soit mort pour prétendre connaître la maladie; il pourrait toujours déterminer à coup sûr l'état des viscères intérieurs avant la mort, comme avant l'ouverture cadavérique.

En remontant à la connexion qui existe entre le cœur et le foie, à l'aide du système nerveux, il est facile de déterminer la cause de l'engorgement du foie dans certains cas, tel est celui qui fait le sujet de la première observation, p. 99, t. IV; mais la cause n'est pas toujours aussi apparente, les symptômes ne coïncident pas avec elle d'une manière aussi frappante, et alors, comment connaître les maladies de cette glande? Il me semble que pour arriver à ce but, il faut déterminer sa structure, et M. le professeur Andral a fait sur ce sujet quelques considérations qui ne sont pas à négliger, quoiqu'elles ne soient pas nouvelles. Par elles, il est évident que le foie est composé d'un réseau vasculaire sanguin, dans sa plus grande partie, et par une conséquence naturelle, celui-ci nous dit que les capillaires sont, comme tous ceux de leur espèce, susceptibles de se dilater et de se resserrer. Cette propriété est même plus prononcée chez eux que dans celle des tissus muqueux, cutanés; puisque, d'après l'expérience, le foie est susceptible de prendre un volume énorme, et de le perdre sans aucune altération organique, phénomène qu'on ne voit jamais porté au même degré, en suivant la même marche dans les tissus ci-dessus dénommés. Voilà donc une première vérité incontestable, et si la nature du tissu nous sert à présumer quelles doivent être ses fonctions, il est bien de la dernière évidence que le foie doit contenir habituellement beaucoup de sang, et être susceptible d'en recevoir une plus grande quantité encore. Si maintenant nous portons notre attention sur son lien avec les autres organes, ce qui nous frappe, ce sont les vaisseaux veineux qui y arrivent et qui en partent. Une remarque à faire, c'est que les premiers se subdivisent à l'infini, qu'ils forment une espèce de système capillaire particulier, d'où partent les seconds. D'où viennent ceux qui s'y rendent, et où vont finir ceux qui en partent? Il est bien évident que les uns ont leur origine dans le système capillaire général, et les autres, leur terminaison au cœur droit qui les sépare du système capillaire pulmonaire. Ces considérations terminées, que se passera-t-il s'il arrive qu'un malade éprouve une forte dyspnée? Le cœur ne pouvant chasser le sang qu'il reçoit, et les capillaires ne cessant pas pour cela leur action à cause de la différence de sentir du cœur et de ces vaisseaux, nécessairement le sang arrivera au foie d'un côté, et n'en pourra partir de l'autre, ce qui fera que les capillaires de cette glande seront fortement distendus. Le mal ne partira pas toujours du cœur; le plus souvent, il aura une autre origine, et supposons un cas de fièvre où le frisson est intense, où la contraction de toutes les fibres est extrême, et où le malade n'aura pas éprouvé de fortes saignées, alors le cœur droit, violemment excité, n'aura que des mouvements faiblement étendus, peu de sang arrivera au système capillaire pulmonaire; par la même raison, peu de fluide parviendra aussi au cerveau; cependant, le sang, chassé de tous les canaux qui le contiennent, où se réfugiera-t-il? Dans ceux qui, par leur espèce de sensibilité, semblent à l'abri de ces commotions générales, et qui, par la forme qu'ils donnent à l'organe, où on les observe, et la place qu'ils occupent, sont destinés à le recevoir; et, par conséquent, le foie, après lui la rate, et souvent le corps caverneux, seront gonflés par ce liquide. Si l'on réfléchit à la structure de ces corps organiques, aux vaisseaux sanguins mille fois anastomosés, qui sont inhérents à une espèce d'enveloppe extérieure résistante, à leur lien avec de nombreux canaux veineux, à la facilité de pouvoir acquérir un grand volume sans éprouver aucune gêne dans leur développement, il semble que l'on doive adopter cette opinion. Ces organes sont tels, qu'ils sont destinés à devenir des espèces de réservoirs propres à recevoir le sang dans les désordres morbides prompts et terribles; et, selon le genre de ces derniers, l'on observera tantôt la rate gorgée, tandis que le foie sera presque naturel, tantôt l'un et l'autre présentant ce même état; parfois, comme chez les pendus, les corps caverneux seront distendus à leur tour, et le membre viril restera plus ou moins longtemps en érection. Je ferai observer néanmoins que, dans ce cas-ci, le phénomène morbide sera précédé de la congestion sanguine du foie et de la rate, à cause du rôle plus important que ces derniers organes jouent dans les orages morbides, et la raison de cette différence est facile à sentir. On doit attribuer en partie le même rôle aux tissus cérébraux dans quelques congestions cérébrales. Voilà ce qui arrivera; mais toutes les fois que le malade aura perdu beaucoup de sang, qu'il aura été mis à une longue privation, que la maladie aura été longue, comme dans certaines fièvres, et que l'agonie n'aura pas été accompagnée d'un frisson intense, nécessairement, dans ce cas, vous n'aurez pas à observer des congestions sanguines, de la rate, du foie, etc. Partant de ces idées, que je développerai à propos d'autres signes, que m'importent maintenant ces faits où l'on observe que le foie était engorgé, si l'on ne me fait pas connaître la nature de ce fait dans toute son étendue. C'est aussi par cette raison que je ne saurais voir un premier degré d'inflammation du foie dans une congestion sanguine de cette glande (p. 103, t. IV). Un premier degré d'inflammation est toujours une inflammation, et j'avoue, dans ma simplicité médicale, que je ne saurais le trouver dans une congestion sanguine; car, si cela était, les hommes qui s'adonnent aux boissons alcooliques, et qui ont si souvent les capillaires sanguins de la face engorgés, aussi bien que tous ceux qu'on remarquerait dans le moment de l'érection seraient donc dans des phlegmasies commençantes?

L'idée est neuve; je la crois, néanmoins, un peu trop faible pour aller à la postérité.

Si l'on en croyait certains docteurs, on penserait que la nature s'est trompée en nous donnant des organes qui admettent des fluides rouges, et que, pour vivre, elle aurait dû nous départir le seul fluide propre aux limaçons. Ne pouvant se comprendre, on a admis des phlegmasies blanches, et aujourd'hui, nous aurons un premier degré d'inflammation qui, cependant, est cause que le foie est fortement dilaté, et qui ne causera aucune *douleur*, pas même par la *pression* ; et tout cela n'est pas *douteux*. Cependant, rien de plus faux, quand on remonte au type de ce qu'on nomme inflammation ; est-ce que le phlegmon commençant et étendu n'est pas douloureux, surtout par la pression ?

Je ne suivrai pas l'auteur dans d'autres observations sur les maladies du foie et leurs complications ; j'aurais toujours le même reproche à lui faire, surtout à lui prouver que le sujet de la quatrième observation n'a pas été bien décrit dès son entrée à l'hospice, et que, s'il avait été atteint de l'affection qu'on lui attribuait, il n'eût pas été guéri en quittant l'hôpital ; que le cadavre du malheureux sujet de l'observation neuvième, p. 147, t. iv, n'est qu'une victime de l'ignorance la plus complète de l'affection morbide dont il fut atteint, etc. Je vais porter un instant mon attention sur quelques observations qui embrassent les maladies d'autres tissus, et la première qui se présente est la septième, p. 445.

Qu'est-ce que le sujet de ce cas de maladie? Un jeune homme très fort. De quoi se plaint-il? D'après l'histoire qu'on nous a transmise, il est positif qu'il est atteint de ce qu'on nomme fièvre, que l'on placerait, d'après M. Pinel, dans le système nerveux, qui serait une violente gastro-entérite, d'après des médecins du jour, etc., et qui, d'après l'analyse, ne peut être ni l'une ni l'autre ; et que fait-on? Rien, qu'ébaucher la description, et avoir soin d'*énumérer les symptômes qui doivent se trouver d'accord avec le cadavre*. Ainsi, on nous décrira les symptômes *de pesanteur de tête, de délire, d'étourdissement, de tintement d'oreilles et de dévoiement*, et malgré cet artifice de l'auteur, on se convainc : 1° Qu'ici il a pris des symptômes particuliers comme indiquant une affection morbide locale, quand la maladie était générale, ce qu'il est facile de lui prouver, quoique l'histoire soit des plus vagues ; 2° qu'il est positif que, quand le malade s'est offert à l'observation du médecin, il présentait d'autres symptômes, qu'il est probable qu'on avait remarqués, et qu'on a ensuite retranchés par le motif que je viens d'énumérer, ce qu'il est impossible de ne pas penser, d'après l'idée la plus simple que l'on possède des

fièvres, et que je me charge de prouver au besoin; 3° qu'il admet
ce qui ne peut être, un pouls *plein, dur et médiocrement fréquent,
avec température ordinaire de la peau ;* car la chaleur animale, avec
un pouls pareil, en maladie, est constamment plus développée
que dans l'état normal, et je défie l'auteur de jamais me montrer
un état morbide semblable ; 4° qu'il n'est pas vrai que, dans ce
même cas, la langue fût dans un état naturel, surtout quelques
heures avant la mort, car ce serait admettre la non influence des
organes souffrants sur ceux qui les avoisinent, ce qui n'est pas
dans les maladies locales graves, et, à plus forte raison, quand la
maladie est générale comme ici. Et que signifie cette observation,
considérée indépendamment de l'ouverture cadavérique, qui
prouve contre l'histoire qu'on avait façonnée pour elle ? Que
l'auteur, loin de nous éclairer sur la nature du mal, ne fait rien
autre chose que nous égarer, et qu'il est étranger aux connaissances de l'état organique le plus simple et à ses rapports, soit
dans l'état sain, soit dans l'état morbide.

Je devrais m'appesantir sur la neuvième observation, p. 465,
t. IV, et démontrer encore à M. le docteur Andral qu'il tombe
toujours dans la même erreur, qu'il prend la partie d'une affection générale pour cette affection entière, qu'il ne fait autre
chose, dans cette maladie locale, que regarder comme ses complications des symptômes qui appartiennent à la maladie générale primitive, et qui n'ont nullement le caractère morbide qu'il
leur attribue, ce qui est cause qu'il ignore ce que c'est qu'un
embarras gastrique ou intestinal, la céphalalgie aussi bien que
toutes les maladies aiguës dont il nous a entretenus jusqu'ici, et
qu'il ne sait approprier aucun remède au mal, puisque d'après
le fait, on le voit, tour à tour, se servir de ceux qui ont une action contraire dans les mêmes cas, sans nous mettre à même d'a-
voir une marche certaine pour leur emploi. Ces erreurs funestes
pour la science et l'humanité, ne tiennent qu'au défaut d'analyse
de l'économie souffrante. Qu'à l'avenir M. le docteur Andral fasse
mieux l'histoire des maladies, qu'il précise bien les causes et le
siége réel du mal, au lieu d'oublier complétement les unes, et
d'être des plus vagues dans la recherche de l'autre; qu'il se pénètre
bien de ce siége pendant la vie, car le cadavre n'est qu'une scène
sans acteurs; qu'il tienne compte exactement des exhalations et des
sécrétions et de leurs rapports avec le reste de l'organisation, et
tous ces cas de maladie, qu'il rapporte avec fièvre, seront facilement connus, non moins facilement ralliés les uns aux autres;

l'on y verra le plus souvent un bien dont la nature se sert pour combattre nos maladies générales, et il ne viendra pas, en imitateur servile des systématiques du jour, nous apprendre à méconnaître ce bien et à être nuisible à ses semblables.

M. le docteur Andral nous livre, dit-il, sans réflexion, la dixième observation, p. 467, t. IV ; c'est le meilleur parti qu'il ait pris, et son ouvrage sans réflexion n'en serait que moins mauvais. *Ce sont des symptômes de gastrite chronique avec céphalée qui s'aggravent par le traitement antiphlogistique, et qui disparaissent par un régime substantiel.* Pourquoi tient-il cette conduite ? La raison en est simple : il est frappé de phlegmasies ; et, en voyant les symptômes de l'une d'elles disparaître par les moyens curatifs qui l'aggravent constamment quand elle existe, ici, ne pouvant se comprendre, il garde le silence pour ne pas faire abnégation de ce qu'il croit savoir. Que nous prouve tout cela ? Que tout ce qu'il nous a donné pour des phlegmasies n'en était pas. Voilà le fait, et nous le conseillerons encore, en lui disant d'étudier les rapports de l'estomac avec le reste de la vie organique, ceux du cerveau avec cette même vie, et il aura le plaisir de sortir de la perplexité où il se trouve ; car alors il saura pourquoi l'on a des symptômes de gastrite avec céphalée, sans cependant être atteint ni de gastrite, ni de céphalée ; et, en outre, il apprendra des vérités plus importantes encore, vérités qui lui démontreront que presque toutes nos maladies aiguës sont ignorées ; qu'on leur oppose un traitement très dangereux, que le plus grand nombre lui doit une issue funeste, que l'on entretient presque constamment les fièvres avec tous les traitements actuels, et que les deux tiers des malades qui sont atteints de ces affections et périssent, ne le doivent qu'à ce traitement.

Quant à la onzième observation, p. 470, elle est des plus intéressantes, et il n'est pas possible de porter plus loin la preuve réelle qu'avec toutes les observations imaginables, mais isolées les unes des autres, et avec les défauts ci-dessus signalés, on ne comprend rien à son propre sujet. Madame la comtesse de..., puisque comtesse il y a, va nous donner une grande histoire, et ici l'on n'oublie presque rien, comme si l'on ne devait être long que quand il s'agit de gens titrés. Elle n'a que vingt-neuf ans, *nota bene* qu'elle est née d'un père *mort d'une affection organique de l'estomac,* comme si tous les enfants étaient fils de leur père. On l'a mariée à *dix-sept ans,* ce qui est très important à connaître pour apprendre la nature de la maladie ; elle est très féconde, elle devient mère de quatre enfants en *cinq ans,* ce qui annonce sans doute que c'était une comtesse du bois dont on les faisait, il y a certain temps, car une fécondité pareille n'est pas du bon ton ; elle n'est pas non plus une comtesse très sage, et comme bien d'autres, elle éprouve une blennorrhagie vénérienne que l'on traite par les antiphlogistiques, et que l'on supprime par la potion astringente, connue sous le nom de baume de copahu : c'est triste, mais les rangs ne dispensent pas des erreurs humaines. Tout symptôme vénérien cesse ; madame la comtesse assure ne s'être jamais si bien portée ; elle éprouve seulement, de temps en temps, quelques *boutons aux grandes lèvres,* qui disparaissent promptement par l'usage des *bains* et des *lotions d'eau de guimauve.* M. le professeur Andral a la vue perçante quand il s'agit de phlegmasies ; celles-ci lui *semblent d'un aspect dartreux.* Observation ingénieuse ! et c'est avec une certitude aussi grande de la maladie, qu'on soumet *madame la comtesse* à l'usage de *bouillons rafraîchissants* et aux bains de Barèges, ce qui est efficace contre les maladies *qui ont un aspect dartreux.* *Deux ans* s'écoulent, et *madame la comtesse* est d'une santé parfaite. *Au bout de ces deux ans,* répète l'auteur, *madame la comtesse* éprouve des chagrins profonds, et elle tombe dans un état morbide présentant *tous les symptômes d'une lésion organique de l'estomac.* Voilà ce que nous apprend M. le docteur Andral. Mais est-ce que l'appétit ne peut pas se perdre sans aucune lésion ou inflammation de l'estomac ? Que M. Andral se donne la peine d'étudier le phénomène de la faim, et il verra qu'il se trompe, et que, parce que la malade n'avait pas d'appétit, ce n'est pas une raison pour admettre une lésion organique. Les aliments causaient une *sensation pénible ;* mais que dites-vous de cette comtesse ? Quelle était livide, plombée ; que toute l'économie était débilitée, et lorsque les yeux ne supportent alors que difficilement la lumière, les membres inférieurs, la marche, etc., M. Andral voudrait-il qu'il n'y eût pas harmonie entre la vie animale et la vie organique, et que l'estomac digérât alors le mieux du monde ? Ce serait une absurdité, et, cependant, c'est l'erreur où il est tombé. Il n'est pas plus fondé à avancer que ce symptôme est un signe de lésion organique, qu'à soutenir qu'après une marche pénible, le malaise que l'on éprouve en marchant est un signe de lésion organique des membres inférieurs. Si je le suivais dans les autres symptômes, tels que les vomissements, les éructations, je lui prouverais qu'on les rencontre dans une foule de cas où l'état de lésion organique n'existe nullement ; que d'un autre côté, il n'est pas vrai que les selles soient ordinaires dans une affection semblable, à cause de l'exaltation de sensibilité qui a lieu dans un point de l'économie ; qu'il ne dit rien de ce qui caractérise une gastrite chronique, et qu'il ignore entièrement cette maladie et bien d'autres qu'il croit connaître, ne lui en déplaise ; mais j'arrive au traitement qui mérite quelque attention. On vient de voir quelles étaient les idées du médecin sur la nature de la maladie ; l'on applique fréquemment des sangsues, on se sert à l'extérieur des émollients, des vésicatoires violents, du cautère, de la glace même sur l'épigastre, etc. Voilà une faible image de la conduite que l'on tint dans ce cas. D'abord, on ne manqua pas d'assurer que c'était une gastrite ; et où trouvera-t-on la preuve du contraire ? Dans la résistance de la malade ; et si elle eût succombé, on n'aurait pas manqué aussi de trouver dans le cadavre des preuves que le diagnostic était positif. Ainsi, avec toutes les observations du monde, que sais-je sur la nature du mal ? Rien, comme l'auteur des observations. Quand on réfléchit à l'histoire de la maladie et à son traitement, on voit un médecin aussi vulgaire que tel autre que ce soit, oublier le passé, et n'avoir son attention fixée que par quelques symptômes que l'on a ralliés à un appareil, quand on perd de vue tous les autres ; parce que, comme tout le monde médical systématique, on a l'imagination fascinée par la phlegmasie. Maintenant, irai-je dire qu'on ne fit qu'aggraver le mal ? Tout ce que j'ai écrit sur l'observation précédente peut servir ici de preuve matérielle pour l'affirmative ; et d'ailleurs, son histoire me donne raison, puisque, malgré tous les efforts de l'art, l'affection morbide faisait des progrès alarmants. Enfin, on désespérait de la guérison, lorsqu'un jour la malade se plaignit d'une difficulté d'avaler, et l'inspection ayant montré une espèce d'ulcération sur la paroi postérieure du pharynx, M. le docteur Andral, qui conserve si bien l'histoire des maladies, ne voit plus qu'une affection syphilitique. La *découverte* était tardive, et supposons que cette faible ulcération n'eût pas paru, on aurait continué à voir une gastrite, ou, en d'autres termes, à agir, sans savoir ce qu'on faisait. Voilà un tableau court, mais précis, des oracles du jour, des soi-disant observateurs ! Il faut convenir que la nature est pour nous bien souvent d'un puissant secours, et ici, sans elle, madame... eût sans doute péri ! Cependant, était-ce bien la maladie vénérienne qui était cause de *cette gastrite ?* Lecteur, je vous prie de vous rappeler que M. le professeur Andral nous a assuré que la malade avait joui, pendant deux ans, d'une santé parfaite après le premier traitement, qu'elle n'était tombée malade que depuis ses chagrins; que dans cette maladie on ne trouve nul symptôme de la syphilis; et je vous demande si vous adopteriez cette opinion? Ne vous paraîtra-t-il pas que c'est un singulier virus, que celui qui séjourne aussi longtemps dans le corps d'une comtesse sans nuire à sa santé, et qui vient se développer juste après plusieurs mois d'un traitement qui, à lui seul, dans ce cas, aurait pu le détruire; car M. le docteur n'ignore pas que, dans les vieilles véroles, la diète et les sangsues sont parfois avantageuses? Ne vous paraîtra-t-il pas démontré aussi, lecteur, que si l'on croyait M. Andral, la médecine serait aussi vraie que les contes des *Mille et une Nuits* seraient pour vous une histoire? Nous qui ne craignons pas d'encenser la vérité, nous lui dirons qu'il se trompe dans toute l'acception du mot. N'a-t-il pas énuméré les causes et les symptômes qui nous prouvent que toute l'économie est souffrante, et que fait-on par le traitement? Rien, qu'aider à la décomposition de l'organisme par suite du traitement qu'on lui fait subir, et alors, doit-on être surpris de cette destruction de tissus? M. Andral nous dit tenir cette observation de M. son père; mais qui que ce soit qui l'ait fournie, elle est, comme toutes les autres, une preuve certaine qu'on n'entend rien à ce qu'on remarque; que dans la tête du père, comme dans celle du fils, les mots gastrite et syphilis sont des mots vides de sens, et je ne balance pas à affirmer qu'il faut l'autorité d'un certain renom pour donner quelque poids à des observations que renierait le médecin le plus obscur, autant pour sa réputation que pour l'intérêt de la science.

Je quitte ce sujet et je vais chercher à satisfaire ma raison dans ce qu'on nomme péritonite. Je ne reprocherai pas à l'auteur d'être toujours dans l'appréciation des causes et la description des symptômes, d'un vague qui n'a pas même de pareil dans la science, ce serait me répéter trop souvent, ce que je fais et que je ne puis éviter à cause du sujet, et je passe à la quatrième observation. Que voit-on? Une femme qui éprouve une perte abondante immédiatement après l'accouchement. Quel doit être le but du chirurgien? De supprimer l'hémorrhagie. Mais quel est le mode de guérison? L'application de la glace sur l'hypogastre et le suc de citron porté sur l'utérus. Que fait-on? On supprime un écoulement nécessaire dans tous les cas, et si l'on se fait une idée simple du lien qui existe entre les sécrétures des lochies et les exhalants du péritoine, il est de là dernière évidence que le traitement remplace une maladie par une autre bien plus grave; et dans ce cas, vous croirez peut-être qu'on analysera le mal nouveau pour lui appliquer un remède convenable? Détrompez-vous. On a dans la tête le mot *inflammation*, et l'on ne saura que saigner. On traitera toujours de même, et si l'on applique un *stimulus*, ce sera loin des parties où il était essentiel de le faire agir. Si ensuite on réfléchit que les émollients, appliqués sur le ventre, sont dangereux par leur propre poids, par le refroidissement qu'ils causent, et qu'ils agissent dans le sens de la cause première, tout en prononçant le nom de phlegmasie, croit-on nous donner une opinion réelle du mal? Non; mais on fait gémir, et l'on est tout étonné que ce soit toujours la théorie qui remplace la nature, et qu'avec la première, on ne soit qu'un être terrible pour les malades. Qu'on étudie mieux les hémorrhagies, surtout celles qui sont utérines, et l'on se convaincra que ce traitement contre elles est barbare; qu'il ne faut jamais y recourir, et en se rappelant que par elles la nature annonce la nécessité des sécrétions, on saura la servir sans lui nuire ou être son ennemi le plus acharné.

Dans toutes les observations des péritonites aiguës des sixième, septième et huitième observations, et de plusieurs autres, on souffre pour les malheureux qui en sont le sujet; malgré soi l'esprit compte presque le nombre des victimes par le nombre des observations; et il est positif qu'en remontant à l'affection générale qui précède toutes ces maladies, et à la nature de ces dernières qui ne sont jamais dès leur début des phlegmasies, on aurait plus de succès.

Je vais terminer cette discussion par celle de l'observation quinzième, p. 582, t. iv. Ce sujet est, à lui seul, la mesure de tout l'ouvrage de la Clinique médicale, et, bien analysé, il eût pu suffire pour démontrer toutes les erreurs qu'il contient. C'est la plus belle observation de l'auteur; elle est une espèce de chef-d'œuvre pour servir à elle seule à démontrer la fausseté de la marche actuelle de la science dans les connaissances de nos maux et de leur traitement. Comme dans cet ouvrage je ne puis approfondir aucun sujet, je ne suivrai point cette observation dans tous ses détails, mais si je puis j'y reviendrai plus au long, à propos des maladies du système séreux.

Une femme, âgée de vingt-sept ans, accouche laborieusement d'un enfant. Son état reste normal jusqu'au sixième jour, et le septième les lochies sont supprimées. La face est pâle, l'abdomen souple, indolent; on ressent au toucher une tumeur douloureuse, qui est celle que forme la matrice non encore revenue sur elle-même; le col utérin est *mollasse, brûlant, tuméfié* et *sensible*. La malade éprouve en outre, dit l'auteur, de la fatigue dans les aines, et bien d'autres symptômes aussi qu'il n'énumère pas, car il ne nous dit rien de la sécrétion laiteuse, ce qui est important dans ces maladies.

On caractérise la maladie de *métrite aiguë*, parce que le col utérin était dans l'état que l'on vient d'indiquer, comme si, quelques jours après l'accouchement, les femmes n'éprouvaient pas cette position, à quelque chose près. Si, en outre, les lochies étaient supprimées, on remarque qu'il existait une disposition à leur retour, que les capillaires sanguins étaient par conséquent plus ou moins engorgés, on sent que cet état de sensibilité est naturel et ne présente nullement une phlegmasie aiguë, ce dont on peut se convaincre par la physiologie de l'inflammation et la comparaison de celle-ci avec la congestion sanguine.

La nature tend, comme on voit, à réparer le mal qui existe, et croit-on qu'on favorisera ses efforts? Non, le mot fatal est prononcé, et viendra une saignée générale qui, en diminuant l'irritation locale, nuira au développement de la congestion sanguine et, par conséquent, à la sécrétion muqueuse et à l'apparition des lochies. On fait plus, on applique les sangsues à la vulve, et par elles on est encore plus nuisible, puisque non-seulement on agit comme par la saignée, mais par leur piqûre on produit une irritation qui diminue celle qui existe. On recommande des *fumigations émollientes, et avec elles un bain tiède*, et comme je ne sache pas que par elles on ait jamais rappelé des sécrétions, qu'est-ce qu'on fait? Juste tout ce qu'il faudrait pour arrêter les lochies si elles existaient, et par conséquent tout ce qu'il y a de mieux pour aggraver le mal, et *voilà le fruit de l'observation!* A quoi sert-elle? A soutenir bon gré, malgré, des erreurs homicides. Le lendemain, même état, et, avec un traitement aussi actif, l'inflammation n'est pas même diminuée; et remarquez la force du génie! on va chercher à détruire alors le mal par une simple tisane *délayante* qui ne *délaie* pas. En effet, le septième jour la malade a le ventre tendu, douloureux; elle éprouve des nausées, des vomissements, symptômes qui continuent le huitième jour, avec ballonnement du ventre plus considérable. Qu'avait-on fait? On avait agi dans le sens de la cause morbifique, et aussitôt gravité du mal bien plus prononcée; et que fera l'organisation? Elle cherchera par d'autres efforts à résister à la maladie, et les sécrétions muqueuses de l'estomac seront mises en activité. Celles des intestins auraient paru les premières, par suite du lien plus prononcé qui existe entre la matrice et le gros intestin; mais les lavements émollients et les autres moyens curatifs ont nui au développement de ce moyen conservateur. Voilà des vérités qu'on ne peut contester; et, maintenant, sait-on quelle sera la nouvelle maladie? Une *péritonite*. De sorte qu'au lieu d'une affection morbide, nous en aurons deux. Mais est-ce bien ce qu'on annonce qui est la vérité? Lecteur, n'avez-vous jamais observé des espèces d'extinction de contractilité musculaire d'une partie plus ou moins étendue, et quelquefois d'un membre entier, à la suite d'une suppression subite de transpiration? Or, ce qui arrive dans ce cas, par suite de cette cause, ne peut-il pas survenir pour les muscles des voies digestives à la suite des suppressions des lochies? Lecteur, vous êtes trop judicieux et trop instruit pour ne pas admettre cette opinion que d'ailleurs on vous démontrerait au besoin. D'un autre côté, si l'on remarque qu'à la suite des suppressions de la transpiration et des sécrétions muqueuses, on est témoin du même phénomène dans les cas graves, il est difficile de résister à cette opinion. Cela posé, quand nous serons donc frappés d'un météorisme dans ce cas, nous n'y verrons pas un signe de péritonite. Si ensuite on observe que les exhalations séreuses suivent l'ordre de réaction des muqueuses, la douleur sensible à la pression nous sera expliquée par le frottement des surfaces du péritoine, qui ne sont plus humides comme auparavant, et par leur trop grand frottement, par suite de la distension de l'abdomen par des gaz. Il existe une autre raison bien plus importante, mais les précédentes suffisent pour démontrer que ce qu'on nommait péritonite n'en était pas une, et je la passe sous silence. Le mot fatal est encore prononcé : *péritonite! péritonite!* Et c'est en vain que les désordres les plus graves auront suivi les premières erreurs, et que les vomissements viendront les dévoiler, les docteurs du *premier rang* ne reçoivent des conseils que des hommes et non de la nature; les soupirs des mourants ne pénètrent jamais leur âme, et, selon les *oracles* du jour, on aura recours au *grand arcanum, aux sangsues,* aux fomentations *émollientes,* à un lavement *émollient.* Mais, admirez la sagacité médicale; on mêlera dans ce dernier cas, avec la décoction *émolliente* de l'*huile essentielle d'anis.* Et pourquoi? Pour *calmer* et *exciter* en même temps une partie qui n'est pas irritée, et qu'on ne peut ainsi stimuler assez pour opérer le bien. Lecteur, ne vous impatientez pas ; l'observation est curieuse. Les vomissements continuent, les selles surtout paraissent, elles sont liquides ; et que nous disent tous ces symptômes ? Que le mal diminue, que l'économie supplée par les sécrétions muqueuses des voies digestives à celle de l'utérus. Dès ce moment, le ballonnement cesse, puisque la cause disparaît ; il survient une réaction de la calorification ; par le même motif, toute l'économie est alors plus animée ; mais on a l'imagination fascinée par les systèmes régnants, et parce que la langue est *rouge, colorée*, on crie à la *gastrite*, de sorte qu'avec des médecins de cette trempe, l'économie, qui cherche à se guérir, a toujours tort, et pour la punir, on détruit son effort organique le plus important, les déjections alvines et liquides, celles qui suppléent si souvent aux lochies, et l'on applique quinze *sangsues* à l'anus ; et toujours l'esprit frappé de phlegmasies, êtres presque chimériques, on ajoute au traitement *une tisane d'orge gommée.*

On avait regardé comme une péritonite ce qui ne l'était pas ; et, singulière péritonite, en effet, que celle qui disparaît en trente heures ! Cela pouvait-il être d'après la structure du péritoine ? Après elle était survenue une gastrite ; et maintenant qu'on a arrêté les selles liquides, une fièvre intense paraît, la langue devient sèche, la peau aride, et avec tous ces désordres, les fonctions cérébrales se troublent, le délire se manifeste, et voilà la *métrite aiguë* compliquée encore d'une *céphalite !* Le cerveau qui avait donc jusqu'ici résisté aux impressions qu'il recevait, est accablé par celles beaucoup plus fortes qui lui arrivent ; d'ailleurs, il est affaibli, et parce qu'il ne résiste plus, il est enflammé. Mais est-il vrai que, pendant toute la période de la maladie, la *phlegmasie métrite* a existé ? M. le docteur Andral n'en dit rien, et cependant pourrons-nous croire qu'elle a causé les vomissements, les selles, etc., sans cesser d'être, surtout avec le traitement qu'on a suivi ? Non, sans doute ; ce serait ne pas avoir le sens commun dans les connaissances des maladies et de l'organisme que de penser ainsi ; et, alors, que signifie ce langage de M. Andral ?

Voilà une nouvelle maladie, et pour la combattre on applique, pendant plusieurs jours qu'elle dure, les sangsues derrière les oreilles, des vésicatoires aux jambes ; enfin les convulsions les plus violentes surviennent, et si l'on étudie l'effet qu'elles produisent, si l'on réfléchit que constamment elles sont un bien, en ce que, par les contractions musculaires qui ont lieu, tout l'organisme étant surexcité, la sensibilité exaltée du cerveau diminue et le calme renaît, on sent que par le traitement on nuisait à la guérison. Les absorbants étant surexcités par les contractions enlèvent la graisse, la lymphe répare les matériaux nutritifs, et la malade marche ainsi vers la guérison. Tel est le fait, et c'est dire qu'on ne peut s'empêcher d'admirer cette nature qui, par la manière dont elle nous a créés, semble nous avoir donné plus de moyens pour la guérison que pour entretenir le mal, nous avoir, en quelque sorte, bronzés contre l'effet morbide de cette dernière, et avoir prévu les mauvais médecins.

M. le professeur Andral s'est arrêté à un certain nombre de complications de la *métrite aiguë*, et pourquoi? En homme observateur, il aurait pu, au moins, en compter quelques autres. N'a-t-il pas dit que, dès le début du mal, la malade éprouvait une *fatigue* aux *cuisses*, et une inflammation logée dans les membres? N'eût-elle pas été aussi réelle que les autres? Ne nous a-t-il pas dit qu'il existait un *ballonnement*; et, alors, pourquoi avoir négligé de voir une *phlegmasie* dans les muscles des intestins? Quand on analyse aussi bien que M. Andral, on ne lui pardonne pas des oublis si nuisibles à la science. Après la péritonite a paru la gastrite; et pourquoi ne pas avoir admis que puisqu'il existait des selles liquides, la malade était atteint d'une colite. Il l'a admis ailleurs; il aurait bien fait de ne pas l'oublier ici. Après les vomissements et les selles, la chaleur devient vive, la peau sèche, etc. On est témoin de ce qu'on appelle une fièvre bilieuse, et comme alors, il existe une rougeur de la peau, pourquoi ne pas avoir compté une rougeur qui *simulait* une phlegmasie cutanée. Dans le même cas, la malade éprouve une espèce de brisement dans les membres, et, pour être exact, la raison ne demandait-elle pas qu'on admît des *rhumatismes musculaires*? Cet oubli est impardonnable; celui de ne pas avoir vu des *phlegmasies du tissu cellulaire sous-cutané* dans cette même maladie, puisqu'alors la plus légère pression est douloureuse, ne l'est pas moins. Si je comptais bien, j'en trouverais encore d'autres, mais je passe à la quatrième complication. Il faut convenir qu'on a mille regrets que M. le professeur Andral ne se soit pas expliqué davantage sur la douleur cérébrale, car on aurait pu reconnaître si le cerveau ainsi que ses enveloppes étaient phlogosés. Il est vraisemblable que cela devait être, car lorsqu'on observe que la peau est sèche, l'exhalation de l'arachnoïde cesse en même temps, d'où naît une douleur lancinante qu'on regarde comme cérébrale, et qui ne l'est pas. Si l'on raisonne par analogie , il est vraisemblable aussi que, puisque la langue était rouge, la tête étant douloureuse, la muqueuse du conduit auditif ne supportait qu'avec peine la présence de l'air, et qu'elle devait être *enflammée*, d'où une maladie de plus. Pourquoi négliger des faits si importants? et, au lieu de trois complications que l'on compte on eût intitulé son observation, métrite aiguë, compliquée : 1° *d'une phlegmasie de cuisses ;* 2° *des muscles des intestins;* 3° *d'une colite;* 4° *d'une rougeur cutanée simulant une phlegmasie;* 5° *de rhumatismes musculaires de la vie animale;* 6° *de phlegmons sous-cutanés ;* 7° *d'un arachnitis ;* 8° *d'un catarrhe auriculaire aigu, etc., etc.,* et, en suivant cette marche, on eût trouvé dans une fièvre quelconque plusieurs centaines d'inflammations au moins. Voilà l'avantage immense de *l'observation ainsi offerte, et aussi réelle !* Qu'elle familiarise le médecin avec la nature du mal ! Pour ne laisser aucun doute sur ce sujet, il suffit de rappeler cette dernière observation, ainsi que celle de madame la comtesse de ..., où l'auteur nous paraît ici, comme dans les autres faits, d'une *supériorité frappante.* M. le docteur Andral sentira le reproche que je lui fais, de ne pas présenter ses observations d'une manière complète, ce qu'on peut lui faire connaître chez tous ses malades; *et avec un talent né pour fertiliser le terrain de la médecine organique*, nous osons espérer qu'à l'avenir, à propos d'une maladie très simple, il nous en présentera une foule d'autres sous le nom de complication. En suivant cette marche, son exemple servira puissamment la science et le jour où la reconnaissance publique couronnera de pavots l'ultra-sangrado du jour, il aura aussi son instant de triomphe.

J'abandonne le *Cours de clinique* et je passe au cours de *Pathologie interne*, professé à la Faculté de médecine de Paris, par le même auteur, recueilli et rédigé par M. le docteur Amédée Latour, rédacteur en chef de la presse médicale.

Je viens d'assister à des agonies que les théories provoquent, je viens de méditer dans un cimetière couvert de victimes que multiplient les utopies médicales; serai-je maintenant plus heureux, trouverai-je les cris des martyrs de la douleur mieux compris, plus satisfaits? J'entre en matière : le lecteur jugera.

Selon l'auteur, dans les considérations générales, la *maladie* est un dérangement des lois physiques et des lois vitales qui régissent l'économie, et, comme on voit, M. Andral nous dit qu'une maladie est une maladie et il est clair comme on l'était avant lui. C'est ainsi que, selon ce docteur, on fait faire des progrès à la science.

M. Andral, p. 12, t. 1ᵉʳ, regarde la *pesanteur*, la *porosité*, la *densité*, l'*élasticité*, comme des phénomènes physiques, et comme on voit, le grand docteur confond les qualités des corps physiques avec les résultats de l'action de ces corps et de la réaction des uns sur les autres : puis il avance que l'on ne peut être médecin sans être physicien, et, pour être écouté, il ferait bien de prêcher d'exemple. Nous serions curieux aussi de savoir quelles sont les maladies qui existent, parce que la pesanteur, la porosité, la densité, l'élasticité de la peau, des muscles, des nerfs et des os sont réellement lésées : et malheureusement M. Amédée Latour et son tout *sublime* maître sont muets sur ce sujet.

M. Andral *veut que l'on ne considère pas l'anatomie pathologique cemme une science définitivement arrêtée* (p. 12, t. 1ᵉʳ). Cependant n'est-ce pas avec elle qu'il prétendait préciser les maladies comme ses confrères les Bouillaud, les Rostan, les Cruveilhier les Chomel ? N'est-ce pas dans ce but qu'il a été jusqu'à fouiller les cadavres des chevaux de Montfaucon ? Mais bientôt on s'est trouvé battu sur le terrain des faits, et, après un silence de longues années, on imprime en 1836 ce que nous imprimions en 1827, et *c'est ainsi qu'improvise le maître de M. Amédée Latour.* Vous vous reniez docteur Andral, l'anatomie pathologique n'est *plus le seul œil de la médecine ;* et si vous vous êtes grandi en fouillant les cadavres sans savoir réellement ce que vous faisiez, je vous trouve un peu nain sur le nouveau sujet que vous embrassez ; et tant que cette idée que les organes peuvent souffrir indépendamment de toute lésion de leur trame, *idée qui est un principe que j'ai admis dans ma thèse, ne sera pas réunie à plusieurs autres que vous passez sous silence et qui ont le même caractère,* vous serez au lit du malade ce que vous avez toujours été, un médecin des plus vulgaires.

M. Andral, p. 5, t. 1ᵉʳ, annonce que les anciens avaient bien senti l'importance des liquides relativement aux maladies ; qu'après avoir été longtemps dédaignés dans nos écoles par un solidisme exclusif, il y a depuis quelque temps retour à l'humorisme. Oui, sans doute, les anciens sentirent ce que vous avancez ; vous, n'avez-vous pas été de l'école de Pinel qui les blâmait ? Mais vous, n'avez-vous pas été de celle de Broussais qui les repoussait ? Vous qui avez déchaîné vos foudres contre l'humorisme, vous qui, avec votre système, ne diminuez pas les victimes, croyez-vous nous éclairer sur ce sujet en nous disant niaisement que l'on revient à l'humorisme? Non, certes, si les humoristes ont été abandonnés, c'est parce qu'ils ne surent jamais en quoi consistaient les prétendues altérations des humeurs : qu'ils furent ainsi au hasard dans leur système et qu'ils multiplièrent les victimes. Croyez-vous qu'en revenant à l'humorisme on connaîtra mieux nos maladies? La réponse est dans ce qui précède ; vous êtes toujours dans un cercle vicieux, vous, vous êtes vieux comme le temps ; et c'est en vain que vous changez ; que vous êtes toujours à l'affût de la dernière opinion pour apparaître le premier dans le progrès ; vous ne vous rajeunirez jamais. Croyez-moi, docteur, les idées utiles sont toujours le patrimoine de leurs inventeurs, et c'est dire que vous ne réussirez pas à paraître ce que vous désirez. Les organes veulent être étudiés en santé ; mais surtout en maladie. Ils veulent être étudiés et ce n'est qu'à celui qui sait alors la comprendre qu'ils montrent leurs mœurs, leurs caractères, leur vie et leurs merveilles en santé, et qu'en maladie ils font comprendre leurs cris si attendrissants, qu'ils lui montrent leurs luttes de géant, souvent leurs trames couvertes de blessures et qu'ils étalent aux yeux les moyens de les dégager des étreintes de la mort.

Dans le principe, M. Andral fut l'antagoniste de Broussais ; aujourd'hui qu'il est mort, on se plaint que la génération actuelle soit ingrate envers lui, (p. 12, t. 1er) : ainsi l'on est ingrat quand on ne bénit pas le plus grand destructeur de l'espèce humaine. On conçoit ce langage, l'on a enseigné ses principes, on a propagé son système ; en atténuant ses erreurs on a pour but de voiler les siennes mêmes. M. le docteur Andral, vous avez beau faire, Broussais fut un monstre en médecine, mort avant d'être dans la tombe, et vous Bouillaud, vous Cruveilhier, vous Chomel, vous Fouquier, etc., vous tous qui fûtes ses ennemis d'abord et plus tard ses plus fervents apôtres, vous avez le même sort, vous êtes morts aussi; vous êtes tous dans le même cercueil, et si un jour quelque esprit de travers voulait vous ressusciter, certes, vos affreux écrits et votre pratique d'un côté et mes cures de l'autre, il aurait le même sort que vous tous; honneur que j'ai seul le droit de revendiquer : sans doute vous m'avez prodigué les injures des imposteurs agonisants; mais ma mémoire n'en sera que plus belle, surtout quand on réfléchira qu'en faisant de vous tous une hécatombe aux victimes du système médical adopté, je fus vous saisir entourés du prestige menteur que donnent le pouvoir, les rangs, les titres et les coteries.

Quelques lignes plus bas, M. Andral écrit que la plupart des fièvres essentielles dépendent d'une *lésion organique et que sous ce rapport Broussais a concouru aux progrès de la science en montrant cette vérité*. Andral est toujours le même; car la fièvre, cette maladie dont les variétés portent le nom de fièvres, n'est jamais l'expression d'une lésion locale : ce que lui-même a cru d'abord et qu'il ne saurait cesser d'admettre s'il était médecin observateur, au lieu de courir d'opinion en opinion et de n'être jamais que les autres.

M. Andral divise maintenant son cours de pathologie en deux grandes classes de maladies : celle de lésion de tissus et d'organes, et celle de lésion du *sang et des liquides qui en proviennent;* nous avons donc, selon M. Andral, une classe de plus de maladies inconnues jusqu'à ce jour; et puis qu'on soit surpris que les grands médecins soient si peu grands au lit du malade quand il n'a existé jusqu'à ce jour que la moitié du savoir nécessaire pour guérir. D'un autre côté, comme le sang et les produits qui en dérivent ne sont que des excitants des organes où ils sont reçus, on se demande pourquoi le *vaste génie de M. Andral* n'a pas établi une classe troisième de maladies de l'air, de la lumière, des aliments, de la chaleur et d'autres corps qui nous excitent tout aussi bien que le sang et la bile? C'est sans doute un secret que le docteur nous révélera un jour.

Ces considérations préliminaires terminées, le docteur Andral entre en matière, et, comme on voit, sans aucun principe; et puis soyez étonné qu'il soit sans aucune marche régulière. Le premier sujet qu'il aborde, ce sont les maladies de la portion du *tube digestif sous-diaphragmatique.* Jusqu'ici il combattit le système de Broussais; aujourd'hui il regarde toutes les fièvres dites essentielles, comme des affections dépendantes de phlegmasies qui ont leur siége dans les diverses régions soit de l'estomac, soit du duodénum, soit des intestins grêles. Cependant ses idées d'autrefois sont modifiées, et si jadis en combattant le *grand maître,* il ne reconnaissait que son système dans la pratique; pour nous montrer ses progrès, il avance aujourd'hui que la gastro-entérite aiguë peut être produite par la *faim,* la diète prolongée, et par conséquent, par les saignées, de sorte qu'*ici M. Andral, qui tirait jusqu'à 60 et quelques onces de sang à un malade épuisé, nous apprend que M. Andral avait tort. Mais où ce sublime docteur s'inspire-t-il si bien? Est-ce dans l'examen des doctrines dont l'auteur reniait un tel langage? Est-ce dans ses travaux qui le réfutaient, et dont on ne trouve nulle part aucune idée? Ou bien ne pourrait-on pas demander au sublime docteur si ce qu'il avance, p. 15, t. Ier, ne lui serait pas advenu par hasard en jetant un regard de mépris sur nos écrits?* Mais en inventant si bien, malheureusement, il lui reste un défaut, celui de ne pouvoir décrire la maladie dont il parle.

Le docteur Andral ne voit dans les catarrhes des poumons, comme dans ceux de la vessie, que des inflammations, et il ajoute que parfois on les guérit. Deux erreurs dans ce peu de mots : la première, c'est que tous ces catarrhes ne sont pas des inflammations; la seconde est qu'on ne guérit que les maladies de cette nature qui ne sont pas inflammatoires. Voulez-vous la preuve de cette vérité? Rappelez-vous qu'au temps du règne des ultra-sangrado, on ne guérissait aucun catarrhe vésical.

Le docteur Andral est très subtil dans ses consultations, que je rapporte ailleurs et dans ses écrits, p. 245, t. Ier, à propos de la bronchorrée ou du catarrhe pulmonaire passif des anciens. Il propose, pour fortifier la muqueuse des poumons, l'usage des vapeurs balsamiques, aromatiques de goudron. qui, en excitant, appellent précisément les humeurs sur un point surchargé par ces dernières. Puis viendront les vésicatoires volants ou les exutoires à demeure sur la poitrine, ignorant sans doute que, lorsqu'on irrite, on produit une espèce de fièvre qui, en diminuant alors l'exhalation cutanée, on appelle davantage les humeurs vers les poumons, et accroît la bronchorréc au lieu de la guérir. Pendant qu'il irrite la peau, il prescrit à l'intérieur les eaux sulfureuses d'Enghien ou de Bonne, le kermès à haute dose, la térébenthine, les astringents et les toniques, tels que l'extrait de quinquina, de simarouba, de cachou, de ratanhia, l'acétate de plomb. Mais quand la muqueuse des poumons est affaiblie, certes, l'estomac ne peut jamais être fort, et les viscères de la digestion se trouveront-ils fortifiés avec le quinquina, le simarouba, le ratanhia? Non, certes; mais irrités, par conséquent fatigués, et alors, est-ce ainsi que l'on fortifie ou que l'on guérit l'état des victimes de la bronchorrée? Après avoir sacrifié à Broussais, il revient à l'empirisme des anciens; mais avec ces divers travestissements, l'auteur du *Cours de pathologie interne* reste néanmoins toujours le même, toujours habile mais paré en pauvre auteur.

Dans les phlegmasies aiguës et chroniques des voies respiratoires, sous le rapport des causes de la description des symptômes, il est comme dans les phlegmasies du canal digestif, et s'il veut émettre une idée à lui, c'est pour grossir les bévues médicales. P. 395, t. 1er, il avance qu'on est en général trop circonspect pour tirer du sang aux vieillards. Mais, chez ces individus, la vie est en partie éteinte à la circonférence; si vous enlevez beaucoup de sang, la vie se concentre davantage; dès lors, le sang n'est plus autant retenu vers les extrémités; la région pulmonaire appelle plus facilement le sang; elle devient plus irritable, le mal s'aggrave et la mort est plus certaine. Voilà ce qui est; l'expérience l'atteste.

Grandes dissertations sur les tubercules, dont la division en tubercules *crûs*, *ramollis* et *caverneux*, nous dit d'avance que le sujet est déjà très obscur. Pour expliquer leur nature, viennent ensuite les Laennec, les Broussais, les Louis, les Rochoux, les Magendie, les Cruveilhier, et après tant d'opinions différentes, on reste dans son ignorance primitive. Si l'on étudie la marche générale de la nature, il est certain que ces tumeurs ne sont qu'une altération de tissus, une modification dans la manière d'être de ce dernier; mais qui tient à la mort, comme le cancer, la gangrène; et vouloir en connaître davantage, c'est comme si l'on prétendait connaître la formation de l'organisme.

M. Andral dit, page 434, tome 1er, que les ceuvernes des poumons peuvent se cicatriser; qu'il en a rencontré sur les cadavres; tandis que M. Louis n'a jamais été aussi heureux. Mais faut-il croire M. Andral? Si l'on remarque la nature des tissus pulmonaires, leurs prédispositions aux tubercules; qu'ils siégent au centre de la vie, que les poumons sont sujets à un triple mouvement continuel, nous pensons que M. Andral n'aurait jamais pu voir ce qu'il a vu, pas plus qu'il est vrai qu'il a guéri des épanchements de la poitrine.

Le docteur Andral cherche les causes des tubercules dans les climats, les saisons, l'alimentation, les tempéraments, les âges, dans les sexes, l'hérédité ou l'influence de la conformation de la poitrine, les vêtements; msis il faut le dire, c'est un étalage de savoir inutile; car, parmi les personnes qui habitent les mêmes lieux, qui appartiennent aux mêmes parents, qui se nourrissent de même, on en trouve une foule qui ne sont pas atteints de la phthisie; et, comme on voit, avec l'énumération de tant de causes, je ne suis pas plus avancé sur les connaissances des causes réelles du mal et de la nature de ce dernier. Une autre fois, si vous écrivez des ouvrages sur ce sujet, docteur Andral, étudiez la nature de l'organisme; remarquez que chaque maladie pèse sur nous, ou nous menace d'autant plus qu'il existe dans cet organe moins de résistance pour le monde où il doit vivre ; et, en suivant cette marche, vous serez un peu plus voisin de la vérité, et vous laisserez un peu plus de côté le fracas des mots et des opinions surannées.

Après l'étude des causes, le docteur Andral passe en revue les symptômes de la phthisie, tels que la toux, l'expectoration, la dyspnée, ceux que peuvent fournir l'auscultation, la circulation, etc., etc. Vous croirez peut-être, avec ces connaissances, apprécier la phthisie? Lecteur, vous êtes dans l'erreur, la maladie reste toujours inconnue, et le stéthoscope qui, naguère, était entre ses mains une providence, *n'est plus qu'un instrument que l'on peut abandonner sans crainte,* certes le docteur Andral possède, comme on voit, l'amour des progrès; puisque du moment que je lui ai appris à démentir le lendemain ce qu'il avançait la veille, il est d'une obéissance passive. Ainsi, adieu le stéthoscope, et par conséquent la gloire et la très grande gloire des Piorry, des Bouillaud, des Laennec et d'autres génies dont on grossit les têtes chez Martinet, tandis que l'expérience de tous les jours leur donne leur juste mesure. Ce n'est pas tout; le docteur Andral vous dit, avec le docteur Louis, p. 472, t. 1er, qu'il est des phthisiques *qui ne toussent pas, bien qu'ils aient depuis un certain temps des excavations tuberculeuses dans les poumons.* Plus loin, p. 481, t. 1er, M. le docteur Andral écrit encore en toutes lettres que chez beaucoup de phthisiques la respiration n'est que médiocrement gênée, quoiqu'il existe des cavernes dans les poumons. Bien plus, il avance avec M. Louis, que, dans la plupart des cas, la respiration n'était gênée qu'autant que les malades se livraient à quelques mouvements. Autre opinion non moins marquante : il est des phthisiques, p. 491, t. 1er, chez lesquels la fièvre ne paraît pas, même lorsqu'il existe des cavernes pulmonaires. Ainsi, docteur Andral, un poumon caverneux n'accusera pas le principal signe de sa destruction; la toux, le cœur annexe des poumons, instruit de sa mort prochaine par celle des poumons, n'accusera pas ces mouvements qui prouvent qu'il souffre et qu'il compatit à la douleur des organes dont l'existence forme la sienne! La respiration, ou l'expression de la vie mourante, sera naturelle ou peu gênée! J'avoue, docteur, que vous êtes un prodigieux docteur, ainsi que M. le docteur Louis, de nous montrer que des morts sont vivants. Cependant, en observant quel est l'état du système capillaire primitif chez une foule de personnes; comment la peau est liée à la muqueuse pulmonaire; que lorsque celle-ci est peu enflammée, et à plus forte raison largement détruite, le système capillaire primitif n'est plus régulier dans ses fonctions, il eût pu mieux apprécier les signes de la phthisie ou du moins préciser son existence, et il eût rappelé la marche d'un grand médecin, au lieu de nous montrer, par ses recherches sur les cadavres et la ridicule énumération qu'il trace des symptômes, que lui Andral, les Laennec, les Louis, et d'autres auteurs qu'il cite ou qu'il copie, diffèrent moins qu'il ne pense du savoir d'un garçon infirmier ou des amphithéâtres.

Plus on poursuit M. Andral dans ses écrits, plus on est surpris que ce médecin se soit occupé des progrès de la science. Que penser d'un auteur qui admet que le cerveau malade n'est pas enflammé d'une manière fort notable par les agents extérieurs (p. 6, t. III), quand la simple apparition du jour ou de la nuit donne à l'expression malade de ce viscère des caractères si forts et si divers; qui nous dit maintenant, p. 7, t. III, que les phénomènes intellectuels et moraux ne s'accomplissent pas évidemment de la même manière chez tous les individus; qui avance froidement que deux individus, dont l'un manque de sang, tandis que l'autre éprouve une congestion cérébrale, (p. 8, t. III), expriment les mêmes désordres! Dans certains cas, selon cet auteur, p. 37, un homme qui a le cerveau enflammé, *conserve toute son intelligence;* ainsi la nature est ici hors de la marche générale; un organe malade fonctionne toujours bien; et, comme M. le docteur Andral est un homme qui observe tout, il a observé que dans la phlegmasie ou apoplexie cérébrale, la langue reste à l'état naturel, ainsi que le ventre, sans doute parce qu'il a trouvé écrit quelque part que le cerveau n'est point lié aux voies digestives. Il est grand, le docteur Andral, et c'est avec des connaissances pareilles des maladies qu'il vous indique ensuite le traitement! Ici il est non moins grand encore; il craint l'emploi des vésicatoires; mais savez-vous, lecteur, quand il les juge réellement utiles? (p. 42, t. III). Quand le coma est profond et la sensibilité émoussée. Ainsi, lorsque tout est bien dans la nature, lorsqu'elle fait taire la sensibilité afin de mieux résister aux excitants qui l'accablent, le docteur Andral viendra l'accabler encore par les corps les plus stimulants, les vésicatoires. Quelques lignes plus bas, il veut qu'on soit moins avare de dérivatifs sur le tube intestinal, si toutefois il est *exempt d'altération;* mais comme l'état sain de l'estomac ne peut coïncider avec le cerveau dans le délire ou le coma par suite d'une phlegmasie, il est bien évident que le conseil est de la niaiserie.

Enfin, plus loin, ce grand M. Andral ne craint pas d'avancer qu'il y a des *cas de cancer du cerveau où l'intelligence reste intacte* pendant toute la maladie; ce que nous devons croire aussi certain que si l'on avançait que la digestion est toujours naturelle et complète dans les cancers de l'estomac. Quand donc des académiciens et des professeurs des facultés cesseront-ils de renier le sens commun, de nous rapporter des faits en dehors des lois de l'organisme, et de faire de la science de la douleur un savoir de somnambule?

Que dit aussi l'auteur qui met l'ivrognerie au rang des folies? J'ignorais jusqu'ici qu'il existât un penchant à l'ivresse; hélas ! docteur Andral, pour être plus grand docteur, que n'avez-vous admis aussi la gourmandise au rang de la folie, et votre œuvre eût été plus complète. Si parfois M. Andral ne suit que le docteur Gall dans l'étude de la folie, souvent il s'en éloigne et, quelques pages plus loin, il le torture, quand il admet que l'hypocondrie est une des *monomanies de l'instinct de la conservation.* Ainsi, les pauvres hypochondriaques accusent des frissons, des sueurs froides, des chaleurs brûlantes à la figure, des serrements de gorge, des douleurs cruelles à l'épigastre, des vomissements journaliers, pendant quinze à vingt ans, maudissent la vie; ils ne *doivent leurs tortures qu'à l'amour de soi poussé à l'extrême.* Docteur Andral, étudiez un peu plus l'organisme dans ses éléments primitifs, l'ensemble des organes, l'importance de chacun d'eux; de plus, n'oubliez pas les milliers de faits que j'ai publiés, et vous serez un peu plus avare d'un savoir ridicule.

M. Andral, qui n'écrit sur la folie que d'après les auteurs, interrogé avec eux l'anatomie pathologique du cerveau dans ce cas, et rapporte l'opinion de MM. Foville, Calmeil, Pinel-Grandchamp, etc., qui ont admis en principe que, dans la folie, il existe toujours des *altérations anatomiques, reconnaissables par les seules lumières de l'anatomie.* Nous, nous disons que cette opinion est sans base; par la raison d'abord toute simple, c'est que les individus naturellement fous ne peuvent être altérés dans la structure cérébrale; qu'ensuite la folie peut n'être qu'un symptôme d'une maladie étrangère au cerveau; que, dans tous les cas, le cerveau offre une certaine résistance avant de s'altérer, et que, lorsque l'on trouve des lésions organiques après la mort, celles-ci sont l'expression de complications de la maladie, et non la traduction constante de cette dernière. D'ailleurs ces lésions devraient être constantes et l'expérience, quoi qu'en disent MM. Foville, Calmeil, etc., dit positivement le contraire.

M. Andral, pour donner une idée de la folie, classe ses variétés en général d'après Gall, et certes, nous ne saurions que l'applaudir. Malgré cette marche, il est loin d'atteindre son but, et en voici la raison : Gall a découvert la physiologie du cerveau; ses travaux sont positifs; ainsi, quand il dit que telle ou telle prédominance du cerveau ou que la structure contraire servent à exprimer un penchant fort ou faible, il ne parle que de l'homme sain, et s'il arrive que tel ou tel penchant soit développé à ce degré qu'il tend à placer celui qui le possède en dehors de la société, certes, vous n'aurez alors qu'un homme mal organisé, relativement à la société, mais non un homme réellement malade. Ce sont ces divers états que Gall, le divin Gall, a si bien découverts; mais portez vos regards sur les individus atteints d'aliénation mentale, rarement sur leur grand nombre vous en trouverez à l'organisme desquels on peut remonter avec certitude pour reconnaître leur folie. L'observation dit ce que j'avance, et Gall ne vous ayant pas donné les principes à l'aide desquels on peut reconnaître l'aliénation mentale, existant indépendamment de toute mauvaise conformation de l'organisme, on sent que M. Andral, en basant ses idées sur les travaux de ce génie, n'est pas encore ici sur la route du vrai, et que les tableaux qu'il trace des diverses folies sont incohérents ou en dehors de la nature.

Je ne dirai pas que, dans le traitement de cette maladie, M. Andral est au niveau des idées reçues, mais lecteur, par curiosité, ayez le courage de lire les œuvres de ce professeur dans ce qu'il appelle les *lésions de la sensibilité animale*, et là vous trouverez l'exaltation de la sensibilité de la vue ou de l'odorat à côté de la rage, le tout sans doute pour le progrès de la science. Puis, vient la migraine, où le savant professeur nous apprend que *M Piorre l'avait placé dans un enévralgie de l'iris;* mais comme il arrive souvent aux Quinze-Vingts que les aveugles qui n'ont plus d'iris sont sujets à la migraine, il paraît alors que MM. Andral et Piorri nous feront admettre, à notre tour, qu'il existe une maladie commune chez les professeurs des facultés, et que nous nommons lésion commençante de la sensibilité cérébrale. Après ce grand savoir, M. Andral passe aux lésions du mouvement; la danse de Saint-Guy ne pouvait être oubliée, et s'il a cité plus haut M. Piorry, à propos de la migraine, il nous apprend que M. le professeur Serres voit la chorée dans une lésion organique. Où le génie va-t-il se loger?

L'article le plus curieux est celui du somnambulisme, p. 341, t. III. Le docteur croit sincèrement au magnétisme, et il affirme que, sous l'influénce de certaines manœuvres, par lesquelles l'individu devient somnambule, il perd toute sa sensibilité, et qu'alors il n'est en rapport qu'avec le magnétiseur (p. 345 et 346, t. III). Il ne doute pas qu'on ne puisse guérir avec le magnétisme, puisque, écrit-il, il y a une époque dans l'histoire de la médecine où l'on guérissait les fièvres intermittentes avec le mot *Abracadabra* (p. 349, t. III). Puis, p. 350, il disserte gravement pour savoir si un individu, dans le somnambulisme, peut pénétrer dans le monde intérieur, y découvrir les formes, les couleurs, et il ne doute pas (p. 351), qu'il existe des faits qui établissent que les *phénomènes de la vision peuvent avoir lieu sans le secours des yeux*. A l'appui de son opinion, il cite : 1°M. Pelletier, qui rapporte qu'il plaça sous le corset d'une dame magnétisée la dame de pique, et que cette dame la reconnut ; 2° Deleuze, *magnétiseur vénérable*, qui rapporte dans *la clairvoyance du somnambule* qu'une jeune fille lisait des mots placés dans une boîte ; 3° et enfin MM. Rostan et Ferus, qui rapportent qu'une dame voyait l'heure d'une montre placée derrière l'occiput. Et c'est ainsi qu'on enseigne la médecine à Paris ! Ainsi, selon ces docteurs, les yeux nous sont inutiles.

Dans les névralgies, M. Andral a la même supériorité, soit pour assigner les causes, soit pour tracer les symptômes; partout il est copiste, et s'il faut appliquer le traitement, il est encore le même. Ainsi il nous dira, à propos de ces maladies : on a eu recours à la saignée générale et aux sangsues; mais les saignées et les sangsues ne conviennent pas toujours. On a employé le cyanure de potassium à l'extérieur; on a proposé l'application des vésicatoires, etc., etc. (p. 443, t. III). Mais ces histoires sont depuis longtemps des contes qui rapportent au médecin de grosses sommes, au malade un surcroît de maladie ; et ne serait-il pas temps de régler les rôles, que celui qui paie reçoive en échange ce qu'il attend pour son argent?

En voilà plus qu'il ne faut pour faire ressortir les vices de la médecine actuelle

En résumé, M. Andral, comme tous les médecins de l'école

moderne, oublie la recherche de la cause morbifique ; ou du moins elle est si vague, que par ce défaut de précision, on ignore réellement le caractère de la maladie. Les symptômes sont en faible partie énumérés, mais encore dans un ordre si irrégulier , et avec une incohérence telle , que presque jamais ils n'expriment le mal dont ils croient faire le tableau. Dans les affections morbides générales, il confond toutes les périodes du mal, le moment de réaction avec celui de diminution ou de nullité d'action organique; il ne fixe son attention que sur les réactions partielles, et partout on le voit encenser les erreurs actuelles. Dans les maladies locales aiguës, plus que jamais il se trompe encore: constamment on le voit regarder ces maladies comme primitives, tandis qu'elles sont consécutives, prendre surtout une réaction partielle pour cette affection locale , confondre ainsi un commencement de guérison de l'affection générale avec une maladie idiopathique , et partout ne jamais simplifier le siége du mal. Pour lui, chaque symptôme prédominant, et qui se montre à la suite d'un autre qui l'a frappé le premier, est à ses yeux une maladie de plus qui grossit nos maux; partout on le voit dans un embarras éternel, quand il s'agit de décrire la douleur, parce qu'il ignore comment une maladie devient générale, se localise, ou en enfante d'autres, et avec les faits les plus nombreux , il accroît l'étude de la science, sans nous éclairer sur les effections morbides qu'elle embrasse. Partout chaque réaction organique, moins celle des exhalans cutanés, est pour lui la maladie principale ; il ne peut voir en elle un effort organique conservateur, un remède puissant contre une autre maladie qui , en disparaissant, détruit celle qu'elle avait enfantée. Solidiste, la nature a beau le frapper par des cures qui lui prouvent qu'il est sur une fausse route, son imagination ne voit que phlegmasies, mot qui pour lui dit tout, et qui ne prouve rien. Son système est clair; il regarde l'économie comme dans une erreur continuelle dans sa lutte contre la mort ; il combat ses moyens conservateurs, s'en montre l'ennemi juré , et par cette terrible méprise, il n'est pas un seul malade qui reçoive un traitement régulier, qui ne doive sa guérison plutôt à sa force organique qu'à l'art qui le plus souvent ne lutte contre le mal et le remède que vainement, et qui, dans les cas de mort, ne doive très souvent cette issue funeste au traitement. L'auteur de la Clinique médicale sacrifie la nature à la théorie; il apprend à n'avoir que des revers, et partant de ces erreurs, si, pour se défendre, il interroge les cadavres, ces débris organiques sont encore ses plus grands accusateurs. En nous montrant des rougeurs partielles plus ou moins étendues, n'est-ce pas alors qu'il nous dit que l'économie cherchait à réagir, qu'elle s'efforçait de détruire la maladie, et où est la preuve matérielle qu'on a secondé juste et à propos ses efforts sublimes ? Est-ce dans vos saignées, dans vos stimulants que vous la trouverez? Et précisément les unes sont trop fortes, ou pratiquées intempestivement, et les autres qui n'arrivent que pour détruire, parce que l'on dirige mal leur action, s'élèvent contre vous. On recueille avec soin des destructions de tissus, toujours très rares dans les cas aigus, et que prouvent-elles? N'avez-vous pas agi dans le sens de la cause du mal, et par cette destruction partielle qui simule soit une sécrétion, soit une exhalation par suite de la matière qui en découle, qu'a-t-elle fait alors cette économie tant méconnue par vous ? Rien, que chercher un remède héroïque aux dépens d'une partie, dans l'intérêt du reste de la vie, et par ce sacrifice sublime, guérir ou du moins prolonger l'existence; et cette lutte si ingénieuse, est-elle d'accord avec celle que vous avez livrée à sa douleur? Le cadavre n'offre à l'intérieur qu'une pâleur générale, lorsque pendant la vie on ne rêvait que phlogoses, et l'on s'écrie qu'il n'existe point de traces du mal. L'auteur de la Clinique médicale ignorant que les morts, surtout à la suite des cas aigus, conservent encore des débris organiques qui se trouvent dans des rapports avec les excitants qui les animaient, et que parmi eux le sang s'y rencontre en plus ou moins grande quantité, tant qu'on ne l'a pas soustrait avec trop de force, ne voit dans cette pâleur qu'une preuve de non lésions organiques, quand elle révèle alors qu'on a trop soustrait les solides au sang, qu'on a cherché à les faire vivre sans la dépendance du stimulant le plus important, et qu'elle montre dans le mort une victime, et dans l'homme de l'art un homme dont les instincts d'humanité furent abrutis par les théories les plus funestes. La Clinique médicale est le Machiavelisme de la médecine ; elle a appris à redouter les médecins qui ne rêvent que théorie tout en en faisant l'éloge. C'est le monument le plus précieux qu'on ait élevé contre l'erreur médicale. Réduit aux seuls faits, il servira celui qui voudra coordonner la science et la ramener à son état naturel. Sous ce dernier rapport, M. Andral doit être loué, et quoique ses tableaux soient très imparfaits, qu'ils ne développent pas la nature du mal, il sera toujours placé à côté des médecins qui furent utiles à la science, quoique des plus nuisibles aux malades.

Tel nous paraît M. Andral dans son cours de clinique, et si on le suit ligne par ligne dans son cours de pathologie interne, il est le même sous tous les rapports, avec cette différence qu'il est moins systématique en pratique, qu'ici il met la théorie en contradiction avec le traitement; que ne pouvant comprendre la nature, il copie toutes les opinions reçues, qu'il ressaisit un vieux empirisme qu'accuse une cruelle expérience, qu'il refoule la science au lieu de l'entraîner dans le progrès, et c'est dire que pendant toute sa vie il obscurcit la nature de nos maux au lieu de les dévoiler.

M. LE DOCTEER DUBOIS (D'AMIENS).

M. Dubois (d'Amiens), docteur en médecine, professeur agrégé de la Faculté de Paris, membre de l'Académie royale de médecine, etc., etc., est l'auteur de l'*Histoire philosophique de l'hypochondrie et de l'hystérie*, ouvrage couronné par l'Académie de Bordeaux. Un tel écrit, orné de pareils titres, mérite quelque attention, et je vais lui consacrer quelques lignes.

La première partie de l'ouvrage se compose d'un coup d'œil sur l'état actuel de la médecine pour servir d'introduction à l'étude de l'hypochondrie et de l'hystérie. Ici, il critique les auteurs de nos jours qui ne demandent que des faits et qui s'élèvent contre toute espèce de raisonnement. Plus loin, il se plaint que *la pratique en médecine est moins heureuse aujourd'hui qu'autrefois; qu'on ne fait que rajeunir des opinions anciennes; qu'on n'exige du médecin que des sens exquis au lieu de procéder philosophiquement; que la découverte moderne de la localisation des maladies conduit à des assertions dénuées de fondement ;* mais l'auteur publiait en 1837 ce que j'ai publié en 1827. C'est ainsi que le coup d'œil philosophique du docteur Dubois nous éclaire pour mieux nous apprendre à étudier l'hypochondrie et l'hystérie, tout en blâmant les auteurs qui ne comprennent que les idées connues.

Puis, viennent des considérations préliminaires.

Dans l'hypochondrie, le cerveau applique mal ses forces ! Ainsi, lorsqu'un hypochondriaque accuse un appétit nul ou une faim canine, des pesanteurs hypogastriques, ou des vomissements, des sueurs abondantes, ou une peau sèche, ou des narines arides, symptômes qui existent réellement, et dont chacun est témoin, cet hypochondriaque n'a rien moins qu'une intelligence déviée, il sent ce qui n'existe pas. Que l'œil du docteur est clairvoyant !

Puis, tout symptôme primitif a son *siége dans cette déviation*, *et tout symptôme* qui paraît plus tard dans les autres organes n'est que consécutif. Malheureusement pour le docteur Dubois, en s'appuyant sur les faits les plus positifs et les plus nombreux, le cerveau n'est jamais primitivement affecté chez les hypochondriaques, ainsi que le prouve d'ailleurs le nom que leur donnèrent les anciens et que l'on conserve toujours. Le docteur Dubois a mal vu, et nous trouvons que s'il blâme ceux qui renoncent au raisonnement pour ne s'appuyer que sur des faits matériels, ce n'est pas sans motif que l'on a cru devoir blâmer ceux qui, à son exemple, font du raisonnement une arme qui détruit le sens commun, toutes les fois qu'il ne se base pas sur des faits coordonnés. Ensuite, ce qu'il dit de l'hypochondrie peut s'appliquer à d'autres maladies du cerveau, par conséquent il ne précise rien, et la maladie qu'il croyait caractériser n'en reste pas moins inconnue.

Le docteur Dubois veut aussi que l'hypochondrie soit plus particulière aux hommes qu'aux femmes. Considérez l'état organique de la femme et de ses rapports sociaux et physiques, et bientôt vous repousserez cette opinion. Si ensuite, on interroge les faits, comme sur ce terrain je puis parler en maître, je ne suis que vrai en avançant que chez les femmes il existe deux tiers de plus d'hypochondriaques que chez les hommes. Voici un autre sujet.

M. Louis Villermay a écrit que la continence est un état contre nature, que l'hystérie en est la suite, et vite le docteur Dubois l'accuse de légèreté. Au reste, il dit que Georget *le lui a bien prouvé*, et les preuves que donnent tous les deux, se réduisent à celles qu'écriraient des eunuques. A la page 47, M. Dubois écrit que, si la continence est dangereuse, c'est parce que la puissance *physique du climat viole la loi naturelle des êtres intelligents ;* qu'alors, le législateur doit faire des lois qui *forcent la nature du climat et rétablissent les lois primitives, et que le médecin doit éloigner tout ce qui peut éveiller des sensations voluptueuses comme les spectacles, certaines lectures, les conversations licencieuses, tout ce qui peut enfin stimuler les organes, et que les organes resteront dans le silence.* Malheureusement, M. Dubois confond ici un état naturel fortement développé, avec une maladie, et s'il était vrai qu'il constituât une affection morbide, certes, comme il n'est pas facile de corriger un *climat qui viole la loi naturelle ; de trou-*

ver des législateurs qui *forcent la nature du climat, si l'on en juge par l'état rachitique de ceux qui, depuis tant d'années, asphyxient le génie des nations; de trouver des médecins qui fassent rester dans le silence des penchants très développés, en évitant les spectacles et les lectures licencieuses,* et qu'en attendant des soins d'une marche pareille, la malheureuse malade expirerait mille fois, nous croyons qu'il est plus sage de faire taire les passions en satisfaisant les vœux de la nature, en se conformant à la morale, que de chercher à corriger des climats qui *violent les lois primitives,* des législateurs qui *forcent* les climats, et des médecins qui oublient leurs saints devoirs, ceux de guérir ; au lieu d'encenser par leurs plats écrits l'hypocrisie au pouvoir.

Le docteur Dubois écrit que les hypochondriaques manquent d'énergie et de constance, les hypochondriaques ne sont rien de ce qu'on les fait, ainsi que le prouvent des milliers de cas rapportés dans mes écrits. Ensuite, varier les prescriptions tous les jours, prescrire des médicaments inertes, c'est aggraver leurs maux, puisque, du moment qu'ils ne trouvent aucun soulagement dans des remèdes dont ils espèrent d'heureux résultats, ils s'affectent en regardant leur maladie comme grave, et si, de déception en déception, ils finissent par avoir en haine ou en mépris les médecins, ceux-ci ne font que recevoir la récompense de leur mérite. Ensuite, les docteurs qui se piquent d'être *moraux, chrétiens par excellence,* entendent singulièrement le christianisme lorsqu'ils conseillent de tromper des malades, les plus souffrants et les plus malheureux à la fois; car ces médecins, ou connaissent leurs douleurs, ou les ignorent ; et dans le premier cas, il n'est pas besoin de se servir de la ruse, ils guérissent, et les hypochondriaques cessent de se plaindre; dans le second, ils ignorent la nature de la maladie, et pourquoi alors en imposer à ces malheureux? Pourquoi leur faire des promesses qu'on ne peut pas réaliser? Peut-on alors faire du bien? Mon expérience, et elle est large, me dit positivement le contraire.

Dans le paroxysme de l'hystérie, Hyppocrate conseillait le vin, et Avicenne trouva l'eau plus convenable, d'après ce que rapporte M. Dubois; mais nous dirons ici comme plus haut que l'on ne nous éclaire pas sur le traitement de cette prétendue maladie en nous montrant des contradictions.

M. le docteur Dubois loue beaucoup Montanus, de ce qu'en peu de mots il a jeté les véritables bases du traitement moral de l'hypochondrie, en conseillant un air pur, la chasse, des plaisirs honnêtes, la société d'amis, de s'occuper le moins du monde de sa maladie, et de la mépriser. Montanus raisonnait fort bien; mais tout le monde ne peut pas quitter une grande ville, chasser, passer son temps avec des amis, et que deviennent alors ses conseils? Ils sont futiles. Ensuite, ceux qui respirent un air pur, même celui des bords de la mer, qui chassent, qui ont des amis, qui s'efforcent d'oublier leurs maux n'en restent pas moins malades, ce qui fait que nous sommes en droit de dire que Montanus était jadis comme l'est aujourd'hui M. Dubois, complètement étranger à la connaissance réelle de l'hypochondrie.

M. Dubois rapporte que Georget comptait parmi les moyens hygiéniques les plus puissants, ceux qui agissent sur le moral, et ici le docteur Dubois est un louangeur de Georget, parce qu'il a admis que l'hypochondrie a son siége *non dans le cerveau , mais dans le moral de ce viscère,* ce qui est aussi clair que si l'on soutenait que la faculté de digérer est indépendante de l'estomac. « Les hypochondriaques , écrit Georget, restent dans une « continuelle hésitation sur ce qu'ils doivent croire et sur ce « qu'ils doivent faire. Ils ont donc besoin d'un médecin qui « exerce assez d'influence pour fixer leurs idées et régler leurs « actions » (p. 533). C'est très bien, docteur, et pour atteindre ce but, il faut que le médecin écoute avec patience, même avec intérêt les plaintes des malades, le récit de leurs souffrances , qu'il explore avec attention les régions douloureuses, et s'il n'agit ainsi, il ne captivera pas leur confiance. Mais le médecin aura beau compatir à la douleur de ces malheureux , s'attendrir avec eux, les explorer dans tous les sens, tant que vous ne lui apprenez pas à connaître la nature de la douleur, et par conséquent, à la détruire, il pourra plaire, un jour, un seul jour, et alors l'instinct de la vie, qui cherche à détruire les souffrances, ne trouvant aucun remède contre elles, forcera bientôt le malade à retirer sa confiance , et cette patience, cette exploration , cet intérêt, les soins, les élans d'amitié subite que ces docteurs conseillent et qu'ils simulent si bien, ne seront plus que de l'ignorance, qu'une spéculation sordide et l'hypocrisie la plus profonde ajoutées aux amertumes de celui qui éprouve déjà tant de douleurs. En médecine comme ailleurs, il faut être vrai; et vrai plus qu'ailleurs; car abuser un malade quand, en étudiant lui-même sa maladie, il pourrait souvent obtenir sa guérison, est à mes yeux une espèce d'homicide, puis qu'on le tient dans des erreurs tôt ou tard funestes.

M. Dubois pense aussi que M. F... a été dans le vrai en conseillant aux hypochondriaques des excitants cérébraux. Ainsi , quand un pauvre diable ne peut supporter les sons, la lumière, les odeurs, la marche, même les souvenirs, même quand un doigt de vin le plonge dans l'ivresse, il faut alors pour le guérir lui faire entendre les fracas de la musique de l'Opéra, lui faire contempler ses décors, l'environner de parfums et lui faire courir le cerf, l'enivrer d'opium, etc. Mais où sont les faits qui justifient cette thérapeutique? Nulle part, et si l'on obtenait ainsi des guérisons, je crierais aux miracles.

Ce que le docteur Dubois trouve encore d'ingénieux dans la thérapeutique du docteur F..., c'est le *principe philosophique* qu'il a émis et que voici : *exercer l'esprit* du malade , de l'hypochondriaque, dans le sens de son délire. Ainsi, un officier en retraite a sa femme très jalouse; à force d'éprouver des contrariétés , il s'affecte, ses digestions deviennent pénibles, la constipation tenace , le malade accuse des palpitations, des douleurs de tête , il s'exalte, alors il prend en horreur ses organes génitaux , il veut les détruire, afin que sa femme n'ait plus de motif de jalousie; sa vue se porte sur un rasoir, cet instrument l'exalte encore; cet ex-officier s'en empare, il coupe avec rapidité ses organes générateurs et court les jeter à la figure de sa femme. Tel est le fait que je puis citer, et dans des cas pareils ou l'hypochondriaque est devenu fou, ou il délire; d'après *le principe philosophique* de M.F..., il faudra mettre le malade tout nu, lui fixer les regards sur son priape, lui mettre un rasoir à la main, et agir ainsi à mainte reprise, *afin qu'il s'exerce dans le sens de son délire, et qu'il retrouve la santé.*

Hélas ! que de pauvretés médicales dans la tête de ceux qui prétendent guérir les maladies cérébrales.

Le principe est comme on voit, très fécond en heureux résultats, et nous trouvons qu'il existe cette différence entre M. F... et Figaro, c'est que ce dernier avait un système contraire.

En résumé, le docteur Dubois (d'Amiens) est étranger à toute idée philosophique en médecine; il parle des causes sans en apprécier aucune; il systématise les siéges de l'hypochondrie et de l'hystérie, et il se trouve en dehors des faits ; il décrit les symptômes dans le plus grand désordre; il s'efforce de distinguer deux maladies, là où rien ne prouve cette double existence; sa thérapeutique, qui ne devait être que la conséquence du mal, est la thérapeutique empirique de tous les siècles; il peint les maladies comme si l'organisme n'était pas connu ; et partout on ne trouve qu'un savant à idées décousues, qui obscurcit son sujet déjà inintelligible au lieu d'en appeler à l'analyse du mal.

CORVISART.

Qu'un malade accuse des mouvements de cœur précipités, irréguliers, que rappellent les moindres émotions, ou la marche la plus faible, et il sera atteint de ce que les auteurs nomment *palpitations*. Quelles sont les causes qui amènent ce trouble dans l'organe le plus important? Pourquoi cet organe s'émeut-il si facilement? Les auteurs sont muets sur ce sujet, et par conséquent ils méconnaissent la nature du mal. Etudiez au contraire l'ensemble de l'organisme, les rapports des organes entre eux, et certes, vous léverez bientôt le voile, et avec cette connaissance, vous saurez bientôt faire justice de cette affection, au lieu de l'aggraver à l'instar des classiques de nos facultés. Qu'un malade ressente des palpitations, que son pouls soit souvent irrégulier; qu'à ces symptômes se réunissent des oppressions, non-seulement en marchant, mais même, lorsqu'on est debout ou couché, et que le teint soit rouge, ou d'un rouge très foncé, ou livide, en voilà plus qu'il n'en faut pour admettre constamment un anévrisme du cœur. S'il arrive dans ce cas que les mouvements soient précipités ou violents, vous aurez un *anévrisme actif,* c'est-à-dire que vous serez malade, parce que le cœur se nourrit trop bien et qu'il acquiert ainsi un trop grand développement qui doit finir par vous tuer. Si, au contraire, le pouls est faible, irrégulier, confus même, et si l'oppression existe, vous serez atteint d'un *anévrisme passif,* c'est-à-dire que vous mourrez parce que le cœur ne se nourrit pas assez, qu'il s'affaiblit ainsi de jour en jour, et qu'il finit par suspendre ses mouvements et avec eux la vie. Telle est l'opinion émise. Cependant, si l'on eût réfléchi que le cœur et le cerveau sont intimement unis, que chacun d'eux réfléchit l'état de l'autre; que le second peut altérer les fonctions du premier, sans que la trame de ce dernier soit désorganisée, et qu'indépendamment de cette influence, le cœur peut en éprouver bien d'autres qui le placent dans le même état, on sentirait alors que l'anévrisme du cœur a toujours été mal précisé.

Vasalva et Albertini, médecins italiens, s'occupèrent beaucoup des maladies du cœur, et ne voulurent y reconnaître que des phlegmasies ou des lésions organiques, si l'on en juge d'après leur pratique. Depuis ces médecins, cette opinion n'a cessé d'exister, quoique l'expérience la démentît tous les jours. Corvisart, parmi les modernes, s'occupa aussi des affections morbides du cœur, mais pour ne consacrer que les erreurs accréditées. Il cite, page 12 de son traité des maladies du cœur, à propos de l'anévrisme actif, un charron qui, après un violent effort, éprouva une douleur vive au côté droit de la poitrine. Peu de temps après, le malade accusa de l'oppression, une toux sèche, l'infiltration des extrémités; enfin, le visage devint violet, livide, bouffi, et Corvisart ajoute qu'alors le pouls était fort, plein, régulier et fréquent, et que les battements du cœur étaient violents, secs, précipités et réguliers. Le malade mourut; le cadavre montra le côté droit de la plèvre presque rempli de sérosités, et les lobes inférieurs de ce côté étaient *durs* et *gorgés* de sang. Ainsi, on doit admettre que, dans le principe du mal, celui-ci consista d'abord en une commotion qui détermina un faible engorgement des bords inférieurs du poumon droit, ce qui explique d'abord l'oppression, la toux et le crachement du sang. Mais les bords de ces poumons furent trouvés durs; et comme cette lésion ne se forme qu'à la longue, surtout aux poumons, j'en conclus que le mal dut résister longtemps avant que la mort eût lieu; car la nature ne peut pas s'écarter de sa marche générale. D'ailleurs, puisque la lésion était si peu étendue, après la mort, elle devait être très minime, dans son début, et par conséquent, le malade dut présenter une résistance presque longue, ainsi que je viens de le dire. Je suis sur la marche de la vérité en raisonnant ainsi, d'après l'expérience générale la plus rigoureuse; et si nous passons à l'épanchement séreux, nous pouvons l'apprécier encore d'après les mêmes principes. Que nous apprennent ceux-ci? Que les séreuses à l'abdomen, au scrotum, ne s'affectent que lorsque les lésions organiques sont profondes. On palpe des tumeurs à l'abdomen longtemps avant que l'on reconnaisse l'existence de l'ascète, et les testicules sont presque toujours à l'état de sarcocèle avant l'existence de l'hydrocèle, en supposant toujours que les épanchements séreux soient la suite d'une lésion organique ou d'une phlegmasie; même vérité pour les poumons; les tubercules sont déjà anciens aux poumons, et l'épanchement séreux n'existe pas encore. En s'en rapportant donc au cadavre, ces observations sont faites pour justifier mon opinion. Corvisart trompe la science. Ce que j'avance est évident, et ce qui ne l'est pas moins, c'est qu'il méconnaît la nature du mal, puisqu'il rapporte la mort à un anévrisme actif, tandis qu'elle est le résultat certain d'un engorgement pulmonaire, de la lésion organique qu'il engendre, et de l'épanchement qui suit celle-ci. On dit que le cœur était double du cœur ordinaire ; mais, comme l'auteur l'avance lui-même, on ne peut pas préciser le volume du cœur, et par conséquent, ce double volume ne dit rien que de vague. Ensuite, si l'on remarque que, par suite de la maladie du poumon, le cœur lutta longtemps sans être accablé, qu'il dût ainsi acquérir du développement, il est bien évident qu'en paraissant plus grand que dans l'état ordinaire, il n'était pas une preuve que la mort fût due à cette force organique anormale. D'ailleurs, si ce qu'on avance était vrai, la vie n'aurait pu se terminer avec un cœur tel qu'on le peint, et il est donc évident encore que Corvisart a méconnu la maladie pendant la vie, et qu'il a mal interrogé les débris du cadavre ; exemple qui survit toujours et qui fait que les amateurs d'anatomie pathologique grandissent dans le public avec des connaissances puériles et dangereuses à la fois.

Lisez Corvisart dans le très petit nombre de cas d'anévrismes actifs qu'il cite, et vous trouverez toujours, ou que l'histoire qu'il fait du mal est incomplète, insignifiante, ou bien que l'anévrisme qu'il rapporte comme maladie primitive, n'est positivement que symptomatique. On le trouve encore de même dans les anévrismes passifs du cœur, considéré en général, ou dans l'un de ses organes.

Lisez ses fastidieuses observations : que vous apprend-il ? Que les malades étaient sujets à des rhumes fréquents, ou à des catarrhes, ou qu'ils avaient éprouvé quelque péripneumonie plus ou moins longtemps avant d'être atteints de palpitations ou d'oppressions ; puis viennent les ouvertures des cadavres, qui nous montrent des altérations plus ou moins prononcées des poumons, de sorte que le cœur ne s'affecte que secondairement, ce qui explique très bien la dilatation plus ou moins grande de l'un des ventricules du cœur, ou de tous les deux à la fois.

Si l'on étudie ensuite Corvisart dans les divers sujets de l'anévrisme passif du cœur, non-seulement il ne présente aucun ordre régulier dans les symptômes, mais il est évident qu'il ne comprend rien à son sujet, et qu'il prend un symptôme pour la maladie entière et l'effet pour la cause (p. 128 et suivantes). Ainsi, il écrit que, dans le premier degré, le malade accuse à la figure une coloration et une chaleur vives et passagères ; des fatigues

faciles ; qu'à la percussion, la poitrine résonne bien ; que l'oppression se fait sentir par intervalle, qu'il est sujet à des étourdissements, à des éblouissements qui semblent monter de la
poitrine vers la tête ; à des céphalalgies fréquentes et opiniâtres
et qu'il est triste, impatient, irascible. Arrivé à la circulation,
Corvisart avance qu'il existe des palpitations plus ou moins fréquentes, que le pouls est fort ou faible, dur ou mou ; la respiration
longue ou courte, ou bien essoufflée ; que le malade est sujet à
contracter des haines qui durent plusieurs mois ; que les facultés
digestives semblent prendre une activité plus grande que dans
l'état naturel ; que la faim tourmente souvent les malades ; et
enfin, il termine en avançant que les exhalations et les sécrétions
ne paraissent avoir éprouvé aucun trouble bien marqué. Tel est
ce tableau. Mais quel est le médecin qui ne pourrait pas attribuer les palpitations aux étourdissements, aux céphalalgies, à
l'irritabilité, aux rhumes, aussi bien que les autres symptômes
plutôt qu'à une affection cardiaque et qui, dans l'état actuel de
la médecine, ne peut reconnaître une foule de maladies différentes de ce tableau ? Dans le second degré, il suit le même
système ; mais ici comme là, on trouve les mêmes erreurs, ce
qu'il prouve lui-même au reste, lorsqu'il avance qu'il ne peut
concevoir que certains malades calment leur oppression par la
plénitude de l'estomac. Même jugement que celui qui précède
sur le troisième degré de l'anévrisme passif du cœur. On peut
tout aussi bien rapporter à l'asthme, au catarrhe pulmonaire ou
à toute autre affection morbide, les symptômes qu'il décrit, qu'à
une lésion organique du cœur.

Ne répétant que les idées reçues, copiste et non observateur,
Corvisart, dans la médication, oublie tous les symptômes prédominants qu'exprime le malheureux qui s'offre à ses regards, pour
ne porter son attention que sur des symptômes qui lui rappellent
la maladie qu'il cherche ; dès lors, il ne connaît que les exemples
des Albertini, des Vasalva ; la saignée est sa médication principale ; ainsi, il raffermit les erreurs meurtrières qui existent, et il
a consacré l'opinion que la plus légère affection du cœur est une
maladie mortelle.

Vu en général, Corvisart n'est que ce que je l'ai toujours jugé :
Cet auteur ne précise jamais les causes et moins encore les prédispositions ; s'il décrit la maladie, il est d'un vague, d'une incohérence frappante, et chaque observation qu'il trace vient à l'appui de ce que j'avance. Non-seulement Corvisart ignore les causes

réelles des maladies du cœur et en peint mal les symptômes, mais encore il confond des maladies étrangères à ce viscère avec celles de ce dernier ; il décrit comme lésion de celui-ci des symptômes qui disent positivement le contraire ; il prend toujours la partie pour le tout, l'effet pour la cause ; et il diagnostique des lésions que peut reconnaître le médecin le plus vulgaire. Partout systématique, il ne dit que ce qu'on a vu ; partout il cherche à faire ressortir la maladie dont il est préoccupé au lieu d'exprimer la nature dans sa marche invariable ; confondant des maladies essentiellement différentes, il se livre à une médication funeste et, jugé d'après ses travaux, jamais médecin ne fit moins que lui pour la science ; jamais il ne compta plus de morts que lui dans sa pratique, et jamais il ne donna plus d'ascendant aux erreurs meurtrières, parce qu'il s'éleva au premier rang par l'intrigue et jamais par l'ascendant invulnérable des faits.

M. LE DOCTEUR BOUILLAUD,

PROFESSEUR A LA FACULTÉ DE MÉDECINE DE PARIS.

Traité clinique des maladies du cœur.

Depuis Corvisart, on s'est beaucoup occupé des maladies du cœur, et parmi les auteurs on trouve le docteur Bouillaud. Il a cru faire mieux que ses prédécesseurs, et, pour arriver à ce but, il s'est d'abord occupé de l'anatomie et de la physiologie du cœur, et sur ce terrain il n'a fait que répéter ce qu'on savait avant lui.

L'auteur, pour apprécier l'état normal du cœur, en pèse et en mesure une foule pour se créer un type dont il puisse partir pour reconnaître l'état morbide de ce même cœur. Mais ce point de départ est faux, car, puisque la nature prodigue aux uns des têtes ou des pieds énormes, pendant que les autres organes semblent être en harmonie sous tous les rapports, pourquoi n'en serait-il pas de même pour le cœur?

Le cœur, dans ses fonctions, exerçant des mouvements pour recevoir les excitants et les renvoyer, nécessairement les mouvements et les excitants ne peuvent avoir lieu sans causer des bruits. Cette vérité est incontestable, il en est de même dans les fonctions de l'estomac et des intestins; dans la digestion, comme dans les divers mouvements des gros intestins, pour rejeter les résidus excrémentiels, on observe le même phénomène, celui qui produit des bruits. Ici, comme ailleurs, la nature a une marche générale; mais ici, comme ailleurs, le cœur a une trame organique plus ou moins énergique; elle est plus ou moins détériorée, son excitant est plus ou moins abondant, et si parfois il est en grande quantité, le plus souvent aussi il arrive à peine au cœur, et dans ces diverses circonstances, les bruits, non du cœur, mais ceux que produit cet organe en se contractant, seront essentiellement différents. Ensuite, si l'on tient compte de l'action permanente du cerveau sur le cœur, puis de l'influence des tempéraments, on sent que cette variété des bruits doit être infinie. Si la nature nous offre des individus dont le cerveau n'a pas la forme normale sous beaucoup de rapports, dont les membres inférieurs ou supérieurs sont mal organisés, sans que la vie soit en danger, nous devons présumer, d'après le plan général de la nature, qu'il en est de même pour le cœur, qu'il n'est pas toujours dans des conditions normales, et sans que pour cela la vie soit encore en danger. Si l'on réfléchit que dans ces cas encore la systole et la diastole varient, on conçoit combien il est difficile d'apprécier les bruits que causent les mouvements du cœur et de les désigner par des noms particuliers qui rappellent des variétés morbides.

Selon ces circonstances, on sent que les bruits que causent les mouvements du cœur sont infinis, et si l'état normal cesse, il est bien vrai de dire qu'alors ces bruits emprunteront d'autres caractères, qu'il sera impossible de les distinguer de ceux qui nous frappent dans l'état normal trop affaibli ou trop nerveux. Ainsi, s'il arrive que l'influence morale soit très forte et continue, ou que d'ailleurs il existe déjà une débilité prononcée, le cœur, alors très irritable et agité par le cerveau, donnera des mouvements secs, durs, violents, étendus ou restreints selon cette influence et cette prédisposition à résister, vous aurez le même phénomène dans les anévrismes passifs que dans les anévrismes actifs, et alors si vous n'avez que les variétés de bruits pour vous guider, il vous sera impossible de distinguer l'état morbide ou de lésion organique du cœur, de celui où il n'existe qu'un simple état qu'on nomme nerveux. Ici vous serez réduit au même point de vue ou d'embarras que dans le cas où il s'agit de distinguer si les convulsions continues dépendent ou d'une simple influence du cerveau sur les muscles, ou d'une faible congestion de ce cerveau qui force ceux-ci à réagir. Même raisonnement dans le cas où la sensibilité générale étant extrême, le cœur, devenu très sensible à son tour, supporte mal la présence du sang et donne des mouvements secs, durs, violents, même dans l'intérêt de la conservation de la vie. Maintenant, prenons un état inverse, celui où toute l'économie est profondément altérée sans qu'il existe aucune lésion organique, où les jambes sont chancelantes, les digestions presque nulles, où le cœur, par conséquent, résiste à peine au sang qui le parcourt, et annonce par l'irrégularité de ses battements, comme les jambes par leur chancellement, que la vie touche à sa fin. Cet état supposé, et qui est si fréquent dans la pratique, ne ressemblera-t-il pas à celui où le malade succombe par suite d'une atrophie du cœur? N'aurez-vous pas de l'oppression, des battements irréguliers, des bruits qui résulteront des mouvements du cœur tels que dans le premier cas? Bien plus, si le mal, par suite d'une cause quelconque, est extrême, si la figure est livide, si les jambes offrent de l'infiltration ainsi que les paupières, vous n'obtiendrez pas, avec tous vos stéthoscopes, des bruits différents de ceux où il existe une lésion des ventricules, et alors, que signifie cette marche à l'aide de laquelle, en calculant les bruits qu'engendrent les mouvements du cœur, on a cru pouvoir préciser ses maladies? Rien autre chose, sinon que la science, réduite à vivre entre les mains des esprits faibles, succombe ou se débilite. Dites-moi, quand l'estomac est devenu très irritable sans être lésé, lorsqu'il est fortement agité par les impressions diverses qu'il reçoit, ne repousse-t-il pas souvent avec force les aliments qu'on lui prodigue, mais non appropriés à sa sensibilité? Ce phénomène morbide est frappant dans la pratique, et, dans ce cas, distingueriez-vous les bruits que causent les contractions gastriques, en déplaçant les aliments, des bruits qui naissent lorsque le mal a lieu par suite d'une lésion organique du même viscère? Non, certes, et par conséquent il vous serait impossible, en partant de ces calculs des bruits, de reconnaître la différence des maladies de ce viscère. Par la même raison, croyez-vous, quand vous appliquez le stéthoscope aux mouvements du cœur malade, croyez-vous être plus avancé pour préciser les caractères douloureux de cet organe? Non encore ici comme plus haut; l'analogie et l'expérience disent ce que j'avance. D'ailleurs les contractions cardiaques appartenant à un organe, le même pour toutes, diffèrent essentiellement, produites par une cause différente, et avec le mécanisme physique, apprécierez-vous cette différence des causes? Jamais, encore une fois, et j'invoque une large expérience; Messieurs les Bouillaud, les Piorry, les Andral, et tous les professeurs de la Faculté de Paris sans nulle exception, qui ont admis, d'après la nature des bruits du cœur, que toutes les maladies de cet organe étaient des phlegmasies ou des lésions organiques, ce qui les portait à l'emploi extrême des soustractions sanguines et de la glace, prouvent ce que j'avance, puisqu'ils sont aujourd'hui entraînés par mes cures, ces mêmes bruits ne leur font plus admettre qu'un état nerveux du cœur, et les conduisent à l'usage des toniques. Ainsi, *les bruits de soufflet, de râpe, de scie ou de lime, de sifflement musical, de miaulement de jeunes chats, de cris de canard, de piaulement, de ronflement métallique des artères, de battement du tambour dans le rappel, de frolement de cuir neuf, de ronflement du diable, de roucoulement des artères, de bourdonnement d'insectes,* ne sont que de vains mots imaginés par les pauvretés médicales de nos jours qui, abandonnent l'expression réelle des organes pour grandir les utopies ou les barbaries ridicules reçues.

Au reste, ce que j'avance est déjà confirmé par M. Andral, qui ne donne plus à ces bruits leur ancienne signification. M. Laennec attribue encore le bruit du soufflet au spasme du cœur, et voici ce que dit à ce sujet M. Bouillaud :

Quoi! M. Laennec veut qu'on attribue « *à un spasme du* « *cœur le bruit du soufflet qui, de son aveu, existe presque con-* « *stamment dans le cœur chez les jeunes sujets atteints du rétré-* « *cissement des orifices de cet organe! C'est là, il faut en convenir,* « *pousser le mépris des plus évidentes lois de la physique la plus* « *simple* et sacrifier bien gratuitement *les données lumineuses de* « *cette science à je ne sais quel obscur vitalisme* qu'il était assuré-« ment plus sage de réserver pour une meilleure occasion. Trou-« ver imaginairement dans une agitation nerveuse plus ou moins « marquée, dans un simple spasme, l'explication du bruit du « soufflet du cœur, comme il y avait trouvé celle du frémisse-« ment latent, c'est, en vérité, ce qu'on ne peut croire de la « part de *l'immortel inventeur de l'auscultation médiate,* qu'en « lisant et relisant les articles où il a consacré de semblables héré-« sies de physique médicale (p. 172, *Traité clinique des maladies* « *du cœur,* par Bouillaud, 1835). » Tel est le langage de cet auteur. Et quel est ce langage? celui d'un énergumène, celui d'une imaginative qui s'enthousiasme pour un ridicule savoir, puisqu'aujourd'hui, ainsi que je l'ai dit plus haut, ce personnage suit une thérapeutique entièrement opposée à l'ancienne.

J'ai dit plus haut que les maladies du cœur étaient, en général, la suite de quelque affection morbide des poumons, et que Corvisart avait pris toujours l'effet pour la cause. M. Bouillaud a suivi ce même exemple d'erreur ; nous allons d'abord l'examiner dans les maladies aiguës pour prouver ce que j'avance.

Un élève en pharmacie, d'un tempérament très lymphatique, entre à l'hôpital le 13 septembre 1834. Il était malade seulement depuis quelques jours (p. 237, t. ii, *Traité clinique des maladies du cœur*).

Au moment de l'entrée, les coudes, étaient enflés, et la fièvre était d'une grande violence ; *le pouls plein, développé, fort, battait 108, et la peau était sudorale.* Tel est l'état de ce jeune malade, et l'on prescrit contre ses souffrances deux saignées de quatre palettes chacune, quinze sangsues sur une main, des cataplasmes émollients, la diète, etc., et des lavements.

Telle fut la prescription, et le lendemain les battements du cœur continuent à être très forts et sont compliqués d'une *douleur précordiale*. Vite le docteur explore la poitrine, et, grâce au stétoscope, il reconnaît une maladie inconnue jusqu'à ce jour, une *endocardite*, c'est-à-dire une phlegmasie de la membrane qui tapisse la cavité du cœur. Ainsi le pauvre pharmacien accuse maintenant deux maladies au lieu d'une seule ! Mais est-il vrai que la seconde ait le siége qu'on lui attribue ? Non. La membrane qui tapisse le cœur est, dites-vous, une séreuse, et que se passe-t-il dans la pleurésie et la péritonite avec fièvre ? Constamment, les extrémités ont perdu de leur chaleur, la respiration est très rétrécie, le pouls petit et fréquent, et dans la prétendue *endocardite* nous trouvons, au contraire, un pouls plein, large et très fort, un grand degré de chaleur animale, et, avec ces symptômes, la preuve que le docteur, loin de voir juste en médecine, est un docteur tout pauvre d'un savoir médical réel.

Poursuivons notre sujet. La prétendue *endocardite* diagnostiquée, le docteur prescrit d'abord une saignée de quatre palettes, les ventouses sur la région précordiale, puis une saignée de trois palettes, et enfin un loch avec digitale.

Telle fut cette médication. Le 15, la douleur précordiale a cessé ; le 16, le rhumatisme est très diminué ; mais le cœur *râpe toujours légèrement*, il bat 100-104, le docteur redoute les traces d'une douleur fugitive et il appelle encore à son secours une saignée de trois palettes. Le mal disparaît-il ? Le malade éprouve des transports pendant la nuit, et le pouls reste toujours violent.

Ainsi les saignées ne modèrent pas toujours les mouvements du cœur; le malade demande des aliments; on lui accorde deux tasses d'eau de poulet; il les prend avec plaisir, et la nuit du 18 au 19 est calme. Malheureusement, la peau est chaude, le pouls plein, large, vibrant à 104; le docteur entend le bruit du *soufflet* très prononcé, et il prescrit une saignée de *trois palettes, vingt sangsues*, et il abandonne même *l'usage de deux tasses d'eau de poulet* pour une diète absolue. Mais, docteur Bouillaud, quand les hémorrhagies sont copieuses, vous auriez pu remarquer qu'à leur suite la peau devient chaude dans l'intérêt de la vie, afin de conserver un excitant nécessaire à son entretien; qu'il existe une forte réaction vers le cerveau pour tendre au même but; qu'ainsi le cœur doit être parfois vibrant, et alors il est bien évident que, par votre traitement, vous entretenez la maladie que vous combattez.

« Le 19, écrit l'auteur, il ne reste aucune douleur articulaire, tous les mouvements sont libres, mais les battements du cœur sont toujours *très forts, très étendus*, et accompagnés du bruit du soufflet. » L'organisme perd de plus en plus les matériaux qui sont destinés à réparer les pertes organiques; et dès lors, la nature, pour conserver la vie, détourne les humeurs des extrémités pour avoir plus de sang vers le centre, et arriver ainsi plus facilement à son but; et, ajoutant à ce moyen celui que je viens d'indiquer, lorsqu'elle fait vibrer le cœur, elle répare, comme on voit, les fautes du médecin, et le mieux, dont il s'applaudit, est une accusation de plus contre sa médication.

Le malade est très bien les 20, 21, 22, 23, écrit le docteur Bouillaud; mais, puisque le pouls est encore à 100-104, n'est-ce pas une contradiction, lorsque le 17, un pouls pareil a déterminé une saignée de trois palettes de sang? Au reste, on se contredit avec une audace peu commune, puisque l'on écrit dans les lignes qui suivent, qu'il existe une matité dans la région précordiale, dépendante d'une augmentation du volume du cœur, matité qui se borne seulement à une *étendue de quatre pouces quatre lignes, transversalement*, et à trois pouces *huit lignes*, verticalement. Comme on voit, le malade était loin d'être bien, puisqu'on découvre une maladie plus grave que celle qu'on a combattue, et que, d'ailleurs, on prescrit des ventouses sur la région *précordiale, une saignée de deux palettes et des bouillons*, sans doute pour la forme ou pour se mettre en contradiction avec soi-même. Le pouls, toujours vibrant, s'élève à 108 au lieu de modérer ses mouvements ; on applique un vésicatoire le 26 sur la région précordiale ; le 27, on le couvre de poudre de digitale ; le 29 et le 30 le malade s'affaisse, maigrit et s'écorche dans la région du sacrum, et jusqu'au 4 octobre il ne survient rien de nouveau ; le malade ne se plaint d'*aucune douleur*, ni d'*oppression, mais sans que le pouls cesse d'être vibrant*. Voilà ce que nous apprend le docteur. Ainsi, le jeune pharmacien, atteint d'abord de rhumatisme et d'endocardite est tombé de Carybde en Scylla. Maintenant, malgré les copieuses palettes de sang, les vésicatoires et la digitale, il se trouve atteint d'une lésion organique du cœur de plusieurs pouces d'étendue ; ce que le docteur Bouillaud écrit tout au long. Maintenant raisonnons. D'abord, la prétendue *endocartite* était douloureuse, une lésion organique lui succède en peu de jours ; lorsque le mal s'accroît, la *douleur précordiale disparaît, et cela est-il possible ?* Nous ne craignons pas de dire que non, surtout en considérant que les mouvements du cœur sont très forts, et qu'ainsi, la région lésée est très excitée. De plus, le cœur est d'une nature fibreuse, il résiste longtemps avant d'arriver à une vaste lésion organique, et en quelques jours il est atteint d'une lésion de plusieurs pouces d'étendue, *de sorte que l'organe même affecté dément le médecin* qui le *méconnaît*. *Ensuite la respiration est libre*, et cela ne serait-il pas impossible, lorsque le cœur ne pourrait se contracter pour renvoyer le sang qui lui arrive de toutes parts, et que d'ailleurs il peut se contracter aussi violemment qu'on l'annonce ?

Si l'existence d'une lésion organique n'est pas admissible, que dirons-nous du traitement ? Lorsqu'avec d'abondantes saignées, des sangsues multipliées, des ventouses, des vésicatoires, la digitale, vous n'avez pu empêcher une phlegmasie de donner naissance à une lésion organique, pouvez-vous espérer aujourd'hui de détruire celle-ci, en recourant toujours aux ventouses, aux vésicatoires, aux saignées, à la digitale ? Non sans doute, et c'est torturer inutilement l'homme qui vous demande la santé. D'ailleurs le malade qui s'affaisse ne dit-il pas assez que, privé en quelque sorte de la vie, il est près de s'éteindre en ajoutant à sa débilité ?

Le docteur Bouillaud est une doublure du professeur Andral, grâce à la mécanique et au système broussaissien dont il est armé, en suivant les phases d'une maladie, il découvre plusieurs affections morbides différentes, et le débile pharmacien se trouve maintenant atteint d'un épanchement du péricarde que le docteur reconnaît à l'aide d'une *igophonie des plus belles*.

Nouvelle maladie, et toujours même traitement, on a recours à une saignée de deux palettes, aux ventouses, aux vésicatoires, à une décoction de chiendent nitrée, au bouillon et au lait. Il faut convenir qu'il faut être bien abruti comme malade pour s'abandonner ainsi à une médecine pareille, et qu'il faut absolument avoir divorcé avec le sens commun pour oser la pratiquer et surtout la publier. Nous avons dit qu'une lésion organique du cœur, surtout si elle était étendue, entraînait la difficulté de respirer, et à plus forte raison, cette difficulté augmente-t-elle si un épanchement a lieu, et *ce dernier n'en existe pas moins pour le docteur Bouillaud, lorsque cette même respiration reste toujours libre? Les battements du cœur, par la même raison, doivent diminuer d'étendue; je ne* parle qu'évidence, *et cependant ils sont toujours aussi larges.* Peut-on ensuite, avec des moyens curatifs qui ont été nuls contre une simple inflammation et une lésion organique, détruire, même diminuer un épanchement, quand la lésion qui le produit existe toujours et que l'absorption est si difficile chez un être pareil? Non! non! mille fois non!

Enfin, le pouls bat 96 au lieu de 100-104, ce que l'on conçoit, puisque le malade s'affaisse, maigrit, s'écorche, est saigné et encore saigné. Sa mère arrive, et il quitte l'hospice le 1er novembre avec des battements de cœur très forts. La mère, comme on voit, fut ici une providence pour son fils, car il est certain que sans elle le malade serait mort à l'hospice. Tel est ici le sublime du docteur Bouillaud, le lecteur, quel qu'il soit, admettra, sans doute, que le docteur Bouillaud est le plus microscopique des docteurs, et qu'il ressemble à ces auteurs qui, pour faire réussir un mauvais drame, font arriver des personnages ou des accidents auxquels on ne peut s'attendre. Si c'est ainsi qu'on prouve l'existence d'une phlegmasie de la membrane qui tapisse les cavités du cœur, la formation d'une lésion du cœur et un épanchement dans le péricarde, l'endocardite n'est qu'un rêve de plus ajouté à tant d'autres, ce qui prouve que le docteur avec son stéthoscope, vit étranger aux connaissances réelles de nos maux, et pratique en misérable copiste la science qui tue.

Passons à l'observation suivante, (t. Ier, p. 241). Une nourrice, âgée de 23 ans, d'une forte stature et d'un tempérament lymphatique, entre à l'hôpital le 5 janvier 1835. A cette époque, elle était accouchée depuis six semaines, sa maladie, écrit le docteur Bouillaud, avait commencé *par une courbature avec léger mal de gorge, suivi de douleurs, de gonflement, dans la plupart des arti-*

culations, et d'une fièvre très forte au moment de l'entrée ; plusieurs articulations étaient encore prises, mais le genou droit était surtout affecté, il était très gonflé, la fièvre persistait avec violence ; le pouls était fort, plein, tendu, vibrant ; les battements du cœur étaient accompagnés d'un bruit de soufflet distinct, il n'existait pas de douleur notable dans la région précordiale, qui résonnait à peu près comme à l'état normal.

Telle était la malade ; et que diagnostique le médecin ? ***Un rhumatisme articulaire aigu avec endocardite légère.***

Telle est la maladie que le docteur admet, et si l'on analyse l'histoire du mal, nous pensons qu'il se trompe. Qu'écrit-il ? Que la maladie débuta par une courbature, et si l'on analyse celle-ci, elle exprime une affection morbide générale du système capillaire primitif, ou bien la fièvre. Ici, il se passe le même phénomène qu'avant l'apparition de la rougeole et de la variole ; la nourrice accuse une affection fébrile qui se complique plus tard de ces maladies éruptives ; seulement, la complication a lieu ici dans les articulations. Ces complications créées sont un bien contre la maladie générale, les capillaires sanguins sont moins accablés, la réaction est plus faible, la chaleur animale acquiert un grand développement, et avec elle, nécessairement, le cœur bat avec force, à cause de sa grande sensibilité et de ses rapports étrangers, afin de mieux concourir ainsi à la guérison. Rien de plus simple, et en diagnostiquant un rhumatisme et une légère endocardite, on fait ici comme divers auteurs, à propos de la variole et de la rougeole, on prend l'effet pour la cause et la partie pour le tout ; car on ne peut concevoir que ce qui n'est pas, puisse donner naissance à quelque chose. Ensuite, une endocardite avec un pouls plein, vibrant, une endocardite sans la plus légère douleur, avec une poitrine qui résonne comme à l'état normal, ne vous paraît-elle pas ridicule, d'après ce que j'ai écrit à propos de l'observation précédente ?

Dans ce cas, on prescrit une saignée de quatre palettes, cent-vingt sangsues, des boissons diaphérotiques, etc., etc. Les douleurs articulaires s'aggravent, les sueurs paraissent abondantes ; on fait du bien tout en ignorant la maladie, tant la nature nous offre de moyens de conservation ; mais le pouls reste fréquent et fort. Le docteur redoute une phlegmasie *cardiaque sans douleur,* et vite il fait usage des ventouses scarifiées autour du genou, et il fait pratiquer une saignée de trois palettes. Le 8 et le 9, le genou perd de son volume ; le 10, le bras gauche est très douloureux, et le docteur prescrit le 8 une saignée de trois palettes, le 9, une saignée de trois palettes encore, le sirop diacode et le reste de sa première prescription, et le 10, une saignée encore de quatre palettes. Cette médication est heureuse. Le 11, la malade a sué abondamment, le genou malade est entièrement libre, et le 12 les battements du cœur sont plus calmes. Ici la nature a été admirable en dégageant les capillaires sanguins, elle a amené une réaction générale ; mais, ce moment arrivé, il est difficile de le comprendre dans l'état actuel de la science ; le médecin prescrit trois bouillons le 13, et le 15 la malade accuse une vive douleur au mollet et le retour de la fièvre.

Tel est le récit du docteur ; ainsi la fièvre n'existant plus, *l'endocardite* avait disparu, et comment se fait-il aujourd'hui que la fièvre attribuée au rhumatisme et à l'endocardite reparaisse ? Comment se fait-il que le mollet soit très douloureux ? Est-ce que le rhumatisme, l'endocardite, se seraient glissés par hasard dans les jambes ? Puis, croyez le docteur Bouillaud, et vous vous placez sur le terrain le plus inconnu.

Le docteur combat ce nouvel état morbide par les sangsues, la diète, les cataplasmes émollients, et, le 16, la fièvre est très forte, le visage altéré, l'état de la malade est des plus graves. *Le gonflement du mollet s'est étendu à la cuisse qui s'est infiltrée.* Voilà les propres expressions du docteur Bouillaud. Maintenant, commentons. Nous avons dit plus haut que le gonflement du genou était une complication de la fièvre, un remède contre cette *dernière*, un préservatif contre des complications graves ; il fallait tenir compte de ces efforts organiques, et loin de l'utiliser, le docteur Bouillaud ne voit en lui, en quelque sorte, que toute la maladie, et le détruit. Que fait alors la nature ? Elle complique de nouveau la fièvre et fait naître l'infiltration. Ainsi, on retrouve toujours le premier état, avec cette différence que maintenant il est plus grave, puisque l'on a épuisé les moyens organiques capables de résister. Dans cette occasion, au lieu d'observer une vérité aussi simple, le professeur Bouillaud, remarquant que le pouls est toujours précipité par suite de l'effet de la fièvre, et que l'infiltration a pour but celui que je viens d'indiquer, prescrit deux saignées de trois palettes chacune, des ventouses scarifiées à la cuisse, à la jambe, etc.

Le lendemain 17, le facies est très altéré, le pouls à 112-116, les vomissements de matières muqueuses ont lieu. Voilà ce qu'on rapporte. Et que dit le sens commun ? Qu'on aggrave la maladie.

On ralentit sa médication, et l'on prescrit un bain émollient et un bouillon. Cependant lorsque, sous prétexte de phlegmasies, on suit une médication à l'aide de laquelle on anéantit la vie pour détruire la maladie, est-on bien rationnel lorsque, dans la même phlegmasie, mais plus grave, on abandonne les saignées, les sangsues et les ventouses pour prescrire des bouillons ? Non, sans doute, et tout cela ne prouve rien autre chose, sinon que le docteur Bouillaud se perd, là où il croit être précis, et que les faits tuent sa théorie.

Le 18, le membre abdominal gauche est généralement enflé, infiltré, et les vomissements continuent. Ainsi, si nous avions dans le principe une phlegmasie articulaire et l'endocardite, maintenant nous comptons en plus une phlegmasie du tissu cellulaire et une gastrite, puisque l'infiltration et les vomissements existent. Le docteur Bouillaud est juste comme le docteur Andral, il considère le trouble général comme dépendant toujours des symptômes prédominants. Ainsi, il a combattu d'abord le rhumatisme par les sangsues et les ventouses, la prétendue endocardite par les saignées générales, et maintenant il prescrit contre les vomissements l'eau de Seltz, la solution de sirop de groseilles, un kilogramme de glace à prendre en fragments.

Le gonflement diminue, les nausées font place aux vomissements, le pouls reste fréquent ; et certes, si l'on remarque que l'infiltration est un remède contre la fièvre, ainsi que je l'ai dit plus haut ; que les vomissements ne font que diminuer aussi la cause du mal, il est bien évident que c'est à ces efforts que l'on doit attribuer l'amélioration de l'état de la malade, et non à la médication qui, bien moins active que celle employée contre le rhumatisme, ne pouvait rien contre une maladie plus grave. Le docteur prescrit des bouillons, des potages ; la diminution des symptômes persévère ; le 27, la langue est lisse et sèche, le pouls reste toujours fréquent, l'un des deux bras est toujours douloureux, et le docteur, fixant toujours ses regards sur les symptômes prédominants, s'alarme de la douleur de l'un des deux bras, s'alarme de la fréquence du pouls, plus de l'infiltration du membre extérieur, et vite il revient aux vésicatoires, à la digitale ; mais ici, comme plus haut, il doute de sa marche ; et le surlendemain, quoique le pouls soit encore à 96, il prescrit deux bouillons et deux potages. L'infiltration, les vomissements avaient décidé d'avance cette amélioration de la nature, et si aujourd'hui on n'ose plus combattre une maladie qui, si elle existait, se trou-

verait augmentée par les bouillons et les potages, c'est parce que
la nature a prouvé tant de fois qu'elle repoussait cette médication, et que d'ailleurs la malade, loin d'être mieux qu'en débu-
tant, n'a ses symptômes moindres que parce que, placée sur les
bords de la tombe, par suite de nombreuses saignées, elle n'a
plus la force de s'exprimer avec la même énergie.

La malade, comme on voit, n'est pas guérie, puisque le 7 février le pouls battait encore 92; mais enfin, un dernier effort a
lieu, *des abcès se forment au sein gauche;* dès lors le sang est légèrement décomposé, les exhalants cutanés et muqueux peuvent
réagir plus facilement, au lieu d'être dans une inertie complète,
ainsi que le prouve ce qu'on rapporte à propos de la langue lisse
et sèche; et, dès ce moment, la maladie primitive, la fièvre cesse
et la malade marche vers la santé. Voilà ce qui est; et si maintenant nous portons nos regards en arrière, que nous dit cette
observation? Qu'on s'était trompé en diagnostiquant la maladie
de cette nourrice, un rhumatisme articulaire et une endocardite,
puisque quand le rhumatisme n'existe plus, il survient une phlegmasie du tissu cellulaire, d'après l'opinion même du docteur, et
une gastrite, attendu que, selon son système, les vomissements
sont toujours l'effet d'une phlegmasie. Ensuite, si ce qu'on dit
est vrai, comment concevoir que des rhumatismes, qui n'existent
plus, engendrent des infiltrations, des douleurs de bras et des
vomissements? C'est impossible; mais on dira peut-être que
c'est la prétendue endocardite qui a ce privilége; mais d'où vient
qu'en supposant qu'elle existe, les vomissements cessent, que
l'infiltration s'efface, lorsque le contraire devrait avoir lieu, si ce
qu'on avance était vrai? Supposez, au contraire, qu'on eût vu
l'organisme souffrant, tel que la nature nous l'offre, et certes, en
remarquant la nullité d'action des exhalants cutanés et muqueux,
on eût reconnu d'abord la maladie générale et primitive des capillaires primitifs ou la fièvre, on eût admis ce qui est de tous les
jours, les rhumatismes comme l'une des complications; la fréquence du pouls, loin d'être considérée comme une phlegmasie
de la membrane intérieure du cœur, n'eût été jugée que comme
l'effet de la maladie même, sans altération organique aucune;
dès lors on eût porté son attention principale sur la fièvre, on
eût combattu le rhumatisme en raison de son intensité, mais sans
jamais chercher à le détruire, en faisant abnégation de la fièvre;
on eût ainsi facilement diminué le mal en peu d'heures, on eût
obtenu une guérison rapide, au lieu de produire des complica-

tions nouvelles, l'infiltration et les vomissements ; de lutter toujours contre elles, à mesure qu'on les produit ; d'être la cause incessante qui entretient le mal, et de conduire en quelque sorte la malade sur le bord de la tombe en combattant ses propres erreurs. Le docteur Bouillaud écrit que ceux qui suivirent la malade, regardèrent *sa guérison comme un des plus beaux cas qui puissent déposer en faveur des émissions sanguines.* Cependant si l'on se rappelle que la maladie était simple, qu'elle n'était pas grave, que pour la combattre on eut successivement recours à des saignées fréquentes, à plus de soixante sangsues, à une diète absolue, aux vésicatoires, aux scarifications, à la digitale, à la glace ; qu'entrée à l'hôpital le 7 janvier, le 25 février le pouls était encore à 76 ; qu'ainsi, quoique au quart, elle était loin d'être guérie, quoique le docteur dise le contraire ; que dans ce long espace de temps la maladie, d'abord simple, s'est compliquée de gonflements douloureux de la totalité d'un membre inférieur, de vomissements ; qu'à mesure que l'on combattait la complication rhumatismale, on en fit paraître d'autres plus graves ; qu'ainsi, les saignées, après les premiers jours du traitement, ne furent jamais favorables, et que l'amélioration n'a commencé réellement qu'en même temps que l'on permettait des potages, qu'il se formait un abcès au sein ; nous sommes en droit d'avancer que ceux qui jugèrent favorablement les émissions sanguines à haute dose ne comprirent rien à la maladie ; que le professeur qui invoque de pareilles approbations ne fait que nous dire que les sots pullulent ; que la nature donne, au contraire, la preuve combien elle est ingénieuse pour la conservation de la vie ; qu'il est vraisemblable qu'elle a prévu la barbarie humaine ; que, dans des cas graves, la mort serait inévitable en suivant une marche pareille, et que, s'il était vrai que ce n'est qu'à ces conditions que la science puisse agir, elle serait une calamité contre laquelle tous les esprits indignés ne sauraient assez élever leur voix.

Dans l'observation 86°, (p. 245, t. 1er), trouverons-nous le docteur Bouillaud différent de ce que nous l'avons vu jusqu'ici ? Examinons : Marie Lefebure, âgée de 28 ans, est d'abord sujette à de grandes fatigues, elle éprouve des palpitations pendant la grossesse ; quelque temps après ses couches, elle est atteinte d'un rhumatisme articulaire que l'on traite à l'Hôtel-Dieu, et trois mois après, elle entrait à l'hôpital Neker pour un rhume qui fut traité par une saignée et les sangsues. Onze jours après sa sortie, elle se présentait à la Clinique, le 25 août, accusant des douleurs arti-

culaires, de l'oppression et une gêne dans la région précordiale.
Tel est le récit que fait le docteur Bouillaud de cette maladie, et
quelle maladie reconnaît-il? un rhumatisme articulaire compliqué
d'endocardite. Mais cette malade avait éprouvé de grandes fatigues,
elle était mère et malheureuse à la fois, par conséquent, les palpitations chez elle étaient faciles, sans que le cœur ou sa membrane interne fussent phlogosés. D'un autre côté, elle était sujette
aux rhumes de poitrine, le cœur était donc facilement excité par
l'influence de ces rhumes et c'est encore une preuve de plus de ce
que j'avance. Elle était blonde et délicate, de plus elle était accouchée, et par conséquent elle était prédisposée aux phlegmasies
articulaires. La situation morbide de Marie Lefebure est très simple; et que fait le docteur Bouillaud? Ne reconnaissant dans les
symptômes qui semblent prédominants que rhumatisme et endocardite, il prodigue ici comme plus haut les saignées, les sangsues, les vésicatoires, les ventouses, etc. Les symptômes diminuent et augmentent tour à tour; le 6 septembre, les battements
de cœur sont encore très forts, le 7, la malade demande sa sortie, et d'après l'histoire même de la maladie, les battements de
cœur sont encore un peu forts le jour même où elle abandonne
l'hospice.

Tel est ce fait. Le docteur Bouillaud n'y voit qu'un rhumatisme
compliqué de la phlegmasie de la membrane interne du cœur. Mais
le rhume que l'on a signalé d'abord, et la toux dont on parle ensuite,
ne disaient-ils pas qu'il existait une phlegmasie de la muqueuse
bronchique, et pourquoi alors ne pas diagnostiquer une phlegmasie de plus? Ensuite, on dit que la langue est rouge, et comme
M. Bouillaud est partisan du système broussaissien, qu'il en est
enthousiaste, qu'il voit avec cet auteur dans la rougeur de la langue
un signe certain de gastrite, pourquoi avoir oublié de mentionner
cette maladie, et de compter une phlegmasie de plus? Ensuite,
n'est-ce pas une singulière guérison que celle d'une malade qui
sort avec un pouls un peu fort, et qui par cela seul nous prouve
qu'il existe encore un développement sensible de tous les symptômes que l'on a énumérés? Au reste, est-ce avec des saignées
jugulantes, de nombreuses sangsues, des vésicatoires, que l'on
rappelle à un état normal un organisme déjà profondément altéré
avant l'apparition des symptômes? Non, et encore non. Sans doute
par la médication que l'on met en pratique, tous les symptômes
semblent s'appauvrir parce que l'organisme est si débilité qu'il
est accablé; mais néanmoins on n'est pas guéri. Au reste, l'auteur

lui-même s'est chargé de prouver ce que j'avance, car il nous apprend en note que la malade fut atteinte d'une nouvelle attaque de rhumatisme, huit jours après sa sortie de l'hospice ; qu'elle rentra dans ce dernier, deux mois et demi environ après et y resta jusqu'au mois de mai suivant, qu'elle en sortit le 5 ou le 6 du même mois pour y rentrer encore, pour en sortir de nouveau, emportant avec elle tous les signes d'une lésion organique mortelle, malgré les petites saignées générales et locales, les vésicatoires et la digitale à force. Au reste, tous les jours on est témoin de ces faits ; une foule de malades sortent des hospices portés guéris, et que l'on retrouve successivement dans plusieurs hospices, souffrant toujours de même, ou plus malades, et si Marie Lefebure sortit de Neker, de l'Hôtel-Dieu, et deux fois de la Charité, toujours guérie, quand elle était toujours de plus en plus malade, il n'est pas rare de trouver des sujets qui ont été encore portés guéris en plus grand nombre de fois quoique toujours gravement affectés, ce que prouve encore le docteur Bouillaud, puisqu'à chaque rentrée dans l'hospice, Marie Lefebure était plus gravement affectée.

Dans l'observation 87ᵉ, (p. 250, t. ii), un jeune homme de 10 ans et demi accuse des douleurs articulaires aiguës, suivies de palpitations violentes et d'une dyspnée poussée jusqu'à l'étouffement. Dans ce cas le docteur Bouillaud ne reconnaît qu'un rhumatisme articulaire aigu et une endocardite suivie d'une induration des valvules. Il prend des renseignements sur ce malade et le médecin qui lui a déjà donné des soins lui donne avis que le jeune homme a déjà été traité pour la même maladie ; qu'on a eu recours aux antiphlogistiques et que les *palpitations n'ont pu être observées que lors de la cessation presque complète des douleurs articulaires.* Ainsi le malade, dans une première attaque de rhumatisme articulaire, avait été traité par les soustractions sanguines et les débilitants ; par ce moyen curatif, les douleurs articulaires avaient presque entièrement disparu ; et ne doit-on pas admettre que les palpitations ont été plutôt l'effet du traitement que du rhumatisme ; puisqu'il existait à peine lors de l'apparition des palpitations, que les saignées ont un effet prodigieux et que, par leur influence, le cœur altère fortement ses fonctions dans bien des cas, ainsi que je le rapporterai plus bas. Loin de dépeindre la nature du mal, de nous donner les raisons qui lui dictent sa marche toujours systématique, il ne voit partout qu'inflammations ; quand même elles existeraient, il ne remonte pas à leur cause, et, vite il se précipite dans sa pratique banale, il pratique deux ou trois saignées, emploie la digitale, un régime sévère, le repos, et pour tout résultat, il obtient un faible soulagement. Certes, personne n'ignore que les saignées apaisent merveilleusement dans une foule de cas ; mais cette magie n'est que momentanée ; quelques jours plus tard, souvent quelques heures après, le bien se dissipe, et que reste-t-il ? un surcroît de symptômes. L'état du malade dans les mains du premier médecin avait déjà donné cette preuve ; et alors, que voyons-nous dans cette pratique ? Ce que nous avons dit plus haut, un praticien broussaissien.

Dans les deux observations qui restent et qui complètent le chapitre relatif aux observations d'encocardites *terminées par la guérison*, même cas que le dernier, même traitement, et pour tout résultat, un simple soulagement, et si faible, qu'il est vraisemblable que la mort ne tarde pas à arriver. Ainsi dans la première observation, un jeune homme qui sort de l'hospice avec un cœur qui palpite encore ; dans la seconde une nourrice dont le pouls est encore à 76, et en proie à un abcès du sein gauche ; dans la troisième, soulagement d'abord, et puis récidive qui ne laisse nul doute sur une fin prochaine ; dans les trois dernières, simple soulagement, et néanmoins, le docteur Bouillaud n'a pas craint d'intituler son chapitre : *Observations d'endocardites, terminées par la guérison.*

Il faut convenir que si c'est ainsi qu'il guérit, on peut le regarder sans crainte comme le médecin le plus débile du royaume, comme les jonglenrs qui vantent des cures qui n'existent pas, et comme la preuve la moins incontestable que la médecine telle qu'il la comprend laissera toujours le souvenir que les systèmes dans une science sont désolants.

Nous venons de voir ce que le docteur Bouillaud entend par des maladies terminées *par la guérison*, et jugeons-le encore dans ceux où la mort a lieu sous ses yeux et toujours dans des prétendus cas d'endocardite.

Un jardinier âgé de trente ans, affecté de pleuro-pneumonie, fut admis à la Clinique le 26 juin 1833 (p. 9, t. ii). L'auteur écrit que cette maladie fut combattue heureusement par les saignées abondantes et coup sur coup ; que le 2 juillet, le pouls était à 72, et que le malade prenait des bouillons, des potages et quelques cerises.

Voilà ce que rapporte l'auteur ; mais quel était le tempérament du malade, son état organique et sa manière de vivre ?

L'auteur n'en dit rien. La maladie était-elle grave ? L'auteur n'en dit rien, et l'on doit supposer que non, attendu qu'à l'époque de l'année où la température est la plus élevée, cette maladie est rare, et jamais intense, à moins de circonstances extraordinaires, ce dont l'auteur n'aurait pas manqué de parler. Nous, tenant compte de cette dernière vérité, nous dirons que le malade avant de souffrir était dans un état organique altéré, puisque sous la température du 26 juin il a éprouvé une pleuropneumonie qui ne se montre que dans les temps d'hiver rigoureux. Voilà une première vérité, et par une conséquence toute simple, les saignées abondantes et coup sur coup ne purent qu'ajouter à l'état fâcheux de l'organisme. Je ne fais que parler sens commun, et quoique l'auteur nous dise ensuite que la maladie s'est terminée heureusement, son récit dit le contraire, puisque le pouls était à 72, ce qui ne saurait être, surtout après d'abondantes saignées, et nous prouve encore que mon opinion est vraie ; que le malade accusait toujours une altération organique, puisque le cœur se débarrassait promptement du sang.

Tel est ce qui nous frappe dès le début du récit de cette observation, et l'état fébrile du malade le 3 juillet ne dit que trop que j'ai raison ; le 4, le mal est encore plus prononcé, le malade est *oppressé, le pouls à 108-112, la soif considérable et le visage altéré, grippé*. Et qu'exprime l'économie par tous ces symptômes ? Une plus grande difficulté de résister à ses rapports naturels, et par suite, une plus grande décomposition de ses fibres. Ainsi, l'état antérieur de la maladie n'a fait que se développer sous l'influence de cette dernière et du traitement. Le docteur sera-t-il frappé de cette décomposition ? Toujours cherchant à localiser le mal, quand il est si souvent général, au lieu de chercher, pour chaque organe qui demande à grands cris des rapports appropriés à son existence actuelle, il prescrit le *sulfate de quinine à la surface d'un vésicatoire !* Mais quel rapport peut-il exister entre cette médication et le malade que la soif dévore, qui est oppressé, dont le pouls est à 108-112, et le visage grippé ? Je n'en vois pas d'autre, sinon qu'on ajoute au nombre des corps déjà si funestes et qu'ainsi le mal s'aggrave.

Le 5 juillet, le visage plus altéré, plus jaune, stupeur, état d'anxiété, trouble des fonctions intellectuelles, parole brève, saccadée ; chaleur vive, aridité de la peau ; langue sèche, grillée ; haleine fétide, aigrelette, piquante ; respiration précipitée ; pouls à 100. A part le désordre dans lequel le docteur Bouillaud rapporte ces symptômes, et qui prouve de sa part qu'il est étranger à ce qu'on nomme fièvre, rien n'est plus simple que cet état morbide; il n'est que l'état plus grave du premier; les exhalants cutanés et muqueux cessent leurs fonctions, puisque le réservoir commun, le sang, est en quelque sorte épuisé, et de là, l'aridité de la peau et de la langue, la nutrition cesse aussi ses fonctions; ensuite, tout l'organisme est profondément épuisé, et alors n'est-il pas naturel que le cerveau délire? Plus tard, nous ajouterons à ce que nous venons de dire. M. le docteur Bouillaud ne trouve aucun rapport entre l'état du malade et sa pleuro-pneumonie; il redouble ses interrogations; il apprend enfin *qu'à la suite de la dernière saignée, le bras est devenu douloureux et qu'il s'est gonflé, qu'il existe une phlébite, que l'ouverture de la veine est restée béante, qu'il s'en écoule du pus; que le membre est le siége d'un empâtement général, qu'il est médiocrement douloureux dans le trajet des veines qui n'offrent point de cordons rouges et saillants au-dessus de la peau, et alors, tous les accidents lui sont expliqués.*

Telles sont les heureuses interrogations du docteur Bouillaud, et son admirable perspicacité; mais le pouls ne descend jamais qu'à 72; et alors, il est bien, selon le docteur; cependant, il n'était pas naturel, et qui l'agitait ainsi? La pleuro-pneumonie? elle n'existait plus. La phlébite? Mais est-il possible d'admettre une phlegmasie locale qu'un malade qui est très bien ne peut pas sentir et qui doit cependant le tuer? C'est ridicule. Ensuite, que signifient des phlébites dont le siége n'a ni rougeur, ni gonflement et n'accuse aucune douleur? Rien autre chose, sinon que l'on torture le sens commun. Mais les veines étaient béantes; mais l'organisme est profondément altéré, il se décompose, et comment serait-il possible alors d'obtenir des cicatrices? Mais le membre est infiltré; mais tous les jours on observe cette complication dans l'état où le docteur nous a peint le malade, et certes, sans qu'on puisse l'attribuer à des piqûres; et pourquoi voudrait-on qu'il en fût différemment dans le cas présent? Ensuite, une chaleur brûlante à la peau et un pouls à 100 avec phlegmasie mortelle de la membrane qui tapisse la surface interne du cœur sont impossibles, et les admettre serait établir une donnée basée sur des aberrations de la nature; ce qui n'est pas encore arrivé. Le docteur est ici, ce que nous l'avons toujours trouvé, broussaissien, un esprit localisateur bon gré malgré, et qui prend ici comme plus haut une complication à l'aide de laquelle la nature combat une maladie grave, pour cette même maladie.

Même génie pour la médication que celui qu'il nous a déjà
montré ; il applique 20 sangsues à l'avant-bras enflé, et il ordonne
des bains locaux, des cataplasmes, des limonades, la diète et des
lavements. Ainsi, la nature enfante un moyen qui peut aider à
combattre l'affection morbide générale, et que fait le docteur ? Il
le combat, et croit ainsi faire taire le délire, enlever la chaleur
vive et l'aridité de la peau, la sécheresse de la langue et rendre
naturels les 100 battements du pouls. L'espoir du docteur fut
trompé ; quelques heures après une médication si habile, le malade n'existait plus, et vite on s'appuie sur le cadavre pour justifier son système. Mais d'abord, l'autopsie est très incomplète ;
le docteur passe sous silence l'état de la membrane muqueuse
des voies digestives, et pourquoi ? C'est parce qu'il faut bien
prouver que l'on a raison bon gré malgré. Cependant, Broussais
crut montrer jusqu'à l'évidence que la langue sèche, grillée, la
chaleur vive, que la fièvre enfin, étaient l'expression constante
d'une phlegmasie de la muqueuse de l'estomac et des intestins
grêles ; M. Bouillaud lui-même a adopté cette opinion, et alors,
que penser de ce dernier auteur ? C'est que pour lui deux tissus,
essentiellement différents dans leur structure et leurs fonctions,
peuvent exprimer des phénomènes morbides identiques. Si Bichat revenait de l'autre monde, le docteur Bouillaud y partirait.
Mais les surfaces internes des veines sont rouges. Soit, mais ce
n'est pas là une preuve de phlegmasie, ainsi que je l'ai prouvé
plus haut, car qui est-ce qui ignore que les rougeurs sont très
communes sans qu'on puisse les considérer telles que l'a fait le
docteur Bouillaud, surtout quand on réfléchit que la prétendue
phlogose était partie du bras, s'étendait jusqu'au cœur droit et
dans les veines cave iliaque et crurale, sans que le malade éprou-
vât la moindre douleur au bras, à la région du cœur, et le long
du trajet des autres veines, quoique la phlogose fût si rapide,
si étendue et mortelle. D'ailleurs, en formant une inflammation,
la nature a pour but d'obtenir de la suppuration, afin de suppléer
à la non-décomposition du sang, et, dans le cas présent, on avoue
qu'il n'existait aucune trace de pus, et alors comment admettre
l'opinion du professeur ? Tous les jours on est témoin d'une
foule de désordres organiques qu'amène la lutte de l'économie
contre la mort, sans qu'on puisse admettre qu'ils étaient primitivement cause des symptômes qui nous frappaient pendant la vie.
Chez un homme qui meurt subitement en tombant du haut d'un
toit, le cadavre présente bien d'autres rougeurs, même dans les

veines et les artères ; que diriez-vous de celui qui attribuerait la mort à ces rougeurs, que l'on peut même former à volonté en faisant mourir un animal d'asphyxie ? Vous ririez, eh bien, riez donc des hommes qui suivent une marche contraire.

Plus nous avançons dans l'étude des ouvrages du docteur Bouillaud et plus nous le trouvons tel que nous l'avons dit plus haut, un homme qui interprète mal la nature. Dans la 39ᵉ observation, (p. 12, t. ii), un jeune homme âgé de 27 ans reçoit une énorme pierre sur le membre inférieur gauche, il se forme une plaie affreuse avec altération de toutes les parties molles, à la partie externe et postérieure de la jambe qui fournit un sang abondant ; la peau est décollée dans une grande étendue ; on observe une contusion violente et une infiltration sanguine sur plusieurs points de la cuisse, et une tumeur sanguine autour du genou. Tel est l'état du malade lorsqu'il se présente à l'hôpital Cochin dans les premiers jours de janvier 1825, et quelle en sera la conséquence. Ici chaque point de la peau, du tissu cellulaire, et en un mot des parties molles atteintes, ne trouve plus dans l'air, la lumière, le sang et chaque corps qui l'environne, que des rapports étrangers et par conséquent, la sensibilité de tous les points est exaltée, de là naissent les douleurs les plus violentes. Tel est le premier phénomène morbide, et comme du mal naît le remède, la nature cherchera à abriter les organes triturés en quelque sorte, et le sang arrivera en masse vers ces derniers, afin de fournir les matériaux de la suppuration qui doivent atteindre ce but. Et le sang ne fera, comme on le voit, qu'ajouter au désordre, avant qu'il puisse le réparer, puisqu'il sera un excitant étranger ; et que résultera-t-il de cette marche constante de l'organisme ? Que la sensibilité des divers points organiques souffrants étant extrêmement surexcitée, les exhalants cutanés et muqueux suspendent leurs fonctions, que le sang ne sera plus décomposé comme il devrait l'être et que la fièvre aura lieu. Jusqu'ici, tout est simple, et l'auteur vient lui-même appuyer notre théorie ; car il nous apprend, après avoir décrit l'accident, qu'une fièvre violente ne tarde pas à se déclarer, que le pouls est dur, fréquent et fort ; que le malade est agité, qu'il est dans le délire. Tel est le premier effet des vastes plaies, et d'un autre côté, la nature ne peut agir différemment, puisqu'elle a besoin de conserver le sang, pour le porter sur la région affectée et fournir des matériaux pour la suppuration.

La fièvre produite, le sang arrive en masse dans les capillaires sanguins des régions malades, déjà mourantes et accablées en même temps par tous les excitants qui agissent sur elles. Tel est le second effet, et nous avons alors une inflammation des plaies et de toutes les parties environnantes qui tombent tout de suite en gangrène; la cuisse se tuméfie à la fois par l'infiltration sanguine et la fluxion inflammatoire devient aussi emphysémateuse et résonne comme un tambour quand on le frappe. Ainsi, les parties organiques mourantes dès le principe succombent sous leurs excitants, l'effort que tentait la nature n'ayant pu réussir. Dès lors, le principe de vie qui présidait au reste de l'organisme non meurtri s'affaisse par continuité de tissu, la sensibilité modifiée ne peut supporter aucun excitant naturel; le sang est alors un corps étranger pour tout l'organisme; ce liquide n'est plus décomposé comme il devrait l'être, et alors, que doit-il arriver? Que le malade épuisé, sous tous les rapports, tombera dans la prostration complète, et qu'il succombera rapidement. L'auteur confirme lui-même par son récit ce que j'avance.

Ainsi, tout s'enchaîne dans les lois physiologiques comme dans les lois physiques, et savez-vous maintenant à quoi le docteur Bouillaud attribue tous les symptômes consécutifs à la plaie? Un pouls dur, fréquent, fort, avait frappé son imagination; il ne rêve qu'endocardite, et vite, il s'empare des deux systèmes sanguins pour examiner les débris. Ainsi, la membrane interne des veines des membres inférieurs et de la veine cave ascendante, est d'une rougeur frappante qui se prolonge dans les cavités du cœur, surtout autour des valvules, dans l'artère et les veines pulmonaires, et vite, il admet que les symptômes que l'on a observés pendant la vie sont évidemment la suite d'une inflammation traumatique du système veineux. Selon cet auteur, la membrane interne de l'aorte et des artères qui naissent du cœur était également rouge, mais d'un rouge écarlate, et non brunâtre ou noirâtre comme celle du système veineux, et les rougeurs ne sont qu'un surcroît de preuves qui étayent son opinion sur laquelle nous allons faire quelques observations.

D'abord, pour paraître vrai, on aurait dû faire des investigations dans tous les viscères, cependant le docteur Bouillaud n'examine que le système sanguin, et comme à la suite de ces morts ci-dessus décrites, tous les viscères montrent quelques traces de rougeur autrement communes que celles des veines; certes, puisqu'on veut tout rattacher à des phlegmasies, on doit admettre qu'il existait des phlegmasies, soit de l'estomac, soit des intestins grêles qui auraient produit le délire, la prostration, etc. Si ensuite, on remarque que les veines sont d'une nature presque fibreuse ; que lorsqu'on les observe à l'état variqueux dans presque toute l'économie, elles sont encore insensibles, tandis que la peau phlogosée, déchirée dans un large espace, accuse d'horribles douleurs, nous devons penser que c'était plutôt la vaste plaie qui influençait le cœur, que la rougeur des veines ; et j'ose croire qu'en raisonnant ainsi, je suis dans le vrai. D'ailleurs, le pouls se développe immédiatement après la formation de la plaie, tandis que la phlegmasie veineuse demande un certain laps de temps pour se former, et alors, c'est une preuve de plus de l'erreur du professeur. Les phénomènes morbides survenus à la suite de la plaie n'ont pu avoir lieu que comme je l'ai dit plus haut, alors on se rend facilement compte de l'emphysème de la cuisse, du météorisme du ventre, du délire et de la prostration ; et comment les concevrez-vous, si vous les attribuez à l'endocardite et à la phlébite ? Certes, il vous sera impossible de démontrer le lien qui existe entre ces deux dernières maladies et les autres symptômes, et par conséquent, comment le malade souffre, résiste et meurt. Ensuite, si l'on raisonne par analogie, certes, nous trouvons que, dans le panaris, le doigt ne peut se contracter, que le cœur atteint d'une inflammation mortelle devrait avoir des mouvements à peine sensibles, et précisément c'est le contraire ; le pouls est fort, plein et violent, de sorte que le docteur Bouillaud, ainsi que je l'ai dit, est en dehors du plan général de la nature et par conséquent de la vérité. Broussais, en montrant à la suite de la mort des fiévreux, la muqueuse gastrique plus ou moins foncée ou rouge, avait quelque apparence de raison, pour l'homme peu observateur, d'attribuer la fièvre à une phlegmasie ; mais au milieu de désordres organiques affreux qui entraînent avec leur mort celle du reste de l'organisme, oublier les tissus les plus expressifs et par conséquent les plus influents, pour expliquer les symptômes, surtout les battements violents du cœur et chercher à les lier à une phlegmasie que rien ne prouve et que l'analogie la plus simple repousse, c'est avoir renoncé au sens commun.

Si, dans les ouvrages de l'auteur, on ne peut admettre la prétendue inflammation de la membrane qui tapisse les cavités du cœur ; si, pour se faire une véritable idée des symptômes qu'il groupe autour de cette prétendue endocardite, on est forcé de repousser les systèmes et de se placer sur le plan de la nature et l'enchaînement de ses phénomènes, on est encore forcé d'agir de même dans la cardite aiguë.

Un soldat entré à l'hospice est déjà aux trois quarts guéri, et, par conséquent, il est considéré comme guéri. Malheureusement il s'endort sur un banc de pierre ; il est pris d'un mouvement fébrile, et vite le soldat est *atteint d'une maladie du cœur*. Quelques jours après, le mal augmente et le malade accuse de vives douleurs dans les genoux, *une fièvre intense et une chaleur brûlante à la peau*. Le mal s'aggrave, et le soldat meurt en une dixaine de jours, après avoir supporté deux fortes applications de sangsues, une saignée jugulante et six autres saignées ordinaires, dont une le jour même de la mort. Ainsi, d'après le docteur Bouillaud, le cœur enflammé enflamme les genoux ; puis un cœur enflammé retient ses mouvements, alors la circulation diminue ; par la même raison la chaleur s'éteint, ainsi que je l'ai dit plus haut, et, cependant ici il produira une chaleur brûlante à la peau. C'est ainsi que le sublime copiste du systématique Breton comprend la douleur, et par une conséquence toute simple, si le pauvre soldat succombe rapidement, ce n'est pas parce qu'il a été trop saigné, mais parce qu'il avait le cœur *enflammé !* Dans la cardite, comme dans la prétendue endocardite, l'auteur rapporte à une affection locale des symptômes qui sont étrangers à cette affection morbide, que d'ailleurs rien ne démontre dans les lésions organiques du cœur qui ont lieu par atrophie ou hypertrophie.

Ainsi, dans la première observation, le cadavre offre des adhérences des poumons, des ossifications, des ulcérations sur la surface interne de l'aorte ; et l'on rapporte que le tissu artériel était friable, comme terreux (p. 356, t. 1ᵉʳ). On lit dans la deuxième observation que le malade avait éprouvé plusieurs fluxions de poitrine, qu'il était sujet à des crachements de sang (p. 360), et l'on rapporte qu'une tumeur que l'on observait pendant la vie, à droite du sternum, était tout simplement un anévrisme de l'aorte ascendante, dont le développement était tel qu'elle avait refoulé le poumon contre les parties latérales supérieures et postérieures du côté droit. On ajoute que ce poumon ainsi refoulé était atrophié, avait contracté de solides adhérences avec la tumeur. (P. 361,) La troisième observation est très intéressante, en ce que le poumon gauche n'offrait que quelques adhérences à la plèvre costale que l'on observe après la mort dans l'hypertrophie, et que l'on rapporte qu'une saignée du bras, pratiquée à minuit, produisit un calme tel que le malade se crut guéri les jours qui suivirent la saignée, pendant que l'on rapporte sur le cœur des détails anatomiques qui ne prouvent pas certainement, à coup sûr, l'existence d'un anévrisme actif. (**P. 367,**) A la quatrième observation, on écrit que le poumon droit avait contracté des adhérences, et que la surface interne de l'aorte et de plusieurs artères était dégénérée. Dans la cinquième observation, (p. 370,) on rapporte un hydrothorax et un rétrécissement de l'orifice de l'artère aorte. Dans la sixième, (p. 373,) toute la surface interne de l'aorte est couverte d'écailles calcaires ou fibro-cartilagineuses. Si l'on porte son attention sur la septième observation, on écrit que le malade avait été sujet à des fluxions de poitrine (p. 376), et qu'après la mort le péricarde adhère de toutes parts avec la plèvre voisine, tandis que de fausses membranes fibrocelluleuses unissent les poumons aux parois pectorales. Parcourez l'observation suivante, (p. 381,) non-seulement on dit que la malade était sujette à des affections catarrhales, mais encore qu'après la mort les poumons offrirent deux ou trois points durs et engorgés et que la plèvre avait contracté des adhérences. Que l'on étudie successivement chaque observation rapportée par **M. Bouillaud,** et malgré leur imperfection, puisque le cadavre n'est jamais d'accord avec l'expression des symptômes, on y trouve, et surtout dans le cadavre, la preuve que les hypertrophies du cœur sont le résultat *d'une phlegmasie ou d'une altération organique, étrangère d'abord au cœur.* Que disent ces observations? Que les malades étaient sujets à des fluxions de poitrine, à des affections catarrhales; que l'on trouve après la mort des points des poumons durs et engorgés, des fausses membranes dans ces poumons, des adhérences pleuretiques, des compressions des poumons par des tumeurs anévrismatiques, des atrophies de ces mêmes poumons, etc., etc., et c'est dire que partout le docteur Bouillaud prend l'effet pour la cause, et une maladie consécutive pour une maladie primitive, puisque nos maux n'arrivent jamais primitivement aux organes situés le plus au centre de l'organisme.

Passons maintenant aux observations sur les dilatations, les atrophies du cœur. Ici, comme partout ailleurs, on remarque que l'auteur prend la partie pour le tout et l'effet pour la cause. La première observation nous présente Mongenot comme doué d'une constitution essentiellement lymphatique, dont la peau est blanche et la poitrine longue et étroite, et qui a un caractère très doux. Ce malade est, comme on voit, prédisposé aux rhumes de poitrine, ce qu'apprend son histoire; enfin, il arrive aux phénomènes morbides suivants : toux , crachats *épais* , abondants , muqueux, verdâtres, non mêlés de sang depuis six semaines , etc. (p. 518, t. 1er). On rapporte aussi (p. 519, t. 1er) que le malade accuse une langue sèche, la soif, l'inappétence, des nausées et quelquefois des vomissements après les quintes de toux, les dévoiements sans coliques, de la sueur à la peau , des sueurs nocturnes , *un pouls petit, fréquent et faible,* etc., etc. On ne peint ici qu'un phthisique. Cependant, pour le docteur Bouillaud, le symptôme prédominant sera une dilatation du cœur, parce qu'après la mort les ventricules de ce dernier seront plus amples et plus minces que dans l'état de santé, quoique *cette dilatation soit accompagnée des destructions pulmonaires les plus complètes.*

Lismelin (p. 521, t. 1er) éprouve des chagrins, il tombe dans une tristesse profonde, puis vient la misère, puis une mauvaise nourriture; le scorbut paraît, le malade devient apathique, et enfin il tousse de temps en temps. On voit dans ces quelques lignes, une altération profonde de l'organisme compliquée du scorbut, et qui annonce aussi que les poumons trop affaiblis résistent mal à l'action de l'air. Mais enfin, la maladie fait des progrès; des hémorrhagies paraissent, la toux devient continue, le malade succombe, et le docteur regardera néanmoins comme maladie primitive les dilatations du cœur qu'il trouve après la mort, quoiqu'il nous apprenne que les poumons étaient parsemés d'une quantité innombrable de tubercules, que leur plèvre était partout adhérente à la plèvre costale. De sorte qu'ici, comme ailleurs, il prend l'effet d'une maladie pour la maladie même.

Telles sont les observations que le docteur Bouillaud rapporte dans son ouvrage, sur ce qu'on nommait jadis anévrisme passif du cœur. On voit qu'il s'est chargé à lui seul de prouver ce que j'ai avancé plus haut sur sa marche ordinaire en médecine, qu'il est un plat copiste du plat Corvisart, et qu'il n'est pas difficile de reconnaître pendant la vie les dilatations du cœur. En effet, si l'on se rappelle que, pendant la vie, les malades chez lesquels on les observe sont d'une constitution très débile, acquise ou innée, et que cette constitution reste telle parfois pendant des années ; qu'il n'est pas étonnant alors qu'elle finisse par accuser mille symptômes divers, que les poumons s'affectent, que dans cette décadence générale, le cœur s'affaiblisse à son tour, et qu'alors il résiste mal au sang qui le parcourt, et que les parois s'amincissent et le dilatent à l'instar des autres tissus placés dans les mêmes circonstances, tels que les vaisseaux artériels et veineux. D'ailleurs, si l'on avait observé que le cœur est placé au centre de l'organisme, qu'il doit ainsi être moins sujet à s'affecter que les autres tissus, attendu que la mort, ainsi que je l'ai répété si souvent, s'étend de la circonférence au centre ; certes, en observant tant de symptômes si manifestes sur d'autres organes, on n'eût pas été assez borné pour regarder toujours comme primitifs ceux qui avaient leur siége dans le cœur.

M. le docteur Bouillaud est comme Corvisart, il prend l'effet pour la cause et la partie pour le tout ; et, comme dans la lutte contre la mort, les poumons ou les tissus qui les composent entraînent dans leur lutte le cœur, certes, il n'est pas difficile, chez les mourants, d'énoncer d'avance une partie des lésions de son tissu, ainsi que le pratiquait Corvisart. Il a cru, par l'usage du stétoscope préciser mieux les affections cardiaques, mais là où Laennec dit oui, il dit non ; et sur le même sujet, même désaccord entre lui et son rival, le docteur et professeur Piorry. La médecine physique naguère pâle, est bleue aujourd'hui : l'expérience l'a tuée. Ici comme les autres organes, le cœur troublé dans ses fonctions par des causes différentes réfléchit les mêmes symptômes, et par la médecine physique, appréciez-vous cette différence de causes qui, ignorée, vous rend funeste aux malades ? Non, sans doute, et les malades cités dans mes écrits prouvent cette vérité.

En un mot, ne jamais préciser la cause du mal ; se montrer absolument étranger à l'expression de la douleur ; ne pas savoir même en ébaucher le tableau ; chercher toujours une phlegmasie comme point de départ de la maladie générale ; attribuer à ce point des effets que l'observation et le sens commun repoussent ; ne chercher à comprendre la souffrance que par des investigations cadavériques quand la vie n'est plus ; ne tenir aucun compte des rapports inévitables des débris organiques avec l'excitant général ; méconnaître la nature morte ; mettre ensuite en contradiction ce qu'est censé dire le cadavre et ce qu'exprimait la maladie ; partir d'une fausse interprétation de ce même cadavre pour combattre le mal, et être ainsi conduit à un système de thérapeutique entièrement destructeur par les larges et trop nombreuses saignées qu'on pratique ; enfin outrer le système broussaissien, voilà quelques idées du *Traité de clinique*, des maladies du cœur du professeur Bouillaud, ouvrage qui prouve jusqu'à quel point la barbarie peut s'élever en médecine, quand la

science est confiée à de faibles cerveaux, et constituer une véritable folie. Un jour viendra où les ouvrages du docteur Bouillaud
inspireront une sainte horreur pour l'époque où il vivait, surtout
quand on se rappellera que, comme les auteurs précédents, il
finit par se repousser lui-même en abandonnant des moyens thérapeutiques pour pratiquer ceux que nos inspirations médicales
populariseront avec des cures inconnues jusqu'à ce jour, et alors
on finira par éviter les malheurs inouïs des systèmes ; on finira par
admettre que nul ne doit être professeur dans une faculté qu'après des concours basés sur des faits comparés et obtenus publiquement où il se sera montré le premier en succès.

LE DOCTEUR P. RAYER.

Le titre du premier ouvrage de cet auteur est *Traité des maladies de la peau*, et si j'ai le malheur de l'ouvrir, je trouve, en tête
du premier volume, une dédicace à M. Dumeril, ce qui me prouve
que M. Rayer, en cherchant un protecteur, ne sera jamais qu'un
protégé.

Quant à la préface, elle est courte d'une page et demie environ,
et la raison en est simple, c'est que l'auteur, traitant un sujet
embrouillé, aurait été trop long pour donner en une préface une
idée précise de son sujet, qu'il embrouille encore.

Dans la demi page de sa préface, l'auteur écrit ce qui suit :
*J'ai indiqué, dans un cours historique, les premières observations
faites sur chaque maladie, les recherches qui en ont rendu successivement l'histoire plus complète et les meilleures monographies
dans lesquelles ces divers travaux ont été résumés.*

Ce qui veut dire, en d'autres termes, que l'auteur fait à son
ouvrage une petite introduction de soixante pages seulement, où
depuis Hippocrate jusqu'à nos jours des centaines de médecins de
tous les pays du monde, et surtout les étrangers, sont cités à propos du sujet qu'il envisage, afin qu'on n'ignore pas son savoir
un peu laborieux sans doute, mais jamais empreint de génie.

Après l'introduction vient la classification des maladies de la
peau. (Page 2,) Le docteur Rayer classe ensuite les inflammations
de la peau, d'après *le nombre et la forme de leurs lésions élémentaires ;* mais comme ces formes et ces lésions ne sont jamais bornées, qu'elles sont infinies, qu'elles se confondent tellement que

les plus habiles ne peuvent souvent les distinguer, il en résulte que le copiste de Willon est, comme son original, un classificateur qui n'a pas le sens commun; car ce n'est pas avec l'étude des formes qu'on peut reconnaître si la maladie dépend d'une altération générale ou de faux rapports du derme, etc., et alors, que saurez-vous quand vous aurez étudié les diversités de formes ou de lésions? Rien.

M. Rayer classe sur la même ligne la rougeole, la scarlatine, la variole, la suette miliaire, la vaccine, la couperose, l'orgeolet, le clou, etc., qu'il regarde toutes comme des inflammations. Le docteur Rayer est un singulier docteur; il paraît qu'il n'a pas d'yeux pour voir, sinon il aurait toujours observé que les rougeoles, les scarlatines, les varioles, etc., sont toujours précédées de la fièvre, ce qui n'est pas et ne peut être pour une foule d'autres maladies qu'il désigne, et que, comme ses prédécesseurs, il prend toujours l'effet pour la cause.

Ensuite, est-ce que la rougeole, la scarlatine, etc., sont des inflammations? Est-ce qu'elles ont les caractères de la variole? Non, sans doute. Expliquez-nous ce que vous entendez par inflammations et jamais, grand docteur, vous ne ferez comprendre à qui que ce soit que toutes ces maladies sont des inflammations. M. Rayer en est ici aux pauvres idées broussaisiennes! Il ne précise rien, et voilà comme il entend les progrès.

Après des généralités sur les inflammations de la peau, et leur traitement où l'auteur cite toujours, sans rien préciser, sans jamais rien apprendre à son lecteur, M. Rayer arrive enfin aux inflammations exanthémateuses; et pour ne pas m'enfoncer dans un labyrinthe, je vais, pour le faire apprécier, choisir quelques-uns des sujets les plus ordinaires afin d'être mieux compris.

Page 116, § 110, tome 1ᵉʳ, l'auteur, après avoir avancé que la rougeole a son siége dans l'*injection sanguine de la peau,* ajoute que parfois elle s'étend *au tissu cellulaire sous-cutané.*

1º Docteur, la rougeole ne peut être la suite d'une injection sanguine, mais d'un engorgement des capillaires sanguins épidermoïques, effet produit par la fièvre; et, comme vous le voyez, c'est là une première erreur où vous tombez. Quand, dans cette maladie, le tissu cellulaire sous-cutané est affecté, alors il existe une autre maladie, et alors, docteur, vous confondez une complication simple de la fièvre avec une autre maladie qui naît de cette première complication.

Dans la description générale qu'il donne des inflammations

exanthémateuses , non-seulement M. Rayer ne montre aucun ordre, mais il épouse encore toutes les niaiseries médicales de Broussais ou de ses copistes, ce dont voici la preuve, page 117, § 212 : « Les exanthèmes cutanés coïncident souvent avec des « inflammations de même nature de la membrane muqueuse « gastro-pulmonaire. Plusieurs *même n'offrent de véritable inté-* « *rêt pratique qu'à cause de ces rapports importants.* Parmi les « phénomènes précurseurs qui signalent souvent l'invasion des « inflammations exanthémateuses, il en est tels que *légers fris-* « *sons* suivis *d'une chaleur halitueuse de la peau,* et la fréquence « du pouls, qui expriment plutôt un trouble général des fonc- « tions qu'une affection locale; d'autres, tels que la rougeur des « bords et de la pointe de la langue, une soif plus ou moins vive, « un dégoût pour les substances animales, la difficulté de la dé- « glutition , la toux et le râle bronchique, etc., indiquent une « véritable association de l'inffammation des membranes mu- « queuses avec celle de la peau. Il y a quelquefois un rapport « assez fort entre l'intensité de l'inflammation de la peau et « celle de ces membranes; plus souvent le développement exté- « rieur des exanthèmes, est entravé par l'intensité des affections « gastro-intestinales , pulmonaires ou cérébrales; il peut aussi « arriver que d'autres lésions s'associent à cet état complet, « qu'elles rendent plus ou moins graves, selon l'importance des « organes affectés et la nature de la cause qui a produit le déran- « gement des fonctions. »

Mais, docteur, vous rêvez, 1° les exanthèmes cutanés, tels que la rougeole et la scarlatine surtout, ne coïncident pas avec des inflammations de la muqueuse gastro-pulmonaire; car si ces dernières existaient, elles empêcheraient les exanthèmes de paraître, attendu que la sensibilité des organes les plus importants étant excitée fait taire celle d'un organe moins sensible.

La plupart de ces exanthèmes n'offrent, dit M. Rayer, un véritable intérêt pratique qu'à cause de ces rapports importants. Et que signifient-ils pour nous? Que des inflammations qui se compliquent d'autres inflammations. Vous ne manquerez pas de dire que votre expérience vous confirme dans cette opinion, et votre théorie, pour la défendre, est celle des modificateurs de la théorie broussaisienne; mais les faits des docteurs que vous citez dans votre introduction vous démentent; car ceux qui conseillaient le tartre stibié pour guérir la rougeole, la scarlatine, et qui citaient de si beaux succès, auraient constamment augmenté

l'inflammation de la muqueuse des voies digestives, et par conséquent les exanthèmes dont je viens de parler, tandis que cela
n'était pas.

Même langage pour l'inflammation des poumons, une fois existante, les exanthèmes ci-dessus indiqués devraient se montrer, et
que disent l'expérience et une véritable théorie, que cela ne peut
être. De plus, quand la pneumonie existe, on se sert de kermès
pour irriter la muqueuse gastrique et dériver la pneumonie, et
certes, en agissant ainsi, les succès sont communs; cependant
on irrite la muqueuse gastrique; au lieu de dériver on devrait
augmenter la phlegmasie pulmonaire, et, d'après votre théorie,
produire soit la rougeole, soit la scarlatine, et il n'en est rien.

Pour prouver les rapports de ces exanthèmes cutanés, le docteur Rayer énumère juste les symptômes précurseurs de leur invasion ; mais constamment tous ces symptômes précurseurs existent les premiers, ils sont ceux que l'on désignait anciennement
sous le nom de fièvre; et quand la rougeole paraît, par exemple,
cette éruption calme toujours cette fièvre, ce dont je dirai ailleurs
la raison, et alors que signifie votre langage? Qu'on écrit ce qu'on
écrivait et ce que l'on n'écrit plus. Broussais est mort, bien mort,
et M. Rayer ne le ressuscitera pas. En un mot, ce que je viens
d'écrire fait juger l'article entier qui nous donne toute la mesure
du savoir médical de l'auteur.

Malgré le seul mérite de l'auteur d'être un copiste, nous allons
l'examiner dans le sujet rougeole, paragraphe 171 ; il la décrit
depuis le paragraphe 235 jusqu'au paragraphe 236.

Selon l'auteur, la rougeole est une inflammation exanthémateuse
et contagieuse, *précédée de frissons*, accompagnée de larmoiement, d'éternument, de toux férine, etc.

M. l'auteur, vous traitez votre sujet sans la moindre analyse,
car il n'est pas vrai que cette maladie soit précédée de frissons ;
mais de la fièvre qui débute par le frisson, et ce dernier mot ne
caractérise pas la fièvre. Ensuite, quand la rougeole paraît, c'est
à la suite de la réaction de la calorification dans la fièvre, sinon
elle n'aurait pas lieu, et c'est dire encore une fois que vous êtes
en contradiction avec vous-même lorsque vous avancez que vous
présenterez des descriptions plus vraies que par le passé.

La *rougeole est, dites-vous, accompagnée de larmoiement, d'é-
ternument.* Non, cela n'est pas, et quand cela est, cette maladie
constitue plus que la rougeole, puisque la membrane muqueuse
faciale est irritée.

Ensuite, dans toutes ses périodes, la rougeole n'est pas accom‑
pagnée de ces symptômes; cela ne peut être que dès son appari‑
tion, car du moment où cette éruption est établie, la fièvre
diminue, et par conséquent l'éternument et le larmoiement
cessent.

Dans la description de la rougeole, non-seulement vous débu‑
tez en prouvant que vous ne comprenez rien à votre sujet ; mais
où est le tableau réel des symptômes fébriles, au moment de
l'éruption, quand l'éruption est complète, quand elle est sur son
déclin, etc.? Cependant ce sont autant de périodes différentes qui
doivent fixer l'attention du médecin.

Dans la rougeole vulgaire, vous ne la décrivez pas, vous
l'estropiez.

Page 172, paragraphe 236, est-ce qu'elle débute jamais par du
malaise, des lassitudes dans les membres, de l'abattement, par
un sentiment de pesanteur dans les yeux et le front? Dans ce ver‑
biage il n'y a pas deux mots dans un ordre analytique, et il n'est
pas vrai que cela soit ainsi; puisque ces symptômes existent avant
cette éruption et qu'ils diminuent aussitôt que cette éruption
paraît.

Suivez tout cet article, et quoique l'auteur s'appuie sur
Morton, tout le reste est comme à son début une suite d'erreurs
continuelles que repoussent l'observation et l'expression analyti‑
que de l'organisme malade.

Ce que je dis du génie de l'auteur dans la rougeole s'applique
également à toutes les éruptions cutanées précédées de la fièvre.
Partout il ignore que celle-ci est la principale maladie, partout il
la décrit si mal, qu'il n'existe pas une seule fièvre dont le tableau
ne soit des plus incohérents, ou mieux des plus absurdes. Etran‑
ger à la manière de vivre de l'homme soit extérieurement, soit
intérieurement, le docteur Rayer ignore comment la fièvre paraît,
dans quelles circonstances elle se forme; que l'éruption cutanée
est un remède contre la fièvre, que la rougeole suit les périodes
de la première; que cette éruption est toujours essentiellement
mal décrite, que l'on trouve des symptômes qui ne peuvent être
liés avec d'autres qu'il énumère, que très souvent l'auteur écrit
dans la première période ce qui n'est pas dans la seconde; étran‑
ger à la fièvre et à sa complication, l'éruption, ainsi qu'au plan
général de la nature, dans l'ordre de la formation des maladies, il
voit dans la plus légère variété d'éruption une maladie d'un ca‑
ractère à part, multiplie ainsi nos maux à l'infini sans jamais en

apprécier un seul ; il est systématique pour combattre la maladie dont la théorie fut un système affreux; si la maladie résiste , placé dans un dédale, il se livre toujours à ses inspirations d'emprunt, parce que le mal lui étant inconnu, il ignore encore que par son traitement il l'aggrave, tandis que dans le cas contraire la maladie eût rapidement disparu ; et en un mot, loin d'éclairer son lecteur, il écrit très longuement toutes les erreurs surannées avec l'addition des bévues du système broussaisien.

Considérons maintenant M. Rayer dans les éruptions non précédées de fièvre appelées vulgairement dartres. Je prends au hasard l'une d'elles qui porte le nom de *couperose*, tome Ier, p. 640. D'abord il trace une description générale de cette maladie. Puis vient une première variété qui s'annonce par des pustules disséminées sur la face, et selon l'auteur, cette éruption *s'avive par le plus léger écart de régime.*

Cette variété appartient à la jeunesse ; mais il est une variété qui appartient à l'âge mur, et que l'auteur décrit avec un soin minutieux; mais supposons que les causes soient aussi fortes ou plus fortes dans le premier cas que dans le second, et certes, il arrivera que la variété de couperose que vous ne reconnaissez que dans l'âge mur sera identique à celle que vous admettez chez les personnes encore jeunes , et alors, docteur, à quoi sert cette distinction ?

Ce n'est pas tout; l'auteur ajoute : outre *ces différences dans la dimension et la marche des pustules, des taches érythémateuses* et des *indurations tuberculeuses, la couperose présente une foule de nuances, suivant l'étendue qu'elle occupe et la nature des affections qui la compliquent.* (p. 642, t. Ier). Voilà ce qu'écrit l'auteur, et comme la figure du malade peut être très pâle naturellement, ou avoir la figure parsemée de beaucoup de capillaires sanguins , ou naturellement très brune, et qu'il peut être soumis à un régime végétal ou à l'usage des viandes et des vins, etc. , etc., vous sentez, lecteur, que la couperose peut emprunter mille formes différentes, et si vous suivez les exemples de M. Rayer, vous rendrez la maladie inintelligible, ne pouvant distinguer les variétés les unes des autres.

Si nous étudions dans M. Rayer les causes de cette maladie , savez-vous ce que vous apprendrez, lecteur? Rien. Surtout, lorsqu'il assure que les excès de table contribuent à la naissance de cette maladie quand il est positif que les personnes qui y sont le plus sujettes, sont celles par exemple qui sont le moins habituées à ces excès.

Le docteur croit qu'on peut guérir la couperose lorsque l'individu qui en est atteint est jeune, et qu'elle est récente, et dans le cas contraire, il vous condamne à garder votre maladie ! Malheureusement *le génie* de **M.** Rayer est dans l'erreur, et s'il s'appuyait pour guérir sur certains genres de causes qu'il ignore complètement, certes il tiendrait un langage plus consolant.

Comme vous devez bien le penser, pour guérir son malade, **M.** Rayer conseille le régime antiphlogistique, et, pour surcroît de médication, la saignée du pied répétée convenablement, les applications réitérées des sangsues derrière les oreilles, sangsues aux tempes, aux ailes du nez, et s'appuie de l'exemple d'Ambroise Paré (page 645), qui, à son époque, comme les chirurgiens de nos jours, pratiquait la médecine sans y rien comprendre. Mais **M.** Rayer a-t-il beaucoup de guérisons de cette nature, obtenues par ce traitement ? Hélas ! docteur, nous qui n'imprimons pas les bévues des autres, nous vous dirons que jamais vous n'en avez obtenu une seule.

Mais ces moyens *curatifs* auxquels il ajoute le petit lait, les lavements émollients, les décoctions de semences de coing, etc., sont loin d'être favorables ; son génie, à **M.** Rayer, rappelle le passé, et vite il cite les anciens qui faisaient un usage fréquent de liniments, dont la base était la térébenthine, le vinaigre, le savon, la myrrhe, etc.

Quel goût médical ! quels choix de moyens curatifs, ô docteur ! guérissait-on mieux chez les anciens ? J'en doute, docteur, et si vous n'étiez pas déjà médecin d'un ex-roi, vous seriez fait pour le devenir.

Mais le docteur ne s'est pas borné à une seule inspiration d'autrui, et il ajoute : « Dès le début des couperoses légères, ou dans « des cas plus graves, après avoir pratiqué des émissions san- « guines plus ou moins considérables, on emploie quelquefois, « avec succès, des lotions faites avec de l'eau distillée de roses, de « lavande, de petite sauge, etc., dans laquelle on ajoute un « sixième ou un tiers d'alcool, suivant l'état des pustules (p. 946, « t. 1er). » Mais où sont ces succès sur lesquels s'appuie l'auteur pour donner de pareils conseils ? Hélas ! personne ne les a vus ni connus, et si quelque inventeur de succès *inconnus* soutenait le contraire, nous pourrions sans crainte lui répondre par un sourire dédaigneux.

Vient encore un nouveau remède, et M. Rayer écrit, même page, « On se sert encore avec *avantage d'une solution de quatre à huit grains de deutochlorure de mercure dans une livre d'eau de roses et une once d'eau de Cologne.* » Du mercure et de l'eau de Cologne pour guérir une couperose ! ! Et s'il arrive que le mal augmente ou résiste, viendront ensuite les eaux sulfureuses de tous les pays et sous toutes les formes, même la cautérisation, et toujours viennent des succès que l'on énumère dans les livres de M. Rayer surtout, mais qui sont démentis, oui, démentis par ceux qui souffrent.

Mais laissons là le sujet auquel on croit donner quelque apparence de vérité, en citant celui qui recommandait sottement le mercure, et Ambroise Paré qui, dans sa barbarie, conseillait des vésicatoires sur la figure, etc., etc. L'auteur est si empreint des vieilles recettes médicales, toutes empiriques, qu'il se réfute lui-même, et je passe aux *éruptions syphilides* (p. 340, t. II). Cet article est curieux en ce qu'il contient plus de cent quarante pages, qu'on y énumère toutes les bévues imprimées et publiées de nos jours sur les causes bien innocentes de la syphilis, et qu'à propos d'éruptions cutanées, on traite de la *blennorrhagie*, des ulcères primitifs ou chancres, des bubons, des syphilides héréditaires, des syphilides épidémiques, des syphilides à formes éruptives, etc., etc.; syphilides qui sont au nombre de dix-huit principales et présentent au moins plusieurs centaines de variétés, ce qui ne saurait être autrement pour les *connaisseurs des maladies cutanées*, ainsi que le prouve admirablement l'auteur. Il ne nous reste qu'un regret; c'est qu'à propos de chaque maladie qui attaque un organe ou un tissu différent de la peau, il ne nous ait pas entretenu d'une odeur d'urine dans certaines sueurs, à propos de la rétention d'urine grave; qu'il ne nous ait pas mentionné la jaunisse ou l'ictère, à propos d'une maladie de foie; d'une distension de la peau, à propos d'une oscite, etc.; nous aurions quelques volumes de plus à propos des maladies cutanées, en décrivant des maladies étrangères à la peau.

Dans le traitement des syphilides que conseillera l'auteur? Comme ses confrères, il est tout plein de sublime, et pour prouver qu'il a raison, le docteur Rayer cite de grands noms en médecine; mais la maladie qui résiste ou qui s'aggrave sous l'influence du mercure, celles bien plus terribles encore qu'il produit, ne l'empêchent pas d'adopter le mercure *comme le seul moyen curatif des syphilides.*

Néanmoins, M. Rayer est prudent, très prudent; il conseille des modifications dans l'usage de ce médicament héroïque; mais avec une observation si précise, un tact tellement médical, qu'on n'en sait pas plus pour guérir les syphilides, qu'on n'en savait avant la lecture de l'ouvrage, ce qui ne pouvait être autrement; et, pour éviter les répétitions, je renvoie le lecteur à mon opinion sur l'ouvrage de M. Ricord, où, en quelques lignes, il pourra mieux juger M. Rayer.

En résumé, dans les éruptions cutanées sans fièvre qui précèdent leur apparition, le docteur Rayer place au milieu d'elles des maladies qui dérivent de celles d'autres tissus; il multiplie les variétés principales de ces éruptions; chacune de celles-ci est bien plus multipliée encore par ses variétés, et, par cette marche, on embarrasse l'esprit au lieu de l'éclairer, et l'on méconnaît la nature réelle de nos maux au lieu de nous apprendre à l'apprécier.

Observez la marche des dartres, de la teigne, etc., constamment vous verrez que leur état le plus simple imite la rougeole sous le rapport de la couleur, et que, dès leur naissance, il se forme sur la peau une exhalation de matière qui ressemble à du son très fin, en supposant toujours que le mal débute par son plus grand degré de simplicité. Faites qu'à la congestion se joigne une phlegmasie, ce qui est facile encore; considérez ce nouveau degré du mal dans des âges et des tempéraments différents, et certes vous ne serez pas en peine de décrire des milliers d'espèces de dartres et de teignes, si vous les classiez seulement d'après la couleur, la forme et la densité de la matière exhalée. Ainsi, celui qui entreprendrait cette œuvre mourrait certainement sans en voir la fin, parce qu'ici, comme ailleurs, la nature ne peut être appréciée dans ses détails que par des principes généraux.

Cette besogne ne parut pas trop forte à une foule de docteurs soit anciens, soit modernes, et M. Rayer est de ce nombre, ce qui n'est pas étonnant quand on est au nombre de ces savants qui ne mesurent l'étendue de leur sujet que sur l'étendue des écrits d'autrui. Néanmoins, avec cette masse d'érudition, que nous dit-il? Il nous dit ce que tout le monde voit journellement; mais que nous apprend-il sur la nature du mal? Rien, absolument rien. Si, au contraire, M. Rayer eût déterminé pourquoi la peau est située à la circonférence du corps, quel lien elle doit avoir avec le reste de l'organisme, et quels rapports la nature lui desti-

naît, certes, avec bien moins de travail, il nous aurait appris
leur cause directe, leur véritable traitement, et il eût servi la
science et l'humanité, au lieu d'encenser des erreurs. Les éruptions cutanées chroniques en prenant ce caractère n'auraient pas
été regardées comme très rebelles ou comme incurables, ainsi
que le prouve l'expérience la plus positive, mais comme pouvant
être améliorées rapidement et guéries presque toujours, lors
même qu'elles étaient très graves, en formulant toujours *d'après
la nature, d'après les plaintes des organes, au lieu d'adopter tout
l'empirisme passé*, de composer le traitement d'une macédoine,
composée de sangsues, de saignées, de lotions aromatiques ou
émollientes, de soufre, d'eaux minérales sulfureuses, de mercure,
d'onguents, de pommade, etc., etc., etc., moyens curatifs suran-
nés, qui rappellent le charlatanisme le plus complet.

Après avoir dit quelques mots de son *Traité des maladies de la
peau,* portons notre attention sur quelques sujets de son *Traité
des maladies des reins*.

Le docteur Rayer aime à suivre les *bons exemples :* un docteur
avait écrit que pour connaître les maladies du cœur, il fallait déterminer le volume, l'étendue, la résistance et la composition du
cœur, et jamais mortel ne fut plus étranger que lui aux connaissances réelles des maladies de cet organe. Pour apprécier les maladies des reins, le docteur Rayer a cru lui aussi devoir déterminer le volume et le poids des reins de l'homme et de la femme
selon les divers âges de l'existence, et pour être plus clair, il a
créé des tables qui marquent le poids des organes urinaires;
mais ici, comme pour le cœur, le poids des reins est très variable;
ainsi, chez un enfant de 8 jours, le rein droit pèse 107 grammes,
tandis que le rein gauche en pèse 144. Très rarement les reins
ont le même poids, ainsi que le prouvent les tables; souvent la
différence est bien plus grande, soit qu'on n'ait que quelques
jours d'existence, qu'on soit enfant, dans l'âge viril ou dans celui
de la vieillesse, et bien plus, quelquefois l'un des reins manque
chez le nouveau-né.

Je ne sais que dire ce qui est. Après ces calculs viennent ceux
du rapport entre les poids des reins selon les âges divers chez les
deux sexes, sous le rapport de leur longueur, leur largeur et leur
épaisseur; mais ici, comme plus haut, toujours la même irrégularité, et cela n'a rien qui étonne si l'on remarque qu'avant de
mourir les reins sont influencés par les souffrances que l'on
éprouve, et que d'ailleurs, appartenant à la classe des viscères

qui, par leur organisme, sont irréguliers, l'on ne doit pas êtr
surpris de la différence des reins entre eux sous le rapport de leur
poids, de leur longueur, de leur épaisseur et de leur largeur.
Rien de plus simple, et toutes ces recherches anatomiques con-
duisent-elles aux connaissances plus réelles des maladies de ces
organes? Lecteur, vous allez juger.

D'abord, l'auteur passe aux altérations cadavériques ; pour lui,
ce savoir est d'une grande importance ; mais quand j'aurai bien
étudié dans plusieurs cadavres : 1° les changements de couleur
des reins ; 2° le renflement de la membrane fibreuse, etc., etc.,
en connaîtrai-je mieux les maladies des reins, ce qu'elles ont été
dans leur principe, et comment elles auront produit l'état cadavérique actuel? Non, et encore non.

Après ces détails si bien coordonnés, l'auteur nous entretient
des *altérations de l'urine en général*, et alors arrivent la nourriture, l'âge, la quantité d'urine, la couleur, l'odeur, la pesanteur
spécifique, l'eau, l'urée, l'acidité, l'acide urique, les urates, les
phosphates, les urines alcalines, l'acide hippurique, l'acide buty
rique, le sang, l'albumine, matières grasses, sucre, lait, urine
huileuse, sperme, pus, médicaments, nuages, sédiments, cré-
moze de l'urine, etc.

Mais malgré vos analyses chimiques que vous citez, docteur
Rayer, vous n'osez parler du type de la composition réelle des
urines, parce que chaque tempérament les modifie ; et alors, avec
toutes ces altérations que vous citez, je vous le demande, en quoi
éclairez-vous la nature des maladies des reins? En rien. D'un autre
côté, certes, vous êtes loin d'avoir énuméré toutes les altérations
de cette excrétion, si l'on réfléchit que les reins réfléchissent, par
la décomposition, toutes les révolutions que le moral opère sur
le physique : celles que font naître les révolutions qu'engendrent
les diversités de nourriture et de boissons ; celles, non moins
communes et non moins importantes, qu'opèrent encore nos
passions, les diversités des saisons, l'atmosphère de chaque heure
de notre existence ; et, tant que vous n'aurez que ce savoir
les urines vous resteront inconnues, quoique vous vous ap-
puyiez sur les Berzelius, les Donné, les Leuwenholk, les Vauquelin, les Lassaigne, les Chevalier, etc., et autres génies, qui ne
serviront jamais à guérir nos maux.

Je laisse ce sujet, et je passe aux maladies des reins. D'abord,
M. Rayer traite des plaies des reins, et, en un mot, de la partie
chirurgicale des reins, que j'abandonne pour arriver tout de suite

à ce qu'on appelle vulgairement la néphrite, qu'il divise en plusieurs variétés, mais qu'il regarde comme des *inflammations des reins* (p. 293, t. IV).

Le docteur Rayer, partisan de l'école de Broussais, ne voit partout qu'inflammation, et toutes les douleurs de reins à l'état aigu sont toujours le produit d'une inflammation des reins ; mais est-ce que le docteur ignore qu'il existe une foule de douleurs qui ne sont pas dues à des inflammations, et que plus la science s'éclaire, plus le système Broussais se rétrécit? Et pourquoi, alors, admettre des néphrites ou des inflammations constantes là où il n'y en a pas toujours, puisqu'en une heure vingt minutes, même en moins, vous pouvez enlever le plus ordinairement les douleurs. Et cela serait-il si l'inflammation des substances corticales et tubuleuses des reins existait, surtout dans des tissus très épais très résistants et toujours en action? Non, sans doute.

Après avoir attribué la néphrite à des causes mécaniques, M. Rayer l'attribue encore à un calcul placé dans la substance du rein, dans le bassinet, ou les calices. Mais ce calcul n'existe que parce que le rein est déjà dans de faux rapports avec l'excitant général appelé sang, et pourquoi alors attribuer l'inflammation seulement à un calcul, puisque l'organe qui le forme n'est plus dans un état normal?

« L'impression du froid et de l'humidité sur le corps en sueur « ou en transpiration a été dans plusieurs cas la seule cause à la- « quelle on ait pu attribuer le développement d'une néphrite sim- « ple (p. 296, t. 1er). » *Docteur de l'hôpital de la Charité*, vous affirmez ce qui n'est pas, attendu que lorsqu'on supprime la sueur lorsqu'on est en transpiration, ce ne sont pas les reins qui viennent alors en aide à la peau, mais bien les muqueuses pulmonaires ou celles des gros intestins. Cette marche est constante dans la nature ; aussi ce que vous avancez ne peut être. Sans doute la néphrite simple peut se développer dans quelques-uns de ces cas ; mais alors les reins étaient très disposés à s'irriter par suite de circonstances antérieures au développement de la maladie, et encore alors ce n'est que par suite de la fièvre qu'a causée cette suppression de transpiration que la néphrite est survenue. Ce que j'avance est constant, et c'est dire que lorsque le docteur Rayer invoque la suppression de transpiration comme cause plus fréquente qu'on ne croit de la néphrite et qu'il en appelle à son expérience, *cette expérience est celle d'un systématique*; elle n'existe pas, nous la nions formellement. On veut ainsi fortifier des utopies médicales ; mais les faits que j'invoque et le plan général de la nature se montrent plus puissant que toutes les utopies.

Lecteur, lisez l'article suivant, il est curieux, (p. 297, t. 1er.)

« Si les néphrites simples sont plus communes à un âge avancé « qu'à toute autre époque de la vie, l'explication de ce fait est « donnée par une plus grande fréquence à cet âge des rétrécisse- « ments de l'urètre, de l'engorgement de la prostrate, des ma- « ladies de l'utérus et de ses annexes, de la cystite chronique, des « maladies cérébro-spinales avec paralysie ; affections qui entraî- « nent la rétention de l'urine ou son excrétion incomplète.

Nous avons vu plus haut (p. 344, tome 1er,) que le docteur Rayer attribue la néphrite simple à une inflammation par une cause mécanique telle que la contusion de la région lombaire, à une plaie qui a divisé les fibres du rein, qui l'a fortement ébranlé, à un effort musculaire dans lequel les parois musculaires se sont violemment contractées, ou bien à la présence d'un calcul. Toujours médecin mécanicien, il soutient que si les néphrites sont plus communes à un âge avancé, c'est parce que alors les rétrécissements sont plus communs, qu'il en est de même de l'engorgement de la prostrate, des rétentions d'urine par suite de paralysie. Docteur, ce que vous avancez est une erreur et une erreur complète ; car si les rétrécissements étaient la cause de la néphrite, celle-ci serait très commune, bien plus commune qu'elle ne l'est chez les personnes âgées de 35 à 40 ans, et elle est très rare. D'après vos principes, aussi, la grossesse devrait causer souvent la néphrite et cela n'est pas. Quant à la néphrite causée par la rétention d'urine, et ensuite par la paralysie, la néphrite n'est plus alors la néphrite ordinaire, mais une complication qui accélère la mort, et peut-on la compter comme une cause de néphrite ? Ce serait absurde.

Ensuite l'observation dit le contraire de ce que vous avancez sous le rapport de la fréquence plus grande de la néphrite, dans l'âge avancé, de 65 à 70 ans, par exemple ; parce qu'alors les causes principale de la néphrite ont disparu. Demandez à l'observation à quel âge souffrent les malades atteints de gravelle, et tous vous diront que c'est de 30 à 45 et 50 ans, et certes ces âges ne sont pas ceux qui sont le plus avancés.

La description de la néphrite aiguë même simple est la même à quelque nuance près, qu'elle provienne de la suite d'une plaie ou d'une contusion du rein, ou de l'impression du froid ou de l'humidité, ou bien encore de la présence d'un calcul dans les mêmes reins. Docteur Rayer, cela ne peut être ; car il existe des symptômes précurseurs dans la variété de celle produite par un calcul qui ne peuvent pas être dans celle produite par le froid et l'humidité ; et ensuite, il n'est pas vrai que la gravelle débute toujours par le frisson, parce que la néphrite n'est pas toujours dès son début l'effet d'une inflammation, ainsi que vous l'admettez. Mais vous êtes broussaisien, et par conséquent il faut faire fléchir la théorie devant les faits ; car si ce que vous avancez était vrai, l'inflammation, ainsi que je l'ai dit plus haut, ne pourrait paraître et disparaître dans quelques minutes.

Si l'auteur confond les symptômes de la néphrite, produits par des causes essentiellement différentes, par cette même raison il est désordonné dans la description des symptômes. Ainsi, le symptôme premier dans la néphrite calculeuse, par exemple, n'est jamais le frisson, mais une simple douleur qui correspond à l'endroit où la cause existe.

Si ce symptôme s'exaspère, la douleur des reins, par suite de la continuité du tissu, s'étend à la vessie, à la prostrate, et surtout à l'extrémité du canal de l'urètre : mais les testicules ne se rétractent pas encore, et qu'écrit M. Rayer, (p. 301, t. 1er ?) Le voici :
« La douleur rénale, rarement circonscrite dans un point ou dans
« toute l'étendue de l'organe affecté, irradie quelquefois supé-
« rieurement vers le diaphragme où le colon transverse, ou bien
« elle s'étend intérieurement dans la direction de l'urètre et jus-
« qu'à la vessie, à l'aine, aux testicules correspondants aux liga-
« ments ronds chez la femme. »

Docteur, vous confondez tout ; car lorsque la douleur rénale irradie, ce n'est jamais avant qu'elle agisse sur la vessie, ni en même temps, d'abord qu'elle agit sur cette dernière. Mais comment la douleur des reins irradie-t-elle vers le diaphragme ? Docteur, vous ne publiez pas votre secret, et je crains bien que vous ne mouriez sans jamais le publier. Que pensez-vous aussi, lecteur, d'un docteur qui fait irradier à la fois la douleur des reins sur le diaphragme et sur le colon ? Hélas ! ne vous semble-t-il pas que ce docteur confondrait l'Amérique avec l'Europe, s'il se posait comme géographe ?

Je laisse l'auteur disserter sur la néphrite, sans jamais préciser son sujet, et je passe au traitement qu'il conseille dans cette maladie (p. 327, § 369, t. 1er).

Le traitement est subordonné aux causes selon l'auteur ; mais si la néphrite simple augmente par suite d'une cause mécanique, il faut, selon lui, pratiquer une ou plusieurs saignées, le malade doit être soumis aux boissoins délayantes, on doit couvrir la région lombaire de cataplasmes *laudanisés*, etc.

Mais, docteur, la gravelle ou le calcul est une cause mécanique de la néphrite, selon vous, et si celle-ci s'est répétée plusieurs fois malgré les saignées, si le malade est déjà épuisé, si ses forces sont presque anéanties, faudra-t-il saigner ou appliquer les sangsues ? Mais le malade peut perdre toutes ses forces, et ne pourriez-vous pas indiquer un autre moyen curatif qui n'accélère pas la mort ? Le docteur Rayer reste muet. Cependant, docteur, si vous n'avez d'autre remède que ceux que vous conseillez, et que tout le monde connaît, la mort est incontestable. *En serait-il de même si vous remontiez aux véritables causes de la maladie*, de la formation du calcul ? Non, ou bien vous ne seriez pas dans l'embarras où vous vous trouvez. Ensuite, dans la néphrite, les saignées abondantes réitérées ne sont pas nécessaires, si l'on agit sur l'appareil organique qui a le plus de rapports avec les reins, c'est-à-dire, docteur, que vous n'êtes pas dans le vrai.

Si l'on vous demandait, docteur, pourquoi vous conseillez les boissons délayantes, vous répondriez que c'est pour combattre l'inflammation ; mais jamais dans les premiers progrès de la gravelle les reins ne sont enflammés, et alors pourquoi prescrivez-vous les boissons ? Vous les prescrivez, il est vrai, en petite quantité ; mais le malade est accablé, il étouffe, le liquide le plus faible ne fait qu'augmenter le mal, surtout dans le moment où les douleurs sont effrénées, et par votre médication, après l'usage de la saignée, qu'indiquez-vous immédiatement pour mettre à même le malade d'utiliser les boissons ? — Rien.

Que signifie ensuite votre cataplasme émollient laudanisé sur la région *abdominale douloureuse ?* Rien autre chose, sinon que vous placez un poids sur un organe excessivement irritable, et que loin de diminuer le mal vous l'augmentez, malgré votre laudanum. Ensuite, avez-vous observé quelque malade qui se soit bien trouvé des bains tièdes, excepté dans la néphrite par corps contondant ? Jamais, non jamais, ce dont je ne vous dirai pas la raison, parce que ce serait inutile pour vous.

Après un traitement pareil de la néphrite, qui naît à la suite de la formation d'un calcul, maladie que le docteur Rayer attribue à une cause mécanique, si on réfléchit sur cet ensemble de moyens curatifs, on se demande si jamais M. Rayer a traité ce qu'on appelle la gravelle ; car on ne trouve jamais aucune indication des moyens d'éviter en partie ces soustractions sanguines qui, trop multipliées, rapprochent les accès et les aggravent. Jamais M. Rayer ne prescrit le moment où l'on doit faire prendre au malade les boissons délayantes, leur quantité, leur température, et celles que l'on doit toujours préférer. Jamais il n'indique quels sont les rapports organiques que l'on doit prendre pour aider à la guérison ; et enfin, une fois le malade guéri, quels conseils lui donnera-t-il pour éviter le retour de cette néphrite calculeuse si dangereuse et si douloureuse à la fois. L'auteur du *Traité des maladies des reins* n'est pas tenu de dire plus au long ce que personne n'a dit.

Parlerai-je, maintenant, de la néphrite aiguë produite par l'impression du froid et de l'humidité (p. 329, t. i^{er}); dirai-je qu'ici l'auteur regarde comme primitive la néphrite aiguë, tandis qu'elle est précédée d'une maladie générale qui ne fixe pas son attention ; que, dans ces cas, les malades accusent des douleurs rénales de temps en temps, avant d'être si fortement atteints ; que, par les raisons que j'ai données plus haut, les soustractions sanguines sont trop multipliées et trop actives ; que les boissons sudorifiques sont dangereuses ; que les lavements de pariétaire sont nuisibles, ainsi que les bains émollients, etc., etc.? Ce simple sujet renferme tant d'incohérences, tant d'erreurs, qu'il suffit de ce que je viens de dire pour les faire sentir.

Parlerai-je, maintenant, de la néphrite simple aiguë, avec symptômes cérébraux, symptômes typhoïdes ; de la néphrite simple chronique, de la néphrite simple dans quelques anomalies des reins, de la néphrite simple chez les nouveau-nés, chez les enfants et chez les vieillards? Tous ces sujets n'offrent rien d'instructif, malgré les observations qui les accompagnent, parce que, encore une fois, un médecin sans principe, ennuie, fatigue et finit par forcer son lecteur-médecin à suivre une opinion à lui, ou à renforcer un esprit qui a une tendance à la routine, à agir comme son modèle sans rien comprendre à son sujet.

On trouve le docteur Rayer toujours le même dans les rapports de la néphrite simple avec les autres maladies des reins; ainsi, dans les rapports de la néphrite avec la pyélite calculeuse, il rapporte une observation (p. 453, t. i^{er}), afin d'être mieux compris.

Voici le titre de cette observation :

Observation 50. — Douleurs lombaires, suppression de l'urine depuis quatre jours; trois jours après, émission de quatre onces environ d'urine pâle, peu acide, puis alcaline: sécheresse de la langue, aspect typhoïde, légère épistaxis, bouffissure de la face; aucun indice de sécrétion urineuse par la peau, les voies urinaires, etc.; double obstacle au cours de l'urine par un calcul engagé dans le bassinet du rein gauche, et par un calcul engagé dans l'uretère droit; inflammation des deux reins qui contiennent un grand nombre de kystes, collections séreuses dans les plèvres; on ne trouve pas d'urée dans le sang; périnéphrite.

Tel est le titre de cette observation. Certes, le malade est gravement malade; on le sonde, et on ne rencontre aucune goutte d'urine; la constipation existe, les régions lombaires sont très douloureuses, la langue a une tendance à se sécher; et, après sept jours où les urines n'existaient pas, où les selles étaient nulles, où l'exhalation des muqueuses est nulle en quelque sorte, etc., etc., l'auteur écrit : *le pouls ne battait pas plus de soixante pulsations par minute*. Ainsi, les douleurs vives, les non-décompostions du sang, qui rendent celui-ci étranger pour le cœur et qui sont autant d'excitants de ce dernier, n'ont aucune influence sur ce viscère. Bien plus, le 17, les symptômes sont plus graves, et néanmoins l'auteur nous apprend que la *respiration est libre* (p. 454, t. 1er). Le 22, le malade est *très agité, dans un délire continuel, le ventre est ballonné, et la respiration est toujours libre, c'est-à-dire en dehors de l'influence du cerveau, tout l'organisme profondément agité, et du ballonnement du ventre qui nuit certainement aux mouvements du diaphragme.* C'est ainsi qu'on nous apprend à reconnaître la néphrite compliquée de pyélite calculeuse, et que les organes les plus importants restent en dehors de l'influence d'autres organes les plus importants encore, mais mourants; il faut convenir que s'il fallait enterrer la physiologie, déjà tant martyrisée depuis *Broussais et ses merveilleux disciples,* le docteur Rayer porterait son cercueil en amateur.

Lecteur, je m'arrête, le docteur Rayer en dit trop pour qu'il mérite un plus grand examen.

ESQUIROL.

De la folie.

Un individu considère la feuille d'un arbre et croit y voir des régiments, des trônes, une ville. Un autre s'imagine entendre autour de lui des sons de musique qui n'existent réellement pas. Celui-là pense pouvoir marcher sur l'eau, ou s'imagine sentir la queue d'une vipère dans son estomac, et, dans tous ces cas, ceux qui éprouvent ces idées croiraient qu'ils ne sont pas dans l'erreur, si leur raison n'était pas assez forte pour leur prouver leur illusion, qu'ils ne sont cependant pas maîtres de ne pas éprouver. Dans d'autres circonstances, les malades éprouvent de l'aversion pour les enfants, des idées de destruction, etc.; mais il en est ici comme dans le cas que nous venons de citer; la raison apprécie ces impressions et les maîtrise, sans toutefois pouvoir les fuir. Ces états divers du cerveau sont fréquents, malheureusement ils finissent trop souvent par s'accroître, et dès lors le malade ne doute pas que ce qu'il éprouve ne soit réel ou même naturel. Ainsi, il affirme qu'il voit réellement des trônes, des régiments, qu'il entend des sons de musique, qu'il sent des odeurs, qu'il a des vipères dans les entrailles; ou bien, si l'esprit souffre sous d'autres rapports, le malade éprouvera une haine continue pour les enfants; dès lors, il les meurtrira de coups, ou bien il détruira les objets de prix, portera atteinte à la vie de son semblable ou aux droits de la propriété sans pouvoir maîtriser ses penchants, les regardant tantôt comme naturels, tantôt ne leur obéissant qu'après la plus grande résistance et après mille combats, qui laissent encore des remords. Pour nous, ces idées, ces désirs, appréciés par le malade même, dans certains cas, mais qu'il regarde comme réels et qu'il pratique, constituent la folie.

En partant de ces faits, peut-on, pour les expliquer, admettre des inflammations partielles du cerveau? Non; car si cela était, ces malades ne seraient pas si promptement exempts de ces idées plus ou moins longtemps, et ne les éprouveraient pas ensuite; ainsi de suite alternativement dans une foule de cas. Même raisonnement si ces idées appartenaient à un ramollissement cérébral.

D'autres ont dit que tantôt ces idées dépendaient d'un organe très prononcé ; mais cet organe ne peut pas diminuer le dimanche, augmenter de volume le jeudi, et c'est cependant ce qu'il faudrait admettre pour l'homme qui, restant dans les mêmes circonstances, éprouve et voit disparaître tour-à-tour des idées dangereuses.

Pour apprécier en général cette maladie, il faut agir ici comme dans les autres cas morbides, remonter à l'état du cerveau et à ses rapports. En suivant cette marche on divise naturellement la *folie en trois genres : l'un qui embrasse celle qui a son siége dans les organes instinctifs, le second dans les organes des facultés morales ou intellectuelles, et le troisième dans les parties cérébrales qui président exclusivement aux sens.* En agissant ainsi toutes les variétés de cette maladie se présentent comme d'elles-mêmes à notre esprit, puisqu'il suffit d'apprécier le nombre des organes cérébraux et leurs rapports.

Si, d'après ces données, on sent que les folies sont immenses, on comprend aussi que chacune d'elles exprime sa nature avec autant de simplicité que les autres maladies. Les individus qui voient les objets doubles ou renversés, ou qui détestent leurs enfants qu'ils ont tant aimés, peignent leur mal avec autant d'énergie, que celui dont l'estomac accuse des vomissements ; et certes la femme qui vient vous supplier de ramener chez elle l'amour maternel, n'est pas moins coordonnée dans ses idées que celui qui vous appelle pour le saigner quand le sang l'étouffe et que son estomac n'a plus que des digestions difficiles. Le brave et le poltron, comme l'artiste et le banquier, paient tribut au suicide, et si vous étudiez les circonstances dans lesquelles l'homme doit vivre pour être heureux et celles où il se trouve, certes il vous sera facile de comprendre cette maladie, comme aussi d'expliquer pourquoi elle est si fréquente de nos jours chez l'homme, et si rare chez les animaux. Ainsi la folie telle que je la considère n'est pas mystérieuse, elle dit elle-même sa nature, elle indique aussi sa médication comme les autres maladies, et c'est faute de la comprendre qu'on la juge très rebelle ou incurable en général. Livré surtout à l'étude des maladies nerveuses depuis des années ; j'ai été à même plus qu'un autre d'apprécier cette maladie, et les belles cures obtenues chez les malades qui éprouvaient les idées les plus bizarres qui les fatiguaient sans cesse, qui croyaient entendre des voix accusatrices, voir des voleurs et les poursuivre, qui étaient dominés par la croyance que toutes leurs actions étaient coupables, que l'enfer les attendait, ou qu'ils périraient de faim, ou bien encore que la peur dominait sans cesse, ou qui ne rêvaient que suicides, ne me laissent nul doute sur cette opinion. Oui, les faits à la main, la folie est loin d'être une maladie incurable en général, et jamais elle ne doit être aussi rebelle qu'on l'a publié partout.

Connaissant Gall, vous ne pouvez avec lui qu'apprécier l'état de l'homme sain, vivant en société; et, par une raison bien simple, c'est que l'immortel auteur de la phrénologie ne nous a pas appris à connaître les rapports du cerveau malade, et les divers états morbides de ce dernier, indépendants de son organisation. Au reste, veut-on la preuve de ce que j'avance : consultez les résultats du traitement de la folie, et vous verrez qu'ils sont les mêmes aujourd'hui qu'avant Gall, ce qui, dans l'hypothèse contraire, ne saurait être.

La folie demande un traitement qui varie comme elle; mais comme c'est un protée qui prend mille formes diverses, il semble d'abord qu'on ne sait de quelles armes se servir pour le combattre. C'est là l'erreur ordinaire, et cette erreur se dissipe du moment qu'en saisissant le plan général de la nature, on apprend à connaître par le mal même les moyens dont on doit s'emparer pour le détruire, et arriver ainsi à des résultats heureux et immenses. Dans la pratique, on se conduit autrement; on n'obéit qu'à la routine; on ne reconnaît que le traitement ordinaire, les débilitants, les dérivatifs, les pédiluves chauds, les sinapismes et les purgatifs. Pour une maladie si variable, il n'existe qu'un seul mode de traiter; et puis serez-vous étonné qu'elle soit si grave et si rebelle? En un mot, la folie réfléchit à la fois les désordres intellectuels du malade et tous les travers de l'esprit du médecin, quand il s'agit de la faire comprendre ou de la détruire. M. Esquirol publia, quelque temps avant sa mort, un ouvrage sur cette maladie. Cet écrit jugé impartialement présente une préface en hyperboles, un tableau général monstrueux des aliénations mentales; la division la plus absurde de ces maux; les descriptions les plus vagues des variétés admises; l'histoire incohérente des symptômes des divers cas qu'il rapporte; la réunion impossible de l'épilepsie et de l'imbécillité avec la folie; la confusion des troubles primitifs du cerveau avec ceux dépendant d'autres maladies et l'absence de toute idée physiologique. L'auteur se livre à de longs détails sur le traitement; mais il lui est impossible d'apprendre à les appliquer à propos, puisqu'il ne précise jamais la nature du mal qu'il veut combattre, de sorte qu'en voulant fuir les systèmes il se place au rang des empiriques. Bien plus, reconnaissant l'impuissance de ses moyens thérapeutiques, il paraît que l'auteur abandonnait souvent les malades à eux-mêmes, si j'en juge par l'histoire de la célèbre Théroigne de Méricourt, cette héroïne révolutionnaire qui perdit la raison le jour où elle crut qu'on brisait les autels de la Liberté. Une fois à la Salpêtrière, elle reste nue exposée au froid le plus rigoureux et se promène de même dans sa cellule froide, humide et sombre, qu'elle inonde encore d'eau ainsi que la paillasse sur laquelle elle passe les nuits. Le matin, sitôt qu'elle sort de ce cachot, elle marche à quatre pattes, mange les bribes qu'elle rencontre sur le pavé, dévore de la paille, de la plume, des feuilles desséchées, des morceaux de viande traînés dans la boue ; elle boit de l'eau des ruisseaux pendant qu'on nettoie les cours, quoique cette eau soit sale et chargée d'ordures, etc. Bien plus, elle éprouve une éruption générale de la peau, et on lui permet encore de se laver tout le corps avec de l'eau froide, et selon son habitude d'inonder sa paillasse. Tel est ce fait, et si la belle Théroigne est le Nabuchodonosor de notre époque; si elle eut des torts graves en politique, on ne peut qu'accuser de barbarie le médecin de la malade et les administrateurs d'un hospice où de pareils actes se passent sous leurs yeux. Tel nous a paru l'ouvrage du docteur Esquirol. Il est une pâle compilation des idées admises il y a un demi-siècle, il n'a rien qui le distingue de tous les ouvrages sur le même sujet, c'est toujours un véritable chaos. L'ex-séminariste toulousain a résolu cette question que lorsque l'on n'est *absolument spécial* que *dans une partie médicale*, l'on est toujours un archi-pauvre homme dans cette même partie, et qu'avec quarante ans et plus d'observations, l'on n'en est pas moins un enfant mort-né pour les sciences et l'humanité.

Puisque nous sommes sur le cerveau, je vais un instant fixer mon attention sur les *étourdissements*, l'*apoplexie* et la *paralysie*.

Dans les étourdissements, le malade accuse, par moments, un état obtus de l'intelligence, des idées lentes, un regard hébété, un affaissement marqué dans la vue et l'ouïe, quelquefois dans l'odorat; le toucher n'a plus d'action précise; les mains sont comme engourdies et raides; les mouvements des pieds sont plus enrayés encore ; le malade chancelle; tout autour de lui est confus, il ne peut se conduire seul et la parole est difficile.

Cette maladie varie beaucoup, parfois elle est continue avec des redoublements, et peut durer ainsi des années, et parfois au contraire elle ne se montre que de loin en loin.

Pour tous les médecins actuels, tous ces engourdissements sont autant de congestions sanguines du cerveau, quel que soit l'état du malade; et que dit l'expression des symptômes? Que les médecins confondent des congestions, des phlegmasies avec d'autres maladies; car, encore une fois, une congestion sanguine du cerveau ne peut pas se former dans quelques moments et disparaître ensuite, si l'on juge d'après toutes les phlegmasies qui frappent nos sens.

Supposez que tous ces étourdissements deviennent continus avec redoublements momentanés, que le malade éprouve des symptômes plus graves, qu'il soit parfois renversé à terre, ou bien que la figure devienne rouge, plus volumineuse; que le malade ait l'intelligence comme presque anéantie, que ses mouvements soient impossibles ou presque nuls, qu'il soit étendu sur son lit ou à terre, et vite, selon tous les auteurs, vous aurez là une extension des étourdissements, c'est-à-dire une *apoplexie*. Si les symptômes disparaissent et reviennent même en tournant la tête sur son oreiller, de gauche à droite ou de droite à gauche, vous aurez encore, selon les auteurs, autant d'attaques d'apoplexie.

Cette maladie est presque commune, et comment est-elle considérée par les auteurs? comme incurable, surtout lorsqu'elle s'est renouvelée plusieurs fois, et à plus forte raison quand elle est continue et ancienne. Mais auraient-ils admis cette opinion s'ils avaient tenu compte de l'ensemble des symptômes, de l'état organique du cerveau et de ses rapports propres et généraux? Non, sans doute. Ils ont agi ici comme dans toutes les autres maladies, ils n'ont observé que grossièrement la maladie; ils ont toujours méconnu cette vérité: que la nature produit des maux en apparence identiques, mais différents sous le rapport des causes, ou de quelques caractères propres, et dès lors, confondant tout, ils ont précipité leurs malades dans la tombe. Non, les étourdissements, l'apoplexie, ne sont pas ce qu'on les fait; et en formulant toujours d'après la nature du mal, certes dans le très grand nombre de cas on obtient une amélioration sensible en quarante-huit heures, et presque toujours la guérison en peu de semaines, même dans les cas les plus graves, ce que prouvent une foule de faits que je possède, et parmi lesquels je crois devoir citer le suivant afin de donner une idée de ce que j'avance.

M. Vuibert, négociant à Vouziers (Ardennes), souffrant depuis vingt ans, accusa d'abord des étourdissements. Cette maladie s'accrût à la longue; les symptômes devinrent plus fréquents et plus prononcés; avec eux se manifestèrent des nausées, et il ne tarda pas à craindre des chutes, qui finirent par se réaliser. Appelé par son commerce dans les villes environnant Vouziers, telles que Sédan, Charleville, Mézières, Rethel, partout il fut surpris par des étourdissements violents et autant de chutes, pour lesquelles on courait chez les médecins les plus voisins, qui, tous, ne virent dans cette maladie que des attaques d'apoplexie, et le traitèrent par conséquent par la diète, les saignées et les sinapismes. Cette maladie, d'abord compliquée de nausées, le fut bientôt de vomissements qui duraient jusqu'à trois heures sans discontinuer. Enfin, à l'époque où il me consulta, il accusait des étourdissements journaliers, souvent l'impossibilité de se tenir debout sans appui, des chutes très fréquentes, une espèce d'ivresse continuelle, des vomissements accablants et des pertes de connaissance, lors même qu'il était couché et qu'il remuait la tête sur son traversin. M. Vuibert consulta contre cette maladie une foule de médecins, soit de la province, soit de la capitale ; le mal fit toujours des progrès ; et, consulté à mon tour lorsque la mort était imminente, j'ai diminué la maladie en trois jours, et rendu M. Vuibert à la santé en un mois, santé complète qu'il n'a cessé de conserver depuis des années.

Voilà la médecine ordinaire, et quand je pense à ses malheureux martyrs, je ne doute pas que plus de trois malades sur cinq lui doivent la mort.

Maintenant disons un mot de la *paralysie*. Ici tantôt la maladie s'étend à la moitié du corps, et alors elle est dite *hémiplégie;* tantôt elle n'embrasse que les membres inférieurs, et alors elle est appelée *paraplégie;* ou bien enfin elle est bien plus rétrécie et on l'appelle *paraplégie locale* ou *névrite.* Jadis on ne faisait que décrire vaguement cette maladie, et cela s'appelait connaître la maladie, qui n'en restait pas moins ignorée. De nos jours on a cru mieux faire, et tous les médecins modernes sont d'accord pour regarder toutes les paralysies comme l'effet de l'inflammation du système nerveux, soit qu'on le considère au cerveau, ou dans la moelle épinière, ou dans les cordons nerveux. Ici l'on n'a fait que poser le principe de Broussais, et le modifier à l'exemple de Boisseau. Ainsi M. Lallemand (de Montpellier) a vu l'inflammation du cerveau ou la paralysie générale dans la prostration générale, l'insensibilité de la pupille, la langue sèche ou fendillée, symptômes que Pinel rapporte à la fièvre putride ou adynamique. Selon M. Olivier (d'Angers), on a, au contraire, une phlegmasie de la moelle épinière lorsqu'on éprouve la rougeur et la sécheresse de la langue, des accélérations des mouvements de la respiration, le délire, le grincement des dents, etc. Ici, M. Olivier (d'Angers) se conduit comme M. Lallemand, il copie comme lui, et, comme on voit, tous les deux admettent l'effet pour la cause, prennent la partie pour le tout, et sont en plein dans le système broussaisien, de ridicule mémoire.

Ces deux médecins, comme les esprits moyens, ont admis comme vrai ce que rien ne démontrait; ils ont cru être supérieurs en se faisant des copistes enthousiastes à froid, et, Broussais déchu, ils sont redevenus ce qu'ils n'avaient jamais cessé d'être, des Esculapes vulgaires. Les paralysies, telles qu'on les considère, soit récentes, soit chroniques, ne sont rien de ce que les ont faites les Lallemand, les Olivier, les Martinet et d'autres auteurs. Si l'on eût, au contraire, réfléchi, pour arriver aux connaissances de ces maux, que dans le principe l'économie est tout entière dans l'organisme primitif, que toutes les trames organiques sont douées d'une sensibilité qui leur est propre, indépendamment de celle du système nerveux ; que la sensibilité animale s'éteint avant la sensibilité végétative lorsqu'on meurt de vieillesse ; quelle devait être la constitution organique servant de base à cette sensibilité animale, l'ensemble de l'économie et la nature de ses rapports, certes je n'aurais pas besoin de combattre des opinions absurdes, la paralysie ne serait pas encore une maladie, si méconnue et si dangereuse à la fois, et l'on aurait admis qu'on *peut diminuer ou améliorer cette maladie d'une manière très sensible en général, et la guérir dans bien des cas, même les plus graves, ce que prouvent les faits.*

Les médecins ont prescrit ici, comme pour la folie, une médication qui dérive de la théorie qu'ils se sont formée; mais avec leurs saignées, leurs sangsues, les vésicatoires, les moxas, les sétons, l'électricité, etc., qu'ont-ils produit? Cette idée générale que les médecins martyrisent plus leurs malades que la maladie même, sans jamais arriver à des succès un peu nombreux et complets.

En serait-il de même si l'on suivait les principes que j'ai indiqués plus haut? Non, sans doute, ainsi que le constatent des guérisons que j'ai obtenues dans les cas les plus graves, parmi lesquels je ne parlerai que du suivant.

Comme je tiens aux vérités que je viens d'énoncer, je crois devoir rapporter les faits qui suivent et dont plusieurs sont consignés dans mes écrits, afin de donner un aperçu des erreurs émises sur la paralysie.

Un homme, âgé d'une trentaine d'années, et doué d'une très forte constitution, éprouva tout-à-coup des convulsions, et à leur suite la perte complète des mouvements des membres supérieurs et inférieurs, avec l'impossibilité de prononcer aucune parole et de sentir la présence des urines et des matières stercorales, lorsqu'elles étaient rejetées de leurs réservoirs. Bientôt après ce funeste état, la vessie et le rectum retrouvèrent leur contractilité ; plus tard, la voix put se faire entendre ; la langue, les bras et les jambes se livrèrent à quelques mouvements, et enfin, après dix-huit mois de maladie, ce vigneron ne se tenait debout qu'à l'aide de béquilles, et ne pouvait faire que deux ou trois pas au plus, à cause de la faiblesse des mains qui ne pouvaient serrer assez les béquilles, et de celle des jambes qui ne pouvaient exercer des mouvements convenables. Le mal était, comme on voit, très grave, et cependant il était amélioré en moins de quinze jours, et en quatre mois ce vigneron pouvait marcher librement sans aucun appui, et recommencer à se livrer à ses travaux ordinaires, qui étaient la culture de la vigne. Il y a près de huit ans que j'ai opéré cette cure.

Ce fait est frappant, ceux qui suivent le sont plus encore sous une foule de rapports.

Parfois les prétendues attaques d'apoplexie sont accompagnées d'hémorrhagies nasales abondantes qui se renouvellent tous les mois ou toutes les six semaines. J'ai rencontré un malade qui depuis dix ans était atteint de cette maladie, mais compliquée d'une paralysie des facultés intellectuelles, qui se dessinait par un hébétement très caractérisé des facultés intellectuelles ; car, non-seulement tous les sens étaient très obtus, mais toute sensation était très difficilement raisonnée. On le saignait toutes les six semaines ou tous les deux mois, afin, disait-on, d'éviter l'apoplexie. Je le guéris rapidement.

J'ai été consulté dans ma pratique, au temps où j'étais à Bordeaux, par un malade qui était aveugle, sourd, ayant toutes les facultés intellectuelles très affaiblies, surtout celle de la mémoire des mots qui était en quelque sorte anéantie, ainsi que la faculté de raisonner ; il ne pouvait se tenir debout et marcher que pas à pas très lents, et soutenu par deux personnes. Chaque sens se ranima lentement et l'un après l'autre, si ce n'est la vue dont il devait la perte à une blessure ancienne.

Citons encore. Un jeune homme, M. Dièvc, perruquier, est condamné à garder le lit depuis dix-huit mois à deux ans par suite de la paralysie de tous ses membres. Je le traitai il y a quelques années, et il guérit. Depuis il est établi à Gonesse, autant que je puis me le rappeler.

Dans tous les cas qui précèdent, le traitement naturel qui succédait au traitement empirique, dura quelques semaines ; mais quand la sensibilité, cet élément de la vie, est bien épuisée, on guérit en quelque sorte les malades comme si on les tirait d'un sommeil profond.

M. Dieuzy, que je cite dans mes écrits, éprouvait des étourdissements, les symptômes s'aggravent, l'apoplexie n'est pas douteuse pour les médecins de Rouen ; ce malade est saigné plusieurs fois, et il arrive à une paralysie telle que, lorsque je fus consulté, ce malade, âgé de 68 ans, avait la tête très lourde, les facultés intellectuelles très embarrassées, et se trouvait étendu dans son lit, depuis quatre mois, sans pouvoir se remuer pour satisfaire à ses besoins d'uriner et d'aller à la selle : il était paralysé pour tous les médecins de Rouen. Ce malade était naturellement fortement constitué, je l'examine, mais très sérieusement ; cet examen terminé, je lui dis : Levez-vous, marchez devant moi, et le malade prend aussitôt son manteau pour se couvrir, se lève et marche devant moi. Ce riche négociant étonna ses nombreux enfants, âgés de 20 à 35 ans, et l'un d'eux s'écria : *En vérité, si nous ne connaissions pas notre père, nous croirions qu'il est le compère du docteur Bénech.* A compter de ce moment, M. Dieuzy ne perdit plus sa marche et retrouva une santé qu'il conserva pendant sept à huit ans.

Autre fait. M. D...., rue de la Pépinière, à Paris, est atteint d'une gastrite compliquée de vomissements intenses. Le malade voit, entend, mais depuis près d'une quinzaine la voix est perdue, entièrement éteinte. Le malade ne peut proférer ni un cri ni une parole. Je suis appelé ; j'examine bien le malade, et cela fait, je lui dis que, dans dix minutes, il serait mieux. Ces paroles prononcées, le malade, assis sur son lit, s'écrie : *Rien que de vous entendre la parole m'est revenue.* A compter de ce moment la parole fut ordinaire, les vomissements ne reparurent plus, et trois jours après la guérison était presque complète.

Je vais me borner à citer les deux faits qui suivent : J'arrive chez M. R...., horloger, qu'un médecin traitait comme atteint d'une congestion cérébrale. Ce malade était très agité, comme égaré, et depuis plusieurs jours complétement sourd. Je fis enlever le vésicatoire qui couvrait la nuque, jeter les pilules calmantes qu'on lui prodiguait, couvrir de beurre frais la plaie tourmentée par des sinapismes, et j'avançai, que dans un quart d'heure il serait guéri. Ma parole fut tenue. Cet homme, bien constitué et jeune, demeurait rue Pont-aux-Choux, à Paris. Le lendemain il reprenait son travail d'horloger.

Enfin je visite milady B..., ma cliente ; la veille elle se louait du retour de sa santé, qu'avaient tourméentée si longtemps le catarrhe pulmonaire et le tic douloureux; le lendemain, au moment de ma visite, elle me dit que je faisais bien d'arriver; *qu'elle ne voyait plus rien d'un œil et qu'elle voyait double de l'autre.* Après mon examen je lui dis qu'elle serait guérie dans quelques minutes; ma visite dura à peu près une heure et je sortis en laissant la malade guérie.

Certes, dans tous ces cas, nul ne saurait nier l'existence de paralysies, plusieurs d'entre elles avaient résisté longtemps à toutes les médications, à toutes les tortures connues ou admises dans la pratique; d'autres étaient récentes; mais n'est-il pas certain que si ces maladies étaient ce qu'on les fait, aucune d'elles n'aurait été guérie, et que tant que la médecine sera bornée à sa routine elle ne pratiquera qu'une barbarie. Sans doute on ne pourra pas toujours avoir de succès à cause que la sensibilité, base de la vie, fortement attaquée, ne peut retrouver son état primitif; mais au moins on ne niera point que la médecine a constamment mal traité les paralysies.

Plus je compare l'organisme aux expressions morbides qu'on lui attribue, et plus je me convaincs que la vie malade est inconnue. Je ne multiplierai pas davantage les preuves de cette vérité dont tous appartiennent à un traité de pathologie médicale; ce serait entrer dans des répétitions *trop souvent obscures, parce qu'on ne peut donner des explications dans toute leur étendue et les mettre d'accord avec des principes généraux quand elles sont ainsi isolées.* Disons même que depuis les travaux des anatomistes du commencement de ce siècle, qui ont jeté tant de lumières sur l'organisme et ses fonctions, et que depuis ceux de Tourtelle et d'Hallé qui portèrent leur attention sur les corps de l'univers, la médecine n'a plus fait de progrès. Faut-il même l'avouer, la fureur des systèmes dont elle n'a pu se défendre lui imprima une marche rétrograde. L'erreur se modifie selon les esprits qui la reçoivent, ainsi que les vérités qui la combattent, et de ces nouvelles causes, naissent des opinions différentes qui nuisent à la science plutôt que de la servir. Pour se rendre compte des maladies, il faut s'identifier avec un plan général qui soit celui de la nature, et nulle part on ne trouve la pratique de ces principes. Qu'on lise tous les auteurs actuels, après ceux que je viens de nommer, ou qu'on remarque la pratique de presque tous les médecins qui s'érigent en guides, vous voyez les uns adopter en théorie les idées incomplètes du nosographe Pinel ; les autres celles du docteur Broussais ; presque tous en être les esclaves : d'autres n'avoir que les idées de Rasori, leur faire éprouver le même sort ou les adopter en entier, et quelques-uns faire un mélange de toutes ces opinions, pour se singulariser par une autre plus bizarre ; mais, en sommes-nous plus avancés sur les connaissances de la nature de nos maux ? Non, trop malheureusement, non. Au reste, si le contraire existe, pourquoi cette anarchie d'opinions, qui jamais ne fut plus prononcée ? Si l'une d'elles est vraie, pourquoi n'a-t-elle pas cette supériorité dans la pratique, et cette simplicité de théorie qui rallie tous les esprits ? Pourquoi manquons-nous, dans une foule de cas, de ce degré de connaissance que l'on remarque dans un esprit vulgaire qui, étranger à l'art de guérir, n'en trouve pas moins le moyen de dissiper les douleurs contre lesquelles nous étions impuissants ? L'égarement est à ce point, qu'on donne comme tableaux du mal ce qui est impossible, qu'on avance comme pris sur la nature, ce qui n'est que rêverie, et que l'on ignore complètement qu'il existe une harmonie de symptômes. *Le beau idéal dans ce siècle est de réduire le génie à une abnégation du sens commun, à n'avoir que la mémoire des mots et l'instinct d'encenser les erreurs du maître. Aussi jamais il ne fut plus pénible qu'à l'époque actuelle d'exercer la médecine ;* partout des cris accusateurs s'élèvent contre les idées reçues, et je ne vois nulle part un homme pour les calmer. Par une conséquence toute naturelle, l'intelligence la plus bornée qui réduit toutes les maladies à une seule, tous les moyens curatifs à un seul, ou qui les cherche dans la crédulité du vulgaire, est l'intelligence la plus connue. O Hypocrate ! ô Boerrhaave ! soutiendrait-on encore devant vous le développement successif de l'esprit humain en médecine ? Non, plus que jamais la connaissance de la nature de nos affections morbides est ignorée ; et si les systématiques soi-disant physiologistes nous laissent ignorer nos maux, ceux qui ne font qu'observer des faits ne nous en apprennent pas davantage. Pour se convaincre que je suis fondé dans mon opinion, prenons au hasard divers tableaux de nos affections morbides, même dans les cas de chirurgie. Supposons que le sang circule dans les capillaires à fluide blanc de la muqueuse des yeux; pour nous, le siége du mal, ce sont les capillaires blancs, et sa cause immédiate, le sang. Supposons que la maladie soit moins simple, et ne voyons qu'un gravier sous la paupière; dans ce cas, la surface externe de la muqueuse oculaire où viennent se terminer des exhalants et commencer des absorbants, sera le siége du mal, ou en d'autres termes, il y aura dans ce cas, autant de maladies de la muqueuse qu'il existe dan cette membrane de points organiques différents malades, et la cause du mal sera le gravier. Voici un autre cas, et ne voyons que la fracture simple d'un os quelconque, avec déplacement des fragments produit par un corps contondant. Ici, quelle est la série d'idées qui nous frappe, une fois le mal produit? Ce sont la lésion physique de l'os, et la cause secondaire qui sépare les fragments. Or, pour nous, connaître le résultat des faux rapports de la sensibilité d'un tissu entier ou de ses parties organiques les plus élémentaires, avec les excitants, comme dans tous ces cas, c'est connaître la nature de la maladie; dans ces conditions, on se trouve dans un labyrinthe. Cependant, quoique sans elles on ne puisse qu'errer ou suivre une marche vacillante en médecine, on ne les trouve nulle part réunies. Dans les fièvres essentielles, *maladies du système capillaire primitif*, on énumère bien une foule de causes premières; mais près du malade, leur action est-elle précisée? Non. N'en est-il pas de même de celles qui leur succèdent ou qui viennent leur prêter leur appui? On remonte bien au froid dans une foule de cas; mais quand cette température a fait place à une autre qui lui est opposée et que le mal persiste, nous fait-on toucher en quelque sorte celle qui entretient nos douleurs? Jamais. Que dis-je? la fait-on envisager d'une manière même probable? Ouvrez tous les livres, tous les traités de pathologie interne, consultez les praticiens les plus renommés, et, sous ce rapport, ni les livres, ni leurs auteurs ne peuvent satisfaire aux vœux de la raison la moins exigeante. Nous souffrons sans qu'on nous signale la cause matérielle du mal, et même embarras dans la détermination de son siége. Méditez les tableaux des fièvres, et, quels qu'en soient les peintres, que voit-on en n'interrogeant que les faits? L'économie entière se plaindre; et quand, le scapel à la main, l'économie est un monde composé d'éléments dont chacun d'eux a une organisation et une vie qui lui sont propres, n'est-ce pas nous tracer dans le même tableau une série de maladies différentes ? On me dira, sans doute, que tel ou tel tissu affecté, les autres s'affectent ; mais le défaut d'assigner le tissu primitivement souffrant, et l'impossibilité de nous dire comment le mal s'étend aux autres, ne laisse pas même à cette objection le mérite d'être illusoire. Pour apprécier la nature des maladies, il faut matérialiser les idées sur ce sujet ; et partout je ne vois qu'une métaphysique absurde.

Abandonnons ce terrain pour passer sur d'autres où la médecine se croit moins hypothétique ; et, je le demande, dans la rougeole, la scarlatine, la variole, l'érysipèle et dans plusieurs maladies que l'on rapporte à la peau, comme dans celles qui, sous le nom d'ophthalmie, de corysa, d'otite, de muguet et de catarrhe en général, sont placées dans les muqueuses, est-on plus heureux dans la connaissance des maladies ? L'expérience résout cette question par la négative. Ici, comme là, la première cause du mal n'est jamais précitée, et moins encore celles qui l'entretiennent. Parce qu'un tissu malade frappe surtout nos regards, on pense en avoir déterminé le siége ; mais il n'est pas une seule de ces affections qui ne soit précédée d'un trouble universel, et alors, ne prendrait-on pas la complication d'une affection générale pour une maladie particulière ; et son siége ne serait-il pas des plus vagues ? Cette incertitude ne devient-elle pas une vérité positive, si l'on remarque que lorsqu'on combat ces maladies par des corps froids, elles cessent pour donner un caractère plus terrible aux symptômes qui les avaient précédées ? Ensuite, est-ce qu'à la rigueur les tissus dermoïdes, muqueux, etc., ne sont pas des organes ? Ne trouve-t-on pas en eux des ramuscules artériels, veineux, nerveux, des capillaires à fluide rouge et blanc, un tissu qui sert de moyen d'union à tous ces mêmes tissus ? Dans toutes ces maladies, assigne-t-on d'une manière claire et précise quelle est l'espèce d'élément organique qui est affecté plutôt dans tel cas que dans tel autre ? Car, enfin, on ne persuadera jamais à qui que ce soit que la rougeole et la variole, le corysa et le muguet, etc., soient des maladies de la même espèce. Ce que je dis de ces affections morbides s'applique également à toutes les autres. Considérez celles des tissus glanduleux, synovial, séreux, cribleux, etc., et toutes, placées sur des éléments presque aussi compliqués que le derme, les muqueuses, etc, nous restent aussi dérobées sous le rapport de leur siége le plus élémentaire, de l'action de leurs causes, et par conséquent de leur nature. Quand je lis que dans l'ictère il existe une phlegmasie du foie qui n'accuse aucun gonflement, aucune douleur, et, très souvent, aucune lésion après la mort; que dans les douleurs articulaires on retrouve également une phlegmasie, et que je me peins la difficulté qu'a le sang de s'accumuler dans les synoviales, la rapidité avec laquelle elles disparaissent parfois et reviennent de même, tandis que les phlegmasies du ressort des sens n'offrent jamais ce caractère; et que je me rappelle que sur le cadavre on n'aperçoit, dans un très grand nombre de cas, aucun vestige de la maladie énoncée; quand je réfléchis que dans toutes les douleurs que nous rapportons dès le début aux séreuses, on tient le même langage que démentent les faits, l'analogie et les vestiges cadavériques, et qu'enfin on ne précise jamais à coup sûr partout l'état du cadavre après telle ou telle maladie, je ne vois point d'esprit assez fort pour prétendre abrutir ma faible raison jusqu'à ce point que dans ce qu'on dit, je voie ce qu'ils disent. J'en appelle aux écrits et aux praticiens, et partout l'on n'est témoin que de contradictions éternelles, de mille *opinions différentes*, de traitements qui se repoussent les uns les autres, même chez le même homme de l'art, et d'une égalité de revers qui prouve ce que j'avance.

Partout, dans la pathologie interne, on énumère les causes des maladies, mais vaguement; partout on décrit des symptômes, on les groupe d'une manière irregulière; mais décrire un fait, est-ce en connaître la nature? Chacun peut jouer le même rôle sans être médecin; et ce qu'Hippocrate disait de ceux qui avaient recueilli les sentences d'Ignides, qu'on trouve que toutes ces descriptions manquent de choses essentielles pour connaître le mal, existe aussi dans les travaux de ses successeurs. Telle est la réalité des choses ; mais, il faut le dire, malgré cette lacune la plus importante de la pathologie, telle est cette science, que les causes et les maladies, à force de se répéter et d'être observées, ont fait naître des pensées qui nous rapprochent de ces connaissances, et que, soumises aux vives lumières de la saine physiologie, elles doivent faire arriver la science à sa perfection. Aussi, malheur à celui qui repousse et les pensées nées de ces faits, et ces faits et leurs causes, parce qu'ils sont destructeurs des systèmes admis, ou parce que son débile cerveau ne peut les coordonner. Malgré les dédains de la médiocrité audacieuse, ils seront toujours des monuments éternels, où l'on viendra lire pour étendre et affermir la science, lier le passé au présent, ajouter le savoir d'autrui au sien propre, et plus d'une fois ravi de s'éclairer dans les observations de tant de génies, plein d'admiration pour leurs travaux, et de reconnaissance pour le bien qu'ils firent au genre humain, il tressera pour eux des couronnes au lieu de flétrir leurs lauriers; et, pour les venger des traits de l'envie, il soupirera leurs panégyriques immortels.

En résumé, la pathologie interne est loin de se trouver au rang où la placent ses admirateurs. Toute science, pour mériter ce titre, doit être basée sur des principes généraux, afin de rallier ses immenses détails à des idées mères, et la pathologie interne en est dépourvue, ce qui constitue un savoir qui n'a ni fond ni rive.

Les causes des maladies ne peuvent qu'être en dehors des excitants naturels; dela privation naturelle de ces excitants ou des faux rapports des organes entre eux, ou enfin dans un état anormal de l'organisme; en les ralliant à ces quatre genres, elles sont faciles à connaître; et loin de suivre cette marche, la pathologie interne après les avoir énumérées à l'infini, ne sait plus les reconnaître au moment de l'apparition du mal et pendant sa durée. Sous ce rapport, son égarement est même si grand que, lorsque la mort s'est promenée froidement au milieu de vastes cités, on a imaginé des virus, et supposé des miasmes ou des êtres abstraits qui rappellent l'origine de la science, où nos premiers pères qui croyaient, dans leur simplicité, que les maladies venaient du ciel; et on croirait, à en juger par cette marche, que l'homme, dans l'état morbide, vit indépendamment des corps nécessaires à son existence, *lorsque c'est dans cette dépendance qui n'est plus naturelle que se trouvent les causes de nos maux.*

L'homme présente des éléments organiques sensibles aux sens, où le raisonnement découvre une foule d'autres éléments; et où trouve-t-on le tableau des affections de chacun de ces principes organiques, qui soit simple, qui à lui seul n'embrasse pas les maladies de plusieurs tissus différents, et où l'on montre les symptômes dans leur apparition naturelle? Nulle part. La pathologie interne nous dit dans ses observations des fiévreux surtout, que telles ou telles fonctions sont diminuées ou anéanties, que la peau est aride, la bouche fuligineuse, les sécrétions nulles, etc., et que la maladie s'est terminée par des sueurs abondantes, des vomissements, des déjections alvines, etc., et dans ses erreurs, elle ne voit pas que les premiers symptômes ne sont que l'expression de la diminution ou de la nullité d'action des exhalants cutanés, des sécréteurs des mucosités, des capillaires à fluide blanc des reins, et que les seconds, sous le nom de crises favorables, ne sont que le retour à la santé des systèmes organiques malades.

Connaître nos maladies, c'est déterminer les rapports d'un tissu organique ou de l'une de ses parties, avec la cause qui les produit ; et du moment qu'on possède cette connaissance, alors le diagnostic, la marche, la durée et la terminaison de nos douleurs se présentent avec simplicité à notre esprit, et la pathologie médicale, loin de tendre vers ce but, attribue le mal à des causes qui n'existent pas ; ne précise jamais son siége ; elle prend des symptômes particuliers pour des maux différents ; toutes ses descriptions étant incohérentes, elle ne peut diagnostiquer qu'à l'aventure en quelque sorte; elle se perd dans ses propres œuvres , et l'on dirait qu'elle a fait un calcul de divaguer, à propos des connaissances les plus importantes pour l'humanité. Connaissant l'homme physique et ses rapports avec l'univers matériel ; elle doit aussi pour compléter sa doctrine, méditer les relations sociales, et porter sur elles une attention profonde, à cause des révolutions qu'elles enfantent parmi les humains : dans cette carrière, le médecin doit être sans rival , et si l'amour de la philosophie s'éteignait sur la terre, ce serait à lui seul à en rallumer le feu sacré; et quel est l'Hippocrate de nos jours qui réunit ce double laurier? Il est inconnu.

En un mot, la pathologie interne n'est qu'un ensemble d'idées rebutantes, qu'on ne peut admettre sans abdiquer la raison, et jamais pratiquer sans être coupable envers l'humanité.

PASSONS MAINTENANT AUX CONNAISSANCES DE LA NATURE DES MALADIES DU RESSORT DE LA PATHOLOGIE CHIRURGICALE OU EXTERNE.

S'il est vrai que la pathologie médicale interne ne soit partou qu'obscure, c'est la même marche que nous offre , à quelquet chose près, la pathologie chirurgicale. Chez elle, les lésions physiques primitives occupent une large place ; mais que signifie le mot plaie, pris en général et appliqué à des cas qui embrassent souvent un appareil organique entier? Chaque tissu ayant un organisme et des rapports différents, ne doit-il pas alors être envisagé d'une manière différente? Que signifient ces dénominations de plaies de tête, des sourcils, de contusion du nez, de plaies des paupières, des lèvres, des poumons, du pharynx, des intestins, du scrotum, de la matrice, etc. ? La tête lésée n'aura-t-elle pas un caractère de souffrance différent, si la plaie se borne à la peau, ou si elle s'étend au tissu cellulaire, ou aux os, ou aux membranes qui enveloppent le cerveau, ou au cerveau lui-même ? Comparez ces différences, et vous verrez que depuis la création de l'anatomie générale, faute d'étudier chaque tissu à part, et de les envisager ensuite de même dans la pratique chirurgicale, on a conservé les difficultés de la science, en la soumettant toujours à un ordre non analytique, et qu'avec cette erreur survit toujours un traitement irrégulier, incomplet ou funeste. Ce que je dis des plaies de la tête, s'applique également à celles de l'abdomen. Tant qu'elles ne sont bornées qu'à la peau, sont-elles les mêmes que lorsque les muscles sont lésés? Non, sans doute; ici le danger augmente, mais si le feuillet de la séreuse qui tapisse les parois abdominales est lésé, alors les dangers sont bien plus graves à cause des épanchements abdominaux que l'on a à redouter ; et comme on voit, le mal varie selon chaque tissu organique. Bien plus, supposez que les intestins soient seulement attaqués dans deux de leurs tissus, le séreux et le musculaire, et que la muqueuse soit respectée, dans ce cas l'épanchement sanguin qui peut survenir viendra compliquer la maladie, et si la perforation est entière, que la muqueuse soit ouverte, les matériaux du canal intestinal passant à travers l'ouverture pour tomber dans la cavité péritonéale, n'aggraveront-ils pas le danger existant? Dans quelque solution de continuité primitive que ce soit, constamment on ne peut s'en faire une idée juste, qu'en examinant successivement les tissus organiques qu'embrasse le mal qui nous frappe.

Voilà une vérité réelle que prouvent les distinctions auxquelles la nécessité a condamné les praticiens. Que de répétitions, que de travaux inutiles l'on se fût épargné dans cette science, si prenant chaque tissu à part, on eût considéré les lésions physiques qui lui sont propres, et qu'ensuite, on les eût toutes placées dans un seul genre ! Sans doute, la plaie du derme diffère de celle des muqueuses, celle-ci de la plaie des séreuses, et une rupture du tendon d'Achille n'est pas la même qu'une fracture, mais, dans le fond, elles sont dans la même classe de maladies, et elles ne diffèrent que par la structure du tissu et celle de ses fonctions. Une fois pénétré de cette idée, le chirurgien, en se rappelant chaque système élémentaire et ses fonctions, s'élève promptement à la connaissance de toutes ces maladies, et le raisonnement seul lui suffit pour décrire toutes leurs variétés. En suivant sa route habituelle, la chirurgie est comme la médecine, elle ne montre que des maladies locales toujours compliquées, et de là vient que, comme elle, faisant de chaque affection un être d'une nature propre, elle est si fastidieuse et si incertaine dans bien des cas.

S'occuper de ce genre de maladies, ce fut là, sans doute, sa première étude; et quand elle s'avisa de scruter l'intérieur de l'économie, elle fut encore moins heureuse dans ce genre de travaux. Souvent les excitants qui parcourent les cavités et nos canaux organiques sont trop forts, ou en trop grande quantité, ou bien étrangers; et, sur ce nouveau terrain comme sur l'autre, non-seulement la chirurgie ne groupe pas ses idées, mais encore, chaque cas est un nouvel être qui est tellement isolé de tout autre, que le premier ne nous mène pas naturellement à la connaissance du second. Le conduit auditif est sujet à être oblitéré par une trop grande quantité de mucus ou par des corps étrangers; la vessie à recevoir également trop d'urine, ou à contenir des calculs ou d'autres corps; la séreuse de l'abdomen présente souvent des cas où sa cavité contient trop de sérosité, et dans tous ces cas, la science ne s'apercevra pas que ces maladies ne diffèrent encore que par rapport aux tissus, et qu'en remontant toujours aux fonctions de ceux-ci, elle saurait être plus habile à combattre nos maux. Ensuite, qu'on lui dise que toutes les ascites, les hydrocèles ne sont pas produites par la même cause, constamment, dans le premier cas comme dans le second, elle aura recours à la ponction; et dans le second, elle ajoutera l'injection, et rien de plus. Mais elle se trompe; il est des ascites qui ne demandent nullement la ponction, ce dont je rapporte des exemples certains, et dans l'hydrocèle, une fois qu'elle est pratiquée, il est peu de cas où l'on doive recourir à l'injection. Si la chirurgie avait étudié les rapports des organes entre eux, elle eût été convaincue de cette dernière vérité, ainsi que je le prouve par des faits. Voulez-vous avoir une preuve nouvelle de son ignorance de la nature d'autres maladies, supposez un testicule ayant reçu une pression un peu forte; il survient une irritation de la glande, celle-ci s'engorge, s'endurcit, le mal passe à l'état chronique avec formation d'une hydrocèle et qu'on demande alors quelle est la conduite à tenir pour la guérison? Le chirurgien, qui est à la hauteur des connaissances actuelles, vous dira qu'il faut extirper la glande, et l'on appelle cela guérir, comme si un organe qu'on tue n'était pas mort, lorsqu'on pouvait le conserver, si l'on se fût donné la peine d'étudier le caractère qu'on apprend à connaître en remontant à la composition organique la plus intime. Quand j'entends prononcer le mot de génie chirurgical, cette épithète frappe mal mes esprits. La chirurgie, comme la médecine, a assez de faits; elle ne doit plus penser qu'à les comprendre et à leur donner une classification naturelle, qui est celle de la médecine.

Si on lui demande de placer dans un ordre régulier les rapports de ces tissus avec les causes morbifiques, quoique la matière soit des plus simples, vous la verrez errer, et dans les épanchements abdominaux, placer en première ligne l'accumulation du sang dans la cavité péritonéale, tandis que l'ascite, qui doit être la plus fréquente, parce qu'ici, comme là, toutes les cavités sont plus sujettes à être dans de faux rapports avec leurs excitants propres qu'avec les corps étrangers, ne sera comptée qu'après; et cependant, ce sont les doctes du jour, les génies qui sont l'espoir de la science, qui donnent cet exemple ! Voilà une erreur pour la classification des diverses maladies du même tissu, et cette chirurgie, tant vantée, inspire la pitié quand elle nous décrit quelques-unes d'entre elles. Dites-lui encore de vous donner une connaissance positive de l'hydrothorax, et, loin de remonter à l'histoire précise du mal, de tenir compte de l'enchaînement naturel des symptômes, de ne voir dans ceux-ci que l'expression des tissus les plus élémentaires malades, de tirer son savoir de l'état entier de l'organisme, surtout de celui des exhalations cutanées, et ensuite des sécrétions pulmonaires, elle rassemble des mots, s'arme de quelques instruments toujours incertains dans leur action, quand il s'agit de l'étude de la vie, elle opère; et le thorax perforé, ne donnant issue à aucune goutte de liquide, vous montre la hauteur du génie transcendant qui interroge la douleur.

Ce que je dis de ces cas, s'applique également à d'autres; dans des maladies de la vessie, j'ai vu annoncer des rétentions d'urine, la sonde ne pouvoir pénétrer, le malade subir l'action du trois-quarts, et l'absence de l'urine accuser la chirurgie dans l'un de ses premiers interprètes. Ce que je dis, l'histoire le confirme, et d'ailleurs, je l'ai vu, oui, vu de mes propres yeux. Si elle faisait parler à chaque organe, à chaque tissu, le plus élémentaire, son propre langage, aurait-elle ces revers ?

La médecine s'est emparée de presque toutes les phlegmasies, et celle du tissu cellulaire semble appartenir à la chirurgie; mais admirez le génie de cette dernière science, ou plutôt de ses interprètes, et ce qu'ils font pour les panaris, ils se garderon tbien de le tenter pour toutes les maladies de la même espèce et situées dans des régions différentes. Pourquoi cette anomalie, pourquoi ensuite livrer à la nature des efforts organiques qu'on eût pu épargner, en ayant recours à la production subite des effets qu'elle veut obtenir, celui de débrider et de donner lieu à la suppuration ? Incomplète dans sa manière de voir les phlegmasies celluleuses, elle marche, à l'instar du vulgaire, dans les phlegmasies cutanées, telles que la brûlure, la variole, etc., et même inconséquence pour les catarrhes de la vessie. Ici, elle ne fait qu'imiter toutes les erreurs médicales ou les accroître ; la muqueuse vésicale malade repousse tout excitant naturel, quel qu'il soit, et cependant on prodigue des boissons ; plus que partout ailleurs, les rapports des tissus entre eux doivent, dans ce cas, être modifiés, et elle ignore ici ce qu'elle met en pratique dans une plaie. Enfin, qui le croirait, pendant qu'elle stimule par tant de moyens un organe surstimulé, considérez son empirisme ; elle cherche, par l'emploi de l'essence de térébenthine, à contre-stimuler et à détruire ainsi le mal ! Quelle barbarie !

Prenez-la sur un autre sujet, celui des phlegmasies du système glanduleux, et dans les vastes phlogoses des mamelles, non-seulement elle ne saura que calmer par la soustraction du sang ou les émollients, elle fera plus, l'analogie ne lui servant à rien, elle ne saura point, par un débridement même léger, donner issue à un fluide trop abondant, détruire une réaction organique dangereuse, enlever une inflammation et éviter de vastes abcès, et trop souvent la perte de l'organe.

Maintenant, envisageons les maladies qui résultent des faux rapports des organes entre eux. Le langage de la chirurgie est-il bien précis dans le plus grand nombre des hernies ? Dans celles du cerveau, des poumons, de l'estomac, qui portent le nom d'encéphale, d'inguinale, de congéniale, que peut-on dire ? Rien, sinon que les séreuses sont dans de faux rapports avec les tissus situés en dehors de leurs cavités. En vain on voudrait nier cette vérité, elle est incontestable, et c'est pour l'avoir méconnue qu'on n'a pu se rendre compte de la nature des douleurs abdominales, surtout lorsque ces cas existaient. Sans doute, les tissus subjacents suivent le sort du séreux, mais on conçoit qu'ils ne souffrent qu'immédiatement après le premier. D'un autre côté, c'est en se faisant des idées précises de l'organisme qu'on peut non-seulement mieux le reconnaître, mais encore, après l'opération, juger le degré du danger en examinant surtout la séreuse qui, si elle était détruite, ne laisserait plus aucun espoir de succès, à cause que la partie malade serait dépourvue du tissu propre à favoriser ses mouvements de glissement.

On a créé une maladie *sui generis* des plaies pénétrantes simples de l'abdomen avec sortie des intestins. Ce n'est, à proprement parler, qu'une hernie, une fois la plaie formée ; et pourquoi se borner à ne considérer dans cette région organique que ces variétés morbides ? On conçoit qu'elles peuvent exister au thorax , à la tête , etc. , parce qu'on y trouve des séreuses. Au reste, pourquoi exiger cet ensemble général dans des connaissances qui sortent, pour ainsi dire, de l'enfance, me dira-t-on ? Mais, demanderai-je à mon tour, pourquoi a-t-on une anatomie générale ?

Nous venons de voir des altérations du tissu dans le cas qui a beaucoup occupé la chirurgie : passons à d'autres non moins renommés, et commençons par le cancer. Que fait ici le chirurgien ? Son rôle est simple, il enlève la partie malade. Si on lui disait que ce tissu lardacé peut, dans quelques cas, recouvrer la santé, et que c'est un fait positif, ce que je pourrais, au besoin, lui prouver encore par des faits qui me sont propres, que répondrait-il ? Rien qui satisfasse la raison ; et qu'on lise les auteurs sur ce sujet, malgré ces exemples, on n'en suivra pas moins l'habitude, et tant pis pour le malade si l'on se trompe. Analysons : où débute le mal ? dans le système capillaire de la nutrition. Quel est le premier phénomène qui nous frappe ? La diminution de la circulation locale des capillaires à fluide rouge, et après lui l'accroissement de celle des capillaires à fluides blancs de la nutrition. Ces changements organiques vont en augmentant pendant un temps donné, et ensuite que voit-on ? Une diminution de volume, un ramollissement de quelques-uns des points organiques affectés, et enfin , une perte de substance qui calme la douleur en débridant les tissus trop contractés, et en donnant une suppuration qui tend au même but, et à la guérison dans certains cas. Voilà ce qui nous frappe ; mais le mal peut dépendre d'une cause qui n'aura pas été assez énergique pour produire une inflammation franche ; il peut tenir à un défaut d'énergie vitale, ou bien à cette prédisposition organique qui nous mène rapidement vers la tombe, et qui annonce son existence par quelques points malades. Voilà les causes ordinaires, et souvent une partie organique devenue malade, le chirurgien en méconnaissant le mal, ne faisant que l'entretenir, le traitement sera encore une cause de plus. *Or, tant qu'on n'a pas étudié la formation du mal, les causes qui l'ont produit, et celles qui l'entretiennent, tant qu'on n'a pas imité la nature, et que l'on n'a pas cherché à agir comme elle, n'est-on pas un homme plus que vulgaire, d'oser, malgré ces exemples qui partent de si haut, prétendre guérir par la seule extirpation de l'organe souffrant?* Au reste, ce ne sont pas là les seules erreurs : une fois l'opération terminée, remonte-t-on à la cause qui l'avait produite? N'en laisse-t-on pas des traces qu'on pouvait détruire, et qui, pour avoir été méconnues, ramènent la première affection morbide? La chirurgie est muette sur ce point, et cependant, dans l'intérêt, de l'humanité, elle aurait dû l'éclairer depuis longtemps, si elle avait suivi des principes réels, et si, comme je l'ai dit ailleurs, elle eût envisagé chaque tissu pris dans son état le plus élémentaire, dans des rapports, soit naturels, soit étrangers; car enfin, quelle que soit une maladie, elle n'est que la vie souffrante, et celle-ci n'est pas en dehors de l'organisation.

Maintenant, considérerai-je les opinions émises sur l'ulcère? et quel langage fût jamais plus éloigné de la vérité! On peut dire que les distinctions qu'on a établies des variétés d'ulcères prouvent qu'ici la science est, comme dans quelques autres branches, dans un chaos inextricable. Comme les plaies, les cancers, ils sont partout les mêmes, et ils ne diffèrent dans leur mode d'être que selon les tissus où ils existent. Partout c'est une accumulation de fluides, soit rouges ou blancs, dans une région de capillaires, amenée par une cause quelconque, et suivie ensuite d'une destruction partielle de ces vaisseaux avec écoulement purulent dont la nature varie selon les tissus. Ce qui distingue cette maladie des autres lésions physiques, c'est sa durée, et plus encore l'absence des conditions nécessaires pour arriver à ce degré de phlegmasie que demande la cicatrisation. Pour s'en faire une idée juste, il faut bien se pénétrer de la nature du tissu où cette maladie existe; de l'état de ses fonctions pour déterminer celui des capillaires affectés; on doit surtout remonter au lien qu'on remarque entre ceux-ci et ceux du reste de l'économie, et considérer leur vitalité et leurs rapports. Cependant, est-ce cette marche que l'on suit en chirurgie pour connaître la maladie? Non, sans doute. On décrit sans cesse des faits; mais ce rôle peut être rempli par qui que ce soit, et ne sert à rien pour préciser le caractère de la maladie. Ignorant la marche générale de la nature, par une conséquence toute simple, on n'a aucune marche fixe dans le traitement de ces maladies. Nul ne peut contester cette vérité ; l'expérience l'atteste. Mais prenons cette chirurgie dans d'autres maladies non moins graves, et j'ose croire que partout nous la trouverons de même.

Depuis longtemps elle est en possession des fissures de l'anus : ici, elle joue d'abord un rôle médical, et, si elle est sans succès, elle ne manque pas d'en appeler à ses bistouris ; et qu'en arrive-t-il ? Que le malheureux patient qui l'écoute se soumet à une opération qui souvent éternise le mal. Supposons, au contraire, que la chirurgie, au lieu d'être empirique, eût tenu compte du siége de la maladie et des rapports du tissu malade ; elle aurait harmonisé le traitement le plus simple du monde et aurait obtenu une guérison complète en peu de jours, dans une foule de cas, au lieu de rendre la maladie souvent incurable.

Dans la fistule de l'anus, la chirurgie nous offre encore les erreurs les plus funestes.

Ainsi, les chirurgiens abandonnent la guérison, quand le mal est situé trop haut, et c'est une faute, car il est des cas où le traitement naturel, suivi avec sévérité, guérit encore sans nulle opération, ce dont j'ai des exemples. Et pourquoi cela ne serait-il pas, lorsqu'à la suite d'ulcères, j'ai rencontré des fistules d'un quart, et parfois d'un tiers de mètre de long, situées profondément, guérir complètement, ce que prouvent les faits rapportés dans mes écrits. Par la même raison, dans le cas où l'opération est praticable, on peut guérir, parfois, au moins, sans opération, ce dont j'ai encore des exemples ; tandis que le chirurgien opère toujours. D'ailleurs, pourquoi n'en serait-il pas ici comme dans les fistules les plus profondes, situées à l'extérieur, où très souvent j'ai obtenu la guérison sans recourir au bistouri ? La fistule est le produit d'une cause, et l'on a beau opérer, si l'on ne combat cette dernière, le mal récidive encore parfois. J'ai guéri une dame à Lille, chez laquelle le mal avait récidivé chaque fois, après cinq opérations que l'on avait pratiquées à des époques différentes : le chirurgien ignore complètement les moyens de prévenir ces récidives. L'opération que l'on met en pratique est ingénieuse, mais le traitement qui la suit est toujours incomplet et dangereux à la fois, en ce que l'on ne sait pas choisir juste le moment où l'on doit lever le premier appareil ; que le pansement est très douloureux, et que le reste du traitement est vicieux, ce qui est cause que la guérison se fait beaucoup attendre et qu'elle n'a pas toujours lieu. Appliquez au contraire mes principes, et vous aurez les avantages : 1° de guérir souvent sans opération ; 2° d'empêcher les progrès du mal dans le cas d'impossibilité de guérison; 3° dans le cas d'opération d'éviter au malade des douleurs violentes du pansement ordinaire ; 4° d'obtenir un succès complet en vingt jours en général dans le cas d'opération, au lieu d'attendre des mois entiers selon le procédé ordinaire ; 5° d'éviter des revers si communs dans la pratique connue ; et enfin, de ne pas être sujet à des récidives. Au temps où je pratiquais en province, j'ai obtenu toujours ces avantages. On a dit aussi qu'il ne fallait pas opérer ou guérir cette maladie dans le cas du catarrhe pulmonaire ou d'asthme, mais c'est une erreur, qui vient de ce que le chirurgien est nul quand des cas de médecine compliquent des cas de chirurgie, ce que prouvent mes succès.

La chirurgie est-elle plus heureuse dans la rétention d'urine causée par le rétrécissement du canal de l'urêtre? Examinons rapidement ce sujet.

Cette maladie est facile à connaître par la diminution insensible du jet des urines, quelquefois par leur suppression totale; et elle n'est pas douteuse, lorsqu'une bougie introduite dans le canal de l'urètre ne peut le parcourir librement. Souvent cette maladie est compliquée d'un écoulement très faible, qui augmente parfois, et qui n'est pas toujours la suite d'une ou plusieurs blennorrhagies.

Cette maladie présente deux variétés essentiellement différentes : l'une ayant pour caractère distinctif un engorgement des capillaires sanguins, de la muqueuse du canal de l'urètre dans une petite étendue en général; et l'autre un état squirrheux, que l'on reconnaît par la difficulté de dilater le peu de diamètre du canal qui reste lorsqu'on peut encore le parcourir avec une bougie. Chacune de ces variétés demande, comme on doit bien le penser, un traitement différent ; et cependant, les praticiens de nos jours ne reconnaissent contre elles que la bougie et la cautérisation. Quant aux bougies, on s'en sert mal, attendu qu'on ne sait à quel point on doit s'arrêter, jusqu'à quelle distance on doit les faire pénétrer, pendant combien de temps on doit les laisser en place, et quels sont les autres remèdes qu'on doit prescrire avant et après leur usage ; parce que l'on ne tient pas compte de l'organisme en général, de l'état du point principal affecté, et des rapports qui doivent être appropriés à l'organisme entier et au point affecté. Ces vérités sont incontestables, ainsi que le prouvent les résultats journaliers de l'usage des bougies.

Comme les découvertes en médecine annoncées par de grands noms sont bientôt popularisées, la cautérisation a été prônée ; mais elle n'aurait pas eu ce sort, si son inventeur et ses coryphées avaient été physiologistes ; car quel est son but ? Celui de détruire des fungosités ou des engorgements qui oblitèrent le canal. Rien de plus ni de moins ; mais si l'on remarque que , sous l'influence du caustique, il reste, après cette destruction , une inflammation qui est la même que celle qui avait créé ces excroissances, il est bien évident que ces dernières ou que les points squirrheux doivent bientôt reparaître. C'est aussi ce qu'atteste l'observation la plus rigoureuse, avec cette différence seulement, que l'organe souffrant étant surexcité ou exaspéré par le caustique, les végétations cessent pour faire place au squirrhe et le squirrhe au cancer. Sans doute, dans plusieurs cas , les urines deviennent plus libres , l'opération une fois terminée, mais cet avantage est toujours momentané, ce qu'admettent les chirurgiens, puisqu'ils recommandent l'usage des bougies après le traitement ; et s'il existe un écoulement, il devient plus abondant ou bien on le reproduit s'il a cessé.

Voilà les désavantages positifs de la cautérisation, et si à côté d'eux on place les catarrhes de la vessie , les hémorrhagies du canal de l'urètre, les rétentions complètes d'urine qu'elle cause par un excès d'inflammation et les fistules urinaires qu'elle fait naître, il est bien évident que le malade court bien plus de dangers à se faire guérir qu'à garder son mal, surtout s'il est âgé. Au reste, le premier, j'ai fait sentir cette vérité, après avoir été témoin des cas les plus dangereux produits par cette opération ; et depuis la publication de ma pratique, tous les ans , on a renoncé à l'usage de ce procédé opératoire qui n'est plus que très rarement pratiqué.

Même imperfection chirurgicale dans *la fistule du canal de l'urètre.*

Cette maladie est presque toujours le résultat d'un rétrécissement. Pour la guérir, on cautérise d'abord, comme dans le rétrécissement ordinaire, et ensuite on se sert de sondes, chaque fois que l'on éprouve le besoin d'uriner, pour empêcher les urines de passer dans la plaie et de l'entretenir ; voilà la pratique. Mais la cautérisation est dangereuse ; la sonde irrite les bords de la plaie, et la fistule ne guérit que très lentement et résiste presque toujours.

Mais supposons que l'on se fût demandé quelle était la cause de
la maladie ; comment elle pouvait résister, une fois le rétrécissement enlevé, et certes la cautérisation n'eût pas été mise en pratique
et l'on eût renoncé aux sondes en tenant compte de la tendance
des urines à reprendre leur cours naturel. D'abord on eût agi
pour favoriser le cours des urines ; ensuite, tenant compte encore
des rapports des tissus entre eux et de la facilité de pouvoir
modifier ces rapports, certes, en les mettant en pratique pendant
qu'on modifiait fortement les urines, on serait arrivé aux succès
les plus inconnus, même dans les cas tels que ceux où les fistules
au périnée sont déjà nombreuses, langage que je tiens à plus
forte raison pour le gland, lorsqu'il est criblé, même de quatre
ou cinq fistules à la fois.

Passons maintenant à l'inflammation et à l'ulcère de la matrice.

Ces maladies, de plus en plus communes, sont soupçonnées
du moment que la femme éprouve des douleurs presque continues dans les parties inférieures des reins, dans la région supérieure des cuisses, des envies fréquentes d'uriner ou d'aller à la
garde-robe ; et ce soupçon cesse du moment qu'à l'aide du spé-
culum on observe sur le col des plaques d'un rouge vif, étendues
comme des pièces de cinq centimes, et même plus, ou qui se réduisent à la largeur d'une lentille, mais plus nombreuses, plus
rouges, et entourées de bords coupés à pic et presque insensibles. De ces deux variétés, l'une, plus ou moins étendue, embrassant quelquefois tout le col de l'utérus, constitue un engorgement des capillaires sanguins de cet organe, et l'autre, bornée
parfois à des ulcères très petits, ainsi que je l'ai écrit plus haut,
ou bien présentant sur l'extrémité du col un cercle d'ulcères très
rapprochés et larges comme des lentilles, forme une destruction
du tissu muqueux du col de l'utérus, en les considérant dans leur
plus grande simplicité et comme ayant peu d'étendue. Si le mal
exprime un ulcère profond du corps de la matrice, ou bien s'il
résulte d'un état squirrheux de l'utérus, alors, dans ces deux
derniers cas, les symptômes sont plus graves.

Dans les cas où il existe, soit un engorgement des capillaires
sanguins, soit une inflammation simple, ou bien des ulcères de
la muqueuse sans être trop étendus, la guérison ne peut être
douteuse, ce que justifient les faits les plus patents, en même
temps qu'ils prouvent qu'ici, comme plus haut, la chirurgie est
dans une profonde barbarie, ce que prouvent encore plusieurs

faits, parmi lesquels je ne citerai que le suivant, afin de donner une idée de cette barbarie chirurgicale. La personne qui en fait le sujet est l'épouse de M..., négociant à Reims, qui, à l'époque de sa maladie, resta presque toujours chez sa mère. Cette jeune dame éprouva d'abord des douleurs au côté gauche de l'abdomen, partant de l'ombilic, s'étendant jusqu'à la hanche et se faisant sentir avec la même force au coccyx, ou vers la partie la plus inférieure des reins. Au 3 mai 1838, elle se rendit à Paris, et consulta M. le chirurgien Lisfranc, dont voici la prescription :

« Engorgement de la partie postérieure du corps de la matrice.

« Moyens de traitement :

« 1° Exercice léger ; 2° repos absolu de l'organe malade ; 3° tous les matins, un lavement presque froid ; 4° tous les deux jours, un bain entier chaud, à l'eau de son, y rester deux heures ; 5° trois fois par jour, faire des injections avec de l'eau de guimauve presque froide ; 6° après les règles, pratiquer au bras une saignée dérivative d'une demi-palette ; 7° pour tisane, décoction de saponaire sucrée avec le miel ; 8° le soir, trois heures après le repas, prendre une pilule d'un grain de ciguë ; porter graduellement la dose de ce médicament à quatre grains ; 9° faire tous les soirs une friction avec gros comme une noix ordinaire de la pommade suivante : pommade n. 1 ; iodure de plomb, un gros ; axonge, une once ; 10° régime : lait, œufs, fruits, légumes, poissons, viandes blanches, eau rougie, eau de Seltz.

« Paris, 3 mai 1838. Lisfranc. »

Je dois ajouter que M. Lisfranc recommanda verbalement l'usage d'un bandage abdominal, attendu qu'il admettait l'existence d'une hernie.

Sortant de chez M. Lisfranc, madame L... se rendit chez M. le chirurgien Marjolin, qui lui livra la consultation suivante :

« La matrice est un peu abaissée, et son col trop dirigé en avant est le siége d'une légère inflammation. La constipation est habituelle, la digestion laborieuse ; Madame éprouve en outre des douleurs d'estomac. Je conseille à Madame : 1° de prendre tous les deux jours, le matin à jeun, une cuillerée à café de magnésie délayée dans un demi-verre d'eau sucrée; 2° se faire frotter le bas du dos, matin et soir, avec une cuillerée à café de la pommade : teinture de castoreum 3 ij, axonge ; 3° se faire, matin et soir, des injections peu chaudes avec de la décoction de tête de pavot dans un litre d'eau ; 4° prendre des bains de mer dans la saison convenable ; 5° de suivre un régime substantiel et de faire un peu d'exercice.

« Paris, 4 mai 1838.   MARJOLIN. »

Quant à la hernie que sentait M. Lisfranc, elle parut douteuse pour M. Marjolin.

Telles furent ces deux consultations.

Lecteurs, comparez-les sur le même sujet, *répétez ensuite à tue-tête que la chirurgie est une science certaine lorsque vous la rencontrez si inepte entre les mains de ses oracles du jour, et vous serez plus que débonnaire.* Madame L... partit de Paris avec deux espérances de guérison ; ses douleurs s'étendirent en route dans tous les reins, et, arrivée à Caen, elle fut placée dans son lit. On suivit longtemps le traitement prescrit par M. Lisfranc, et, malgré tous ces moyens curatifs, le mal fit des progrès alarmants : les douleurs des reins et du côté devinrent atroces, et madame L... fut condamnée à garder le repos absolu. M... son médecin modifia ses idées sur la maladie et vit tous les symptômes dépendants d'un abaissement de l'utérus ; dès lors il fit tenir une diète moins sévère, pratiquer des injections astringentes, telles que celles de ratania et d'eau de mer, ordonna des potions calmantes, telles que celles de pavot, etc.; et ce médecin ne fut pas plus heureux que son *célèbre* maître, et bien célèbre, si j'en juge par son opération des cols utérins. On avait perdu une première espérance, restait celle que donnait M. Marjolin. On mit alors cette consultation en pratique ; les bains de mer, le castoréum, produisirent une faible amélioration ; la malade put se tenir debout pendant quelques moments de la journée ; faire quelques pas dans sa chambre ; et six semaines au plus mesurèrent ce faible bien. Le mal redoubla de nouveau, malgré la sagacité de son Esculape, et la malade, que l'on portait à bras aux bains de mer, ne put plus quitter son lit. L'état de madame L... était désespéré ; son médecin fut mis en consultation avec un autre docteur ; celui-ci ne vit de salut que dans la diète la plus sévère, les sangsues, etc. On avait déjà mis en pratique ce système en suivant M. Lisfranc, et M... son nouveau médecin, et l'oracle de la ville de Caen ne peut prétendre à la gloire de surpasser MM. Lisfranc et Marjolin, oracles parisiens.

Je reviens aux consultations des deux chirurgiens :

M. Lisfranc avait diagnostiqué une hernie de la ligne blanche ; mais hélas ! l'index et le medius du chirurgien sont un peu engourdis comme ceux de M. Flobert de Rouen ; car madame L...

est évidemment exempte de cette maladie. Un engorgement du corps utérin ne peut être sans une vaste lésion, lorsque celle-ci existe, elle est incurable, madame L... a retrouvé promptement la santé, et nous concluons d'après ce fait, que le chirurgien Lisfranc n'est pas le premier savoir chirurgical de France et par conséquent du monde.

Si la chirurgie chancelle chez M. Lisfranc, *quoiqu'il soit comme Jésus-Christ sans pareil*, a-t-elle une marche plus assurée chez M. Marjolin? Jugez, lecteur. D'après ce chirurgien, c'est le col utérin, dirigé trop en avant, qui était cause de l'inflammation de la matrice; mais la matrice et le col ainsi placés ne peuvent reprendre leurs rapports naturels; et cependant, toute phlegmasie a disparu.

Selon M. le chirurgien Marjolin, la matrice était abaissée, et, par conséquent, elle devait causer des tiraillements ou des douleurs. Cette maladie ne peut alors être guérie; cependant madame L... cessa bientôt de souffrir; et j'en conclus que les abaissements de matrice sont encore un point obscur de la chirurgie chez les Marjolins.

Si M. Lisfranc est pour les viandes blanches, les légumes, le régime débilitant et les fondants, dans l'espoir de ralentir la marche du mal, M. Marjolin est pour les viandes noires, le vin, le castoréum, pour guérir *les abaissements de l'utérus* et des phlegmasies *dépendantes de la déviation du col utérin*, sans doute parce qu'avec ce chirurgien et ses amis, les côtelettes, les viandes noires, etc., sont devenues des viandes blanches et le bordeaux de l'eau claire. Telle est la chirurgie. Hélas! pour ajouter aux profondeurs de l'art, que n'a-t-on consulté le docteur Barras! Il aurait soutenu avec les savants que la maladie était une gastralgie qui piquait le cœur et l'abdomen, dans le cas qui nous occupe, comme elle l'avait piqué jadis au bras! que c'était elle qui partait de l'estomac pour exciter les exhalants cutanés, ou bien, qu'elle se transportait sur les muscles et causait les tremblements généraux, comme jadis elle lui avait causé des branlements de tête, et il aurait dit sur un ton d'oracle qu'il existait une gastralgie par atonie et une par érétisme nerveux, ce qui est clair; que chacune cheminait dans le corps par des détours à lui connus, comme à ceux qu'il copie, et que le traitement de M. Lisfranc était nul parce qu'il manquait de ton, que celui de M. Marjolin avait le même défaut parce qu'il en donnait trop, afin sans doute de portraire la chirurgie comme sœur jumelle de la médecine.

Des faits que je cite dans mes écrits, et auxquels je pourrais en ajouter d'autres si le sujet le permettait, prouvent que, tant que le mal est borné, soit à un engorgement, soit à une phlegmasie simple du col utérin, la maladie est curable en général, et à l'avenir, cette vérité ne sera plus un axiôme. Lorsque cette phlegmasie est compliquée de divers ulcères qui attaquent la membrane du col et faiblement le tissu du corps de ce dernier, mais sans que la destruction soit trop étendue, il n'est pas douteux encore que le mal est facilement curable d'après les succès les mieux constatés. *Cependant, si l'on considère l'organisation presque fibreuse du col utérin, sa formation et sa position, on doit toujours redouter ses lésions aussitôt qu'elles sont un peu profondes ou étendues, et les femmes qui soupçonnent à peine cette maladie, doivent prendre, aussitôt qu'elles s'en aperçoivent, des précautions sévères surtout si elles sont dans l'âge critique, ou voisines de cette époque, parce qu'alors la matrice, tendant à perdre son principe de vie, ne peut guérir que très difficilement.*

Je viens de dire dans quelles variétés on peut obtenir la guérison, et j'ajoute que dans les cas les plus désespérés, on rend la position de la malade bien plus supportable par le traitement naturel que par les autres médications. J'ai vu naguère une malade dont un vaste ulcère détruisait le corps utérin et causait des douleurs atroces ainsi que d'abondantes hémorrhagies, perdre ces deux derniers caractères en peu de jours, et à la longue, sa surface se couvrir de pellicules, inutiles sans doute, mais qui n'en montrent pas moins la puissance des moyens quand ils sont appliqués selon les besoins organiques.

Pour arriver à un résultat heureux, il faut ici tenir compte de la structure du col, des rapports qui lui sont propres ; du lien de la muqueuse avec les tissus organiques les plus importants ; et se rappeler qu'elle est très voisine du centre de la vie ; qu'elle devient trop souvent le siége où viennent retentir une foule de maladies, et que, lorsqu'elle est affectée, on y remarque des variétés morbides qui, essentiellement différentes, demandent chacune un traitement à part. Voilà la route à suivre, et par elle on obtient des succès qui étonnent par leur nombre et leur rapidité, quand on les compare aux revers si nombreux de la pratique ordinaire, même placée entre les mains de la haute chirurgie, qui, ici comme ailleurs, est nulle, parce que le terrain où elle se place appartient au médecin.

On conseille contre cette maladie les demi-bains émollients, les injections astringentes ou détersives, la cautérisation, etc., etc., et l'expérience dit que ce traitement est nul ou dangereux ; sous quelque forme qu'on l'applique. La médecine devenue absolument impuissante, la chirurgie crut mieux faire ; mais son espoir fut vain, car des connaissances anatomiques et de la dextérité ne sont rien ici. M. Lisfranc espéra à son tour mieux faire que d'autres, il prôna des succès, mais qui, bientôt reconnus pour des revers, lui apprirent à calmer son ardeur pour l'excision du col, même en bornant l'opération à la simple extirpation de la muqueuse de l'extrémité de cet organe. Au reste, ces revers étaient faciles à prévoir, car, s'il opérait quand le col était squirrheux ou profondément ulcéré, il ne pouvait le détruire en entier ; et s'il agissait de même lorsque le mal ne dépassait pas la muqueuse du col, nécessairement il remplaçait alors la maladie la plus bénigne par une maladie très grave, et, ne remontant pas à la cause, le mal ne pouvait que s'aggraver. Que diriez-vous d'un médecin qui, pour une simple rougeur ou une ulcération à peine naissante de la muqueuse des bords des lèvres de la bouche, vous proposerait d'enlever ces bords ? Certes, vous le repousseriez. Et croyez-vous qu'il soit plus raisonnable lorsqu'il porte ses couteaux dans une région plus voisine du centre de la vie ? Non, sans doute. On me dira que l'on peut avoir quelque succès : je le crois ; et la raison en est simple, c'est que la nature répare souvent les fautes désastreuses de l'homme de l'art. L'expérience justifie au reste amplement mon opinion ; et, veut-on la preuve que dans les engorgements, les phlegmasies les plus bénignes de l'utérus, comme dans les ulcères les plus graves on n'allége même pas le mal ? Interrogez cette foule de femmes qui, dans l'espoir d'une vaine guérison, se rendent quelquefois depuis des années à la clinique de la Pitié, et toutes vous diront que mon opinion est fondée, pendant que la science vous apprendra que cette opération n'a pas dépassé les bornes de la capitale. M. Lisfranc a assez essayé pour ne plus mettre en doute que, grâce aux avertissements que j'ai donnés, ses pinces et ses couteaux se rouillent ; que toute opération sur le col de l'utérus ne doit plus être que le souvenir d'une cruelle expérience ; et que la femme qui souffre fera toujours bien mieux de s'abandonner aux simples lois de l'hygiène et de la nature, que de se confier à des systèmes, ou de se précipiter sous les couteaux de la chirurgie.

La chirurgie embrasse aussi les maladies des yeux, et voyons ce qu'elle est d'abord dans la cataracte.

Cette maladie, facile à reconnaître dans tous les cas, par une opacité plus ou moins prononcée du cristallin, a été divisée en plusieurs variétés, telles que cataracte membraneuse et cristalline, selon qu'elle attaquait la membrane cristalloïde, ou le cristallin, division qui est oiseuse dans la pratique. Lorsque le mal débute, un nuage semble envelopper les corps ; insensiblement on ne découvre plus aucun objet, et, l'œil examiné, on aperçoit derrière la pupille une tache grisâtre, jaunâtre, noirâtre, et le plus souvent d'une blancheur laiteuse.

Cette maladie est en général un remède contre la goutte sereine. Dans tous les cas, sitôt qu'elle est soupçonnée, la chirurgie et la médecine n'ont d'autres conseils à vous donner sinon que d'attendre qu'elle soit complète ; et ces conseils sont une première erreur : car en remontant à la formation du mal et en tenant compte de la cause qui l'a produit, il est positif qu'aussitôt que l'on soupçonne son existence, elle peut alors être arrêtée ou dissipée, ou qu'on peut, en général, retarder indéfiniment son développement complet, lors même qu'elle est déjà fortement développée. L'expérience justifie cette opinion ; j'ai vu même la cataracte disparaître par le seul effet d'un traitement intérieur, lorsqu'après avoir été opérée par abaissement, elle était remontée de manière à oblitérer plus de la moitié de la pupille.

Une fois la cataracte complète, la chirurgie et la médecine ne connaissent que l'opération pour la détruire, et c'est une errreur de plus. Qu'est-ce que la cataracte ? Une maladie consécutive dans presque tous les cas ; et, pour la détruire avec succès, il faudrait donc, avant toute opération, guérir la maladie dont elle naît, et préparer ensuite le malade, pour mieux supporter telle ou telle opération. Je ne fais que tenir le langage de la plus simple raison, et ce langage est totalement inconnu, ce qui n'est pas étonnant, quand le chirurgien de nos jours n'est qu'un coupeur, tandis que l'étude des causes du mal qui engendrent la cataracte et des moyens si divers destinés à la combattre, doit être profonde.

Quand le moment est venu d'opérer, après mille expériences diverses, on s'est enfin arrêté pour l'opération à deux manières différentes, l'une par abaissement et l'autre par extraction. Dans la première on irrite fortement la rétine par l'opération même, et ensuite, en la plaçant en contact avec le cristallin, qui est pour elle un corps étranger. Cette opération doit donc être beaucoup modifiée, afin d'éviter la cécité qu'elle peut produire dans le plus grand nombre de cas. Une fois pratiquée, il faut favoriser l'absorption du cristallin, et ici, quel moyen la chirurgie indique-t-elle? Aucun. Cette absorption est, dit-on, longue, et quel moyen peut-on employer pour l'abréger? Ici, même nullité de connaissances que là. Dans la seconde manière d'opérer, on cause une inflammation, et l'on risque de piquer l'iris. On ne peut éviter la première, mais ne pourrait-on pas la modérer plus fortement qu'on ne le fait? Cette pratique ne me paraît pas douteuse, en entourant l'œil des rapports les plus appropriés à sa nature d'être. Quant au danger de piquer l'iris, le plus habile peut le courir, et depuis longtemps n'aurait-on pas dû modifier cette opération de manière à éviter cet inconvénient, en bornant le mouvement du couteau?

La chirurgie est trop brutale pour tenir compte de ces détails. Mais quelle opération doit-on préférer? Pour résoudre cette question, il faut pondérer les avantages et les inconvénients de chacun d'eux, et la chirurgie les a-t-elle calculés froidement? Non, certes, car on voit encore les uns soutenir exclusivement l'opération par extraction, que la raison la plus simple condamne à l'oubli, et les autres, celle par abaissement, qui, telle qu'elle est, est si dangereuse.

On dit que si l'iris a perdu sa mobilité, on doit craindre la paralysie de la rétine ; et quand cette complication n'a pas lieu, croit-on que par cela seul que la cataracte existe, on ne doit point lui permettre une certaine durée? Supposons encore cette paralysie de l'iris ; elle ne serait par une preuve que le malade ne verrait pas après l'opération ; mais c'est une maladie nuisible à la vue ; et a-t-on analysé les causes qui l'ont produite? a-t-on été frappé de sa coexistence avec la cataracte? En voyant la nature créer celle-ci, a-t-on comme elle employé un moyen très simple contre cette extinction de la sensibilité ? Mais, depuis quand, en chirurgie comme en médecine, l'autorité du maître n'aurait-elle pas plus de force que celle de la nature? Celle-ci a beau nous frapper par d'heureux exemples, son sublime nous échappe, parce que nous ignorons sa marche. J'ai vu un jeune chirurgien à l'hôpital Beaujon en 1826, qui attendait que l'iris eût perdu son insensibilité pour opérer, et il n'employait aucun moyen contre le premier mal. Je le demande, en agissant ainsi, est-on physiologiste? Non, mais un empirique dans toute la force du terme, et par conséquent un protégé de Marjolin.

Je ne fais qu'énoncer ce que démontre la physiologie. Ne pourrait-on pas éviter cet inconvénient dans une foule de cas, en modifiant l'opération par abaissement de manière à éviter le séjour du cristallin sur la rétine où il est toujours nuisible, et en indiquant mieux qu'on ne l'a fait jusqu'à ce jour les moyens de faire absorber le cristallin?

Si l'opération terminée et l'appareil levé, le malade voit à peine pour se conduire seul, ou s'il voit encore moins, elle ne peut rien, cette chirurgie, pour augmenter la vision; et si la cécité est incomplète, elle ne peut donner d'espérance, quand une expérience fort rare, sans doute, dit qu'elle se trompe.

La chirurgie, ainsi constituée, n'est qu'une froide barbarie; et qu'est-ce qu'il en résulte? Que plus de quatre-vingt-huit malades sur cent n'y voient pas après l'opération, ou perdent infailliblement la vue quelques mois plus tard, d'après les calculs des oculistes mêmes. On a cru que la manière d'opérer devait éviter ces revers; mais l'expérience a appris depuis longtemps que c'était une erreur grossière; tandis que si l'on avait interrogé la nature, ainsi que je viens de le dire, l'on eût obtenu une foule immense de succès.

Je possède des preuves, les plus faciles du monde, qui montrent que les revers que je signale sont familiers aux chirurgiens de la capitale comme à ceux des provinces. Transportez-vous en effet à l'Hôtel-Dieu ou à la Charité de Paris, et vous y verrez les chirurgiens éprouver ces revers! Leurs partisans diront le contraire; mais les faits sont contre eux, ainsi que les calculs des oculistes eux-mêmes. Non seulement ce que j'avance est fondé, mais il est positif encore, qu'après l'opération, les malades éprouvent très souvent dans leur santé une altération générale qui leur était auparavant inconnue, et que parfois le malade succombe après l'opération.

Supposez au contraire que l'on eût obéi aux lois les plus simples de l'organisme, et loin de multiplier tant de souffrances, de faire tant de victimes, la chirurgie aurait ignoré ces dernières, et assuré d'avance, presque à coup sûr, ses succès immenses, au lieu de n'être qu'un empirisme grossier.

En attaquant la cataracte, la chirurgie s'est crue en droit de porter remède à l'amaurose ou goutte sereine, maladie qui se manifeste par des points noirs d'abord et produit enfin la cécité complète.

Parfois, cette paralysie se manifeste pas un usage trop copieux de vin, ou par des congestions cérébrales ; mais parfois aussi, à la suite d'hémorrhagies, de saignées, ou de toute autre cause débilitante. On peut compter aussi des courants d'air trop froids, qui agissent sur la face, etc., et dans ces diverses espèces de paralysies que fait la chirurgie? Elle a recours aux saignées, aux vésicatoires, aux moxas, et où sont ses cures? Elles sont toutes fort rares. Parce qu'elle n'a qu'un seul moyen de traitement et qu'elle est empirique.

Si la chirurgie est dangereuse dans les cas qui précèdent, elle est bornée dans l'ophthalmie la plus simple. Appelez-la à votre secours ; elle arrivera armée de sa lancette, de sangsues, d'abord; plus tard, de l'émétique. Après avoir essayé tous les collyres connus, et enfin, après vous avoir rendu presque aveugle, elle vous conseillera les sétons; mais toutes les ophthalmies, comme les amauroses, n'ont pas toujours la même cause, et souvent ce traitement ne fait qu'accroître la maladie; il est bien évident qu'ici comme ailleurs, elle est dangereuse ; tandis que dans tous les cas, en calculant les rapports entre eux des capillaires de l'œil affecté, l'on détruit toujours instantanément la douleur, l'on évite la cécité, et par conséquent un traitement cent fois plus dangereux que la maladie même.

Mêmes erreurs dans les polypes du nez surtout. Cependant, en serait-il de même, si l'on avait observé l'origine du polype, son développement, son passage à l'état fibreux et par conséquent incurable, quelles étaient les causes et les prédispositions à cette maladie? Non, certes, on aurait combattu ces causes, détruit ou modifié fortement ces prédispositions; les succès auraient été généralement certains, et l'on aurait allégé le mal lorsqu'il était grave, et au lieu de ces avantages, que fait la chirurgie? Toujours elle emploie l'extirpation du polype, très souvent le mal récidive, et en suivant toujours la même marche, elle conduit son malade à la tombe.

Dans le punais ou ozène, que fait-elle encore cette chirurgie, pour guérir cette maladie qui produit une odeur si cadavéreuse ? Hélas ! elle est encore vierge du moindre succès ! lorsque les symptômes si frappants de la maladie lui disent ce qu'il faut faire, en lui tenant un langage que l'on entendrait des Alpes aux Pyrénées.

Dans la carie, est-elle plus éclairée cette chirurgie? Ici elle ne raisonne pas plus le mal que celui des autres organes. Ainsi, les os ont naturellement peu de vitalité, et cependant, qui croirait que c'est en les exposant au fer et au feu qu'on espère les guérir? Aussi, que dit l'expérience? Elle accuse, et si je la fortifie par des succès, en me servant des moyens les plus opposés , elle est mon appui. Oui, quant à moi, je suis loin de couronner cette certitude chirurgicale, et lorsque je me rappelle ce que veut le cri de l'organe souffrant, et comment on l'écoute, quand il serait si aisé, dans bien des cas, de guérir le mal, d'en diminuer la durée à un point tel qu'on ne puisse la comparer à celle connue , loin de m'effrayer de ce que l'on me blâme de signaler tant d'erreurs, je m'en enhardis : il existe assez de morts pour oser défendre les martyrs de tant d'erreurs.

Je viens de donner des preuves de l'imperfection immense de la chirurgie ; entrer dans de plus longs détails serait superflu pour faire sentir combien ce que j'avance est basé, et en général, demandez à cette science, comme à la pathologie médicale, les causes des maladies et leur enchaînement ; le tableau régulier des symptômes, quel est leur siége, comment le mal vit, disparaît ou renaît encore , et sa réponse énigmatique vous prouvera qu'elle est étrangère encore aux connaissances précises du mal. Sans doute, si, promener avec dextérité le fer dans les fibres ou leurs divisions, était la connaissance la plus importante du chirurgien, la France, sous ce rapport, étonnerait par le degré de perfection où elle est arrivée. Dans cette branche importante de l'art, elle n'a rien perdu des jours brillants de Desault ; mais ce n'est là que la base des moyens curatifs; il faut, comme en médecine, pour être grand dans la science, dévoiler la nature du mal , et lui appliquer le seul remède qu'exige la douleur. Cette opinion, je pense, ne peut être contestée, et si, dans une foule de cas, on trouve des hommes qui soient grands dans cette carrière, du moins on ne nomme pas encore un génie qui évite les erreurs que je signale. Mille faits peuvent convaincre de cette incertitude de l'art; tantôt c'est une femme qui montre son sein exempt de toute maladie, et qu'on a voulu lui extirper; tantôt c'est un homme qui vous raconte le même fait pour les organes générateurs, ou bien, celui-ci vous parle de couteaux étalés sur une table , qui devaient servir à l'amputation d'un membre que ses instincts conservèrent.

En résumé, la chirurgie offre, sous les rapports où nous l'envisageons, des lacunes importantes. Quand le mal a lieu par suite des faux rapports des tissus avec les excitants naturels trop forts, comme dans une rétention d'urine, causée par une trop grande accumulation de fluide, elle s'arme bien d'une sonde pour donner issue au fluide, mais si la paralysie de ce viscère survient, il est positif qu'alors la science n'applique pas au mal un traitement complet. Elle a fait de grands progrès pour extraire les corps étrangers, et, quand le sang quitte ses canaux pour passer dans ceux qui lui sont étrangers, quelle n'est pas alors son erreur ! Dans les faux rapports des tissus entre eux, elle a des connaissances profondes; mais elles sont dépourvues d'analyse et de physiologie. Suivez-la dans les plaies, dans les lésions physiques primitives, et ce sujet, si longtemps médité, est loin d'être simple et coordonné, Dans les lésions physiques consécutives, faute de bien préciser le mal, en remontant aux organes les plus élémentaires et à leurs rapports, que de maux elle laisse inconnus ! D'après ce que j'ai dit plus haut, ne devons-nous pas tenir le même langage sur les cas chirurgicaux où les organes semblent parfois être en débris? Qu'on médite la chirurgie, et l'on se convaincra qu'elle manque de plan général, d'une marche régulière et qu'elle n'offre encore qu'un ensemble très incomplet.

PARLONS MAINTENANT DES CONNAISSANCES DES MOYENS CURATIFS.

La connaissance générale de nos maux reste plus ou moins inconnue, et cependant que de moyens curatifs transmis par la postérité, et inventés de nos jours pour les combattre ! On est tenté de croire que c'est un des contrastes fréquents de la raison humaine ; mais un examen, même superficiel, dissipe cette erreur.

L'homme, comme tous les animaux, est doué d'instincts, de désirs, de passions qui le portent vers les corps qui entretiennent son existence, comme vers ceux capables de chasser au loin les aiguillons cruels de la douleur. Ils font plus ; souvent ils dirigent tout l'organisme de manière que ces corps sont éliminés, ou bien qu'ils les forcent à éviter leur influence cruelle; et ils travaillent, à notre insu, à la destruction des maladies qui se jouaient du génie du médecin. Ces exemples sont familiers à la nature, et fréquents chez les individus favorisés d'une heureuse constitution. Ces sentiments, cette force vitale propres à chaque élément organique, et qui sont des sentinelles incorruptibles qui veillent à notre conservation, furent, comme on doit le présumer, le premier guide de l'homme dans la connaissance et le choix des moyens propres à combattre ses maladies; et ils lui indiquèrent le véritable remède dont une étude exclusive devait, un jour, en assurer la conquête à quelques individus.

Cette étude fut sans doute inconnue chez les premiers orbicoles : peu sujets aux maladies, leurs organes susceptibles d'une grande réaction les avaient bientôt anéanties. A mesure que l'homme déchut de sa grandeur première, que son physique perdit de sa vigueur, ses instincts de leur force, sa raison de sa supériorité, son moral de son énergie; que l'on méconnut, même pour l'aurore de la vie, le régime de Pythagore, que la civilisation, triste enfant de la pénible prévoyance, le rendit tel qu'aujourd'hui il serait renié par ses premiers aïeux, et que cette dégradation fît des progrès, les éléments qui nous environnent comme les fluides qui circulent à l'intérieur, acquirent un empire plus difficile à maîtriser, les maladies devenues alors plus graves et moins susceptibles de guérir par les seuls efforts des êtres dont elles faisaient leur proie, l'étude des moyens curatifs devint dès ce moment une étude impérieuse, et fut destinée à suppléer au langage confus ou muet de la nature devenue impuissante. Alors seulement on recueillit les premiers moyens curatifs, et la médecine qui, pour connaître la douleur, en traça d'abord les divers tableaux, pour élever une barrière contre elle, prit le parti de tenir compte des moyens que l'organisation créait pour sa conservation. Dès ce moment son attention se dirigea sur les corps dont l'action était avantageuse, sur ceux qui nous entraînaient vers la tombe, elle chercha à développer les uns, à neutraliser les autres, et en un mot, pour nous rendre à la santé, elle ne laissa agir que les désirs tels qu'ils étaient dans la nature primitive. Telle fut, sans doute, l'origine des moyens curatifs dont on conseilla l'usage pour ceux qui ne pouvaient être leur propre médecin. Avait-on observé que, pendant la période de chaleur dans ce qu'on nomme la fièvre inflammatoire, l'homme redoutait les régions du soleil, qu'il repoussait tout vêtement, qu'il recevait avec plaisir le souffle d'un doux zéphir, qu'il cherchait un ombrage frais, qu'il savourait les sucs des fruits acidules, et que l'usage de ces moyens le délivrait de ses maux; l'on recueillit ces faits dont on conseilla la pratique lorsque les instincts ou les goûts des malades les recherchaient, ou même lorsque leur langage était muet; et de là naquirent autant de remèdes heureux. Si ces mêmes instincts, toujours faits pour être obéis en maladie, avaient en horreur les aliments, on proscrivait toute espèce de mets, et les avantages de cette pratique créèrent la diète dans presque toutes les maladies. Souvent les voies digestives, en se débarrassant d'une quantité prodigieuse d'humeurs, rendaient nos jours sereins en rétablissant une santé trop longtemps chancelante; loin d'enrayer ces efforts salutaires, on se plut non-seulement à les respecter, mais encore à les imiter ; d'où prirent leur origine les stimulants connus sous le nom de vomitifs et de purgatifs. Plus souvent encore les sueurs qui paraissaient avaient des résultats heureux, ces produits si salutaires fixèrent l'attention de tous les esprits, et observant quelles causes les faisaient naître, on fixa son attention sur ces dernières pour s'en servir dans le besoin, et dès lors parut une nouvelle espèce de remèdes. Une chaleur animale développée opérait souvent la guérison par la réaction qu'elle communiquait aux organes, et surtout aux capillaires, et d'après l'observation que l'on avait faite de l'action des aromatiques, par une conséquence naturelle, on fit usage de ces mêmes corps, afin de ranimer la calorification ; et les toniques furent ajoutés à la classe des médicaments. L'enfance, la jeunesse, et parfois l'âge du déclin, retrouvaient dans les hémorrhagies une santé naguère presque anéantie; cette opération fréquente et suivie de succès absorba l'attention de l'homme de l'art, son génie chercha à la produire à volonté, et en marchant sur les traces de la nature, il put comme elle enfanter des merveilles; et dans l'ensemble des remèdes, celui-ci fut mis au premier rang. On vit que les malades affectaient une position plutôt qu'une autre, et que le repos ou l'exercice étaient avantageux ou nuisibles; on remarqua ces désirs, ces avantages, et, au besoin, on les mit en pratique. Ingénieuse à se conserver, cette force organique créait des exanthèmes, des phlegmasies, des abcès, la mort même d'une partie de nos tissus, afin de suppléer à des fonctions suspendues, et d'aider à leur rétablissement; on partit de cet exemple heureux pour produire les mêmes remèdes, et dès lors parurent successivement les vésicatoires, les moxa et divers autres remèdes de la même nature. Parcourez la véritable histoire des moyens curatifs, et vous vous convaincrez que ce sont nos goûts, nos désirs, nos passions qui nous ont appris à les connaître, et que ce n'est qu'en imitant les derniers, et en obéissant en partie aux premiers que l'on a pu jusqu'à ce jour combattre es maladies sans les connaître. Heureux l'homme que tourmente la douleur, si toujours on eût suivi cette marche pour adoucir ou détruire ses maux !

« L'habitude doit être non moins étudiée ; et, comme les exemples sont plus frappants que les paroles, je vais rapporter un fait qu'Hallé faisait connaître dans ses cours (1). Un jeune homme, élevé selon les principes rigides du philosophe génevois, est atteint d'une fièvre dévorante, pendant la saison rigoureuse de l'hiver ; et dans ses redoublements de souffrance, il conjure qu'on le transporte dans la Seine, que couvrait une glace épaisse. Vaines prières ! le médecin qui lui prodigue ses soins regarde sa mort comme certaine, si l'on écoute ses désirs. Il insiste ; ses prières ont l'accent d'un instinct conservateur, et l'amitié, attendrie, court interroger le génie d'autres hommes plus initiés aux secrets du dieu d'Épidaure. Hallé, qui taisait, par modestie, ses actions sublimes, afin d'élever le caractère de l'homme et d'ennoblir son semblable, vole près du malade ; les vœux du jeune mourant pénètrent son âme ; il ordonne d'obéir à leur sainte voix, et l'on transporte le moribond sur les bords du fleuve tant désiré. A la vue de la glace naguère si souvent bravée, il fait entendre des soupirs ; les marteaux retentissent, la glace crie, les flots paraissent ; et aux soupirs succède le sourire avant-coureur de la santé. On plonge dans le fleuve cet élève de la nature ; ses douleurs semblent se perdre dans les eaux qui le caressent ; quelques moments s'écoulent, ses maux n'existent plus ; et ce digne rival d'Emile, sorti des flots bienfaisants, ne ressent plus que la faiblesse que nous lèguent, en mourant, nos trop cruelles maladies. »

C'est ainsi qu'opère le génie ! Et combien est réelle et auguste à la fois la vérité que je fais entendre ! Que de bien elle enfante ! Que de charmes elle fait naître pour le médecin ami de la nature ! Oui, ce n'est qu'en prêtant une oreille attentive aux cris de nos organes souffrants, en obéissant à leurs instincts, en laissant un libre cours à leurs désirs naturels, en satisfaisant à leurs besoins impérieux, et en imitant leurs sublimes efforts que l'on a été conduit à la connaissance des moyens curatifs. Aussi, si l'on veut toujours se trouver au milieu de ceux qui, dans tous les cas, sont les seuls nécessaires, si l'on veut prétendre à l'art sublime d'enchaîner la douleur, l'étude de ces sentiments doit être la première. C'est elle qui, chez un peuple robuste, sensible et placé

____

(1) Hallé racontait ces faits dans son cours d'hygiène, en 1813.

sous un heureux soleil, enfanta des prodiges ; c'est elle qui, dans les maux les plus terribles, rappelle à la vie une foule de victimes pour lesquelles s'entr'ouvraient les portes du tombeau ; c'est elle qui fut le secret des génies qui obtinrent un rang parmi les dieux ; et c'est elle enfin qui, éclairée par la physiologie qui ne doit être que la science de ces sentiments, doit opposer à nos affections morbides des remèdes certains ; mettre à l'abri du doute la conscience timide du praticien, délivrer les hommes des hasards funestes d'une science jusqu'ici conjecturale, abréger infiniment leurs souffrances, accroître d'une manière indéfinie leurs issues heureuses, faire marcher entièrement le médecin sur les traces de la nature, ne lui donner d'autre rival qu'elle-même, et le faire remonter au rang dont la raison des peuples l'a depuis trop long-temps fait descendre.

Dans le principe, tel fut sans doute l'art de se délivrer de ses maux, on n'écoutait que ses instincts ; et plus tard telle fut la marche que l'on suivit pour recueillir les moyens curatifs. Mais à mesure, ainsi que je l'ai dit plus haut, que, par des influences diverses, le physique et le moral furent dégradés, alors l'expression de ces sentiments devenant moins vive, cet art fut altéré. D'autres causes contribuèrent aussi à faire naître cet état d'imperfection ; l'homme, après ces révolutions, ayant son principe de vie attaqué dans sa source, fut moins propre à lutter contre les corps qui l'excitent, la mort eut plus d'empire, et dès lors, ignorant l'origine de ces revers, sous prétexte de méprises, l'on s'éloigna encore de la vraie route. Enfin la nature ayant voulu que les mêmes remèdes dans le même cas fussent parfois utiles ou dangereux selon les périodes du mal, et selon le degré d'énergie de la douleur, dans l'incertitude on ne sut quel parti prendre ; insensiblement les erreurs se multiplièrent ; et, placé en présence de la mort, le médecin ne sut plus que trembler devant elle, au lieu de pouvoir la chasser. On avait tracé quelques tableaux confus de nos maux, on avait groupé quelques moyens curatifs qui paraissaient avoir eu des succès dans des cas à peine ressemblants, et dans la persuasion d'une perfection chimérique, au lieu, comme dans l'origine de la science, d'interroger les vœux du malade, de chercher à démêler ce qu'ils avaient de faux ou de véritable, de s'éclairer, par les connaissances positives des instincts de quelques organes, de ceux du reste de l'économie, et de chercher à connaître pourquoi le même remède était, dans le même cas, tantôt funeste et tantôt avantageux, on dédaigna de s'instruire sous les lois de la nature ; chaque expression du mal fut muette ou inintelligible, on n'étudia que les moyens curatifs en apparence contradictoires que l'on avait recueillis, sans se servir de ses lois pour leur application constante, et tout traitement essentiellement imparfait et toujours plus ou moins dangereux se réduisit à une routine aveugle, à un empirisme outré ou à des systèmes qui sont l'opprobre de l'humanité. A la longue ces routines et ces systèmes se multiplièrent, et chaque jour vit naître des disputes éternelles sur les propriétés des moyens curatifs, lorsqu'on ignorait la nature du mal. L'histoire de tant d'opinions est longue, je ne la suivrai pas dans toutes ses périodes, je me bornerai à la juger dans son ensemble, et à parcourir les traitements qui sont maintenant les plus suivis.

Nous avons dit que souvent les malades recherchaient tout ce qui pouvait calmer une soif vive, et des médecins, sous prétexte qu'elle était éminemment utile, s'opposèrent à leurs désirs ; tandis que d'autres, la regardant comme funeste, non-seulement écoutaient leurs malades, mais dépassaient encore leurs vœux. Les sueurs amenaient un état satisfaisant, ou bien devenues impuissantes, les malades succombaient ; on se divisait sur leurs effets, et les sudorifiques furent tour à tour prônés et abandonnés. Les sécrétions intérieures trop abondantes épuisaient les malades, ou modérées, elles les guérissaient, tirant de chaque espèce de faits des conséquences générales et différentes ; pour les uns tout drastique fut un remède funeste, et les autres indiquaient à leurs contemporains et à la postérité comme des remèdes presque célestes, les poisons les plus subtils. On agit de même pour tous les toniques ; leur succès ou leur revers les élève ou les proscrit. Chaque remède qui combat nos maux est un objet de controverse : les avantages signalés des hémorrhagies créèrent les saignées, leur succès fit qu'on osa dire que c'était le premier remède, et soit leur mauvais exemple, soit leur usage immodéré, des hommes non moins célèbres combattent cette opinion. Les uns n'attendent des succès que d'une diète sévère ; les autres traitent cette pratique d'absurde, suivent une route contraire, et, pour ranimer leur moribond, ils lui prodiguent, le jour où il descend dans la tombe, le nectar qu'on lui versa le jour où il s'assit au banquet de l'hymen. Celui-ci pense que si l'économie souffre, elle combat mieux toute seule ; traiter un malade, pour lui, c'est le voir se débattre avec la mort ; et celui-là à force de vouloir aider l'organisme l'accable. Le repos est tantôt ordonné et tantôt proscrit. Les faux rapports des organes entre eux sont tantôt combattus et parfois négligés ou conseillés. Des systèmes créés donnent naissance à d'autres systèmes, des esprits empruntent aux uns leurs toniques, aux autres leurs débilitants ou leurs drastiques, ou bien l'usage immodéré des saignées, forment des combinaisons de ces divers égarements ou de ces diverses vérités, et produisent tout le bien et tout le mal qui naît de toutes ces erreurs et de toutes ces vérités qui ne sont basées que sur l'autorité du maître, ou sur une expérience non réfléchie. Enfin des opinions ensevelies et ressuscitées ou bien oubliées ou rajeunies paraissent ou disparaissent tour à tour en subissant des modifications légères. Dans ce grand livre de la science de l'homme, tout est bien, tout est mal selon le nom du jour qui domine ; la même arme forgée par la main du génie, et dont on porta jusqu'au ciel les succès, se brise entre les mains de son successeur, et la nature est oubliée à ce point que ce sont presque toujours les fruits d'une routine barbare ou de systèmes absurdes que l'on prescrit, et non les remèdes que les instincts et la physiologie commandent. Depuis des siècles telle est la route de tout traitement médical, route qui survit à nos découvertes physiologiques ; l'histoire l'atteste ainsi que la pratique et les écrits de nos contemporains. Il n'est même pas rare d'observer dans la même contrée ou dans la même cité, le tableau vivant de toutes ces erreurs plus funestes que passagères. Paris nous offre surtout cet exemple ; là, comme dans le reste de l'Europe, que dis-je, comme dans tout l'univers, car Paris donne le ton au monde, le même malade après avoir reçu les poisons des Rasori français arrive lentement entre les bras de l'un des heureux modèles du systématique écossais, pour aller expirer sous l'empire de nouveaux Témisons qui, pour ranimer ses sens, l'épuisent par d'abondantes saignées et le couvrent de glace ! Au milieu de tant d'opinions différentes le génie le plus fécond s'égare, sa conscience et sa raison l'entraînent hors de la carrière où le forma l'habitude, il brave les opinions et les préjugés des écoles, et ne reconnaît que la nature dont il s'impose les divines lois.

J'ai dit que je m'étendrais sur le traitement actuel ; j'entre en matière. Parmi les médecins, les uns ne cherchent pour tout remède qu'à stimuler les organes, surtout ceux des voies digestives. Si quelquefois ils en emploient d'autres, ceux-ci ne sont qu'accessoires, et toujours ordonnés dans l'intention de favoriser l'action des premiers. Suivent-ils la nature ? Non sans doute. Dans les maladies appelées fièvres essentielles simples ou compliquées, et dans une foule de maladies différentes, que dit l'observation ? Que les exhalants cutanés ont diminué ou annulé leurs fonctions ; qu'il en est de même des sécrétions de la muqueuse pulmonaire ; qu'aux premières causes en succèdent d'autres, qu'alors les sécrétions de voies digestives, urinaires, sont à leur tour plus ou moins suspendues. Voilà ce qui est du ressort de l'évidence ; mais ce que la physiologie rend non moins clair, c'est que, par suite de tous ces désordres, les capillaires à fluide rouge se trouvent en rapport avec l'excitant général trop fort et non décomposé. Or, en mettant fortement en jeu les sécrétions des muqueuses digestives, peut-on dire qu'on rappelle directement les autres sécrétions ou bien les exhalations supprimées ? L'évidence des faits prouve le contraire. De plus en forçant un seul viscère à suppléer aux fonctions des autres exhalants et sécréteurs, n'appelle-t-on pas dans le tissu de cette fonction une grande quantité de sang ? Ne l'expose-t-on pas à des phlegmasies intenses ; ou plutôt n'épuise-t-on pas la vitalité dont la détérioration, une fois arrivée sur une aussi vaste surface, se communique rapidement à tout le reste de l'économie ?

Ensuite chaque exhalation, chaque sécrétion séparant des matériaux qui portent des caractères différents à cause des variétés de sentir des capillaires qui les enlèvent, on aura beau stimuler les surfaces digestives, dans une foule de cas on n'en verra pas moins les exhalants cutanés, les sécréteurs pulmonaires rester dans une inertie complète, et la fièvre persister, parce que jamais l'on ne guérit qu'en rétablissant toutes les fonctions.

En appliquant des rubéfiants à l'extérieur, que peut-on espérer ? De déplacer une phlegmasie. Mais pour la combattre on ignore, dans le plus grand nombre de cas, où elle réside. D'ailleurs quand on l'admet, et qu'on éprouve une maladie générale des plus graves, comment a-t-on pu croire qu'on arriverait à ce but ? Est-ce pour obtenir une exhalation qui dispose tous les autres capillaires à fluide blanc à réagir ? Mais par un si faible moyen qu'accompagne toujours la douleur, pourquoi espérer ce que l'on n'obtient que par des stimulants intérieurs ?

Cette méthode de traitement a ses fondements réels comme toute autre. Pour être conséquente et complète, elle n'aurait pas dû se borner à porter les stimulants sur une seule fonction ; mais, pour être conforme à l'observation et à la physiologie, agir sur toutes celles qui étaient suspendues, et déterminer le moment de leur application ; mais parlez à des systématiques, vous ne serez jamais compris. A côté d'une vérité qu'ils généralisent, ils placent mille erreurs, et leur conduite est si divergente qu'on conçoit à peine qu'ils puissent captiver les esprits même les plus faibles.

En stimulant les organes qui sécrètent les mucosités gastriques, on ne guérit, 1º qu'en diminuant directement la masse du sang à l'aide de cette sécrétion qu'on ne peut concevoir autrement que comme enlevant une partie des matériaux du fluide rouge ; et 2º qu'en ôtant à cette masse sanguine des parties qui la rendaient étrangère pour tous les capillaires. Par cette double action on dispose tous les vaisseaux capillaires primitifs à reprendre leurs fonctions ; mais s'ils sont déjà trop accablés, si l'harmonie d'action est fortement rompue entre eux et l'excitant général, alors les stimulants, soit au dehors soit au dedans, ne font qu'ajouter à la gravité du mal ; ils agissent, sous tous les rapports, dans le sens de la cause morbide, ils épuisent la vitalité, et leur action alors funeste appelle rapidement la mort : on se conduit comme dans le cas où l'on fait pleuvoir l'émétique pour débarrasser un estomac trop accablé par les aliments. Cette méthode de traitement, qui n'emprunte à la nature qu'un de ses moyens curatifs, née d'une fausse observation , de l'ignorance complète des fonctions et des rapports de ces dernières avec les corps qui les mettent en action, est en contradiction avec la nature, un contre-sens physiologique, et si empirique, qu'elle est évidemment meurtrière.

Si les uns ne s'attachent qu'à ce traitement, d'autres n'admettent partout que phlegmasies, et, pour être conséquents, ne cherchent le remède que dans l'usage des saignées, des réfrigérants, d'une diète absolue, suivent-ils une route plus certaine, et par conséquent plus naturelle pour nous ramener à la santé? Suivons-les comme les autres dans les fièvres, matière la plus importante de la médecine. Tout traitement doit être la conséquence de la nature du mal, et ils admettent ce que rien ne démontre, et pour comble d'erreurs, ils agissent comme s'ils en avaient une connaissance précise. D'ailleurs, dans le doute, en saignant leurs malades jusqu'au point de les placer sur les portes du tombeau, agissent-ils directement sur les fonctions diminuées ou devenues nulles, telles que les exhalants cutanés, les sécréteurs des mucosités? Non, sans doute, les faits sont évidents, et cependant la marche contraire, n'est-ce pas celle que la nature indique, ainsi que je l'ai dit plus haut? Tirant de leurs faux principes des conséquences rigoureuses, il font plus, en couvrant le malade de corps froids, en le plongeant dans des bains à cette température, en ayant recours à la glace sur la tête et l'abdomen, à l'usage des boissons froides, en diminuant par tous ces moyens la calorification, l'action des exhalants cutanés, des sécréteurs des mucosités, en les plaçant dans une nullité absolue, en agissant dans le sens des causes morbifiques, ils contribuent à entretenir les désordres primitifs d'où sont nés les symptômes, et loin de guérir le mal ils l'aggravent. Que diriez-vous d'un médecin qui, sous prétexte d'une phlegmasie de l'estomac qu'entretient une indigestion, ferait d'un côté couler le sang, et de l'autre s'efforcerait de neutraliser l'action des voies digestives? qu'il se trompe. Eh bien ! tenez le même langage sur celui qui dans les fièvres ne fait, d'un côté, que désemplir les capillaires à fluide rouge, et de l'autre enrayer les fonctions de ceux à fluide blanc.

Sans doute, en diminuant directement la masse du sang, les capillaires à fluide rouge moins irrités enraient moins les exhalants et les sécréteurs ; d'un autre côté, la masse sanguine étant moindre et contenant moins de matériaux étrangers, nécessairement, chez les sujets robustes et qui ne seront pas épuisés par la maladie ou des causes antérieures au mal, tous les capillaires exhalants, sécréteurs, entreront en action malgré les corps froids qu'on ajoutera aux saignées, et c'est ce que confirme l'expérience d'accord avec la physiologie; mais si les causes premières ont été énergiques ou de longue durée, si les fonctions se trouvent profondément altérées, si la vitalité était débile avant l'apparition du mal, en vain l'on fera couler le sang à flots, en vain l'on poussera la barbarie jusqu'à le conduire à cet état qui devance notre dernier soupir, les fonctions de la calorification, des exhalants, des sécréteurs diminuées ou anéanties par les corps froids, ajoutent à la première cause, le sang n'est pas décomposé, il reste non naturel pour les capillaires; quoiqu'en petite quantité, il épuise la vitalité de ces vaisseaux, par continuité de tissu celle de toute l'économie, et, par sa persévérance, la mort devient inévitable.

Dans les autres maladies appelées phlegmasies et accompagnées de fièvre, l'erreur est plus terrible. Ne regardant la phlegmasie extérieure ou intérieure que comme un appendice de l'inflammation gastrique, dans cette erreur, d'un côté, diminuant trop le sang, et ne laissant pas assez de force pour soutenir les efforts conservateurs de l'organisme; et, d'un autre, par les corps froids, arrêtant des fonctions pour le rétablissement desquelles la nature a tout fait, l'on devient un génie funeste. Ce que j'avance est positif ; car il est à remarquer que depuis que l'on suit ce système la mortalité est effrayante dans la rougeole, la scarlatine, la variole, les catarrhes pulmonaires, etc., etc.

Voilà des vérités positives : une autre non moins importante, c'est qu'en épuisant le malade, on entretient le mal par l'état de faiblesse organique que l'on fait naître. Ainsi l'on ajoute à son erreur, et sur une foule de victimes, le plus grand nombre périt d'inanition. Comment voulez-vous qu'un malade, dans la prostration ainsi amenée, n'ait pas la fièvre ? Si cela n'était, la nature serait en contradiction avec elle-même, ainsi que je l'avançai l'an dernier, puisqu'elle décomposerait un reste d'excitant général, et qu'alors elle périrait. Ces erreurs sont dans tous les ouvrages actuels.

Les amateurs d'idées rétrécies, les broussaisiens, ignorant toujours la nature de la maladie, ne savent jamais la combattre. Par les corps froids, ils ajoutent aux causes si la maladie, comme dans les fièvres surtout, existe ; par les soustractions sanguines, ils augmentent la maladie dans une foule de cas parce qu'ils ignorent quels sont les corps qui modifient le sang pour le rendre naturel ; par leurs dérivatifs, en troublant davantage les fonctions des capillaires primitifs, ils agravent encore la maladie, et c'est dire que par leur système dont la réprobation la plus complète se trouve dans la pratique barbare de *saigner jusqu'à cessation des symptômes*, l'on est effrayé, et que l'on parvient à se faire une idée de l'étendue infinie des égarements de l'homme en médecine.

A coté de ces erreurs en paraissent d'autres non moins grossières. Des hommes, soit qu'ils fussent dirigés par cette observation que lorsque les éléments organiques sont fortement stimulés, reprennent une heureuse activité, soit qu'ils fussent conduits par cette autre observation que des êtres affaiblis retrouvent dans les toniques, l'usage de substances nutritives, une vie qui semblait pour toujours anéantie, crurent imiter la nature, lorsqu'un être pourrait être prostré ou défaillant, en lui prodiguant des substances amères, astringentes, diffusibles, des liqueurs, etc.

Ici l'on voit les médecins, comme dans les autres traitements, être entraînés par une idée fixe ; ils n'embrassent pas la nature dans son ensemble, et ils prouvent partout que le mal leur est inconnu, puisqu'ils n'ont qu'une arme pour le combattre, lorsque la nature en a une foule. Sans doute quand il arrive que, par suite des causes, l'économie n'est pas dans un grand désordre, que les fonctions des exhalants cutanés, des sécréteurs des mucosités ne sont pas nulles, que la masse sanguine ne surcharge pas trop les capillaires, ou bien qu'il existe une grande disposition à la réaction ; alors, par un surcroît de stimulant intérieur introduit dans le torrent circulatoire, les exhalants, les sécréteurs, et tous les capillaires, qui puisent dans cette masse sanguine, sont mis en action, et le mal disparaît : tous les jours on est témoin de ces exemples heureux. Le même succès nous attend encore si le désordre général n'est que la suite d'un défaut de matériaux nutritifs, cas qui sont des plus fréquents dans l'état actuel de la médecine, et que je rendrai bientôt en quelque sorte évidents. Dans cet état, il est bien clair qu'en détruisant la cause du mal, l'effet doit cesser, et, jusqu'ici, rien de plus physiologique. S'il arrive, au contraire, que l'état morbide, quel qu'il soit, dépende d'un excès de stimulus qui enraie les fonctions, alors, comme dans les autres traitements, ajoutant aux causes, on agira avec violence sur les capillaires sanguins par suite de l'absorption, sur toute l'économie par continuité du tissu, on épuisera un reste de vie, et celui qui se fût sauvé en n'écoutant que la nature, vient terminer ses jours au sein de l'empirisme. Cette issue sera surtout rapide chez les individus dont la vitalité est altérée comme dans ces variétés de fièvres appelées putrides et survenues dans les camps, les hôpitaux ou chez une population vivant dans la misère. Dans ce cas, les aromatiques ont une action terrible, et le médecin qui les prodigue est l'agent de la mort, ce que la physiologie rend en quelque sorte palpable. Sans doute tous les malades ne périssent pas ; parfois la résistance organique est telle qu'elle décompose insensiblement les causes, et qu'elle reprend ses fonctions. Et qu'a de surprenant ce phénomène ? Est-ce que tous les jours l'on ne voit pas des viscères, ou d'autres appareils accablés, s'épuiser, perdre de leurs forces sous l'influence d'autres excitants, résister à tous, les décomposer à la longue, et revenir à la santé ? Pourquoi, dans les fièvres, les systèmes organiques affectés n'auraient-ils pas le même sort ? Ignore-t-on que la nature a un génie qui a prévu nos erreurs ?

S'il est des hommes qui se singularisent par ce traitement, ils seraient bien peu accrédités si on les remarquait dans les cas de rougeole, de scarlatine, et de toutes ces maladies qui, sous le nom de phlegmasie, occupent les tissus. Là, cette médecine est terrible, et tandis que l'économie fait des efforts pour se conserver en créant, dans le mal général qui est la fièvre, une phlegmasie qui l'allége, on accroît cette dernière quand elle est à son comble, et le malade accablé est plus accablé encore, ce dont la physiologie rend raison. Ce traitement est donc comme les autres, incomplet, sans ordre et des plus dangereux.

S'il est des hommes qui n'empruntent à la nature que l'un de ses moyens curatifs, et qui rétrécissent sa puissance, il en est qui, fidèles aux exemples des grands hommes et à l'empire de l'observation, donnent un exemple contraire. Sur la scène des douleurs, on les voit recourir tantôt aux saignées, tantôt aux évacuants, tantôt aux toniques, tantôt aux antiphlogistiques, et parfois à une combinaison de tous ces remèdes : cette conduite a quelque mérite. Malgré cette supériorité, leur traitement est incomplet, trop souvent contre-indiqué, et toujours administré dans un ordre irrégulier. Comme les Rasori, ils ont recours aux évacuants, mais, à la rigueur, ils ne savent quelle indication ils veulent remplir et moins encore quel est le moment opportun de s'en servir. A ce défaut, on doit ajouter celui de les mal choisir et de ne pas les étendre sur plusieurs tissus. Comme les Boquillon, comme les Broussais, ils font un emploi sévère des saignées et des réfrigérants, et comme eux, ils abusent de ces moyens curatifs, ils en calculent toûjours mal l'effet réel, et leur incertitude n'atteste que trop ce que j'avance. Veulent-ils se servir des toniques, des aliments, leur embarras s'accroît encore, et, dans trop de cas, ils ajoutent aux causes, et de là des maux irréparables. Cependant, c'est ce traitement qui, de nos jours, est le plus rationnel, malgré sa grande imperfection ; et c'est là où le feu sacré du génie de l'art de traiter nos maladies, quoique ne jetant qu'une lumière pâle et tremblante, semble se conserver en attendant qu'une main plus heureuse le fasse briller de tout son éclat.

PASSONS MAINTENANT AUX MOYENS CURATIFS DÉSIGNÉS SOUS LE NOM DE PHARMACIE.

La pharmacie est comme une hermaphrodite, qui tient à la fois des connaissances des corps simples et ensuite de la combinaison absurde de ces corps. Telle qu'elle est, c'est citer la plus monstrueuse des prétendues connaissances médicales sous le rapport de cette combinaison, et c'est dire que je vais en parler avec dégoût. Je débute par la *pharmacopée raisonnée, ou traité de pharmacie pratique et théorique*, par M. Guibourt, professeur d'histoire naturelle à l'Ecole de pharmacie.

Pendant les premiers siècles de l'existence du genre humain que l'histoire envisage, on ne trouve pas des individus qui soient exclusivement compositeurs et marchands des médicaments dont se servent les malades, comme depuis les derniers siècles, et surtout depuis celui-ci, parce que, dans le principe, l'homme n'était pas encore abruti ou dégradé, comme de nos jours, où, dans l'espoir d'un gain illégitime, on ne craint pas de se jouer de la vie de son semblable.

Par une conséquence toute simple, c'est en vain que, pour donner à la pharmacie quelque relief, on lui accorde l'antiquité la plus reculée. M. Guibourt se trompe, on ne trouve pas d'ouvrage qui prouve ce qu'il avance ; car, parce qu'on dit que l'Hermès égyptien a enseigné l'extraction de l'huile et de l'opium, ce n'est pas une raison pour admettre qu'il fût pharmacien.

Hyppocrate qui vient après le prétendu apothicaire hérophile, n'a pas de pharmacopée, ne parle pas de ce compositeur de médicaments ; et certes, si la pharmacopée avait existé telle qu'on la fait aujourd'hui, il n'aurait pas gardé sur elle le silence, surtout si sa pharmacie avait obtenu des cures remarquables. Bref, pour se faire une idée des médicaments composés, il faut remonter au fameux Claude Galien de Pergame ; mais ce n'était pas encore de la pharmacie qu'il pratiquait, mais l'usage de médicaments composés qu'il employait, dont les connaissances n'étaient pas encore du domaine de ceux qui les vendent, et, par conséquent, Galien n'était pas un apothicaire.

M. Guibourt cite Jean de Vigo de Gènes au nombre des pharmaciens ; mais le premier chirurgien du pape Jules II était avant tout chirurgien. Même langage sur Jean Fernel, Jérôme Fracastor, Paracelse, François Sylvius, Quercetan, médecin de Henri IV, etc. Tous ces hommes, comme médecins, devaient s'occuper du moyen de guérir les maladies ; plusieurs d'entre eux durent même s'étendre beaucoup sur ce sujet, ainsi que l'exemple leur en avait été donné à toutes les époques passées ; mais les connaissances des maladies les occupaient avant tout, et ce n'étaient pas là des pharmaciens ou de ridicules personnages de nos jours, chargés de combiner les moyens curatifs, et de les vendre exclusivement sans avoir aucune connaissance de la nature des maladies. Bref, les chimistes, à force d'études, devenus recommandables par leurs travaux plus curieux qu'utiles en dehors de la médecine, et nuls ou dangereux dans cette dernière, tous occupés des moyens curatifs, les ont décomposés, les ont mieux assimilés et de là vient que la pharmacie n'est qu'une partie de la chimie qui a pour but de connaître les médicaments et d'enseigner leur composition. Mais toutes ces connaissances des moyens curatifs et de leur combinaison sont-elles utiles à la science dite médecine? D'après quelques auteurs de nos jours, qui ont consacré leur vie exclusivement à la pharmacopée, cette question peut être facilement résolue.

Dans sa *Pharmacopée raisonnée*, M. Guibourt, p. 184, livre iv, des médicaments par mixtion, donne une formule des espèces enthelmintiques que voici :

Prenez :   Feuilles sèches d'absinthe....,
     — de chardon bénit,
     — de chamedrys,
     — de sommités de petite centaurée.

Incisez et mêlez.

Voilà des espèces de médicaments formulées dans le but de détruire les vers. Mais connaissez-vous la cause des vers? Non ; de plus, ces médicaments, par leur amertume, fatiguent les voies digestives ; si quelques malades s'en trouvent bien, c'est très rare ; le plus souvent, la maladie résiste ou augmente, et alors, n'est-il pas raisonnable de repousser de pareils médicaments plutôt que de les recommander? Comme toujours, si le malade guérit, on ignore pourquoi, et s'il résiste, même ignorance. Ensuite pourquoi quatre plantes à la fois, plutôt qu'une, deux, dix ou vingt? M. Guibourt ne sait ce qu'il fait sous ce rapport.

Que dirons-nous de la formule pour thé, page 197? En voici un modèle :

Prenez :   Feuilles de véronique,
     — de lierre terrestre,
     — de tussilage,
     — de scabieuse,
     — de mélisse,
     — de sauge.

M. Guibourt rapporte que M. Cadet de Gassicourt assure que pendant la campagne de l'armée française en Allemagne, les militaires français furent attaqués de rhumes violents et de catarrhes, et que l'on fit usage, avec succès, de ces espèces prises sous forme de thé, le matin, à jeun. Mais à l'époque de ce fait le brownisme existait dans toute sa force ; on prodiguait aux malades les stimulants toniques, sous prétexte de se garantir de la faiblesse, et ces stimulants étaient très nuisibles, surtout dans des maladies pareilles ; et cependant M. Guibourt cite une formule semblable ! Que signifie ensuite une formule dont les médicaments qui la composent forment un mélange absurde ? Est-ce que la chimie recommande toutes ces sottises (p. 199)? Pourquoi donner ensuite la formule de M. Béral, pharmacien, qui se compose de salsepareille, de squine, de réglisse, de gaïac et de sassafras ? M. Guibourt dit qu'il la cite, parce qu'elle pourrait être avantageuse. Mais, sur quoi se base-t-il pour écrire ce qu'il avance ? Sur aucune preuve. Où M. Béral aurait-il trouvé que ces espèces ont des vertus *réelles* bien *constatées?* Nulle part. Et voilà la pharmacie !

Sur quels motifs se fonde M. Guibourt pour associer ensemble de pareilles substances ? il ne peut en produire un seul. D'ailleurs, est-ce que M. Cadet de Gassicourt, M. Béral font des autorités en médecine pour qu'on les cite afin de donner quelque valeur à ces formules empiriques? Ces messieurs auraient-ils, l'un une idée, même minime, de la nature du catarrhe pulmonaire, et l'autre, de celle de la syphilis? Hélas, non ! et si cela est, que ne font-ils connaître leurs secrets autrement que par des formules qui rappellent le dévergondage empirique des dioscorides, des matioles.

Que signifie ensuite le collyre : sel ammoniacal de Leayson contre les ophthalmies persistantes? Rien autre chose, sinon que dans l'espoir de guérir une maladie, souvent on l'aggrave.

M. Guibourt indique aussi la manière de préparer la *poudre digestive composée, de Lemery.* Certes, il ne faut pas de génie pour cette préparation qui se compose de fruits d'anis, de coriandre, de fenouil, de cannelle fine, d'écorces de citron, d'oranges amères, de girofle, de rhubarbe et de sucre blanc. Mais, monsieur le professeur, si vous connaissez cette formule, il faut convenir, qu'à l'exemple de Lemery, vous ignorez passablement l'action des remèdes formulés. Tous ces corps que vous indiquez sont des excitants très énergiques, et est-ce en tourmentant l'estomac qu'il digère mieux? Ensuite, tous ces excitants enlèvent l'appétit au lieu de le favoriser, et est-ce là favoriser la digestion ? Jamais. À l'époque où l'on usait de ces prétendus digestifs, qu'arrivait-il?

Que les voies digestives s'irritaient, et que les cancers succédaient à ces premiers effets. D'ailleurs, pourquoi recommander ces vieilleries que repoussent les faits? Ensuite, pourquoi conseillez-vous un remède dont les parties qui le composent ont souvent des effets opposés. Est-ce que le fenouil n'est pas un peu diurétique? est-ce que la rhubarbe n'est pas essentiellement purgative, et croyez-vous nous persuader qu'avec ces corps on fera bien digérer un estomac qui digère fort mal?

Voulez-vous augmenter le lait des nourrices, *faire absorber les acides des premières voies, et faciliter la chylification?*

Prenez de la *semence d'anis, de fenouil, de nielle, de trochisques de craie, des yeux d'écrevisses,* et de sucre blanc. C'est M. Guibourt qui le dit sur le dire de M. Bonafoux; mais les semences d'anis, de fenouil et de nielle, sont très excitantes et nuisent à la digestion; les trochisques de craie nuisent aussi à la digestion, non parce qu'ils absorbent les acides qui n'existent pas; mais parce qu'ils fatiguent l'estomac comme corps étrangers; les yeux d'écrevisses ne sont qu'une addition empirique aux premières sottises, la malade maigrit, et qu'arrive-t-il? que les nourrices ont encore moins de lait après le remède qu'avant, de sorte que le remède produit un effet contraire de celui qu'on voulait obtenir, ce qui est presque toujours constant en pharmacie.

Du temps de notre Montaigne, on prodiguait aux goutteux des crottins de souris, et aujourd'hui, aux nourrices, des trochisques de craie, des yeux d'écrevisses, etc. Quels progrès! Le charlatanisme change de forme, mais il ne meurt jamais.

Le génie des auteurs de la pharmacopée se prête à tout; après nous avoir indiqué les yeux d'écrevisses, la craie et les arômes pour augmenter le lait des nourrices et absorber les acides, la chlorose devait être de son ressort, et pour rendre la fraîcheur et la santé aux femmes qui ne les espèrent plus, vous appellerez à votre secours la poudre de Sainte-Marie qui se compose de fer porphyrisé très nuisible à la digestion, et de castoréum, d'anis, de cannelle et de muscade qui surexcitent un être déjà très irritable, et augmentent ainsi la maladie au lieu de la guérir. Ah! M. Guibourt, que votre livre est précieux! Il dévoile tous les secrets qui faisaient jadis la fortune de leurs auteurs, et aggravaient les maladies.

Voulez-vous avoir une idée de l'ancien codex comme du nouveau, et de M. Guibourt, vous saurez, lecteur, que pour guérir les cachexies qui ne signifient rien, l'aménorrhée qui dit que les rè-

gles ne paraissent plus, la chlorose, etc. ; vous saurez, dis-je, qu'il
faut employer à la fois la limaille de fer porphyrisée, la cannelle
fine, la myrrhe, les sommités de thym, de rue, de matricaires,
d'armoise, de cataire, de sabines, de racines, d'aristoloche ronde,
de garance, de boucage saxifrage, et de siselie, (page 206.) C'était
ainsi qu'anciennement on composait les moyens curatifs, et qu'aujourd'hui, des savants nous conservent intacts ces merveilleux secrets. O Codex, recueil de tous les charlatanismes pharmaceutiques passés; ô Guibourt, copiste de tous les codex, à qui persuaderez-vous jamais que si de pareils moyens étaient curatifs la sottise ne serait que la protectrice de l'art de guérir, et par conséquent, la sœur bien légitime de la mort? Est-ce que la limaille de
fer a d'autre vertu que celle d'irriter les voies digestives et de les
détériorer? Est-ce qu'elle agit sur le siége de la maladie? Est-ce
que tous les autres corps ne troublent pas essentiellement les voies
digestives? Est-ce qu'il n'est pas constant qu'ils déterminent souvent la dyssenterie, les hémorrhagies utérines et vésicales? J'ai été
appelé dans des cas pareils, et c'est avec de tels corps que vous
prétendez que l'on peut guérir des maladies qu'ils doivent nécessairement produire ou aggraver. Le docteur Lœuillard d'Avrigni
écrit dans son art de formuler, que les médicaments étant très
multipliés, on peut former avec eux des combinaisons innombrables en les joignant plusieurs ensemble. « *C'est ainsi, écrit-il,*
« *qu'on fait des formules composées,* (page 4) *mauvaise méthode,*
« *qui n'offre qu'un vain étalage, sans être utile aux malades.* Feu
« de Lamure, mon parent, médecin à Montpellier, disait souvent,
« que, lorsqu'il unissait deux médicaments ensemble, il croyait
« pouvoir encore juger à peu près quel serait leur effet, mais
« qu'il n'y pourrait plus rien connaître s'il en rassemblait seule-
« ment trois. En effet, n'est-il pas impossible d'apprécier l'action
« chimique qu'exercent l'une sur l'autre plusieurs substances
« réunies? Personne ne révoque en doute cette vérité reconnue.
« Hyppocrate lui-même n'employait que des remèdes fort simples
« dans le traitement des maladies, et l'abandon de cette simpli-
« cité n'a point depuis fait faire un seul pas à l'art de guérir. »
M. Guibourt a-t-il pratiqué ce conseil, lorsqu'il s'est chargé de
présenter à son lecteur des formules qui contiennent jusqu'à cinq,
huit, dix, douze, quinze substances différentes dont il lui serait
impossible de déterminer une combinaison raisonnée? Ensuite,
n'est-il pas hors du véritable savoir de désigner les maladies
dans lesquelles chaque formule *a de la vertu,* lorsque la plupart

des maladies, identiques sous le rapport des symptômes, sont dûes à des causes essentiellement différentes?. Par ce moyen, les formules publiées, se trouvant entre les mains des pharmaciens, des sages-femmes, ou d'autres individus étrangers à la médecine, ne sont-elles pas dangereuses, surtout quand on indique l'usage du phosphore, du mercure, et d'autres corps très énergiques?

Ce que je viens de citer de M. Guibourt, suffit pour nous apprendre que ses considérations générales n'offrent rien de nouveau; que ses formules sont celles connues, qu'elles ne pourraient être approuvées par un médecin instruit à l'école de la nature de nos maux, et que sa pharmacopée est plus nuisible qu'utile aux malades, en travertissant en quelque sorte en médecins, des hommes étrangers à la médecine.

Je passe à un autre ouvrage de la même nature, *au nouveau formulaire magistral* de M. A. Bouchardat, docteur en médecine, agrégé à la Faculté de médecine de Paris, pharmacien en chef de l'Hôtel-Dieu.

Le savoir médical réel, et le savoir pharmaceutique tel qu'il est, s'excluent, mais il est des individus qui réunissent les savoirs les plus contradictoires, souvent les plus inutiles; M. Bouchardat est de ce nombre; et si des gens l'en félicitent, moi je l'examine.

Voici comment l'auteur débute dès les trois premières lignes de sa préface.

« Un formulaire, pour être vraiment utile, écrit-il, doit repré-
« senter aussi exactement que possible l'état de la médecine
« active. »

Mais, est-ce que votre formulaire représente l'application constante de l'hygiène et de l'organisme dans les maladies? Jamais. Ensuite, est-ce qu'une médecine active peut exister, sans avoir pour base l'anatomie et l'hygiène, et votre art de formuler, représente-t-il cet état? M. Bourchardat, vous avez été formé à une école où l'on est affamé d'écrire des absurdités.

Ensuite, est-ce qu'une maladie, quoique identique à une autre, sous le rapport des symptômes, ne varie pas sous le rapport des causes? Est-ce qu'une hémorrhagie pulmonaire produite par le froid n'est pas identique à celle produite par la chaleur? Est-ce que l'hémorrhagie produite par le tempérament lymphatique n'est pas la même que celle produite par la phlétore? Est-ce qu'il n'existe pas encore une différence immense entre l'hémorrhagie pulmonaire causée par l'altération générale de l'organisme et l'hémorrhagie causée par des efforts de respiration? etc. Nul doute, ce que je

dis de cette maladie s'applique également aux maladies chroniques; à toutes les maladies enfin, qui, identiques sous le rapport
des symptômes, sont différentes sous le rapport des causes; maladies qui toutes offrent ces contrastes. Et alors, peut-il exister un
livre appelé *formulaire*, qui recueille toutes les prescriptions dic-
tées chaque fois par les besoins réels, douloureux et infinis des organes? Je n'ai pas besoin de dire non; c'est là votre réponse pour
moi, ou vous seriez inféodé corps et âme aux empirismes de tous
les siècles passés et présents. Il ne peut y avoir qu'une formule,
celle des principes généraux, principes seuls qui nous disent :
*que traiter les maladies, c'est satisfaire aux besoins douloureux des
organes d'après leur expression même bien comprise.* Je pourrais,
d'après ces quelques lignes, me dispenser de suivre l'auteur dans
de plus longs détails; néanmoins, je continue encore.

Après cette première erreur, M. Bouchardat passe en revue les
hommes qui ont le plus fait pour l'étude des médicaments; et,
pour M. Bouchardat, c'est sans contredit Galien. Le titre de médecin de Trajan, et ses idées de thérapeutique dominant le monde
médical pendant quinze-cents ans, l'élèvent sans doute; mais si
l'on réfléchit qu'il connaissait mal les divisions de l'organisme,
qu'il vit toujours souffrir sans jamais préciser le siége du mal;
qu'il resta toujours étranger à l'expression réelle de la douleur,
que cette expression fut nulle pour lui, ainsi que le témoignent
ses écrits; certes, s'il eut des idées qui furent si longtemps do-
minantes, elles furent bien funestes à l'humanité.

Après Galien, l'homme qui fixe le plus l'attention de M. Bouchardat, c'est le célèbre Paracelse. Mais, parce qu'il fréquenta les
écoles de l'Europe, qu'il copia en partie la pratique des Arabes,
qu'il recueillit les remèdes des empiriques, qu'il fut versé dans
l'alchimie, qui est la chimie de nos jours, qu'il émit un grand
nombre de préparations nouvelles, qui n'eurent jamais le sens
commun, puisqu'il ignorait la nature de nos maux, fut-il pour
cela un grand homme? Non, car il ne fut pas armé des principes
qui devaient lui servir de guides dans la connaissance et la destruction de nos maux, et que ses successeurs ont été comme ses
devanciers. S'il étudia beaucoup, du moins il ne fit aucune révolution bienfaisante.

« Cessons, écrit M. Bouchardat, de répéter les calomnies des
« galénistes contre Paracelse : les hommes qui ont fait autant
« que lui pour l'humanité sont assez rares : les anciens les éle-
« vaient au rang des demi-dieux, et nous, nous les traînons dans

« la boue. » Voilà de la philosophie, et nous verrons plus tard si M. le docteur-pharmacien Bouchardat n'est pas un galéniste tel que ceux qu'il blâme.

J'arrive aux opinions de M. Bouchardat sur Brown et Broussais. Brown, comme tous les esprits à systèmes, comme tous les esprits rétrécis, ne pouvant embrasser le plan général de la nature, généralisa une idée, mentit à tous les faits ; entraîné par la simplicité d'une idée qui tenait lieu de tout savoir médical, la tourbe des hommes de l'art, ainsi que les savants qui copient sans jamais avoir un savoir précis de leur original, propagèrent cette idée, et les tombeaux se multiplièrent en Europe beaucoup plus qu'à aucune autre époque. Il fut, sans contredit, le premier barbare le plus extravagant qu'ait enfanté la médecine, et par contre, l'homme qui éleva à son apogée la thérapeutique ou l'art qui, sous prétexte de ramener la santé, accélérait le plus la marche de la mort, ce que me rappellent les victimes des médecins dont je suivais la clinique à Paris, en 1811, et qui, à moi comme à tant d'autres condisciples, me rendaient les jambes chancelantes, chaque fois qu'ils visitaient un malade.

Broussais n'a jamais admis pour principe la contractilité des organes ; ainsi que l'avance M. Bouchardat, mais incapable d'observer la nature vivante, il cherchait à la dévoiler dans les cadavres ; ignorant qu'à mesure que la mort s'avance, le sang se réfugie naturellement dans les derniers capillaires sanguins de la muqueuse qui tapisse l'estomac et les intestins grêles, il prit ce phénomène si naturel pour une inflammation, celle-ci, pour l'expression de la maladie à laquelle le malade avait succombé ; et comme ce phénomène est constant, excepté dans les morts par les saignées trop copieuses, ou par d'abondantes hémorrhagies, dès lors, toutes les fièvres appelées essentielles ne furent que des phlegmasies des viscères digestifs qui souffraient le moins, et toutes les autres maladies que des inflammations qui étaient produites sympathiquement par la gastrite ou la gastro-entérite. Tel fut Broussais, et non, comme l'écrit M. Bouchardat, surtout lorsqu'il avance qu'il ne reconnut que peu ou point de maladies générales (page 7).

D'après le peu de lignes que M. Bouchardat a écrites sur les idées de Broussais, idées qu'il appelle *doctrines*, tandis qu'elles ne constituent pas même un système, ce docteur pharmacien ne l'a sans doute pas lu ; mais ce qu'il y a de certain, c'est qu'alors la thérapeutique fut réduite à fournir des sangsues, de la glace, des synapismes, des vésicatoires, des moxas, et à aider à martyriser le malade que l'on conduisait à la mort par les soustractions sanguines.

N'ayant qu'une idée dépourvue du sens commun, la thérapeutique, réduite aux saignées, aux refrigérants et aux dérivatifs, la médecine fut connue en quelques heures; *si l'on était mort, l'on était mort guéri*, et Broussais eut le sort de Brown, la tourbe des hommes de l'art, et les savants qui sont tous des copistes et non des observateurs, ensemble d'hommes qui forment partout une majorité compacte, élevèrent ce barbare, digne rival de Brown, et pendant des années, les familles furent en deuil.

M. Bouchardat écrit, page 8, que la doctrine de Broussais était bien ébranlée *pendant les dernières années de l'illustre réformateur*. Mais nous apprend-il un mot sur celui qui le premier attaqua sa théorie, qui en appela aux faits contre Broussais et ses partisans, qui avertit le public des dangers qu'il courait en écoutant tous les ultra-sangrado de l'époque, et qui leur imprima sur le front les marques du plus profond mépris? Non sans doute : M. Bouchardat est anti-galéniste quand il s'agit de Paracelse ; mais quand il s'agit de Bénech, il serait au besoin un inquisiteur.

Le contro-stimulisme est aussi une doctrine, d'après M. Bouchardat, mais où sont les faits multipliés, acquis sur des malades qui avaient été regardés comme incurables par tous les autres médecins, faits qui constitueraient une doctrine? Nulle part. Et pourquoi alors parler de Rasori qui, à l'exemple de Laennek, n'eut quelque retentissement que par l'extravagance de sa thérapeutique?

« Quant à l'homéopathie, M. Bouchardat écrit : Elle s'est tel« lement avilie par les jongleries des charlatans, par les rêveries
« dont on s'est plu à l'entourer pour la rendre plus sacrée au
« public exploitable, par sa posologie de millionnièmes de grain,
« que je n'en parlerais pas, si elle ne présentait un principe par« ticulier (page 9).»

Si Broussais ruinait la pharmacie un moment, l'homéopathie qui avait aussi ses moyens curatifs nuisait au commerce des drogues; et de là le mépris de M. Bouchardat pour ce rêve germanique. Mais à l'époque où cette sœur du mesmérisme donnait une faible nutrition aux malades que les broussaisiens épuisaient sous tous les rapports, avez-vous trouvé mieux en médecine? Vos drogues auraient-elles mieux fait? Elle ne se popularisa alors qu'en faisant moins de mal que Broussais ; mais il en fut, d'elle de ses apôtres et de ses honteux partisans comme de Broussais , le public ne l'abandonna que le jour où elle fut annulée par une doctrine dont les succès sont immenses dans tous les rangs de la société; mais non par les jongleries des charlatans , car si cela était, votre thérapeutique serait sa sœur aînée bien légitime ; et est-ce vous ou les vôtres qui avez détruit cette homéopathie par une autre doctrine, dont les succès sont immenses et qui m'apparut comme un ange dès la troisième année de mes études ?

Vous avouez que vous ne parlez de l'homéopathie que parce qu'elle est basée sur le principe *similia similibus tolluntur*.

Mais, est-ce que la cause dans l'asthme qui paraît à midi peut être détruite par les mêmes moyens qui enlèvent celui qui paraît à minuit? Est-ce que l'asthme qui se montre pendant les chaleurs , peut être détruit par les mêmes moyens que l'asthme qui se développe pendant les temps froids et humides ? Est-ce que, dans ce qu'on nomme fièvre typhoïde, le délire qui a lieu pendant le jour peut être détruit par les mêmes moyens que celui qui a lieu pendant la nuit? Est-ce que les vomissemens causés par la faim peuvent être détruits par la faim? l'ivresse par l'ivresse; la brûlure des chairs par le feu qui causerait la même maladie? etc., etc. Jamais ; je dis plus, c'est que jamais vous ne guérirez une maladie identique à une autre par l'emploi de la même cause qui a fait naître celle-ci ; et c'est dire que M. Bouchardat ne peut détruire un principe qui n'existe pas.

Enfin, M. Bouchardat désirerait caractériser l'époque actuelle ; *mais écrit-il, ce serait la partie la plus difficile de ma tâche , car nous sommes arrivés à un temps de transition, à une époque où toutes les croyances sont ébranlées; on n'a plus pour se conduire un unique fanal ; le monde médical s'occupe dans toutes ses parties intelligentes et actives, à examiner et à contrôler par l'observation universelle la valeur pratique des doctrines qui ont passé, et à effectuer des découvertes et des perfectionnements de détail. Nous vivons réellement dans un temps d'éclectisme thérapeutique, où les études les plus variées et les plus solides sont indispensables.*

Voilà comment s'exprime M. Bourchardat ; après l'examen des doctrines, il n'ose maintenant *caractériser l'époque actuelle ;* ce serait *trop difficile , nous sommes dans un temps de transition, à une époque où toutes les croyances sont ébranlées !*

Oui, docteur, vous n'auriez pas pu caractériser l'époque actuelle, et vous avez bien fait de passer outre ; car si vous étiez remonté aux faits, et que vous eussiez voulu leur rendre justice, vous vous seriez dépouillé de votre vêtement habituel, et vous auriez couru risque de perdre votre fortune. *On n'a plus pour se conduire un unique fanal.* Mais, docteur, est-ce un fanal ce Galien qui ne comprit jamais rien à la médecine ; qui fut aussi étranger à l'expression douloureuse de l'organisme que le jour l'est à la nuit, et ne se distingua que par une polypharmacie qui pendant des siècles martyrisa l'espèce humaine ? Était-il un fanal ce misérable Brown qui établit une révolution médicale sur l'idée la plus ignare et la plus sotte du monde ; qui fit naître une thérapeutique monstrueuse, et conduisit à la mort celui qui demandait à ses secrets le retour à la santé ? Était-il un fanal ce Broussais qui prit le phénomène le plus naturel dans le cadavre pour l'expression d'une phlegmasie, et qui, sous prétexte de combattre ce qui n'existait pas, plaça le malade entre les soustractions sanguines, les plus abondantes, les refrigérants et la glace d'un côté, et les tortures des vé sicatoires et des moxas de l'autre ; double genre de destruction qui courut en triomphe le monde ? Non, on n'a pas de fanal qui serve de guide en médecine ; jamais cette boussole dans l'art de guérir n'a existé, et j'ose dire, sans crainte d'être démenti par les faits, que le docteur Bouchardat prend un éteignoir pour un fanal.

Le monde médical s'occupe, dans toutes ses parties actives et intelligentes, à examiner et à contrôler, par l'observation universelle, la valeur pratique des doctrines et des perfectionnements de détail.

Ah ! monsieur Bouchardat, il faut le dire, à votre style de dramaturge, vous ne réunissez pas mal un conte. Est-ce que le monde médical était intelligent, lorsqu'il s'inclinait sous la férule du Pinel qui colportait le brownisme ? Est-ce qu'alors les Chomel, les Andral, les Récamier donnaient signe d'intelligence pour lutter contre la pratique d'une barbarie pareille ? Eh mon Dieu ! non, et encore non ; ils avaient une position à faire, mais non des erreurs à combattre ! Est-ce que Broussais eut des ennemis sérieux, lorsqu'il éleva sa voix acerbe, mais jamais éloquente, en disant qu'avec les idées des browniens il avait tué des bataillons entiers, et en montrant comme des traces inflammatoires des maladies des signes positifs de la marche naturelle des organes, lorsqu'ils succombent ? Quelques-uns firent des semblants d'opposition, ils écrivirent des bouquins ; toute leur activité intellectuelle se borna à ce travail ; et dans leur pratique, ils furent les humbles et fervents copistes des idées qui parcouraient rapidement le monde , au lieu de les repousser à cause de leur ineptie en théorie et de leur pratique si funeste. Tels furent encore ici les Chomel, les Andral, les Fouquier, les Petit, les Récamier ; et est-ce là examiner et contrôler l'observation universelle? Naguère, les médecins pratiquaient des théories pernicieuses, et lorsque, les faits à la main, multipliés par mille, dans un genre de maladies surtout, j'ai renversé ces systèmes assassins, ai-je été entendu, lorsqu'avant de multiplier les faits, je voulais épargner aux hommes de la science la honte de leur ineptie médicale? Est-ce là défendre les faits? Non, sans doute ! A-t-on fait accueil à mes écrits , lorsque, pour éviter le favoritisme, je demandais que l'on établît des concours basés sur des faits comparés , et que l'on regardât comme la doctrine la plus vraie celle qui attesterait par des faits comparés sa supériorité réelle? Non, sans doute. Et est-ce là examiner, contrôler l'observation universelle dans l'intérêt de l'humanité et de la science? Nous n'avons que de plats copistes, des corsaires dans la science, qui ne se grandissent que par les dépouilles d'autrui. Dans les maladies chroniques, j'ai opposé aux utopies régnantes une doctrine naturelle, et vite, pour éviter des hontes continuelles, les sublimes amateurs de ces utopies se proclamant les examinateurs et les contrôleurs de l'observation universelle, nous empruntent aujourd'hui notre pratique autant qu'ils le peuvent, mais sans principes aucuns. Naguère, un jeune homme de vingt-quatre à vingt-cinq ans éprouve des douleurs d'estomac, une gastrite enfin ; son médecin ordinaire, appelé, ne peut guérir la maladie; à cet allopathe succède un homéopathe qui admettait dans les voies digestives une dartre que le malade tenait de son père. La maladie s'aggrave; M. Chomel est appelé, et vite toute la médication consiste dans l'usage des viandes noires et du Bordeaux. Après trois mois d'essais, le malade est plus malade encore ; et arrive alors M. le docteur Andral, qui prescrit les viandes noires et le Bordeaux, mais inutilement. Plusieurs mois s'écoulent encore, le mal empire, et, las des professeurs de la faculté de médecine de Paris, la mère du malade en appelle à un agrégé qui prescrivit aussi les viandes noires et le Bordeaux, ainsi qu'une foule de remèdes différents. Le marasme se complète à la longue, la toux se fait alors entendre; le malade est soumis au *stéthoscope;* le médecin espère la guérison : plus tard enfin il dit que ce qui existe il l'a prédit, et qu'il s'est formé des tubercules dans les poumons.

Le malade, mis dans une voiture, ne peut en sortir qu'à l'aide de secours ; il monte les escaliers de même, placé dans un fauteuil, il ne peut se lever seul, et c'est dans cet état qu'il arrive dans mon cabinet. Malgré ce marasme complet, cette toux fréquente, cette débilité qui rappelait presque les agonisants, M. de St.-G. retrouve la santé. Mille autres faits appuient ce fait, et est-ce là examiner, contrôler l'observation universelle ? Avec vos grands mots, il faut en convenir, vous êtes profondément creux, et je puis vous assurer que vous êtes encore bien plus superficiel lorsque vous avancez cette phrase : « On sent de toutes « parts le besoin d'études plus sérieuses en pharmacologie que « celle qu'a faite la génération présente. On commence même à « s'apercevoir que, pour être *bon médecin*, il ne suffit pas de « connaître avec une rigueur mathématique les lésions cadavé- « riques, la marche, les symptômes et la terminaison d'une « maladie ; que s'il est indispensable de pouvoir constater les « désordres occasionnés par elle, il est plus important encore de « les prévenir. »

Non, on ne sent pas de toutes parts le soin d'augmenter les drogues, qui ne sont et n'ont jamais été qu'un empirisme complet ; mais bien de préciser la nature des véritables cris ou de la véritable expression des organes malades, et le jour où ces cris de leur langage seront bien compris, jour qui est peu éloigné, toute *pharmacologie* sera *morte* et bien morte.

Loin de connaitre les lésions cadavériques ou mieux les altérations, on les ignore, et leur appréciation est constamment fausse.

Quant aux symptômes, hélas ! toutes les facultés de médecine, non seulement de France, mais de l'Europe, ont-elles peint leur nature quelque part ? Jamais. Hélas ! la science de la douleur n'est partout qu'une jonglerie ; et les moyens qu'elle emploie pour nous guérir, qu'une barbarie qu'on ne saurait assez flétrir, langage que j'ai tenu avant vous et les vôtres, et que vous venez aujourd'hui corroborer, quand son triomphe n'a eu besoin ni de vous, ni des vôtres.

Je laisse la préface de M. Bouchardat, et j'arrive à sa notice sur les hopitaux et hospices civils de Paris. Que de terrain, que d'établissements, que de millions perdus ! Certes Monsieur, je ne suis pas surpris que vous soupiriez, que vous écriviez qu'il faut reprendre la science à sa base, quand vous êtes témoin de tant de misères. Mais si cela avait lieu, applaudiriez-vous celui qui entreprendrait cette œuvre sainte? Hélas! non. Cependant, si l'on revenait à la nature, voici ce qui arriverait :

D'abord, les maladies aigues dureraient trois fois moins de temps, et elles causeraient une mortalité vingt fois moindre. Les maladies chroniques appelées hypochondrie ou gastrite, les affections intestinales, les catarrhes, l'asthme, les hémorrhagies pulmonaires, les affections nerveuses, etc., guériraient presque constamment, tant qu'il n'existerait pas de lécion organique. Les folies offriraient des succès cinq ou six fois plus nombreux que ceux existants; et dans la syphilis, en repoussant tout son traitement actuel qui n'est qu'un horrible charlatanisme, le succès serait facile, prompt, tout en évitant des complications affreuses. Bref, un seul hôpital servirait pour trois hôpitaux au moins, le personnel serait immensément diminué, les frais de thérapeutique nuls en général, et l'on éviterait la perte de millions qui ne servent qu'à aggraver des maux et à multiplier la mort. Voilà ce qui arriverait, Monsieur le docteur Bouchardat, avec la médecine naturelle.

Mais, dira-t-on, quelle est la base de vos calculs? et je réponds: Interrogez ces soi-disant gastrites qui, malgré leur durée de neuf, dix, quinze et même plus de vingt ans d'existence, ont été guéries en quelques semaines, après avoir été tant torturées, et n'est-ce pas là une belle preuve de ce que j'avance? Passez aux catarrhes pulmonaires; que de fois ils ont servi à prouver ce que je dis! Les fièvres forment plus de la moitié des nombreuses maladies qui attaquent l'espèce humaine, et qu'ai-je prouvé dans mon recueil d'observations? Qu'elles étaient bien plus rapidement curables qu'elles ne l'ont été jusqu'à ce jour. La maladie vénérienne seule occupe un hospice, et cependant, étant classée et traitée ainsi que je l'ai indiqué, quelques lits suffiraient. Les épidémies telles que le choléra-morbus, la suette, etc., encombrent parfois les établissements publics, quoiqu'elles soient cependant très facilement curables; et c'est dire qu'avec tous ces éléments d'amélioration, constatés par les faits les plus positifs, on sacrifie des milliers de victimes et une foule de millions à des erreurs que la nature bien comprise peut facilement détruire.

M. Bouchardat nous apprend que les places de médecins sont données au concours; mais à quel concours? mais ignorez-vous que ces concours sont basés sur des compositions écrites, des dissertations; et jamais sur des faits obtenus publiquement et comparés les uns aux autres, et c'est dire qu'il n'est pas étonnant que la médecine soit toujours ce qu'elle est.

Passons au véritable savoir de M. Bouchardat ; jugeons le sur quelques passages dont les sujets sont très connus.

Les narcotiques sont à l'ordre du jour ; aujourd'hui ils entrent dans toutes les consultations, sous mille formes différentes ; et il faut le reconnaître, il décrit bien leur action (page 75). Ce fait connu, n'est-ce pas un mauvais médicament que de l'employer dans les maladies aiguës où le cerveau est toujours affecté, ainsi que le prouvent les fièvres qu'on nommait essentielles, et toutes les éruptions aiguës qui les compliquent ? A quoi servent aussi les narcotiques dans les maladies chroniques, quand elles sont curables ? A rien autre chose, sinon qu'à aggraver les maladies et à produire des lésions organiques qui les rendent incurables. Ainsi, quand on sait guérir, les narcotiques sont nuisibles, et ils le sont encore davantage quand on ignore le mal. Ce fait est constant ; et alors, à quoi nous servent les préparations narcotiques de morphine, d'opium, d'acide prussique, etc.? A exposer la vie du malade.

M. Bouchardat dit que les gommes-résines des ombellifères (p. 124), tiennent un rang *d'une grande utilité* dans la série *indéterminable des accidents nerveux qui naissent sous l'empire des affections hystériques et vaporeuses, dans les coliques venteuses avec constipation, et surtout dans les affections nerveuses des organes respiratoires, l'asthme, la coqueluche*, etc. (page 124). Mais quand le médecin traite une maladie sans la connaître, il est dangereux, et comme les *affections hystériques ou vaporeuses* sont de ce nombre, qu'elles n'existent réellement pas telles qu'on les fait, qu'elles ne sont que les symptômes d'une autre maladie indépendante de la matrice ; qu'il en est de même des coliques venteuses, etc., à quoi sert l'usage de l'assa-fœtida, de la gomme ammoniac, etc. ? A rien ; et celui qui vante ces médicaments, fait tout simplement de l'empirisme : car, encore une fois, quand on n'a aucune idée de la maladie que l'on combat, les remèdes qu'on emploie, tant vantés, sont inutiles ou dangereux.

Que signifie ensuite un mélange ordonné par M. Rayer, mélange composé d'une émulsion de 64 grammes, de 36 gouttes d'essence de térébenthine et de 24 grammes de sirop diacode ? Rien autre chose, sinon que M. Bouchardat cite un médecin qui prétend guérir la sciatique, en surexcitant toute l'économie d'un côté, de l'autre le cerveau, et que cette médication est loin de aire miracle.

Que penser aussi de l'opiat térébenthiné de MM. Martinet et

Récamier, contre les névralgies ? Rien, sinon que M. Bouchardat place ces messieurs au même rang que le docteur Rayer ; mais, que disent les malades ? Qu'ils souffrent toujours. Page 13, on mentionne M. Lisfranc ; mais, à dire vrai, je le croyais mort, bien mort ; et certes, il ne reviendra pas à la vie avec ses mèches caustiques pour panser les trajets fistuleux : car ce n'est pas avec des digestifs qu'on guérit ces maladies, mais en combattant les causes qui les entretiennent.

Si les remèdes étaient vrais, certes, nous ne serions pas en peine pour guérir. Ainsi, si vous vous plaignez de la gonorrhée, vous avez le choix entre les capsules de baume de copahu de Mothes ou de Raquin, la potion de Chopart, les dragées de copahu de Fortin, les sirops de copahu de Puche, etc., d'un côté, et la mixture brésilienne de Lepère, les pilules de copahu de M. Cadet, les lavements au copahu de M. Ricord, etc., de l'autre. Certes, une fois qu'on connaît la composition d'un médicament, on peut la varier à l'infini ; mais, est-ce là guérir ? Non, sans doute, puisque la nature de la syphilis est inconnue, que cette maladie n'a pas encore sa classification naturelle, et qu'elle est soumise à un empirisme dont les dangers sont journaliers, sujet pour lequel je renvoie le lecteur à ce que j'ai écrit à propos de M. Ricord.

J'arrive aux plantes aromatiques. M. Bouchardat nous apprend qu'elles ont été jadis précieuses, et qu'aujourd'hui elles sont en général abandonnées. Mais, monsieur, les anciens s'en servaient-ils à propos ? Hélas ! non. Et les modernes, en les abandonnant, savent-ils ce qu'ils font ? Non, et encore non ; parce qu'ils ignoraient les uns et les autres la maladie où elles devaient être utilisées, que, ni les uns ni les autres n'avaient aucun principe pour s'en servir, et ne savaient comment les combiner ; ce dont cependant, la nature nous donne l'exemple tous les jours. Aussi que signifient les espèces pour thé, les boissons carminatives, etc.? Un ensemble frappant par ses odeurs ; mais inutile pour toutes les maladies, tandis, qu'ainsi que je l'ai dit plus haut, à propos de Tourtelle, ces plantes sont providentielles quand on sait s'en servir ; c'est une richesse immense que les médecins et les pharmaciens n'ont pas indiquée.

Parlerai-je maintenant des plantes emménagogues, des stimulants des voies digestives, tant multipliés et si dangereux, des diurétiques qui aggravent nos maux au lieu de les combattre, etc. Et à quoi bon alors les présenter sous tant de formes différentes ? Sans doute, les pharmaciens ne font que chercher à multiplier les efforts des médecins pour obtenir des succès ; mais quand on compte tant de revers, la pharmacie ne devrait-elle pas renoncer à seconder des efforts pareils?

Je n'en finirais pas, si je voulais faire ressortir toutes les absurdités du nouveau formulaire magistral de M. Bouchardat, dont toutes les formules ne sont qu'un reflux de la chimie escortée de l'ancien empirisme médical, que repousse la raison. M. Bouchardat fait plus, il place à la fin de son ouvrage un *Mémorial thérapeutique*, qui indique les maladies où se trouve l'emploi de toutes les drogues mentionnées, et cela sans doute pour apprendre aux pharmaciens, aux herboristes et aux sages-femmes, à traiter nos maladies, quand les maladies dépendent chacune de plusieurs causes différentes, et qu'alors, loin d'aider à guérir, on contribue à aggraver nos maux.

Maintenant disons un mot du *Manuel théorique et pratique,* par M. Soubeiran, pharmacien en chef de l'hôpital de la Pitié et membre adjoint de l'Académie de médecine.

Ce qui nous frappe d'abord dans cet écrit, c'est que son introduction est longue comme celle d'un écrit universel, à propos de connaissances très minimes, et que toutes les divisions de l'auteur ne sont que des paragraphes.

Parlerai-je d'abord des opérations pharmaceutiques générales; ensuite de l'élection et de la récolte des matières médicamenteuses, et de tant d'autres sujets cent fois recopiés les uns sur les autres, et que M. Soubeiran copie à son tour? Non, sans doute, et j'arrive à ce que l'auteur appelle aujourd'hui des alcoolats, ce qu'on dénommait naguère esprits, gouttes, beaumes, eaux, etc. Un curieux alcoolat est celui que cite l'auteur, et qui est l'*alcoolat carminatif de Sylvius*, alcoolat que je cite en entier et qui se compose de : racines d'angélique, d'impératoire, de galanga, de feuilles de romarin, de marjolaine, de rue, de basilic, de baies de laurier, de semences d'angélique, de livèche, d'anis, de gimgembre, de noix muscade, de canelle, de girofles, d'écorces de citrons et d'alcool à 32°.

Mais sur quoi se basait Sylvius, pour composer un pareil corps qui avait pour but de favoriser la digestion, pour guérir ce qu'on appelait alors hypochondrie et ce qu'on appelle aujourd'hui gastrite, affection nerveuse? Il n'avait aucune idée des maladies de ce viscère. Ensuite, cette composition est-elle bien faite? Non, certes, attendu qu'elle ne rappelle pas l'ensemble des corps que la nature crée pour favoriser la digestion; quelle dépasse de beaucoup le nombre des corps que la nature emploie; que cette préparation ne contient pas ceux qu'elle met en usage, et qu'ainsi l'ensemble de ces plantes fournit un corps plutôt nuisible qu'utile. Ici le pharmacien sert à propager des erreurs, et est-ce dans ce but qu'il doit jamais agir? Est-ce là le progrès de la science?

Mêmes erreurs sur tous les autres médicaments. Ce sont des composés de corps qui, examinés isolément, ont trop souvent une action opposée les uns aux autres, ou sont trop souvent nuls ou nuisibles dans leur application, et méritent d'être abandonnés, en général, au lieu d'être étudiés minutieusement. A l'exemple de Bouchardat, M. Soubeiran est le conservateur de tout l'empirisme pharmaceutique connu, et, pour juger l'ouvrage sur le portrait de l'auteur, il suffirait de représenter celui-ci avec une perruque à trente-six marteaux et les poches garnies de seringues.

Sans doute, les pharmaciens, par leurs études spéciales de la composition des matières médicamenteuses et de leurs études chimiques, connaissent mieux ces compositions que les médecins en général, mais où sont les expressions organiques, les faits positifs qui montrent aux pharmaciens l'utilité absolue de ces compositions? Nulle part, l'expérience n'a que trop appris qu'elles sont plus dangereuses qu'utiles, d'où vient qu'elles sont tombées dans le mépris en général. Ce que j'avance est positif, et alors pourquoi publier avec ostentation des formules inutiles?

Les pharmaciens en devenant plus chimistes que par le passé ont même concouru à cette décadence de l'empirisme médical, tout en admettant que les connaissances chimiques les portent à croire qu'ils marchent les rivaux des médecins, ou même leurs supérieurs, et voyons quels services les chimistes ont rendus à la médecine, surtout depuis Lavoisier et Fourcroy.

Si je lis l'histoire de Lavoisier, j'y trouve que le commerce, l'industrie et l'agriculture, lui doivent d'importants et d'utiles perfectionnements. Dans la même histoire des chimistes j'y apprends aussi qu'on doit à Fourcroy la découverte de plusieurs procédés étonnants, des procédés relatifs à l'analyse [des eaux sulfureuses, etc., et quoiqu'il fût directeur de l'instruction publique, il resta comme Lavoisier étranger à toute découverte comme à tout perfectionnement en médecine. Bertholet porte surtout son attention sur les propriétés décolorantes du chlore, sur leur application au blanchiment des toiles, etc.; mais il reste inaperçu en médecine? L'histoire dit encore que l'on doit à Chaptal plusieurs heureuses applications de la chimie à l'industrie; mais sans avoir fait une seule découverte du premier ordre, et c'est dire qu'en médecine, il eut le sort des chimistes précédents. Les Vauquelin, les Orfila, distingués par leurs travaux en chimie, ont-ils opéré quelque découverte en médecine? Non sans doute. Naguère les médecins chimistes élevaient l'heureuse application des sciences physiques à la médecine, et les faits, que disent-ils? qu'ils furent les derniers médecins de l'Europe.

Parmi les chimistes actuels, l'un deux a appliqué à la pratique le blanc de zinc, ce que des chimistes renommés avaient tenté inutilement avant lui. Ainsi en remplaçant le blanc de céruse par le blanc de zinc, l'ingénieux M. Leclaire a été un des bienfaiteurs de l'humanité; mais si ce chimiste en diminuant les maladies a mérité de ses semblables, néanmoins il n'a rien fait pour la médecine. Les chimistes actuels les plus renommés qu'ont-ils fait à leur tour pour la médecine? Hélas! rien, absolument rien. Le chlorure de Labaraque préservait-il du cholera-morbus? hélas il ne faisait qu'accroître les prédispositions à cette maladie. Le chimiste qui pensait avoir découvert que le fer existait dans le sang de l'homme à l'état normal et que la femme chlorotique était telle, parce que son sang appauvri manquait de fer, conseilla l'usage des ferrugineux; mais il était démenti par les faits que j'avais obtenus avant l'usage de ces corps, et par conséquent on pouvait mettre en doute ce qu'il avançait. Ensuite, il conseille les toniques, dont j'ai fait ressortir les effets merveilleux en même temps qu'il conseille les ferrugineux, et c'est dire que c'est aux toniques seuls que l'on doit la guérison, dans le cas où l'on use de ferrugineux, ce que confirment d'autres chimistes, en démentant depuis les assertions de celui qui avait avancé l'existence du fer dans le sang.

Parmi les modernes, M. le professeur Dumas est sans contredit l'un de ceux auxquels la chimie organique doit le plus, ainsi que le prouve son *Essai de statique chimique des êtres organiques*. Cet ouvrage entraîne l'esprit, et l'on regrette de ne pouvoir bien juger l'auteur d'après ses connaissances propres. Néanmoins me conduit-il à quelques connaissances de la nature des maladies, en adoptant la théorie des chimistes pour la respiration, théorie combattue par les médecins, en affirmant qu'*un animal constitue un appareil de combustion d'où se dégage sans cesse de l'acide carbonique, où sans cesse se brûle par conséquent du carbone, en me faisant connaître le rôle de l'urée, la composition de l'acide carbonique, celle de l'eau*, etc. Non, et encore non. Certes, il existe chez M. Dumas une profonde philosophie, elle donne de brillantes espérances, mais les réalisera-t-il? Une dame anglaise, mylady B..., atteinte du tic douloureux et du catarrhe pulmonaire, arrive de Calcutta et m'est adressée. Je la guéris en peu de temps de ces deux maladies ; sur la fin de sa convalescence, je la visite au moment de son déjeuner, elle se levait de table, et s'écrie : arrivez donc vite, docteur, arrivez vite, *je n'y vois plus clair d'un œil et je vous vois double de l'autre.* Cette double maladie avait-elle lieu d'un côté parce que la combustion était trop développée, et de l'autre, parce que la combustion n'existait plus ? Comment d'après la théorie de M. Dumas aurait-on remédié à cette double maladie ? Je suis ma théorie, et en moins d'une heure mylady B... avait retrouvé une guérison complète que j'ai opérée maintes fois dans des cas analogues.

En résumé, le pharmacien ne peut qu'être applaudi sous le rapport de la préparation qu'il donne aux matières médicamenteuses, sous quelque forme qu'il les présente ; mais il ignore trois choses ; 1° dans quel nombre ces substances doivent être associées ; 2° quelle est leur forme la plus convenable ; et 3° quelle est la maladie contre laquelle il les dirige, ignorance qui l'a toujours empêché d'être certain d'avoir bien agi.

Quant aux chimistes, si l'on remarque que tout l'organisme est composé de fibres qui seules nous frappent, et que le même organisme une fois formé, réagit sur tous les corps qui exercent sur lui leur action, il est bien évident que les chimistes s'occupant en général de la composition organique primitive ou des gaz qui, sous des noms divers, concourent à la composition ou à la décomposition de ce monde organique, il est évident, dis-je, que les gaz ou la composition élémentaire de cet organisme n'étant plus l'homme matériel tel qu'il est à l'état normal, les chimistes ne peuvent connaître les maladies de ce dernier, maladies qui siégent exclusivement dans les organes et non dans des gaz. Ici M. Dumas étonne, en nous montrant comment la nature agit dans la combinaison de ces divers gaz, mais sans jamais nous montrer s'il en résulte des maladies, et quels sont les moyens d'y remédier.

La seconde chose qui nous frappe, c'est que ce même organisme décompose les corps qu'il reçoit, et qu'il en rejette des produits décomposés ; mais le chimiste en nous montrant quelle est la nature de ces produits, tels que la chaleur, la sueur, l'urine, etc., ne s'occupe que de la nature de ces produits ; et est-ce là nous conduire à la connaissance des maladies qui ne résident que dans les organes ? Non sans doute.

Bref, l'organisme a son caractère propre, ses mœurs et ses rapports en harmonie avec ces caractères et ces mœurs. En santé

il les exprime par le plaisir ou le bien-être, et en maladie, la plus
faible molécule organique, quelle qu'elle soit, exprime ses douleurs en caractères plus gros que les tours Notre-Dame, et c'est
dire que depuis des mille ans elle repousse le pharmacien, et de
nos jours le chimiste, fût-il un Dumas! parce qu'ils s'éloignent
entièrement des connaissances de ces caractères, de ces mœurs,
et, en un mot, de la nature des maladies.

Partout on retrouve la vérité de ce que j'avance; partout on se
convainc que dans la nature tout est bien; mais vains exemples si
frappants! les erreurs se succèdent, se multiplient, et ils n'ont plus
d'empire sur nous, parce que l'on n'agit plus en esclave observateur de ces exemples heureux, mais toujours selon les rêveries
de quelque favori de la crédulité du vulgaire, et sous ce rapport,
l'esprit médical est tellement dégradé, qu'au lit de la douleur il
ne vous dit pas c'est telle ou telle loi physiologique qui ordonne
tel ou tel moyen curatif; mais le maître! et quel maître!!! Quant
à moi, je le renie; et toujours, oui toujours, je chercherai à briser son sceptre, qui coûte si cher à l'humanité! Voilà ce qui est;
mais en vain l'enfance, la jeunesse, et tous les âges courent les
mêmes périls, en vain les cris des victimes se multiplient, en
vain les morts et les vivants s'unissent pour accuser, non la science, mais son interprète, celui-ci échange, modifie ses poisons;
tantôt il est avare ou prodigue de sang; tantôt il vous accable de
stimulus; parfois il vous entraîne mort-ivre dans la tombe, sans
cesser d'être toujours dans les voies tortueuses de ses erreurs, et
le plus souvent il n'offre que la mort en perspective à ses adep-
tes. Si l'on en excepte quelques esprits fort rares, le médecin, en
général, devenu l'esclave de théories ineptes, vu de sang-froid,
n'est plus l'amant privilégié de la nature; jugez-le d'après ses actions, il est son plus cruel ennemi. Ah! si l'on faisait aux mânes
des morts une hécatombe de ceux qui détruisirent la vie de l'in-
nocent qui implorait leur secours, que de têtes, que couronne la
crédulité du vulgaire et que protégent de grands imbéciles au
pouvoir, couvertes alors d'opprobre! Comme au temps de Boerrhaave, qui l'accusait de faire plus de mal que de bien, son rôle
est toujours le même; et pour le bonheur du genre humain, il
serait à souhaiter qu'un génie puissant, en médecine, livrât aux
flammes les écrits de ceux qui cherchent à calmer nos douleurs
sans se montrer les heureux interprètes de leurs accents; qu'une
autorité irrésistible réduisît à l'impuissance tous ceux qui n'invoquent qu'une pratique qui ne fut que meurtrière; qu'elle bannît
toutes leurs erreurs, et que, jusqu'à des temps plus éclairés,

l'homme, en maladie comme en santé, ne suivît que ses instincts qui sont, ici comme là, ses conservateurs naturels. « Incohérent « assemblage d'*opinions*, elles-mêmes incohérentes, écrivait Bi- « chat, elle est (la matière médicale) peut-être de toutes les scien- « ces physiologiques celle où se peignent le mieux les travers de « l'esprit humain : que dis-je? Elle n'est pas une science pour un « esprit méthodique ; c'est un ensemble informe d'idées inexac- « tes, d'observations souvent puériles, de moyens illusoires, de « formules aussi bizarrement conçues que fastidieusement assem- « blées. On dit que la pratique de la médecine est rebutante; je « dis plus, elle n'est pas, sous certains rapports, celle d'un « homme raisonnable quand on en puise les principes dans la « plupart de nos matières médicales » (pag. 45, *Anat. gén.* t. 1er).

Depuis l'époque où ces dernières lignes furent tracées, un journaliste du Nord (1) a écrit que les médecins actuels (qui ne sont que la copie exacte des ultra-Sangrado d'une autre épo- que) *ont parfois la main heureuse, qu'ils tiennent alors de la di- vinité, et que réparer et conserver* comme eux, *c'est créer*. Ainsi il divinisa ce que ridiculisaient les Molière, les Montaigne, les Jean-Jacques Rousseau. Le désir de multiplier ses abonnés n'a rien qui étonne, chacun fait la divinité suivant la portée de son esprit, et ce journaliste a une prédilection pour celle qui plonge le malade dans l'eau froide, qui le couvre de glace, qui fait jaillir le sang à flots par le fer qui ouvre les veines, qui s'empare des sangsues pour aspirer les dernières gouttes de ce fluide conservateur de la vie, et qui condamne l'homme au supplice de la faim et des tortures les plus violentes. Pour moi, cette divinité qui ne se repaît que de sang, de larmes, de sanglots, de prières et de deuil ; qui rugit aussitôt que des martyrs de la douleur échappent à ses coups, et qui admet que si l'on suc- combe on meurt guéri, est celle de la mort. La mienne est fille du ciel, ce principe qui anime le monde ; et soit instinct, soit raison, c'est elle seule qui a reçu tout mon encens. Loin d'asphyxier la vie, elle entoure les mourants d'une douce chaleur, fait vibrer sur eux la lumière du jour, et, par ces fluides si merveilleux, agitant la trame organique la plus intime, elle ranime la sensibilité. Son génie ap- pelle surtout l'air le plus pur, d'un côté pour exciter toute l'éco- nomie, et de l'autre pour le précipiter dans les voies aériennes, rougir le sang, le disposer à s'animaliser et réparer ainsi mille pertes organiques que l'homme éprouve dans les combats si aven- tureux qu'il livre sans cesse aux corps de l'univers. Après le be-

(1) Le sieur Leleu.

soin de respirer, celui de satisfaire la faim est le plus pressant sans doute ; et ma divinité, toujours féconde en inspirations conservatrices, présente mille mets divers à celui qui succombe d'inanition ; là elle excite, ici elle appelle le repos de chaque fibre, le sommeil qu'elle flatte par des songes heureux afin de mieux ramener les forces, tant et si longuement épuisées. Partout cette divinité, interrogeant les cris de la douleur, reconnaît dans leur expression les moyens naturels les plus propres à les apaiser ; et réunissant à leur ensemble la pratique des secrets heureux que créèrent successivement le hasard et le génie pour détruire nos maux, elle ferme la tombe qui s'entr'ouvrait sous nos pas. Fière de ses succès, elle efface alors les empreintes de la maladie, la pâleur, les cavités profondes et les saillies anguleuses du corps ; elle multiplie autour de nous les excitants qui ont le double avantage de donner le plus d'éclat au feu de Prométhée et d'accroître l'énergie physique qui le réfléchit. Cette tâche sublime remplie, elle caresse encore l'homme de ses divines ailes, elle éveille chez lui le feu sacré des passions pour ajouter à tant d'autres stimulants qui font jaillir de l'organisme les étincelles de la vie, et, une fois qu'elle l'a mené à la conquête du monde physique et moral, elle lui fait des adieux éternels en lui léguant une existence plus que séculaire, et avec elle le bonheur, sans envier le moindre encens, ni craindre les traits de l'envie. Voilà ma divinité, celle que j'ai appris le premier à adorer au lit de la douleur, et à laquelle j'élèverai un temple, en la gravant en traits d'airain dans tous les esprits, afin de délivrer mon semblable d'une foule d'erreurs qui le flétrissent en santé, de la médecine qui le tue en maladie, et de le retremper en l'appelant à la pratique des saintes lois de la nature.

En résumé, la médecine, considérée dans son ensemble, énumère des causes infinies et elle n'en précise pas une seule au lit du malade. Bien plus, si les anciens faisaient tomber du ciel l'une d'entre elles, les modernes font arriver les virus, les épidémies des pays les plus lointains, à travers les continents, les golfes et les mers ; même contre les vents.

Dans la description des symptômes, ceux-ci sont tellement mal groupés que les uns annoncent le retour à la santé, les autres la marche progressive de la maladie, et que de ces contrastes mêlés ensemble, la médecine formé des tableaux où la raison humaine se perd quand elle cherche à les définir.

Même incertitude dans la marche de la maladie, dans son diagnostic et son issue. Si elle cherche à combattre nos maux, elle semble n'être conduite que par l'extravagance, surtout dans les épidémies meurtrières telles que le choléra-morbus qui est venu plusieurs fois multiplier ses victimes. En la considérant d'après ses actions, elle ne doit paraître qu'une œuvre destinée à dépeupler le genre humain.

Des masses d'individus élèveront des cris accusateurs contre la médecine naturelle, je suis persécuté, je le serai encore. Des inquisiteurs haut placés m'environnent, quoique je ne m'adresse jamais au caractère moral des personnes; mais que l'on crie, qu'on allume des bûchers, j'ai été convaincu que des systèmes ou des utopies barbares faisaient oublier la divine science qui guérit, et j'ai cherché à les renverser. Cette œuvre m'a paru sainte, et je n'ai pas craint de l'entreprendre, sa longue pratique m'ayant appris que dans les aiguillons de la douleur nos instincts, seuls ou éclairés avec simplicité, étaient des guides sûrs, tandis que les systèmes étaient trompeurs et meurtriers à la fois. Au reste, j'ai vu la nature méconnue, et j'en ai appelé à ses saintes lois; j'ai vu le mal, et j'ai cherché à le détruire; j'ai vu l'humanité être jugulée, et j'ai cherché à la défendre. J'ai vu des renommés grandes dans l'opinion flétries par les larmes dans les familles, et j'ai cru devoir les réduire à leur juste valeur; j'ai vu la mort enseignée et pratiquée dans nos Facultés, et j'ai dénoncé des barbares, j'ai sonné le tocsin contre eux. Telle a été mon entreprise, et après des années de travaux, j'ose croire que j'ai satisfait à un besoin public, et que chaque citoyen me rendra la justice d'avoir le premier détruit des erreurs dont il était l'éternelle victime. Ensuite, si une marche naturelle, des moyens curatifs les plus simples dictés par le mal même; si des succès nombreux obtenus dans les cas les plus graves, presque toujours dans ceux où les malades étaient mourants; si la santé ramenée chez des êtres qui la cherchaient inutilement depuis des années, souvent depuis plus de vingt ans, et qui tous avaient suivi sans nul succès plusieurs traitements conseillés par des médecins renommés, ont quelque mérite, on ne pourra nier que ma doctrine naturelle, jugée d'après les faits, ne soit sans rivale. Si ensuite on remarque que tous les médecins m'imitent autant qu'il est en leur pouvoir; que ce changement dans leur pratique a frappé tous les esprits, certes, on ne pourra contester que j'ai fait école, et qu'ainsi je suis fondé dans ce que j'avance.

TABLE DES MATIÈRES

DU PREMIER VOLUME.

NOTA. Je devais placer à la fin de ce volume la thèse que je soutins le 15 juillet 1817; mais elle sera au commencement du second volume, que je vais mettre
sous presse.

FIN.